[의학용어집 6판] 적용

알기쉬운

2판

인체생리학

감수 조영욱

공저 김은우 · 남지란 · 변규리 · 이미림 · 최영실 외

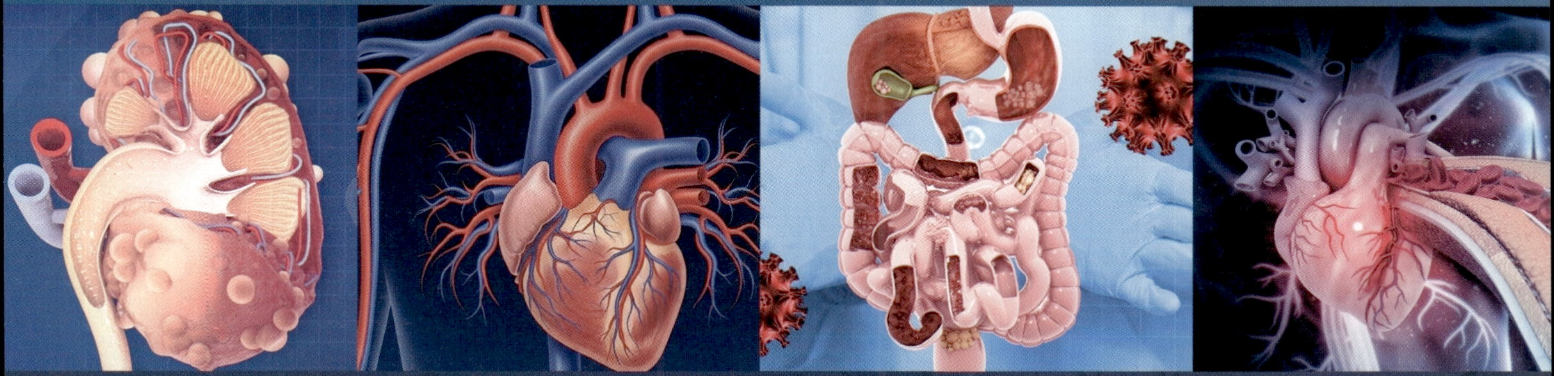

HUMAN PHYSIOLOGY

의학교육

Preface

생리학은 인체의 정상적인 생리활동과 기전 즉, 인체의 기능을 연구하는 학문이다. 정상적인 인체가 대상이므로 얼핏 질병과 직접적인 연관성이 없어보일지 모르지만, 인체에 생길 수 있는 다양한 질병과 그 병태를 파악하려면 해부학과 함께 반드시 알아야 하는 학문이다.

인체의 각 기관이 어떻게 기능하고 인체가 안팎에서 벌어지는 변화에 어떻게 대응하는지 이해하는 일은 정상적인 활동에 이상이 생겼을 때 문제를 해결하는 중요한 열쇠다. 건강을 잃으면 모든 것을 잃는다는 말이 있다. 큰 뜻을 세우고 펼치는 일이 아무리 중요하다 하더라도 몸에 이상이 생기면 아무 소용없다. 인체를 공부하는 학문은 모든 학문의 으뜸이며 그중에서도 기초가 되는 생리학이야말로 으뜸 가운데 으뜸이다. 생리학을 공부하는 사람이 자부심을 느껴야함은 당연한 일이다.

다만, 인체에서 일어나는 여러 현상은 그 과정이 매우 복잡하고 다양하여 임상 경험이 없는 간호 및 보건계열 학생들에게는 배우기 쉬운 학문이 아니다. 따라서 이 책에서는 어렵고 광범위한 생리학 내용을 간결하게 설명하면서도 전체적으로 연관 지어 파악할 수 있도록 그 구성에 힘썼다. 또 설명에 대한 이해도를 높이기 위해 많은 최신 그림과 도표도 수록했다. 활용도가 높은 의학용어는 대한의사협회 의학용어위원회에서 발간한 「의학용어집 제6판」을 반영함으로써 최신 기준에 발맞추어 학습하도록 했다.

훌륭한 생리학 교재를 만들려고 많은 노력을 기울였다. 열심히 하는 것과 꼼꼼한 것이 언제나 함께하지는 않기 때문에 이 교재 역시 놓친 부분이 있을지도 모른다. 잘못된 부분을 발견했다면 언제든지 따끔한 충고를 해주기 바란다. 여러분의 따끔한 질책은 면밀한 검토 후 이어지는 개정판에 반영할 예정이다. 저자와 독자 그리고 출판사 모두가 신경 쓰고 힘을 합쳤을 때 좋은 교재가 태어난다고 믿는다.

끝으로 이 책이 출판되기까지 많은 도움을 주신 의학교육 출판사 대표님 이하 편집부 여러분께 깊은 감사를 드린다.

저자 일동

Contents

Chapter 01 생리학의 기초

Chapter 02 세포

Contents

Contents

Contents

Contents

Contents

Contents

Chapter 10 혈액과 면역

Chapter 11 호흡

Contents

Contents

Contents

Chapter 14 배뇨

Chapter 15 생식

Contents

Index 찾아보기

HUMAN PHYSIOLOGY

Chapter

01

생리학의 기초

학습목표

1. 생리학의 개념을 이해한다.
2. 생명체의 특성을 설명할 수 있다.
3. 항상성 유지기전의 특성을 설명할 수 있다.

핵심용어해설

- **대사**(metabolism) : 생명체가 생명현상을 유지하기 위하여 체내에서 분해 및 합성과정을 거쳐 생명유지에 필요한 열과 에너지 및 부산물을 생성하는 물리적 · 화학적 반응을 말한다.
- **되먹임기전**(feedback mechanism) : 어떤 원인에 의해 나타난 결과가 다시 원인에 작용해 그 결과를 줄이거나 늘리는 자동조절원리를 말하며, 음성되먹임기전과 양성되먹임기전으로 나뉜다.
- **생리학**(physiology) : 세포, 조직, 기관, 개체의 각 수준에서 협조적으로 이루어지는 인체의 정상적인 생리활동과 기전을 연구하는 학문이다.
- **생식**(reproduction) : 생명체가 다음 세대를 잇기 위해 새로운 세포나 생명체를 만드는 것으로, 무성생식(asexual reproduction)과 유성생식(sexual reproduction)이 있다.
- **양성되먹임기전**(positive feedback mechanism) : 정상에서 벗어난 변화를 교정하기보다는 오히려 가속화시키며 심한 상해, 질병 또는 죽음을 초래한다. 양성되먹임기전의 대표적인 예외 상황에는 지혈(hemostasis), 분만(delivery), 수유(lactation) 등이 있다.
- **음성되먹임기전**(negative feedback mechanism) : 정상 수준에서 벗어난 변화를 억제하거나 반대로 작용시켜 기존 상태를 유지하는 역할을 한다.
- **항상성**(homeostasis) : 생물체가 외적 · 내적 환경변화에도 개체로서의 일정한 생리적 상태를 유지하는 기능을 말한다. 항상성 유지가 생명활동의 기본이 된다.

1 생리학의 개념

1. 생리학의 정의

생리학(physiology)은 세포, 조직, 기관, 개체의 각 수준에서 협조적으로 이루어지는 인체의 정상적인 생리활동과 기전을 연구하는 학문으로, 인체의 각 기관이 어떻게 기능하고 인체 안팎의 변화에 어떻게 대응하는지를 이해하는 것은 정상적인 생리활동에 장애가 발생했을 때 이에 대처하는 데 매우 중요하다.

생리학의 어원은 라틴어에서 유래되었으며, *physis*(physio–)는 '자연' 또는 '본질'을 의미하고, *logos*(–logy)는 '학문'을 의미한다.

2. 생리학의 분류

생리학은 연구 대상에 따라 식물생리학, 동물생리학, 세균생리학 등 다양하게 분류되며, 이 가운데 사람을 대상으로 연구하는 학문을 **인체생리학**이라고 한다. 인체생리학은 해부학과 마찬가지로 의학 분야에서 가장 기초적인 학문이며 **세포생물학**, **분자생물학**, **분자유전학**, **생물공학** 등의 여러 분야로 빠른 속도로 발전하였다.

또한 병적이며 비정상적인 생체를 다루는 **병리학**, 물질을 중심으로 생체기능을 다루는 **생화학**, 수용체 등의 연구를 통해 약물을 중심으로 생체기능을 다루는 **약리학** 등 많은 학문 분야로 확대되었다(그림 1–1).

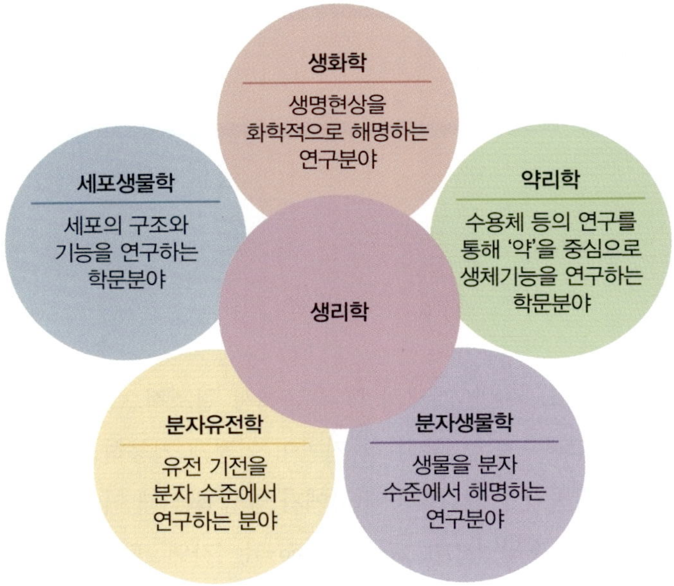

그림 1-1 생리학의 분류

생리학은 다양한 분야와 밀접하게 연관되어 있으며 그 경계를 나누기가 어렵다.

3. 생리학의 역사

그리스 시대에는 히포크라테스(B.C.450~B.C.370)로 대표되는 위대한 임상가가 있었다. 의학이 근대적인 학문 체계로 형태를 갖춘 것은 르네상스(14세기 말~16세기 초반) 이후이며 16세기는 해부학, 17세기는 생리학, 18세기는 실험의학, 19세기는 세균학이 번성한 시대였다.

생리학은 '인체가 어떻게 구성되어 있는가?' 하는 의문에서 시작된 해부학을 기점으로 발전하였다. 베살리우스와 레오나르도 다빈치 등 다수의 뛰어난 해부학자들에 의해 혈관, 뇌 등의 해부도가 잇따라 발표되었고, 인간의 신체 구조와 체내의 기관 등을 실제로 눈으로 보고 관찰하여 묘사하는 것에서 해부학이 시작되었다. 이를 통해 인체가 다양한 장기로 구성되어 있음이 밝혀졌는데, '이들 장기나 기관은 어떠한 기능을 할까?' 하는 의문을 해명하고자 한 것이 생리학 연구의 시작이다. 그 대표적인 인물이 윌리엄 하비(William Harvey, 1578~1657)였다. 하비는 1628년 『동물의 심장과 혈액 운동의 해부학』을 발표하여 심장의 운동과 판막의 움직임, 대순환과 소순환의 차이, 정맥판막의 기능 등을 증명하였으며 림프의 순환을 발견하였다. 즉, 생리학은 '눈에 보이는 기관이 어떤 기능을 하는가?' 하는 의문에서 시작된 학문이라고 할 수 있다.

2 생리학의 이해

1. 인체의 구성

인체도 물질인 이상 그 최소 구성단위는 **원자**(atom)이다. 생명과 깊은 관계있는 원자에는 탄소, 수소, 산소, 질소, 소듐, 염소, 칼슘 등이 있다. 이 원자가 모여 **분자**(molecule) 수준이 되면 이온통로나 혈색소, DNA 등 일정한 기능을 가진 구조체가 나타난다.

인체를 구성하는 그 다음의 기본단위는 **세포**(cell)이며 그 수, 크기, 길이 등은 다양하다. 인체에서 가장 많은 수의 세포는 적혈구이며 약 25조 개나 된다(전체 세포의 약 1/3). 또 크기가 5μm 정도인 림프구에서부터 500μm 정도인 난세포(egg cell)에 이르기까지 다양하며, 신경세포(neuron)의 경우는 길이가 약 1m나 되는 것도 있다(그림 1-2).

한편, 유사한 종류의 세포가 모여 **조직**(tissue)을 구성하는데, 주요 조직에는 상피조직(epithelial tissue), 결합조직(connective tissue), 근(육)조직(muscular tissue), 신경조직(nervous tissue)이 있다. 이들 조직이 모여서 특수한 기능을 수행하는 **기관**(organ)을 형성하며 심장, 폐, 식도, 장 등이 기관에 속한다. 다시 몇 개의 기관이 모여서 **기관계통**(organ system)을 형성하는데, 여기에는 피부계통, 신경계통, 근육계통, 뼈대계통, 호흡계통, 심혈관계통, 소화계통, 내분비계통, 생식계통, 림프계통 등이 있다. 이들 기관과 계통이 목적을 가지고 협조적으로 작용함으로써 하나의 **개체**(organism)로서 생명현상을 영위할 수 있다(그림 1-3, 1-4).

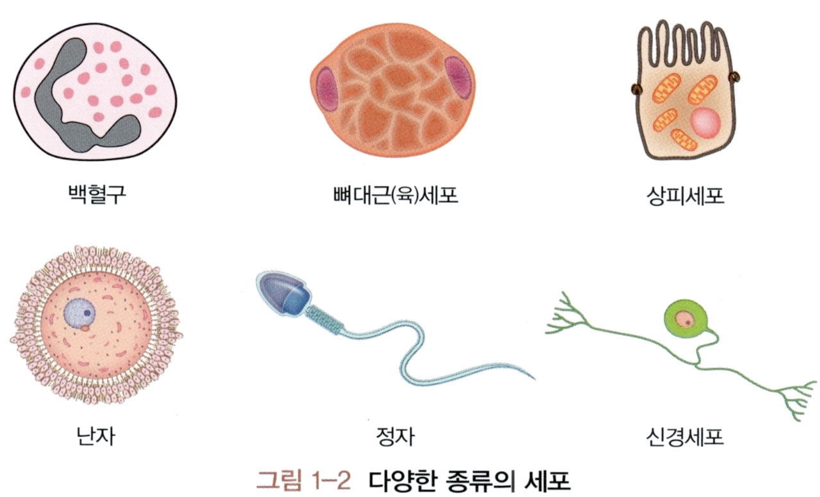

그림 1-2 **다양한 종류의 세포**

세포

인체에는 약 60조 개의 세포가 있다.

→

조직

상피조직(epithelial tissue) : 체표면이나 기관을 덮어 내부를 보호하고 외부에서 가해지는 정보(자극) 확인, 흡수나 분비를 하는 세포로 구성된다.
결합조직(connective tissue) : 각 조직이나 기관 사이를 채워 서로 이어주는 세포로 구성되며, 혈액이나 림프나 골조직이 있다.
근(육)조직(muscular tissue) : 기계적인 힘을 발휘하여 운동을 일으키는 근(육)세포로 구성되며, 심장근육, 뼈대근육, 민무늬근육 등이 있다.
신경조직(nervous tissue) : 빠른 정보 연락을 하는 신경세포와 신경섬유로 구성된다.

→

기관

뇌, 심장, 폐, 신장, 위, 장, 간, 췌장, 방광, 자궁 등이 있으며, 각각 독자적인 기능을 한다.

→

기관계통

근육계통, 신경계통, 심혈관계통, 호흡계통, 소화계통, 내분비계통, 비뇨계통, 생식계통, 외피계통, 림프계통, 뼈대계통, 감각계통이 있다.

그림 1-3 **세포, 조직, 기관, 기관계통의 관계**

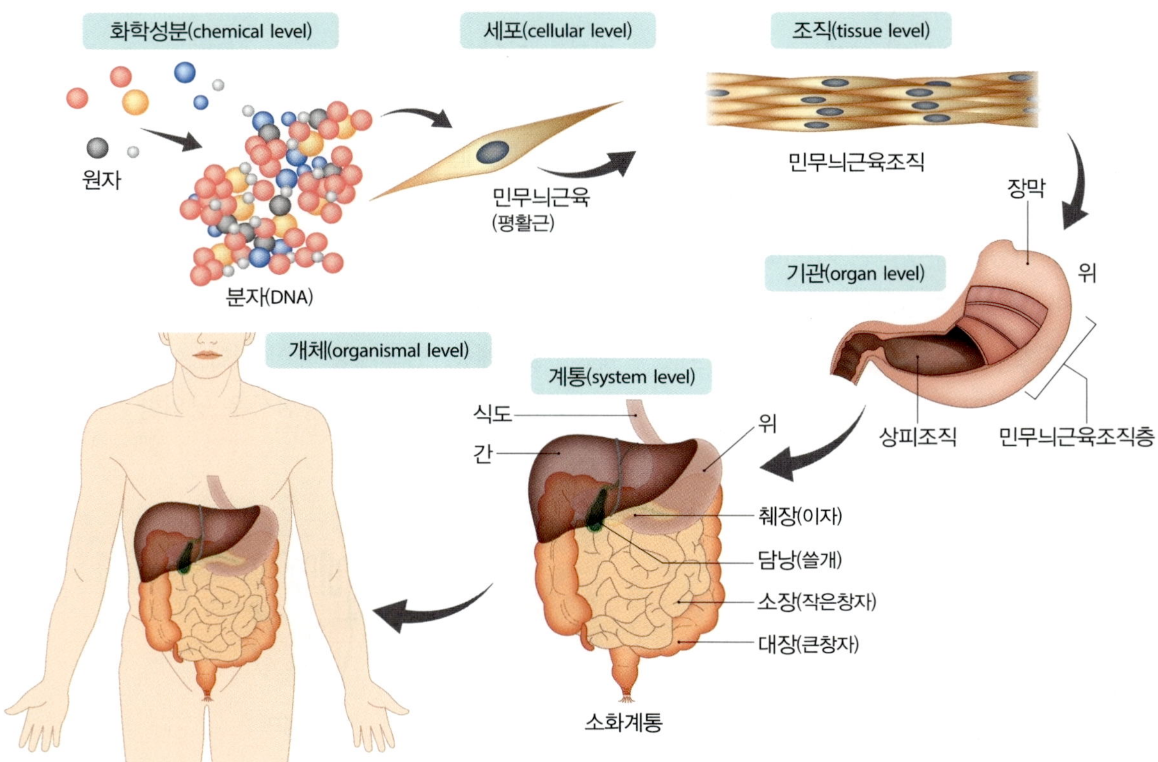

그림 1-4 **인체의 구성**

2. 생명체의 특성

1) 대사(metabolism)

생명체는 생명현상을 유지하기 위하여 체내에서 분해 및 합성과정을 거쳐 생명유지에 필요한 열과 에너지 및 부산물을 생성한다. 이러한 물리적 · 화학적 반응을 **대사**라고 한다.

생명체가 움직이기 위해서는 계속적으로 에너지가 필요하며, 이 에너지로서 음식물 섭취 후 에너지를 가진 물질로 변화시킬 때 유리되는 화학에너지를 이용한다. 이러한 현상은 세포들의 유기적 분자의 합성과정인 **동화작용**(anabolism)과 분해과정인 **이화작용**(catabolism)을 통해 이루어진다.

2) 성장(growth)

성장이란 생명체를 이루는 세포의 수가 많아져서 생명체의 크기가 커지거나 무게가 **증가**하는 것을 말한다. 세포의 수는 체세포분열을 통해 증가하며, 이에 따라 생명체의 동일성을 유지할 수 있다.

3) 운동(movement)

생명체는 운동을 할 수 있다. **운동**이란 유기체의 위치가 변하거나 다른 장소로 이동하는 것을 말하는데, 몸속에서 일어나는 운동과 몸 밖에서 일어나는 운동으로 나눌 수 있다. 몸속에서 일어나는 운동에는 장에서의 음식물 이동이나 혈관에서의 혈액 이동 등이 있고, 몸 밖에서 일어나는 운동에는 일상생활에서의 신체의 외적 움직임이 있다.

4) 생식(reproduction)

생식이란 생명체가 다음 세대를 잇기 위해 새로운 세포나 생명체를 만드는 것으로, **무성생식**(asexual reproduction)과 **유성생식**(sexual reproduction)의 2가지가 있다. 무성생식에는 이분법, 출아법, 포자법, 영양생식 등이 있고 유전적으로 다양하지 않아 환경변화에 적응하기 쉽지 않지만, 그 대신 증식속도가 빠르다. 이에 반해 유성생식은 수정 과정을 통해 증식하므로 증식 속도는 빠르지 않지만, 그 대신 유전적으로 다양해져 환경 변화에 적응하기가 비교적 쉽다.

5) 항상성(homeostasis)

항상성이란 세포의 외부 환경이 변하더라도 **내부 환경의 물리적 · 화학적 상태**(체액의 삼투압, pH, 전해질 조성, 산소나 이산화탄소 등의 가스 조성, 영양소 조성, 온도 등)가 **일정하게 유지**되는 것을 말한다(그림 1-5). 즉, 생물체가 외적 · 내적 환경변화에도 개체로서의 일정한 생리적 상태를 유지하는 기능을 말한다. 이는 단순히 변화가 없는 것이 아니라 오히려 끊임없이 변화하면서 일정한 상태를 유지한다는 뜻이다(역동적 평형, dynamic equilibrium). 이 항상성이라는 개념은 미국의 생리학자인 월터 캐넌(Walter Cannon, 1871~1945)이 처음 제창하였다.

예를 들어 우리가 방안에 있다고 가정했을 때 쾌적한 환경을 만들기 위해 에어컨을 사용하여 온도를 조절하는 것과 비슷하다. 자신을 둘러싸고 있는 이 방이 세포에 있어서 세포바깥액(세포외액, extracellular fluid)에 해당한다. 이 세포바깥액을 세포의 내부 환경이라고 하는데, 내부 환경을 일정하게 유지하는 것이 생명유지에 매우 중요하다고 할 수 있다. 이 내부 환경은 여러 요인으로 변화될 수 있는데 이때 생체가 내부 환경을 일정한 범위 내에서 유지하는 기전을 생체의 **항상성**이라고 하며, 항상성 유지가 **생명활동의 기본**이 된다.

이러한 항상성에 의해 생체 내의 화학적 조성과 물리적 상태는 미세한 변동이 있어도 거의 일정하게 유지되며, 이를 위해 세포들은 다양한 조절기능을 갖추고 있다.

생명체의 항상성은 신경계통과 내분비계통에 의해 조절된다(표 1-1).

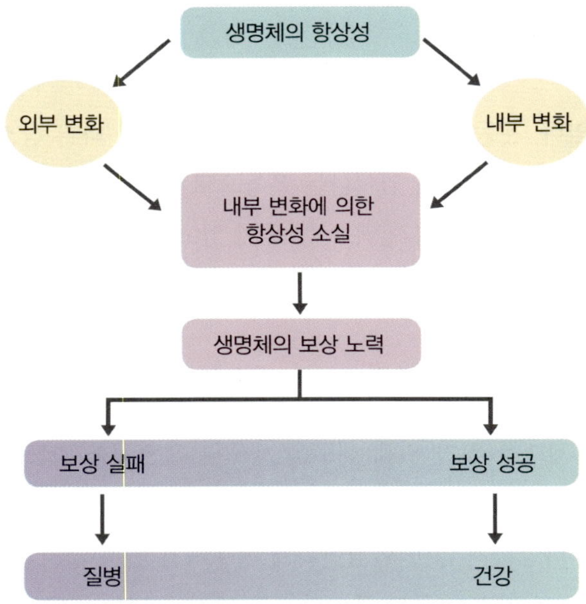

그림 1-5 항상성

표 1-1 항상성의 조절

	방법	속도	작용범위
신경계통	신경에 의해 전달되는 전기적 흥분	빠르지만 단기간	무의식중의 모든 장기 기능
내분비계통	기관에서 생성되는 특수한 화학물질인 호르몬(hormone)의 혈액이나 림프액을 통한 조절	느리지만 지속적	성장, 발육, 대사 등

3. 항상성 유지기전의 특성

1) 보상성(compensatory)

항상성 유지기전은 정상에서 벗어난 상태를 보상하여 교정함으로써 정상상태로 회복시키는 역할을 한다. 이를 **보상성**이라고 하며 예로는 산소요구도가 증가하면 적혈구 수가 증가하는 경우와 한쪽 신장을 제거하면 남은 신장이 커져 기존 신장의 역할까지 하는 경우를 들 수 있다. 그 밖에도 혈액 내의 pH와 당, 전해질 농도, 체온 유지, 혈압 유지 등이 여기에 속한다.

2) 자가조절성(self-regulatory)

항상성 유지기전은 정상상태의 이탈을 교정하기 위해 자동적으로 조절작용을 한다. 이를 **자가조절성**이라고 하며 예를 들어 식사 후에 혈당이 상승하면 췌장(이자)에서 인슐린 분비를 증가시켜 당을 글리코겐 형태로 근육이나 간에 저장하게 하여 혈당을 정상으로 돌아가게 한다. 하지만 항상성 유지기전의 조절 범위를 넘어설 정도로 심하게 아픈 사람은 이러한 자가조절성을 잃게 된다.

3) 되먹임기전(feedback mechanism)

어떤 원인에 의해 나타난 결과가 다시 원인에 작용해 그 결과를 줄이거나 늘리는 자동조절원리를 **되먹임기전**이라고 하며, 음성되먹임기전과 양성되먹임기전으로 나뉜다(그림 1-6).

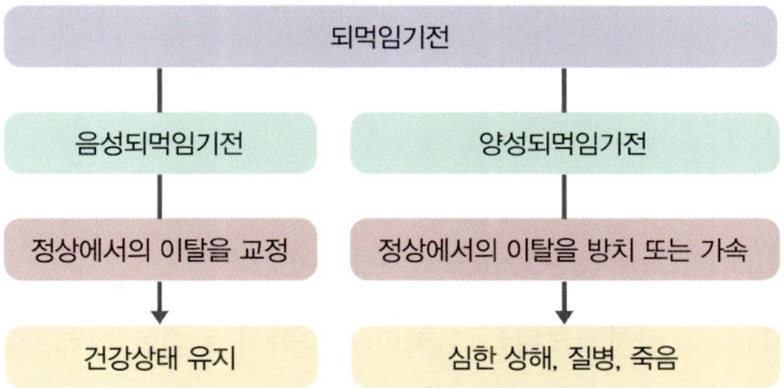

그림 1-6 **되먹임기전의 종류**

(1) 음성되먹임기전(negative feedback mechanism)

정상에서 벗어난 변화를 다시 정상으로 되돌리는 역할을 한다. 이 기전은 정상 수준에서 벗어난 변화를 억제하거나 변화를 반대로 작용시켜 기존의 상태를 유지한다.

음성되먹임기전의 예로 체온조절, 혈당조절, 호르몬 농도조절 등을 들 수 있으며, 거의 모든 생물체계는 주로 음성되먹임기전에 의해서 조절된다. 예를 들어 인체는 정상체온이 37℃로 조절 및 유지되는데 추운 겨울날 영하 10℃의 날씨에도 체온이 −10℃로 떨어지지 않고 37℃로 유지되는 이유는 체온조절중추인 시상하부의 감각기가 체온하강을 감지하고 피부의 혈류량을 감소시켜 체외발열을 억제하며, 근육의 떨림을 유발하여 발열을 촉진함으로써 체온을 상승시키기 때문이다. 반대로 30℃ 이상의 더운 여름 날씨에 체온이 37℃ 이상 오르지 않는 이유는 피부의 혈류량이 증가하여 체외발열을 촉진하고 근육의 떨림은 멈추면서 땀이 분비되어 열 소실이 증가하기 때문이다. 이러한 음성되먹임기전에 의해 인체는 체온을 유지하면서 변화하는 기후에 적응한다(그림 1-7).

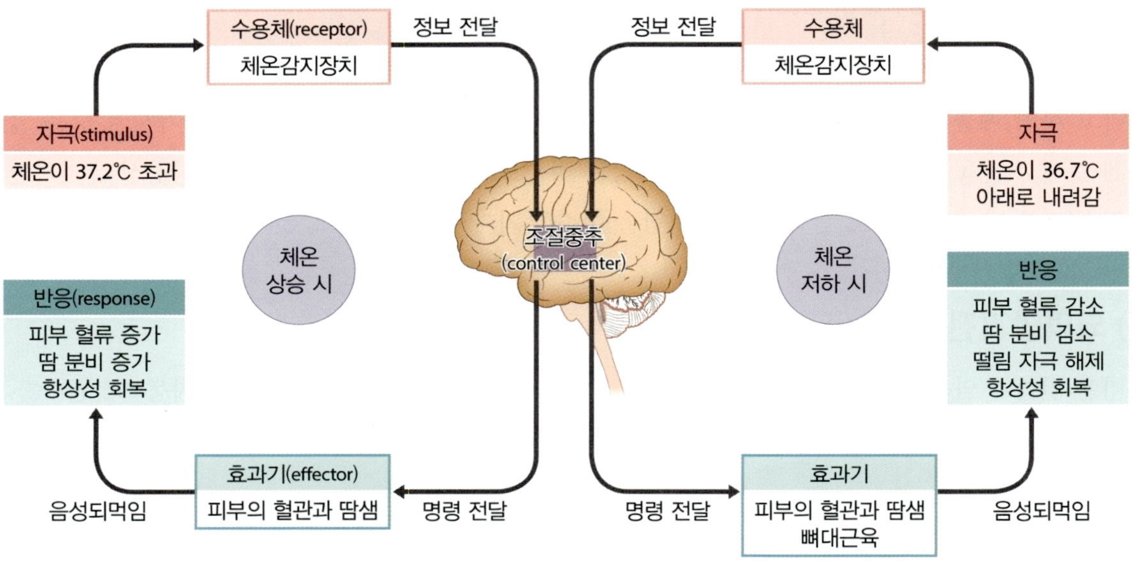

그림 1-7 **음성되먹임기전에 의한 체온조절**

(2) 양성되먹임기전(positive feedback mechanism)

정상에서 벗어난 변화를 교정하기보다는 오히려 가속화시켜 심한 상해, 질병 또는 죽음을 초래한다. 만약 한 사람이 5L의 혈액을 소실하였다면 혈액이 부족하여 심장작동이 어려워지고 이는 동맥압 감소와 함께 심근에 혈액을 공급하는 관상동맥의 혈류량 감소를 초래하여 결국 심장의 작동은 더욱 더 어려워진다. 이와 같은 양성되먹임기전은 악순환이 반복되어 죽음을 초래할 수 있다고 한다.

대표적인 예외 상황으로 **지혈**(hemostasis), **분만**(delivery), **수유**(lactation) 등이 있다. 혈관이 손상이 되어 지혈이 필요한 상황에서 혈액 내에서 하나의 응고인자가 다른 인자를 활성화시키는 양성되먹임 반응이 나타난다. 이 양성되먹임기전으로 혈전이 생성되어 손상된 혈관의 혈액손실을 막는 데 도움이 된다. 또한 임신한 여성의 자궁과 뇌하수체 사이에서 양성되먹임기전이 일어난다. 태아가 자궁경부(자궁목)을 통해 나오기 시작할 때 태아의 머리가 자궁경부를 밀어 올리면 자궁에서 느끼는 강한 자극이 뇌로 전달되어 옥시토신(oxytocin)을 분비하게 한다. 옥시토신은 혈류를 통해 자궁으로 운반되어 더욱 강한 자궁수축을 일으키며 태아가 산모의 자궁경부를 통해 몸 밖으로 나오도록 유도한다(그림 1-8). 또한 모유 수유의 예에서 아기가 젖을 빨아서 발생하는 자극은 호르몬 분비를 촉진하여 유방에서 더 많은 모유를 분비하도록 한다(그림 1-9).

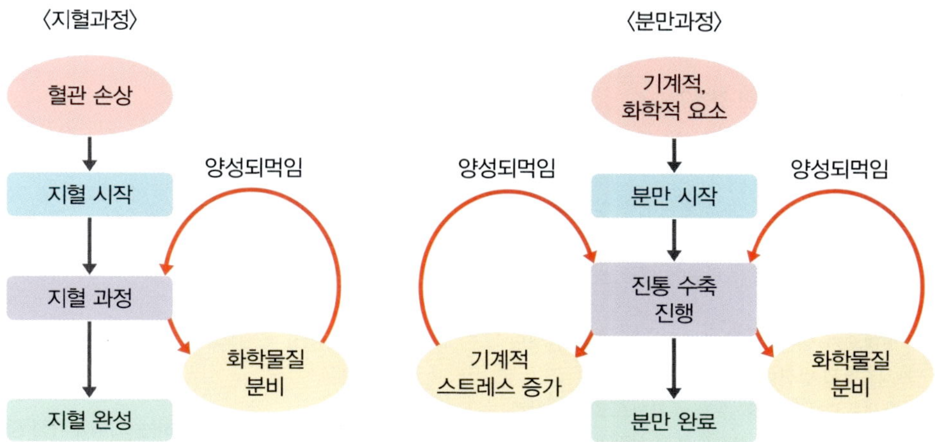

그림 1-8 **양성되먹임기전에 의한 지혈과 분만**

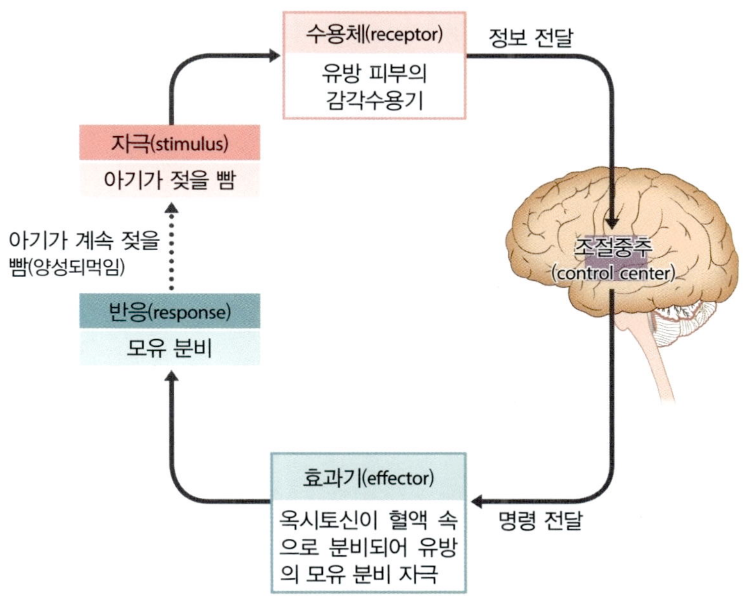

그림 1-9 **양성되먹임기전에 의한 수유**

확인문제

01. 형태에 관한 학문을 기초로 하여 생명을 유지하기 위한 기능을 연구하는 학문은?

① 조직학 ② 발생학
③ 생리학 ④ 분자생물학
⑤ 비교해부학

02. 생명체의 특성을 옳게 설명한 것은?

① 반응 – 화학반응을 통해 생존에 필요한 에너지를 공급받는 것을 말한다.
② 대사 – 삼투압, pH, 온도 등 생활환경을 일정하게 유지하는 것을 말한다.
③ 운동 – 주변 환경이나 감각 변화에 대해 생명체가 대응하는 능력을 말한다.
④ 생식 – 생명체가 대를 잇기 위해 새로운 세포나 생명체를 만드는 것을 말한다.
⑤ 성장 – 단세포생물은 세포 수가 증가함으로써 성장하고, 다세포생물은 세포가 커짐으로써 성장한다.

03. 다음 괄호 안에 들어갈 단어는?

> 생체 내의 조성이나 물리적 상태는 미세한 변동이 있어도 거의 일정하게 유지되는데, 이를 생체의 (　　　　)(이)라고 하며, 이는 생명활동의 기본이 된다.

① 대사 ② 반응
③ 항상성 ④ 생명현상
⑤ 대응능력

04. 다음 보기와 같은 생명현상과 관련이 깊은 것은?

> • 체내의 염분농도가 높으면 갈증을 느낀다.
> • 인체는 기온의 변화에 관계없이 36.5도를 유지한다.

① 생명체는 항상성을 가진다.
② 생명체는 물질대사를 한다.
③ 생명체는 적응하며 진화한다.
④ 생명체는 자극에 대하여 반응을 나타낸다.
⑤ 생명체는 증식하며 부모의 형질이 유전된다.

05. 항상성에 관한 설명 중 옳은 것은?

① 양성되먹임기전이 작용해야 한다.
② 통합중추는 감지기를 활성화시킨다.
③ 내적 환경이 일정한 상태를 유지한다.
④ 인체의 활동을 통합하는 정보처리 과정이다.
⑤ 효과기는 설정값과 실제 변이를 교정하기 위해 작동한다.

06. 생물체의 항상성을 유지하는 되먹임기전 중에 양성되먹임기전으로만 짝지어진 것은?

① 혈당조절 – 배뇨
② 혈액응고 – 분만
③ 체온조절 – 분만
④ 혈당조절 – 혈액응고
⑤ 혈당조절 – 체온조절

07. 생물체의 항상성을 유지하는 되먹임기전 중에 음성되먹임기전으로만 짝지어진 것은?

① 혈당조절 – 수유
② 혈액응고 – 분만
③ 체온조절 – 분만
④ 혈당조절 – 체온조절
⑤ 혈당조절 – 혈액응고

정답 01. ③ 02. ④ 03. ③ 04. ① 05. ③ 06. ② 07. ④

HUMAN PHYSIOLOGY

Chapter 02

세포

학습목표

1. 세포의 구조와 기능을 설명할 수 있다.
2. 세포소기관의 종류와 기능을 설명할 수 있다.
3. 단백질의 합성과정을 설명할 수 있다.
4. 세포막을 통한 물질이동을 설명할 수 있다.
5. 세포의 주기를 설명할 수 있다.

핵심용어해설

- **능동수송**(active transport) : 세포막에서 분자나 이온이 농도기울기에 역행하여 농도가 낮은 영역에서 높은 영역으로 이동하는 것을 말한다. 일차 능동수송과 이차 능동수송으로 나뉜다.
- **비전해질**(nonelectrolyte) : 이온화되지 않는 물질을 말하며, 포도당, 아미노산, 혈장단백질, 지질 등이 있다.
- **산염기평형**(acid base equilibrium) : 음식물 섭취나 대사과정에서 생성되는 산(acid)과 염기(base)를 부분적으로 중화시켜 혈장의 pH를 7.4 정도로 조절하고 유지하는 상태를 말한다.
- **세포내섭취**(endocytosis) : 세포가 세포막을 통해 물질(단백질과 같은 분자)을 밖에서 안으로 운반하는 작용을 말한다.
- **세포외배출**(exocytosis) : 세포내섭취의 역과정이라고 할 수 있는데, 세포막을 통해 세포 내 물질을 세포 밖으로 방출하는 작용이다.
- **수동수송**(passive transport) : 세포막 내에서 ATP의 소비 없이 나타나는 단순한 분자의 이동을 말한다. 확산, 여과, 삼투 등이 있다.
- **유전자**(gene) : 유전정보의 단위로, 특별한 단백질을 규정하는 정보를 가진 DNA를 말한다. DNA 속의 염기배열이 그에 대응하는 단백질의 아미노산배열을 규정하며, 각각 정해진 순서로 아미노산이 배열된 단백질이 구성된다.
- **전해질**(electrolyte) : 액체 안에서 이온(양 또는 음으로 전하를 띠어 전기적 성질을 가지는 것)이 되는 물질을 말하며, 소듐이온(Na^+), 포타슘이온(K^+), 칼슘이온(Ca^{2+}), 염소이온(Cl^-), 마그네슘이온(Mg^{2+}), 중탄산이온(HCO_3^-), 인산이온(PO_4^{3-}), 황산이온(SO_4^{2-}) 등이 있다.
- **체액**(body fluid) : 사람의 몸속에 있는 액체를 말하며, 크게 세포바깥액과 세포속액으로 나뉜다.
- **항상성**(homeostasis) : 세포가 처한 환경의 가스 조성, 전해질(이온) 조성, 삼투압, pH, 온도 등의 변화에 민감하게 반응하여 내부 환경을 일정하게 조절하는 것을 말한다.

생명체를 구성하는 기본 단위는 **세포**(cell)이며, 인체는 약 60조 개의 다양한 세포로 구성되어 있다. 세포는 세포막을 통해 외부와 구분되며, 세포 밖에서 다양한 물질을 받아들이고 세포 안에서 다양한 물질을 합성하여 생명활동을 영위한다. 세포 중에는 증식하거나 운동 또는 이동하는 세포가 있으며, 대사상으로는 모든 세포가 호흡을 한다.

인체를 구성하는 세포 대부분은 각 장기와 기관으로 전문화(특수화)되어 있으며, 1개의 세포만으로는 생명활동을 영위할 수 없다. 그러나 아메바나 짚신벌레와 같은 단세포생물은 1개의 세포가 한 개체를 만든다. 인체도 원래 그 시작은 **수정란**(fertilized egg)이라는 1개의 세포이다. 이 세포가 난할(cleavage)이라는 특수한 세포분열을 반복하여 다세포가 된다. 또한 이들 세포 중에서 배아(embryo)를 만드는 세포 무리로부터 수많은 과정을 거쳐 골세포, 근(육)세포, 신경세포 등 200종류 이상의 세포로 분화(differentiation)해 간다. 세포는 이처럼 분열(division)을 통해 그 수가 증가하고 분화하여 종류가 증가함으로써 인체와 같은 다세포 개체를 만들어낸다.

1 세포의 구조와 기능

세포는 **핵**(nucleus)과 **세포질**(cytoplasm)로 구성되고, 그 주위를 **세포막**(cell membrane)이 둘러싸서 세포 안팎을 나눈다. 세포질에는 명확한 형태를 취하지 않는 반유동성의 세포질액(cytosol)과 특정한 형태와 기능을 가진 **세포소기관**(cell organelle; 사립체, 세포질그물, 골지기관, 중심소체 등)이 들어 있다(그림 2-1).

각각의 세포는 종류에 따라 특정한 형태를 유지하는데, 이는 세포뼈대(세포골격, cytoskeleton)가 존재하기 때문에 가능하다.

1. 세포막

세포막(cell membrane)은 다양한 세포소기관과 그것을 감싸는 세포속액이 세포 밖으로 확산되지 않도록 하는 장벽으로, 형질막(plasma membrane)이라고도 한다. 세포속액과 세포바깥액이 모두 수용액이기 때문에 장벽인 세포막은 불용성이어야 하므로 기본적으로 물에 녹지 않는 **인지질**(phospholipid)로 구성된다. 인지질 분자의 물에 쉽게 녹지 않는 소수성 부분(hydrophobic part)은 서로 마주 보고 있고, 물에 쉽게 녹는 친수성 부분(hydrophilic part)은 바깥쪽을 향해 안정화되어 있는데, 이 구조를 **인지질이중층**(lipid bilayer)이라고 한다. 인지질은 물 위에 빼곡히 떠있는 탁구공처럼 수평방향으로 움직일 수 있고(막의 유동성), 막 곳곳에는 단백질이 모자이크 모양으로 매몰되어 지질과 함께 움직이고 있어서 **유동모자이크형**(fluid mosaic model)으로 막의 구조를 표현하기도 한다(그림 2-2).

세포막에는 **선택투과성**이 있어 물질에 따라 세포막을 통과하는 것과 통과하지 않는 것이 있다. 지방산이나 지용성 물질은 쉽게 통과하지만, 물에 녹아 있는 각종 이온이나 포도당, 아미노산 등은 통과하지 않는다. 따라서 통과하지 않는 물질을 필요에 따라 세포 안팎으로 이동시킬 때는 인지질이 중층에 끼어 있는 단백질의 도움을 받아야 한다.

단백질은 세포막 안쪽이나 바깥쪽 또는 이중층을 관통하여 다양하게 존재한다. 이러한 막단백질을 기능적으로 분류하면 특수한 화학반응에 관여하는 **효소**(enzyme), 정보전달에 관여하는 화학전달물질이나 호르몬 등을 받아들이고 세포 안으로 정보를 전달하는 **수용체**(receptor), 수용성 물질, 특히 수분이나 전해질이 막을 이동하기 위한 매우 작은 **통로**(channel), 어떤 물질과 결합하여 세포 안팎으로 물질수송을 담당하는 **운반체**(carrier), 또 세포막 바깥쪽에 머리를 내민 단백질에 당질이 부착한 **당단백질**(glycoprotein; 당과 단백질의 결합체) 등이 있다(그림 2-3). 당단백질은 혈액형을 결정하거나 면역계통 세포에서는 세균이나 바이러스, 독소와 결합하는 수용체로서 작용하기도 한다. 또한 세포막 성분에는 **콜레스테롤**(cholesterol)도 포함되어 있어 세포막에 단단함과 탄력을 부여한다.

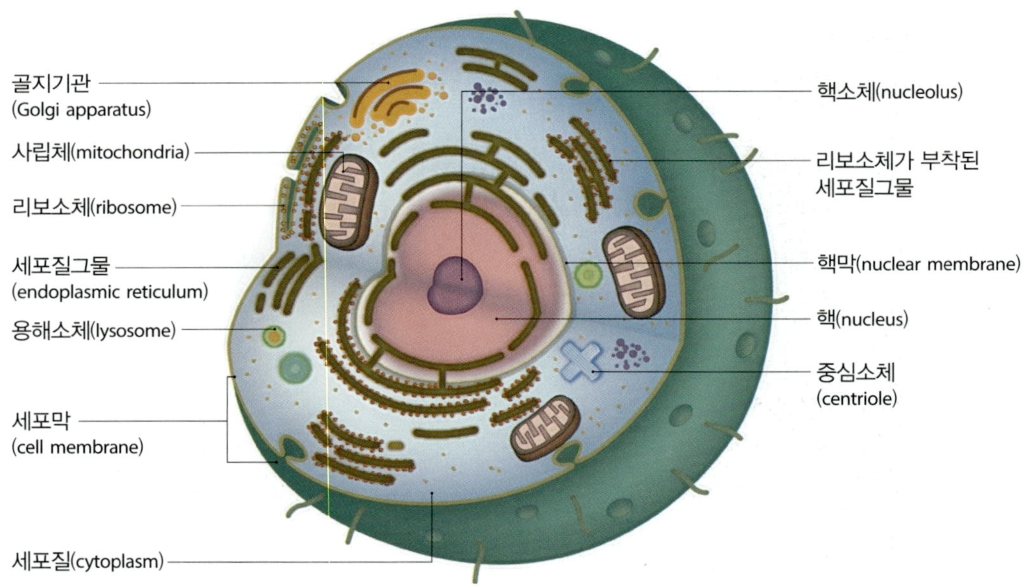

그림 2-1 **세포의 내부구조**

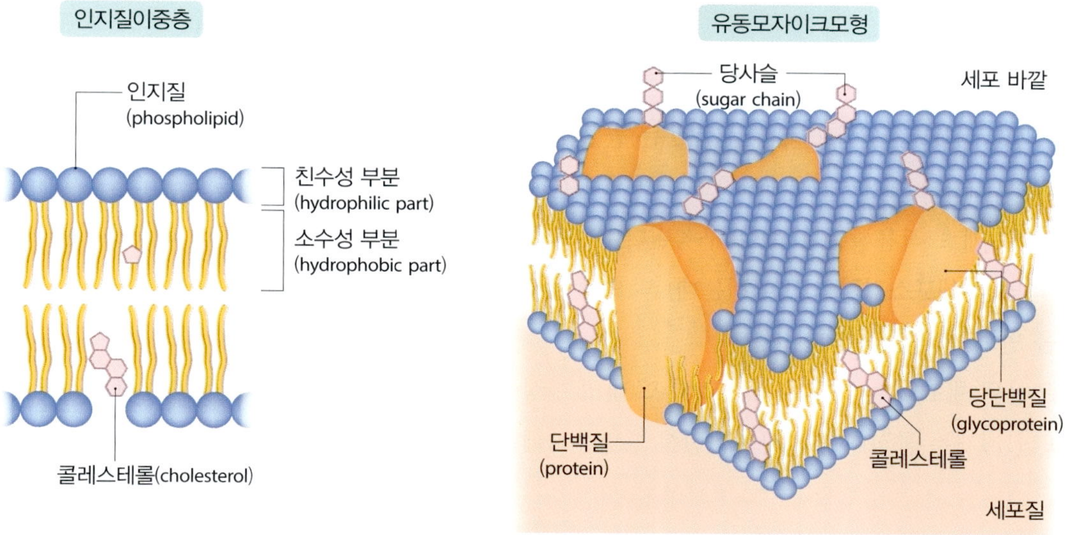

그림 2-2 세포막의 구조

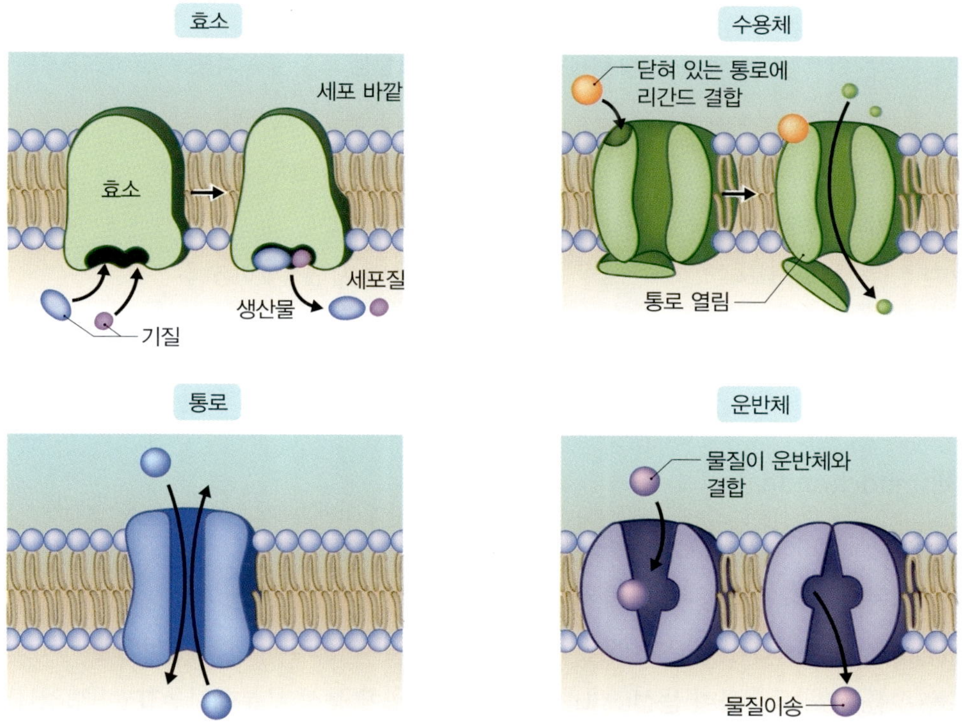

그림 2-3 주요 막단백질의 분류

2. 세포질

세포질(cytoplasm)은 세포 내부를 채우는 균일하고 투명한 젤리 형태의 물질로, 핵을 제외한 **세포질액**(cytosol)과 **세포소기관**(cell organelle)으로 이루어진다. 세포기질은 수분, 염분, 세포소기관을 이루는 분자, 반응촉매로 작용하는 효소로 구성된다. 세포소기관은 막으로 둘러싸인 막성 **세포소기관**과 그렇지 않은 **비막성 세포소기관**으로 나뉘는데, 막으로 둘러싸인 작은 구획은 특유한 화학반응에 적합한 내부 환경을 만드는 역할을 한다(표 2-1).

세포질은 세포의 형태를 유지하고 세포 내의 항상성을 유지하며 세포소기관을 지탱해주는 역할을 한다. 또한 대개는 물질대사에 사용되면서 생명유지에 반드시 필요한 화학물질을 저장하기도 한다.

표 2-1 **세포소기관의 종류와 기능**

종류			기능
막성 소기관	사립체(mitochondria)		ATP 합성, 생산, 소비
	세포질그물(endoplasmic reticulum)	과립세포질그물	단백질 운반, 합성
		무과립세포질그물	지질 합성, 해독, 칼슘 저장, 스테로이드호르몬 생산
	골지기관(Golgi apparatus)		단백질 농축, 저장, 분비
	용해소체(lysosome)		가수분해효소 함유, 소화, 분해
비막성 소기관	리보소체(ribosome)		단백질 합성
	중심소체(centriole)		세포분열 시 염색체 이동
	세포뼈대(세포골격, cytoskeleton)		세포형태 유지, 세포 운동, 뼈대근육 수축, 분비과립 이동

1) 사립체(mitochondria)

사립체는 세포 내부의 호흡을 담당하며 에너지를 생산하는 소기관으로, 세포용량의 20~30%를 차지한다. 형태는 원형에서 타원형 등 여러 가지이다.

속막(내막, inner membrane)과 바깥막(외막, outer membrane)의 **이중막**과 액체의 **바탕질**(matrix)로 구성된다. 속막은 안쪽을 향해 돌출하여 **능선**(crista)을 형성하는데, 이 능선 부분에서 ATP(아데노신삼인산)라는 고에너지물질이 합성된다(그림 2-4). 따라서 사립체는 세포가 소비하는 에너지를 생산하는 공장의 역할을 한다. 근육이나 간 등 활발하게 활동하는 장기의 세포에는 대량의 사립체가 있으며, ATP가 활발히 생산되고 그 세포 내에서 소비된다. 사립체 내에는 핵과 비교하면 소량이기는 하나 DNA도 존재하며 리보소체(ribosome)도 있어서 독립적으로 효소도 합성한다.

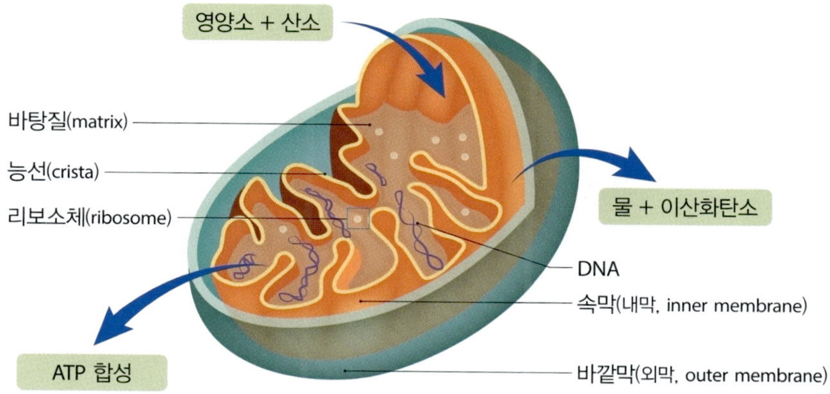

그림 2-4 **사립체의 구조와 기능**

2) 세포질그물(endoplasmic reticulum)

세포질그물은 핵막의 바깥막에서 이어지는 미로와 같은 주머니 모양의 구조로, 핵을 둘러싸듯이 존재한다(그림 2-5). 막 표면에 **리보소체**(ribosome)라는 작은 입자가 부착된 **과립세포질그물**(granular endoplasmic reticulum)과 리보소체가 부착되지 않아 표면이 매끄러운 **무과립세포질그물**(agranular endoplasmic reticulum)이 있다.

과립세포질그물은 분비성 단백질을 만들며 췌장(이자) 등에 발달해 있다. 무과립세포질그물의 역할은 세포에 따라 다른데, 간세포에서는 지질의 합성, 해독, 해당 작용을 하고, 근(육)세포에서는 근육세포질그물(근육형질그물, myoplasmic reticulum)로서 칼슘이온(Ca^{2+})의 저장을 담당하며, 부신수질세포나 고환의 사이질세포 등에서는 스테로이드호르몬의 생산을 담당한다.

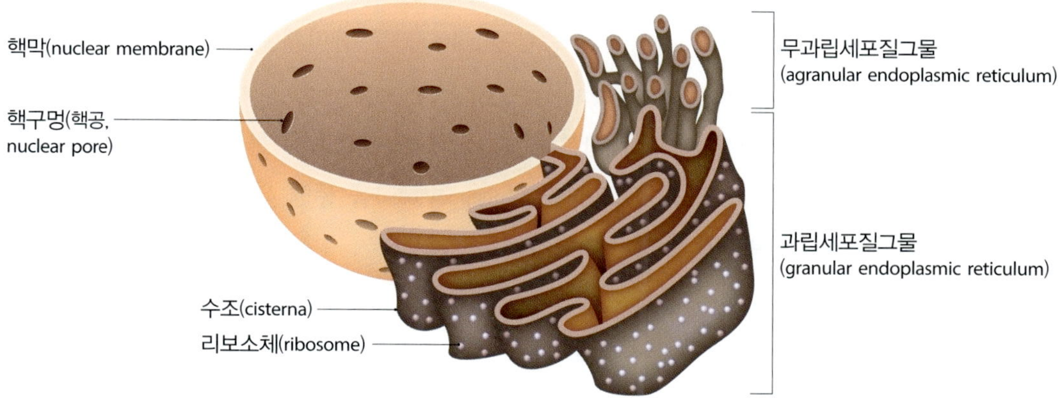

그림 2-5 **세포질그물의 구조**

3) 골지기관(Golgi apparatus)

골지기관은 편평한 주머니가 여러 층 겹쳐진 형태의 소기관으로, 핵 주위에 위치하며 분비성 세포에 발달해 있다. 과립세포질그물에서 만들어진 단백질이 용해소체(lysosome) 내의 효소가 되거나 분비과립에 흡수되어 세포막으로 운반되기 전에 반드시 경유하는 곳이다. 이곳에서 단백질이 가공되거나(인산화, 당사슬 결합 등) 농축 및 저장되었다가 필요에 따라 세포막으로 보내져 분비된다(그림 2–6).

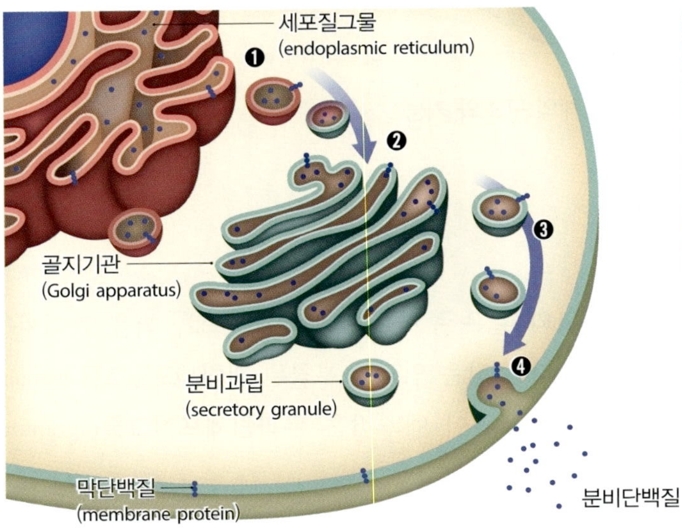

❶ 과립세포질그물에서 막단백질과 분비단백질이 합성
❷ 세포질그물에서 만들어진 단백질은 소포(vesicle) 형태로 분리되어 골지기관과 융합
❸ 골지기관에서 농축된 단백질은 분비과립 형태로 세포막으로 이동
❹ 막단백질과 함께 분비과립이 세포막과 융합하여 단백질이 세포 밖으로 분비

그림 2–6 **골지기관의 단백질분비**

4) 용해소체(lysosome)

용해소체는 막으로 둘러싸인 주머니 모양의 작은 과립으로, 세포질 내에 흩어져 있다(그림 2–1 참조). 세포 내에서 유일하게 산성 환경(pH 5~6)이며, 중합체(polymer)를 단일체(단량체, monomer)로 분해하는데 그 대부분은 세포 내에서 재이용된다.

많은 종류의 가수분해효소(인산분해효소, 핵산분해효소, 단백질분해효소 등)를 함유하며, 이들 효소는 세포 자신에게 불필요해진 분자나 구조물, 또 포식작용(phagocytosis)을 통해 세포질 내로 들어온 이물질을 분해한다. 용해소체는 특히 백혈구에 많이 존재한다.

5) 리보소체(ribosome)

리보소체는 단백질의 합성을 담당하는 소기관으로, 하나는 크고 하나는 작은 2개의 리보소체단위가 붙어 있는 구조이다(그림 2–7). 각 리보소체단위는 리보소체 RNA(rRNA)와 리보소체단백질이 복잡하게 결합되어 형성된다. 모든 세포에 존재하지만, 그 수는 세포의 종류와 활성에 따라 다르다. 리보소체는 크게 단백질을 합성하는 자유리보소체(free ribosome)와 세포질그물 표면에 붙어 막단백질이나 분비단백질 등을 합성하는 부착리보소체(attached ribosome)의 두 가지로 나뉜다.

리보소체는 핵 내 DNA로부터 유전정보를 운반해 온 전령 RNA(mRNA)를 바탕으로 아미노산 배열을 만들어냄으로써 단백질을 합성하는 장소이기 때문에 단백질 합성 공장이라고도 한다.

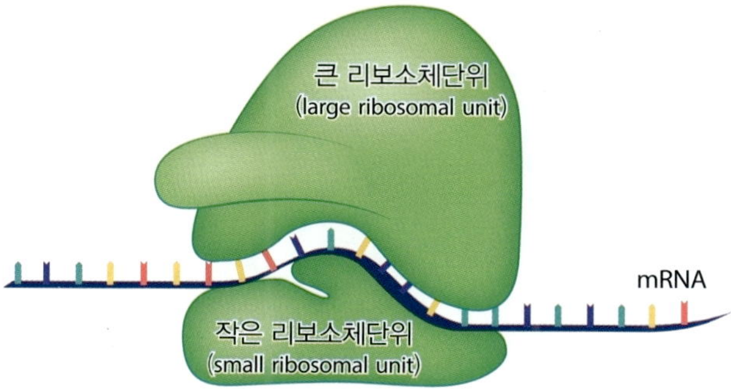

그림 2-7 **리보소체의 구조**

6) 중심소체(centriole)

중심소체는 핵 가까이에 존재하는 2개(1쌍)의 짧은 원주 모양의 소체로, 서로 직각으로 교차하듯이 배열되어 있다(그림 2-1 참조). 세포분열 시에는 염색체를 양끝으로 당기는 역할을 하며 중심소체 사이에 방추체(spindle; 미세혈관의 집합)가 나타난다. 비분열기에는 미세관(microtubule) 형성에 관여한다.

7) 세포뼈대(세포골격, cytoskeleton)

세포뼈대는 단백질이 만드는 세포질 내의 섬유로, 세포의 형태를 유지하고 세포의 운동을 일으키는 작용을 한다. 지름의 굵기에 따라 **미세잔섬유**(microfilament), **중간잔섬유**(intermediate filament), **미세관**(microtubule)의 3종류로 분류된다(그림 2-8).

미세잔섬유는 세포의 형태 유지에 작용하는데, 섬유구조의 동적 변화가 거짓발(위족, pseudopodium)의 신축을 동반하는 아메바운동이 되어 나타난다. 중간잔섬유의 종류는 세포에 따라 다양하며(손발톱의 케라틴, 백혈구의 비멘틴 등), 세포 내에 종횡으로 뻗어 있다. 미세관은 속이 빈 굵은 섬유로 중심소체에서 방사상으로 나와 있으며, 운동단백질(motor protein)의 레일이 되어 염색체 견인 등에 관여한다(그림 2-9).

세포뼈대는 세포의 형태와 관련이 있을 뿐만 아니라 리보소체가 단백질을 합성하고 효소가 세포질의 정해진 부분에 위치하도록 하는 지지대 역할도 한다. 세포뼈대는 특정 효소를 서로 가까이 붙들어 둠으로써 세포소기관과 함께 세포의 활동을 조직화하는 데 관여한다.

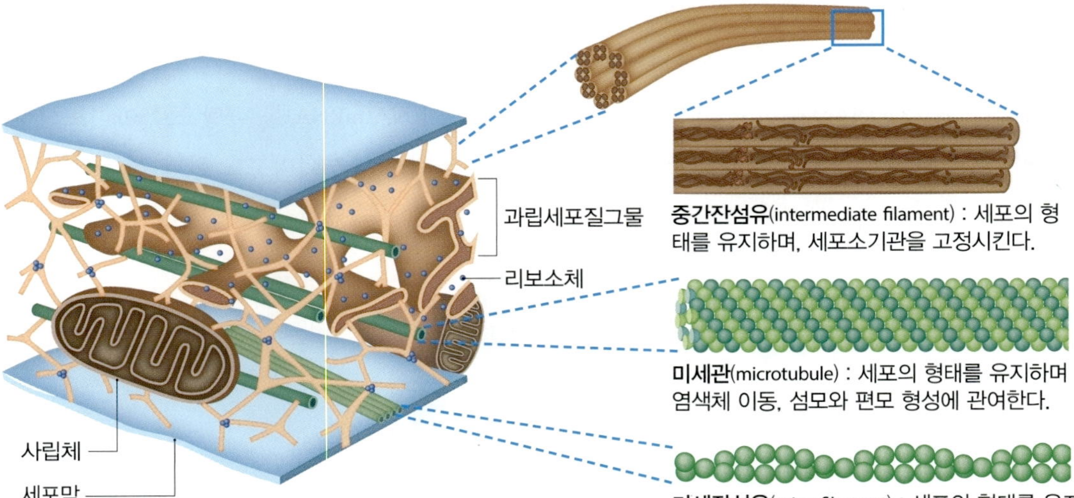

그림 2–8 **세포뼈대**

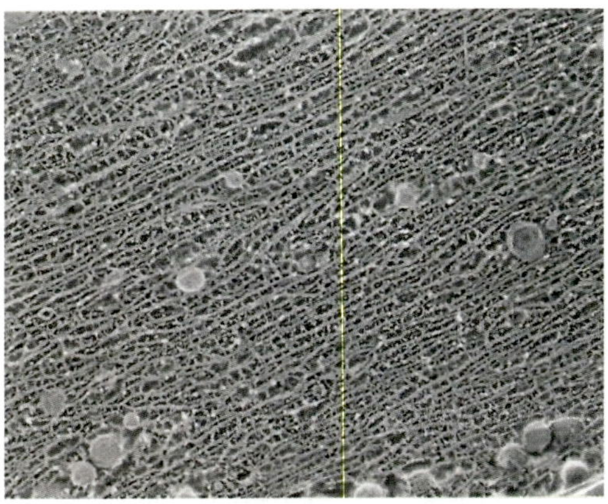

굵고 가는 섬유 구조가 축삭 안을 주행하고 있다. 굵은 섬유는 공 모양으로 보이는 구조물의 수송용 레일 역할을 한다.

그림 2–9 **세포뼈대의 전자현미경상**

3. 핵

대부분의 세포는 보통 1개의 **핵**(nucleus)을 가지며 세포에서 일어나는 모든 과정을 조절하는 중앙통제소 역할을 한다. 예외적으로 적혈구와 혈소판은 핵이 없고 뼈대근육세포는 여러 개의 핵을 가진다.

핵은 **핵막**(nuclear membrane)이라는 이중막으로 덮여 있고 그 내부의 **핵질**(nucleoplasm)에는 **핵소체**(nucleolus)와 **염색질**(chromatin)이 있다. 핵소체는 둥근 소체로, 세포질 내의 핵산, 특히 rRNA가 이곳에서 만들어진다. 염색질은 염기성 단백질인 히스톤(histone)에 이중나선구조의 DNA가 감기고 접혀서 응축된 것이다. 그 주위를 집(초, sheath)이 덮고 있다(그림 2-10).

핵에는 개체의 유전형질에 관한 모든 정보를 가진 DNA(데옥시리보핵산)가 들어 있으며 세포증식이나 단백질합성에 중요한 역할을 한다. DNA는 **히스톤**(histone)과 결합하여 염색질로서 핵 내에 존재하는데, 세포분열 시기가 되면 응집해서 쌍을 이루는 염색체를 형성한다. 사람은 22쌍의 보통염색체와 1쌍의 성염색체인 총 **46개의 염색체**를 가진다(그림 2-11).

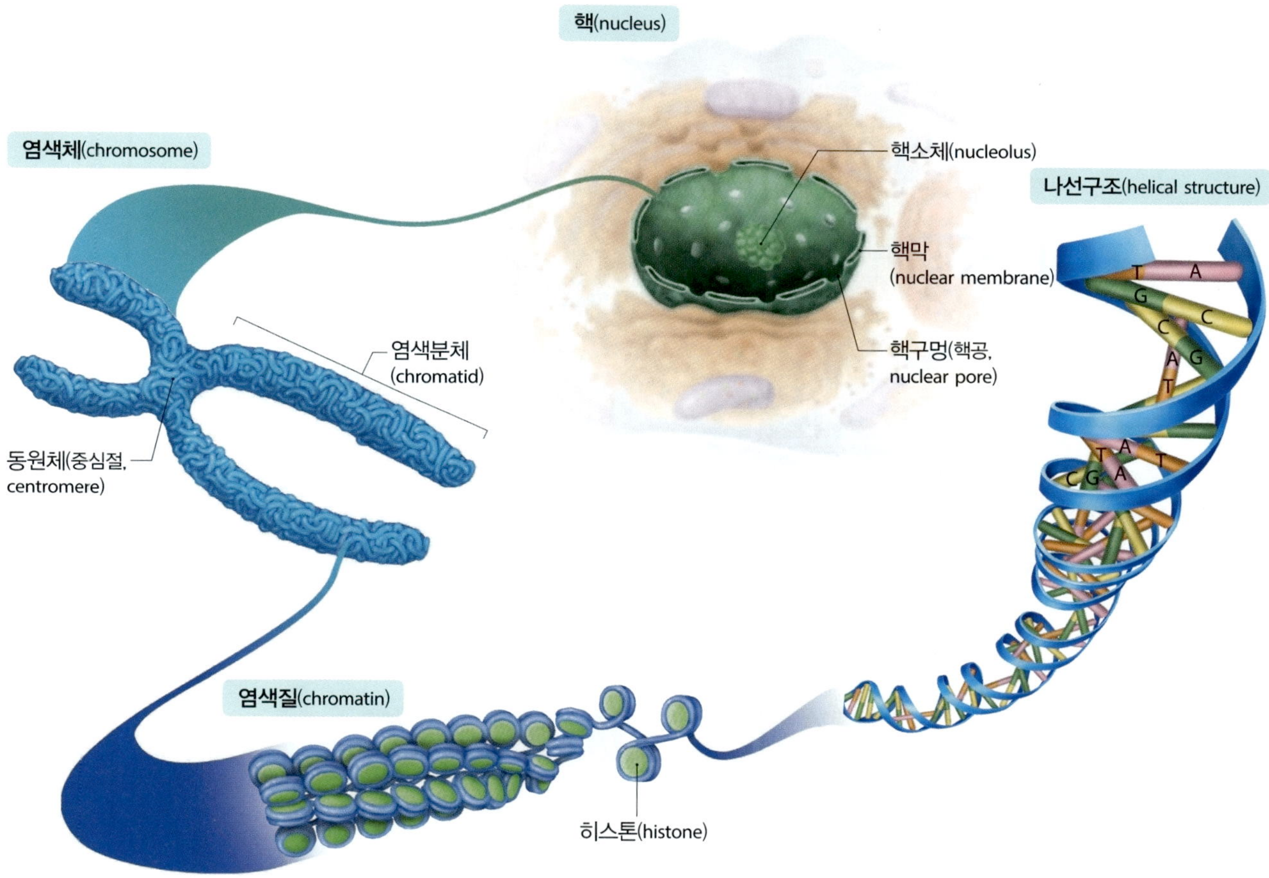

그림 2-10 세포핵의 내부

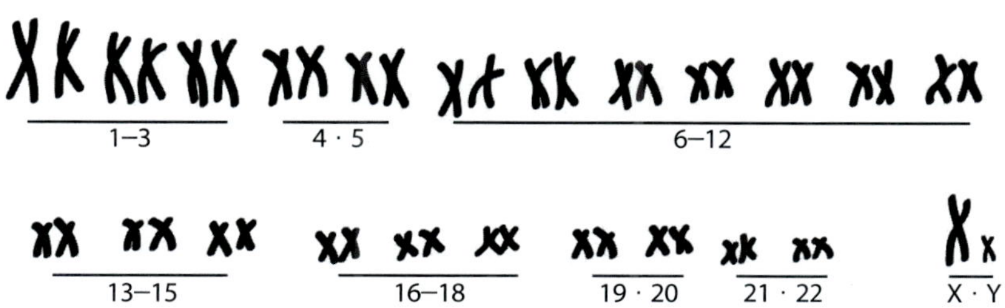

그림 2-11 사람의 염색체(남성)

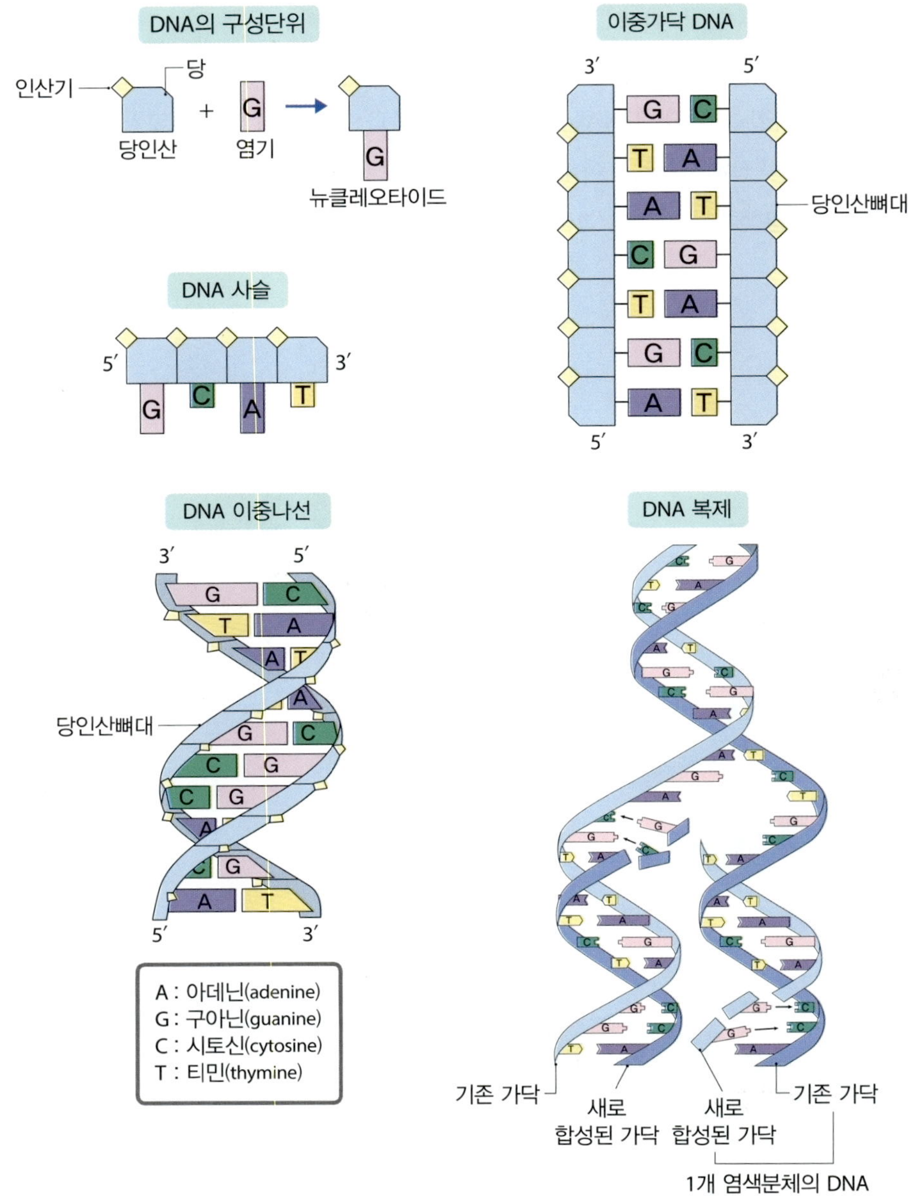

그림 2-12 **DNA의 구조와 복제**

1) DNA의 구조

세포의 염색질에는 인체를 구성하는 1만 종류의 단백질을 합성하기 위한 유전정보가 저장되어 있다. 이 유전정보(유전자, gene) 세트를 **유전체**(게놈, genome)라고 하며, 인체를 구성하는 세포의 핵에는 이 유전체가 각각 2세트씩 갖추어져 있다.

유전자의 본질은 **데옥시리보핵산**(deoxyribonucleic acid, DNA)이다. 세포핵에서 발견되어서 핵산이라고

명명되었지만, 실제로는 세포질이나 사립체에서도 관찰된다.

DNA는 인산, 당(deoxyribose), 염기로 구성되는 **뉴클레오타이드**(nucleotide)가 2개의 사슬 모양으로 연결된 이중나선구조를 형성한다. 이 이중나선구조 사이에는 퓨린염기인 **아데닌**(adenine, A), **구아닌**(guanine, G)의 2종류와 피리미딘염기인 **시토신**(cytosine, C), **티민**(thymine, T)의 2종류가 수소결합(hydrogen bond)에 의해 쌍을 이루어 사다리와 같은 형태를 하고 있다. 쌍이 되는 2개의 염기는 정해진 조합(C와 G, A와 T)으로만 수소결합을 할 수 있으며, 이를 **상보성**(complementarity)이라고 한다(그림 2-12).

체세포분열 시 핵 내의 DNA는 DNA 중합효소(DNA polymerase)라는 특수한 효소에 의해 염기 사이의 수소결합이 끊어지면서 2배의 뉴클레오타이드를 만든다. 그리고 복제가 끝나면 처음 DNA 분자의 2배에 해당하는 동일한 DNA가 만들어진다. 이때의 복제를 **반보존복제**(semiconservative replication)라고 하는데 원래 DNA의 반은 보존된다는 의미이며 보존된 DNA는 한 세대에서 다음 세대로 전해진다.

2) RNA의 구조

핵 내에는 DNA 외에 다른 하나의 핵산인 **리보핵산**(ribonucleic acid, **RNA**)이 있으며 DNA의 이중나선구조를 주형으로 하여 핵 내에서 합성된다(그림 2-13). RNA는 그 역할에 따라 3가지 형태로 존재하는데, 단백질 합성에 관여하는 정보를 전달하는 **mRNA**(messenger RNA), 아미노산을 리보소체까지 운반하는 데 관여하는 **tRNA**(transfer RNA), 아미노산의 결합에 관여하고 리보소체 구조의 일부를 형성하는 **rRNA**(ribosomal RNA)가 있다.

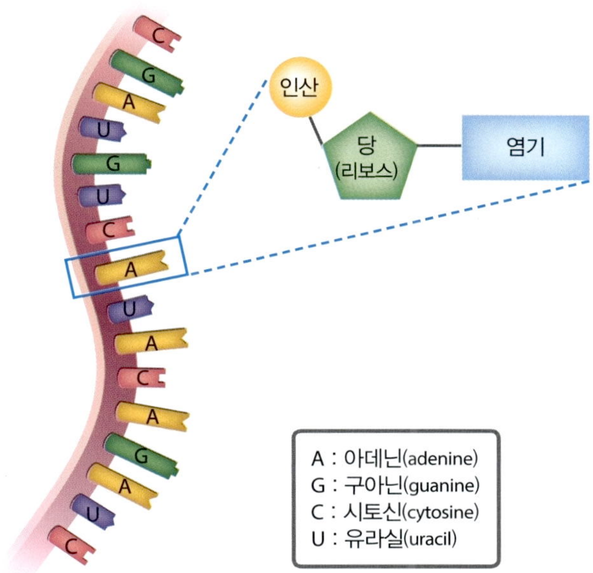

그림 2-13 RNA의 구조

RNA는 DNA의 일부분을 전사(복사)해서 만들어지는 뉴클레오타이드 사슬이어서 그 구조가 DNA와 거의 같지만, 다음과 같은 차이점이 있다(표 2-2).

① 현저하게 작은 분자이다.
② DNA는 이중가닥사슬이고 RNA는 단일가닥사슬이다.
③ RNA의 뉴클레오타이드 염기에는 티민 대신 유라실(uracil, U)이 있다.
④ RNA에 포함되는 당은 데옥시리보스(deoxyribose)가 아니라 리보스(ribose)이다.

표 2-1 DNA와 RNA의 비교

		DNA	RNA
인산		인산	인산
당		데옥시리보스(deoxyribose)	리보스(ribose)
염기	퓨린	아데닌(A), 구아닌(G)	아데닌(A), 구아닌(G)
	피리미딘	시토신(C), 티민(T)	시토신(C), 유라실(U)
존재부위		주로 핵 내	핵 내(인), 세포질
분자구조		이중나선구조	단일나선구조
기능		복제의 주형	단백질 합성의 주형

3) 단백질의 합성과정

단백질의 합성은 세포 내 리보소체에서 이루어지며(그림 2-14), 합성된 단백질은 세포막으로 들어가 능동수송 펌프나 수용체, 통로로서 작용한다. 또 세포 내의 구조물이나 효소 또는 세포에 따라 호르몬으로서 분비되기도 한다.

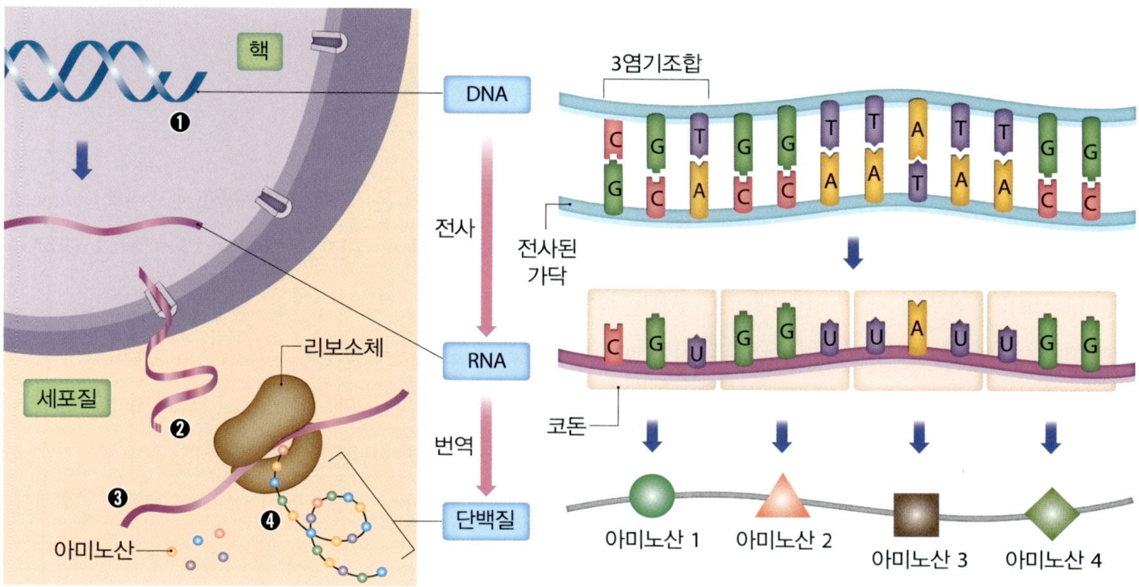

❶ 핵 내에서 DNA의 이중나선 일부가 풀려 DNA가 노출된다. 그곳에 RNA 중합효소(RNA polymerase)가 작용하여 DNA의 염기배열을 복사한 mRNA가 합성된다(전사).
❷ mRNA는 핵에서 세포질로 나와 과립세포질그물에 있는 리보소체와 결합한다.
❸ 리보소체 위에서 전사된 유전정보를 바탕으로 아미노산 배열을 명령한다.
❹ tRNA는 세포질 내에 있는 20종류의 아미노산 1개씩과 결합해서 아미노산을 리보소체 위로 운반하며, 아미노산은 서로 연결되어 명령대로 단백질이 합성된다(번역).

그림 2-14 **단백질의 합성과정**

2 세포의 환경

세포 중에 외부와 직접 접촉해 있는 것은 피부와 점막의 세포뿐이며, 나머지 세포는 외부와 차단되어 있다. 인체의 바깥쪽을 **외부 환경**이라고 하고, 인체의 안쪽을 **내부 환경**이라고 한다. 세포는 내부 환경의 변화, 즉 세포가 처한 환경의 가스 조성, 전해질(이온) 조성, 삼투압, pH, 온도 등의 변화에 매우 민감하게 반응하므로, 내부 환경을 항상 최적한 상태로 유지해야 한다. 내부 환경을 일정하게 조절하는 것을 **항상성**(homeostasis)이라고 하며, 생체에는 항상성을 유지하기 위한 다양한 기전이 있다. 그중에서도 체액은 항상성에 중요한 기능을 한다.

1. 체액의 조성과 기능

1) 체액의 구분

인체를 구성하는 세포는 **체액**(body fluid)으로 채워져 있다. 체액은 크게 **세포속액**(세포내액, intracellular fluid, ICF)과 **세포바깥액**(세포외액, extracellular fluid, ECF)으로 나뉘며, 세포바깥액은 다시 혈관 내에 있는 **혈장**(plasma)과 세포와 세포 사이에 있는 **사이질액**(interstitial fluid)으로 나뉜다.

그 함량은 성별, 연령, 측정방법 등 여러 요인에 따라 다르지만 평균적인 성인 남성의 경우 체중의 약 60%를 차지하고, 여성이나 비만한 사람은 지방 비율이 높기 때문에 약 55%로 적으며, 신생아는 약 75%이다. 체액의 비율은 신생아가 가장 높고 나이가 들면서 함께 감소한다(그림 2-15, 표 2-2).

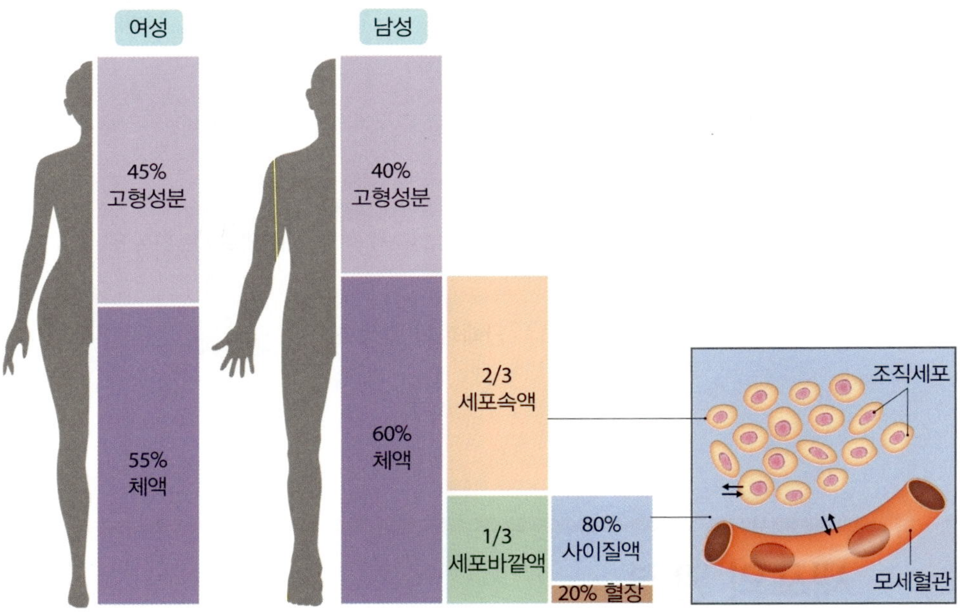

그림 2-15 **체액의 분포**

표 2-2 **다양한 요인에 따른 체액량의 변화**

구분		체액량(체중의 %)
연령	태아	90
	미숙아	80
	생후 3개월	70
	생후 6개월	60
	1~5세	64
	11~16세	58
연령	65세 이상	40~50
성별	여성	50~55
	남성	55~60
비만도	낮음	70~75
	높음	40~50

2) 체액의 조성

체액에는 다양한 **전해질**(electrolyte)과 **비전해질**(nonelectrolyte)이 녹아 있다(그림 2-16). 전해질이란 액체 안에서 이온(양 또는 음으로 전하를 띠어 전기적 성질을 가지는 것)이 되는 물질을 말하며, 소듐이온(Na^+), 포타슘이온(K^+), 칼슘이온(Ca^{2+}), 염소이온(Cl^-), 마그네슘이온(Mg^{2+}), 중탄산이온(HCO_3^-), 인산이온(PO_4^{3-}), 황산이온(SO_4^{2-}) 등이 있다. 이들 전해질은 산염기평형 유지, 신경의 신호전달, 근육 수축, 체액량 조절, 체액삼투액 조절에 관여하여 다양한 기능을 한다(표 2-3).

한편, 비전해질은 이온화되지 않는 물질을 말하며 포도당, 아미노산, 혈장단백질, 지질 등이 있다.

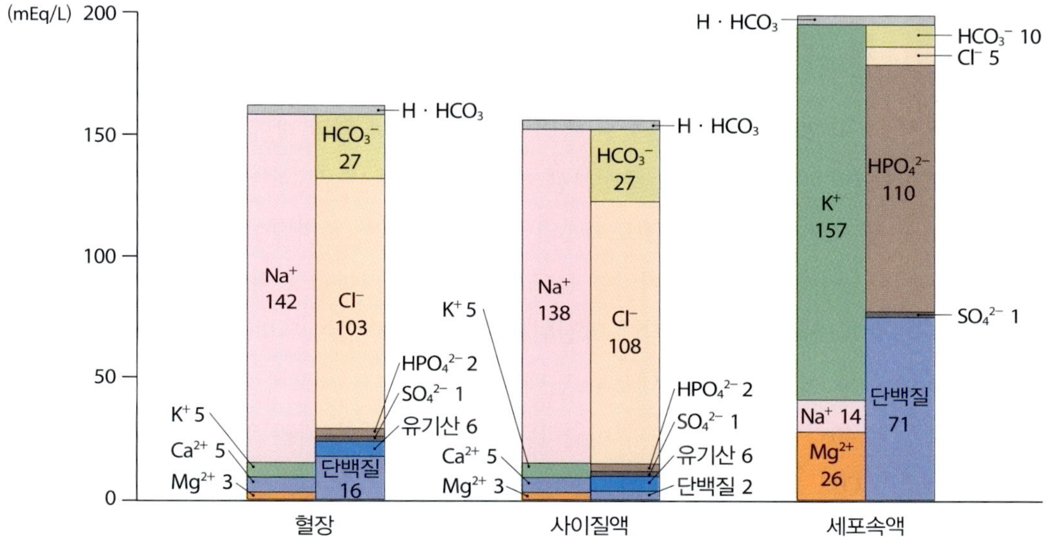

그림 2-16 **체액의 이온조성**

표 2-3 **전해질의 기능**

기능	설명
산염기평형 유지	체내에 과잉의 산 또는 알칼리가 들어와도 완충작용(buffer action)이라는 조절작용을 통해 혈액의 pH는 7.4 정도에서 거의 변하지 않는다.
신경의 신호전달	신경세포의 신호전달에는 신경 축삭(axon)의 전기적 전도와 시냅스에서의 화학물질에 의한 신호전달의 두 종류가 있다. 전기적 전도에는 소듐과 포타슘이, 신호전달에는 칼슘이 중요한 역할을 한다.
근육 수축	중추신경에서 신호가 들어오면 신경세포와 근육의 접합부(신경근육접합부)에서 아세틸콜린(acetylcholine)이 분비되고 신호를 전달해서 근육이 수축한다. 이 신호전달 시 및 근육 자체의 수축 시에 칼슘이온이 필요하다.
체액량 조절, 체액삼투압 조절	전해질과 단백질이 존재하기 때문에 삼투압이 유지되며 상응하는 물이 세포속액, 세포바깥액, 혈장에 저장되어 전체량이 유지 및 교환된다.

(1) 세포속액(세포내액, intracellular fluid, ICF)

세포속액은 체중의 약 40%를 차지하는데, 유기물이 대부분이고 무기물은 적다. 주요 전해질로는 포타슘이온, 마그네슘이온, 인산이온 등이 많고, 소듐이온, 염소이온, 중탄산이온, 황산이온 등은 상대적으로 적다.

또한 세포속액에는 세포의 대사과정에서 영양물질로 사용되는 물질이 있다. 즉, 포도당은 소량이지만 에너지원으로 사용되거나 당원으로 합성되어 저장되기도 한다. 지방으로 중성지방, 인지질, 콜레스테롤 등이 있고, 아미노산은 비교적 높은 농도를 유지하는데 이는 세포막의 아미노산 능동수송기전 때문이다.

(2) 세포바깥액(세포외액, extracellular fluid, ECF)

세포바깥액은 체중의 약 20% 정도이며, 혈관 속의 혈장(plasma)과 혈관 밖에 있는 사이질액(interstitial fluid)이 대부분을 차지한다. 세포바깥액의 주성분은 전해질 농도에서 세포속액과 큰 차이가 있다. 즉, 소듐이온, 칼슘이온, 염소이온의 농도는 세포속액의 수십 배이지만, 포타슘이온, 마그네슘이온, 인산이온의 농도는 수십분의 일에 불과하다. 이러한 농도차는 세포막의 투과성 차이와 능동수송기전에 의해 생긴 것이며, 근육이나 신경세포막 안팎에 막전위를 일으키는 원인이 된다.

같은 세포바깥액이라도 혈장은 사이질액보다 단백질이온이 많다. 세포바깥액의 전해질 조성과 농도는 세포가 탄생한 약 40억 년 전의 해수와 비슷하다고 하며, 성분에 따라 인체 체액의 삼투압은 약 290~300mOsm/kg · H_2O로 유지된다(등장성).

3) 체액의 기능

체액은 항상성에 중요한 기능을 한다. 항상성(homeostasis)이란 내부 환경을 안정된 상태로 유지하는 기능을 말하는데, 생물 특히 항온동물에서는 체내의 세포 환경을 안정적으로 만드는 것이 중요하다. 체온, 삼투압, pH, 전해질, 비전해질, 혈당치, 혈액가스농도 등은 모두 항상성 유지에 중요하다.

체온은 내장이나 근육에서 영양소가 산화할 때에 발생한다. 그리고 혈액의 흐름에 따라 발열기로서 작용하는 피부와 폐에서 열이 발산되어 체온은 일정하게 유지된다. 삼투압에 일정한 차이가 있기 때문에 물질교환이 원활하게 이루어진다. 이들은 모두 고도로 분화된 세포가 좋은 환경에서 기능하는 데 필요한 요인이다.

2. 체액의 항상성 유지

1) 체액삼투압의 조절

세포바깥액의 삼투압이 비정상적으로 상승하면 세포에서 물이 빠져나와 세포는 쪼그라들고, 세포바깥액의 삼투압이 비정상적으로 저하하면 반대로 물이 세포 안으로 들어가 세포는 부푼다. 두 경우 모두 세포의 기능을 저해하는데, 특히 뇌의 신경세포는 세포바깥액의 삼투압 변화에 민감하여 삼투압의 비정상적인 상승 또는 저하에 심각한 신경증상을 나타내고 때로는 사망에 이른다.

이를 방지하기 위해 시상하부에는 **삼투(압)수용기**(osmoreceptor)가 있어서 탈수 시에는 목마름을 느껴 수분을 섭취하는 행동을 취하게 하고 이와 동시에 항이뇨호르몬(antidiuretic hormone, ADH; 바소프레신)을 분비시켜 신장에서의 수분 배출을 억제한다. 과도한 수분 섭취에 의한 혈장삼투압 저하 시에는 항이뇨호르몬의 분비를 억제하여 신장에서의 수분 배설을 촉진한다. 이처럼 체액의 삼투압은 삼투(압)수용기에 의해 수분 섭취량과 배설량이 모두 조절된다(그림 2–17).

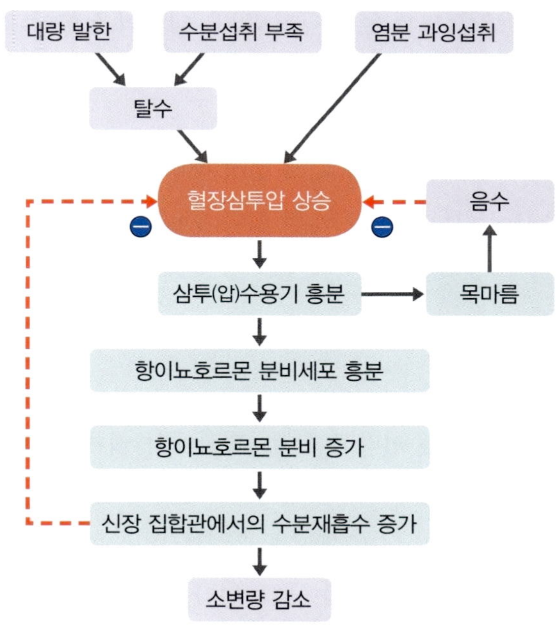

그림 2–17 **체액삼투압의 조절기전**

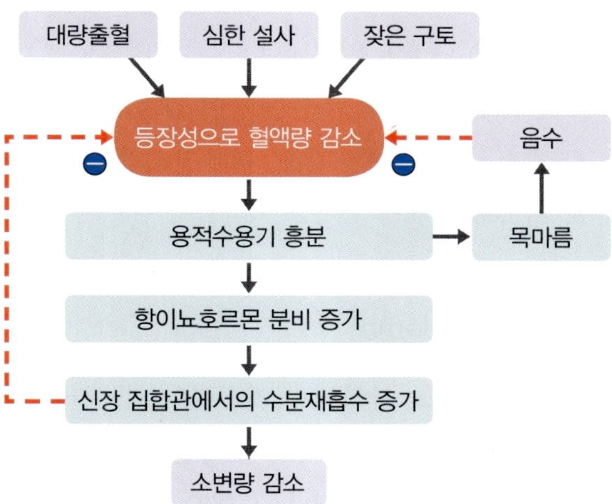

그림 2–18 **체액양의 조절기전**

2) 체액양의 조절

세포바깥액의 삼투압이 정상으로 유지되더라도 그 양이 비정상적으로 변하면 문제가 된다. 세포바깥액이 너무 적으면 순환혈액량 감소로 이어지기 때문에 체세포의 산소와 영양소 공급에 지장이 생기고,

세포바깥액이 너무 많으면 혈액을 순환시키는 펌프인 심장에 큰 부담이 가해진다.

이를 방지하기 위해 심방에 있는 **용적수용기**(volume receptor)가 항시 혈액량을 감시하고 있으며 혈액량이 과도해지면 항이뇨호르몬의 분비를 억제하여 수분 배설을 늘린다. 또 대량출혈, 심한 설사, 잦은 구토 등에 의해 등장성으로(삼투압에 변화 없이) 혈액량이 감소하면 목마름을 느껴 수분을 섭취하는 행동을 취하게 하고 이와 동시에 항이뇨호르몬의 분비를 촉진시켜 신장에서의 수분 배설을 줄인다(그림 2-18). 그러나 항이뇨호르몬을 통한 체액량 조절에는 한계가 있다.

3) 체액 불균형(water unbalance)

인체는 체액의 조절기전을 통해 체액량을 일정하게 유지하지만, 다양한 요인에 의해 체액량에 변동이 생기는 현상을 체액 불균형이라고 한다. 체액이 너무 적은 상태에서는 탈수, 너무 많은 상태에서는 부종을 일으킨다.

(1) 탈수(dehydration)

총체액량의 1% 정도만 소실되어도 정상인은 곧바로 갈증을 느껴 물을 찾게 된다. 대량의 실혈이나 요붕증, 구토 및 설사 등과 같은 다양한 원인으로 체액을 더 많이 손실하거나 물의 섭취가 불가능해지면 탈수 현상이 일어난다.

탈수가 일어나면 우선 체중이 감소되고 산염기평형이 깨져 산증(acidosis)이 되며 맥박 증가, 심박출량 감소, 체온 상승, 갈증, 피부건조와 같은 다양한 증상이 나타난다. 심하면 허탈(collapse)에 빠져 결국 죽음에 이른다.

(2) 부종(edema)

세포와 세포 사이에 사이질액이 과도하게 증가한 상태를 부종이라고 한다. 혈관에서 액체이동의 이상으로 수분평형이 무너져 혈관 밖으로 나오는 수분양이 혈관 안으로 돌아가는 수분양보다 많아지면 부종이 발생하게 된다. 원인으로는 ①모세혈관에서의 정맥압 상승(정맥폐쇄, 우심부전), ②혈장단백질 감소, ③림프관 폐쇄, ④모세혈관 투과성 항진(염증), ⑤소듐 저류 등을 들 수 있다.

부종이 발생하면 신체에는 많은 변화가 생기는데 탈수 때와는 반대로 체중이 증가하고 체온은 하강한다. 또한 구토, 경련, 혼수상태가 오며 심하면 죽음에 이른다.

3. 산염기평형

음식물 섭취나 대사과정에서 생성되는 **산**(acid)과 **염기**(base)를 부분적으로 중화시켜 혈장의 pH를 7.4 정도로 조절하고 유지하는 상태를 **산염기평형**(acid base equilibrium)이라고 한다.

산이란 수용액에 해리되어 수소이온(H^+)을 유리시키는 물질을 말하고, 염기란 수소이온과 결합할 수 있는 물질을 말한다. 즉, HB라는 물질이 용액에 해리되어 H^+과 B^-이 되었다면($HB \rightleftarrows H^+ + B^-$) 이때 H^+은 산이고, B^-은 H^+과 결합하여 다시 HB를 만들 수 있기 때문에 염기가 된다. 이들 중 거의 완전하게 이온화되는 산을 **강산**(strong acid), 이온화가 약한 산을 **약산**(weak acid)이라고 하고, 수소이온과 쉽게 결합하는 염기를 **강염기**(strong base), 수소이온과 결합력이 약한 염기를 **약염기**(weak base)라고 한다.

몸속의 수소이온 농도는 매우 낮기 때문에 pH로 표시하며(중성 pH 7.0, 알칼리성 pH 7.0 이상, 산성 pH 7.0 이하), 수소이온 농도의 변화는 효소가 조절하는 대사반응의 속도를 변화시키고 다른 이온의 분포 비율을 변화시키며 여러 호르몬의 작용에 영향을 미치는 등 정상적인 생리기전을 억제한다. 따라서 수소이온의 농도 조절은 매우 중요하며, 산염기 평형은 이와 깊은 관련이 있다.

동맥혈의 정상적인 pH는 약 7.4(7.35~7.45)로 약알칼리성이다. 그러나 수소이온 농도가 증가하여 pH가 7.35 이하로 감소하면 혈액이 산성화되며, 이 상태를 **산증**(acidosis)이라고 한다. 반대로 수소이온 농도가 감소하여 pH가 7.45 이상으로 증가하면 혈액이 알칼리화되며, 이 상태를 **알칼리증**(alkalosis)이라고 한다. 동맥혈의 pH가 6.8 이하 또는 8.0 이상으로 상승한 채 몇 시간이 지나면 생명을 잃을 수도 있다(그림 2-19).

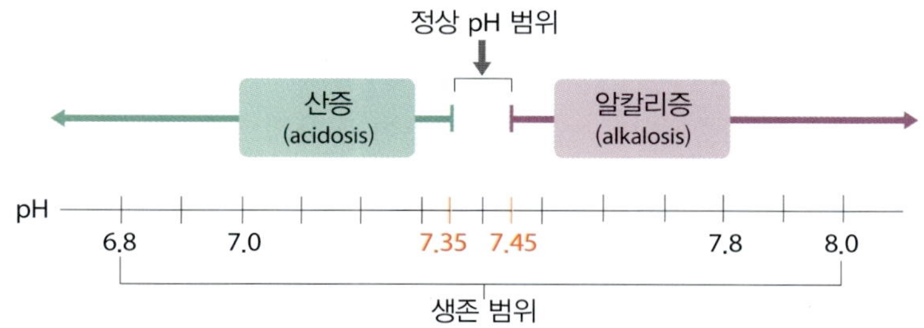

그림 2-19 **체액의 정상적인 pH 범위**

1) 수소이온의 생성

체액의 수소이온(H^+)은 대부분 영양소의 대사과정에서 생성된다(표 2-4). 이때 휘발성 산과 비휘발성 산 형태로 생성된다.

표 2-4 수소이온이 생성되는 대사과정

대사과정	설명
포도당의 산소성 대사	포도당의 산소성 대사과정에는 이산화탄소(CO_2)와 물(H_2O)이 생성된다. 이 이산화탄소는 세포 밖으로 확산되어 세포바깥액에서 물과 반응하여 탄산(H_2CO_3)을 형성한다. 생성된 탄산은 다시 이온화되어 수소이온(H^+)과 중탄산이온(HCO_3^-)을 방출한다.
포도당의 무산소성 대사	포도당의 무산소성 대사과정에는 젖산(lactic acid)이 생성되고 수소이온이 체액에 더해진다.
황 함유 아미노산의 산화	황을 함유한 아미노산은 산화되어 황산(sulfuric acid)을 생성하며 황산은 수소이온과 황산이온으로 이온화된다.
지방산의 불완전 산화	지방산의 불완전 산화는 산성 케톤체(acidic ketone body)를 생성하고 케톤체는 체액의 수소이온 농도를 높인다.
인산단백질과 핵단백질의 가수분해	인산단백질과 핵단백질은 인을 함유하는데 이들 단백질의 산화는 인산(H_3PO_4)을 생성시키며, 생성된 인산은 이온화되면서 수소이온을 발생시킨다.

(1) 휘발성 산 형태

탄수화물과 지방의 대사과정에는 부산물로 이산화탄소(CO_2)가 생성된다. 이 이산화탄소는 체액에 용해되어 탄산(H_2CO_3)이 된 후 수소이온(H^+)과 중탄산이온(HCO_3^-)으로 해리된다.

$$CO_2 + H_2O \rightleftarrows H_2CO_3 \rightleftarrows H^+ + HCO_3^-$$

휘발성 산 형태로 하루 약 13,000mEq가 생산되는데, 폐에서 반대과정이 일어나 수소이온이 이산화탄소로 전환되어 호흡으로 배출된다. 만일 호흡계통이 정상적으로 기능하지 않으면 수소이온이 배출되기 어려워 체액의 pH가 변할 수 있다.

(2) 비휘발성 산 형태

단백질과 인지질의 대사과정에는 부산물로 황산(H_2SO_4)이나 인산(H_3PO_4) 등의 강산이 형성된다. 이 황산이나 인산은 세포바깥액에서 해리되어 수소이온(H^+)을 유리한다.

$$H_2SO_4 \rightarrow H^+ + HSO_4^- \rightarrow 2H^+ + SO_4^{2-}$$

$$H_3PO_4 \rightarrow H^+ + H_2PO_4^- \rightarrow 2H^+ + HPO_4^{2-}$$

비휘발성 산 형태로 하루 약 50~100mEq가 생성되며, 휘발성 산과 달리 폐가 아닌 신장에서 배설된다.

2) 수소이온 농도의 조절

몸속의 대사활동이 정상적으로 이루어지려면 체액의 수소이온 농도가 일정한 범위 내에서 조절되어야 한다. 수소이온 농도는 중탄산완충계, 인산완충계, 단백질완충계와 같은 **화학적 완충계**와 폐나 신장과 같은 **생리적 완충계**에 의해 조절된다.

(1) 화학적 완충계

산-염기 조절기전 중에서 가장 빠르고 우선적으로 작용하며, 정상치보다 많이 존재하는 산 또는 염기와 결합하여 강산을 약산으로, 강염기를 약염기로 전환시킨다(**완충제**, buffer). 혈액의 pH에 미치는 영향을 최소화시키지만, 이 조절만으로 적절한 pH를 유지하기는 어렵다.

① 중탄산완충계

세포속액과 세포바깥액에 있으며 세포바깥액 전체 완충능력의 2/3를 담당하는 매우 중요한 기전이다. 혈액 내는 탄산(H_2CO_3)과 중탄산소듐($NaHCO_3$)의 비율이 1 : 20이다. 혈액이 산성일 때는 완충제가 중탄산이온을 방출하고, 알칼리성일 때는 수소이온을 방출하여 산염기평형을 조절한다.

② 인산완충계

세포속액과 세포바깥액에 있으며, 수소이온을 배출하는 신장의 요세관세포에서 중요하다. 인산완충계는 제이인산소듐(Na_2HPO_4)과 제일인산소듐(NaH_2PO_4)으로 구성되어 있다. 중탄산완충계와 유사하나 성분이 다르고 강한 산/염기와 결합하여 강산/강염기를 약화시킨다.

③ 단백질완충계

체액에서 화학적 완충능력의 3/4은 세포 내 단백질에서 생긴다. 단백질완충계는 세포 내에도 있지만 세포 밖에도 있다. 산이나 알칼리염으로 존재하다가 필요하면 수소이온과 결합하거나 방출하여 산염기평형을 조절한다. 아미노산, 알부민, 글로불린 등이 완충제 역할을 한다. 헤모글로빈은 적혈구 내 단백질로 탄수화물과 지방의 대사산물인 이산화탄소에서 생성된 수소이온(H^+)과 결합하여 중탄산이온(HCO_3^-)을 형성한다.

(2) 생리적 완충계

① 폐의 호흡성 조절

중탄산완충계보다는 느리지만 수분 내에 반응하고 시간 내에 최대의 반응을 한다. 호흡은 체액의 수소이온 농도를 조절한다. 즉, 운동 중에 이산화탄소가 증가하면 이는 결국 탄산과 수소이온 농도의 증가를 가져와 결과적으로 체액의 pH는 저하된다($CO_2 + H_2O \rightarrow H_2CO_3 \rightarrow H^+ + HCO_3^-$). 이러한 체액의 pH 변화는 뇌줄기(뇌간)의 호흡중추를 자극하여 호흡 증가가 일어나 폐를 통한 이산화탄소 배출이 진행된다. 체액 대부분의 수소이온은 이산화탄소와 물이 반응할 때 생성된 탄산에서, 그리고 폐를 통해 배출되는 이산화탄소는 탄산에서 유도된 것이기 때문에 호흡에 의한 체액의 수소이온 농도 조절은 매우 중요하다(그림 2-20).

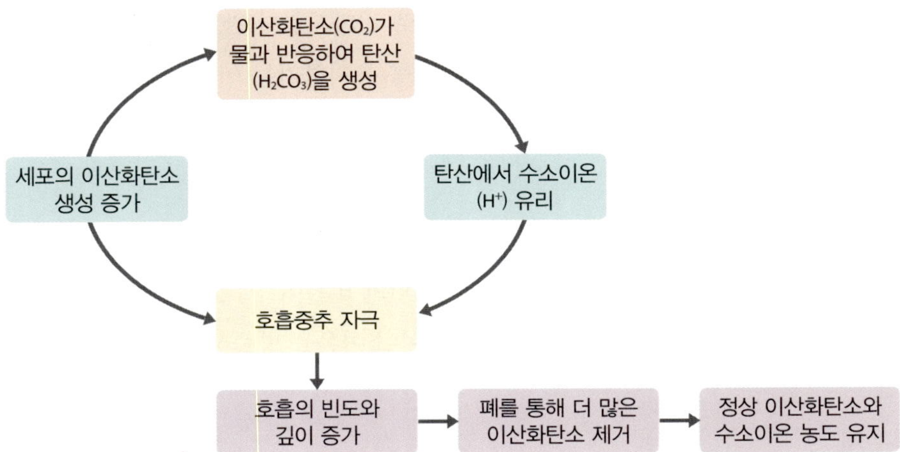

그림 2-20 **수소이온 농도의 폐 호흡성 조절**

② 신장의 대사성 조절

3가지 조절기전 중에서 많은 시간(10~20시간)이 필요하지만 매우 강력하고, 만성적인 불균형 상태에서는 무한정 가동할 수 있다.

세포 내에서 나와 혈액을 타고 돌아다니던 탄산(H_2CO_3)은 신장에서 수소이온(H^+)과 중탄산이온(HCO_3^-)으로 분리되어 소변으로 배출된다. 그 밖에 비휘발성 산인 황산, 인산, 케톤산, 젖산 등도 신장을 통해 소변으로 배설된다. 중탄산이온(HCO_3^-)은 요세관을 통해 재흡수된다. 체내 산이 증가할 경우(산증)에는 신장에 의한 조절기전이 활발하게 가동되고, 염기가 증가할 경우(알칼리증)에는 이 기전이 느려지거나 멈춘다(그림 2-21).

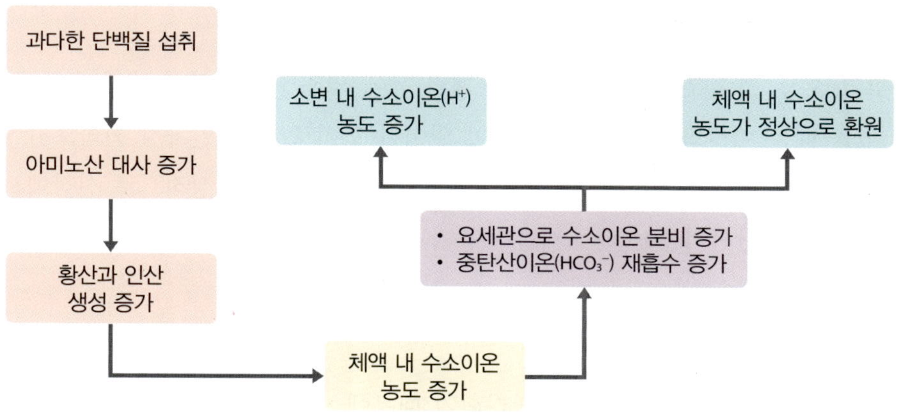

그림 2-21 **수소이온 농도의 신장 대사성 조절**

3) 산염기 평형장애

정상 체액의 pH는 7.4이고 그 변동폭은 ±0.05 정도이므로 정상 시의 체액은 다소 알칼리성을 띤다. 혈액의 pH가 7.4±0.05보다 높은 경우를 **알칼리증**(alkalosis), 그 이하로 내려가는 경우를 **산증**(acidosis)이라고 하는데, 혈액의 pH가 6.8 이하 또는 8.0 이상이 되면 생명을 위협받게 된다(그림 2-19 참조).

산의 축적이나 염기의 손실로 일어나는 산증은 체액 중 수소이온의 비정상적인 증가가 수반되고, 반대로 산의 손실이나 염기의 축적으로 일어나는 알칼리증은 체액 중 수소이온의 감소가 동반된다(표 2-5).

표 2-5 **산염기 평형장애의 일차성 변화와 보상성 변화**

	pH의 변화	일차성 변화	보상성 변화
호흡산증	저하	이산화탄소분압 증가	중탄산이온 재흡수 증가(신장성 보상)
호흡알칼리증	상승	이산화탄소분압 감소	중탄산이온 재흡수 감소(신장성 보상)
대사산증	저하	중탄산이온 감소	이산화탄소분압 감소(호흡성 보상)
대사알칼리증	상승	중탄산이온 증가	이산화탄소분압 증가(호흡성 보상)

(1) 호흡성 산염기불균형

휘발성 산인 이산화탄소는 혈액을 통해 폐로 운반되어 몸 밖으로 배출되기 때문에 이산화탄소에 의해 생성되는 체액 속의 수소이온 농도는 호흡량에 영향을 받는다. 따라서 호흡량 감소에 의한 산증을 **호흡산증**, 호흡량 증가에 의한 알칼리증을 **호흡알칼리증**이라고 한다.

① 호흡산증(respiratory acidosis)

호흡중추의 손상, 호흡통로 폐쇄, 폐기종, 폐렴 등에 의해 기체교환이 저하되면 발생한다. 호흡곤란이 있을 때는 이산화탄소의 배출부전이 일어나고 이로 인해 일차성 변화로서 이산화탄소분압(PCO_2)이 증가하여 혈장 pH는 저하한다. 이 상태가 지속되면 보상적으로 신장에서의 수소이온(H^+) 분비 증가, 중탄산이온(HCO_3^-) 재흡수 증가가 일어나 혈장 pH를 정상으로 되돌리려고 한다.

② 호흡알칼리증(respiratory alkalosis)

열, 아스피린중독 또는 고지대에서의 과다환기 때문에 발생하며, 호흡산증과는 반대로 신장에서의 수소이온(H^+) 분비 감소, 중탄산이온(HCO_3^-) 재흡수 감소가 일어나 혈장 pH를 정상으로 되돌리려는 보상성 반응이 나타난다.

(2) 대사성 산염기불균형

대사 결과 발생하는 비휘발성 산도 수소이온을 해리해서 체액의 수소이온 농도를 높이는데, 이 경우와 호흡 이외의 요인으로 인해 체액의 pH가 저하되는 것을 **대사산증**, 이와 대응하는 현상을 **대사알칼리증**이라고 한다.

① 대사산증(metabolic acidosis)

일반적으로 신장질환, 장기간의 구토, 당뇨병에서의 케톤체 과잉 생산, 알칼리성 분비물을 배출하는 장기간의 설사 등에 의해 발생한다. 대사산증이 지속되는 경우에는 호흡성 보상작용 즉, 호흡촉진이 일어나 이산화탄소분압(PCO_2)을 낮추어 혈장 pH를 정상으로 되돌리려고 한다.

② 대사알칼리증(metabolic alkalosis)

체내의 어떠한 대사에 의해서도 체액의 수소이온 농도가 저하하는 일은 없지만, 구토 때문에 대량의 위산이 상실될 때나 알칼리성 약물(중탄산소듐 등)을 복용하여 체액의 수소이온 농도가 저하할 때 나타난다. 대사알칼리증이 있을 때는 호흡억제에 의해 이산화탄소분압(PCO_2)을 증가시키는 보상성 반응이 관찰된다.

3 세포의 물질이동

생체 내에서는 세포막을 통해 각종 분자와 이온이 끊임없이 세포 안팎을 이동한다. 이 이동에는 확산이나 삼투 원리에 따라 강물이 상류에서 하류로 흐르듯이 에너지의 소비 없이 자연적인 힘으로 이루어지는 **수동수송**과 우물물을 펌프로 끌어올리는 것처럼 ATP라는 에너지를 사용해서 농도기울기, 전위기울기를 거슬러 이루어지는 **능동수송**이 있다(그림 2-22).

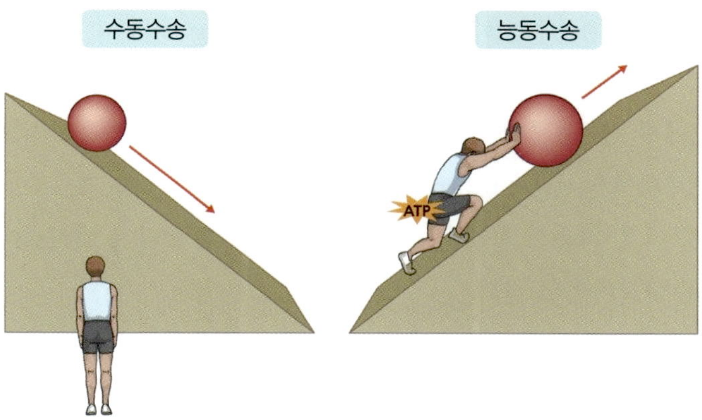

그림 2-22 **수동수송과 능동수송의 원리**

1. 수동수송

수동수송(passive transport)은 세포막 안팎에서 분자의 분포 차이로 발생하는 농도기울기에 따른 이동 즉, 세포막 내에서 ATP의 소비 없이 일어나는 단순한 분자의 이동을 말한다. 능동수송과 반대되는 개념이며 **확산**, **여과**, **삼투** 등이 있다.

1) 확산(diffusion)

확산은 기체나 액체 속의 물질입자(분자, 이온 등)가 그 운동에 의해 기체나 액체의 용적 한도까지 퍼져가는 현상이다(그림 2-23). 만일 농도가 다른 기체나 액체를 함께 담으면 이 확산 현상에 의해 서로 섞지 않아도 고농도에서 저농도 쪽으로 분자는 이동하여 균일한 농도가 된다. 또 농도가 다른 액체가 세포막과 같은 막으로 나뉘어 있는 경우에도 액체 속의 분자가 지용성이라면 막을 통과할 수 있으므로 막 안팎에서 확산이 일어난다. 산소와 이산화탄소는 지용성이며 이 원리에 의해 세포막을 출입한다.

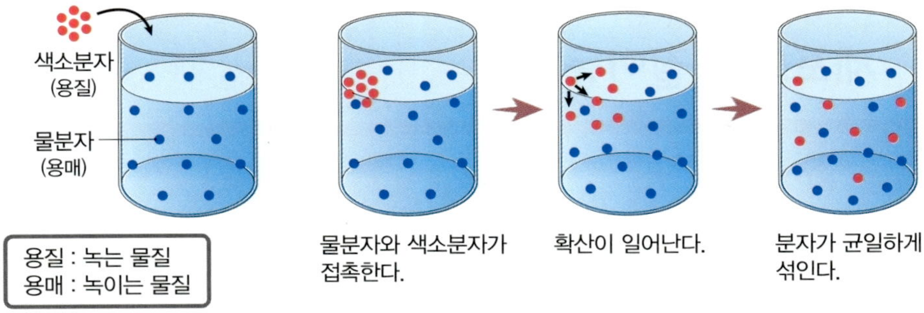

그림 2-23 **확산**

물질입자(또는 분자나 이온)가 공간으로 넓게 퍼져가는 현상이 확산이며, 2가지 물질 사이에 용질의 농도차가 있는 경우에는 농도가 높은 쪽에서 낮은 쪽으로 이동한다.

(1) 단순확산(simple diffusion)

체액 속의 분자 중에서 산소(O_2)나 이산화탄소(CO_2)와 같이 물과 반응하기 힘든 작은 분자는 막의 비특이적인 구멍(적혈구막에서는 반경 0.3nm 정도로 추정)을 통해 통과하고, 지방산이나 스테로이드, 전신마취제 등의 크기가 작은 지용성 물질은 세포막의 지질에 용해되어 인지질이중층을 직접 통과하는데 이러한 이동을 단순확산이라고 한다.

단순확산의 속도는 막 안팎의 물질 농도차, 세포막의 면적, 세포막에 대한 물질 투과도, 온도에 비례한다. 즉, 농도차가 클수록, 세포막의 면적이 넓을수록, 투과도가 클수록, 온도가 높을수록 확산속도는 빨라진다(그림 2-24, 2-25).

(2) 촉진확산(facilitated diffusion)

포도당이나 아미노산과 같은 큰 분자나 이온처럼 전하를 띠는 수용성 물질은 지질에 용해되지 않기 때문에 인지질이중층의 세포막을 직접 통과하지 못한다. 이러한 분자는 그 종류에 따라 **통로**(channel) 또는 **운반체**(carrier)라고 불리는 막수송단백질의 작용으로 세포막을 통과하며, 이러한 이동을 촉진확산이라고 한다.

촉진확산에서는 각 막수송단백질의 종류에 따라 수송되는 분자가 다르다. 촉진확산은 세포막에 있는 막수송단백질의 수가 한정되어 있어서 농도기울기가 클수록 물질의 이동량이 증가하다가 농도기울기가 일정 수준에 도달하면 포화상태가 되어 더 이상 확산이 일어나지 않는다(그림 2-24, 2-25).

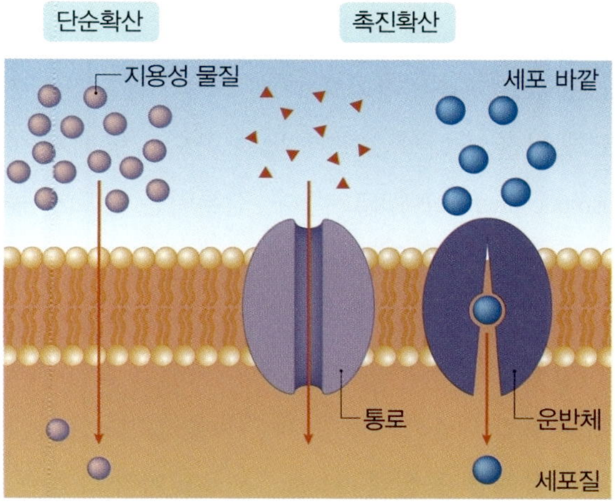

그림 2-24 세포막을 통환 확산
통로는 작은 물질을, 운반체는 큰 물질을 수송한다.

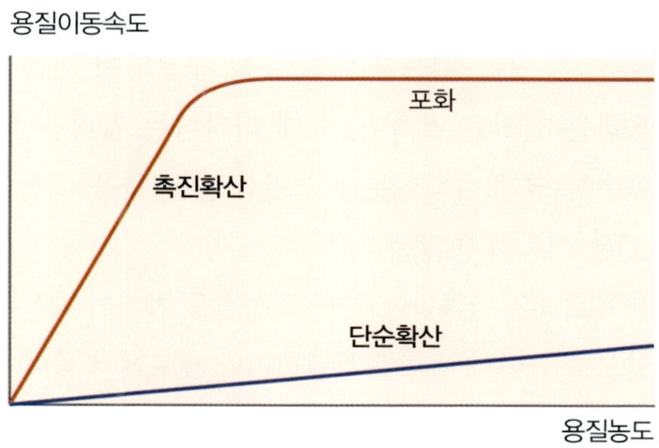

그림 2-25 단순확산과 촉진확산의 속도

2) 여과(filtration)

압력에 의해 용매(물)나 용질이 막을 사이에 두고 이동하는 것을 여과라고 한다. 예를 들어 종이필터를 이용해 원두커피를 내릴 때 거칠게 간 커피원두는 종이필터에 남지만 물과 함께 녹은 커피는 아래 컵으로 떨어진다. 물의 압력에 의해 물과 물에 녹은 커피는 필터의 미세 구멍을 통과하지만 거친 커피원두는 그 구멍을 통과하지 못하고 걸러지기 때문이다. 이러한 정수압(hydrostatic pressure)은 중력에 의한 물의 무게 때문에 생성되며 물 분자를 통과시키는 힘으로 여과의 원동력이 된다.

여과는 주로 모세혈관막이나 신장의 사구체(토리)에서 일어난다(그림 2-26).

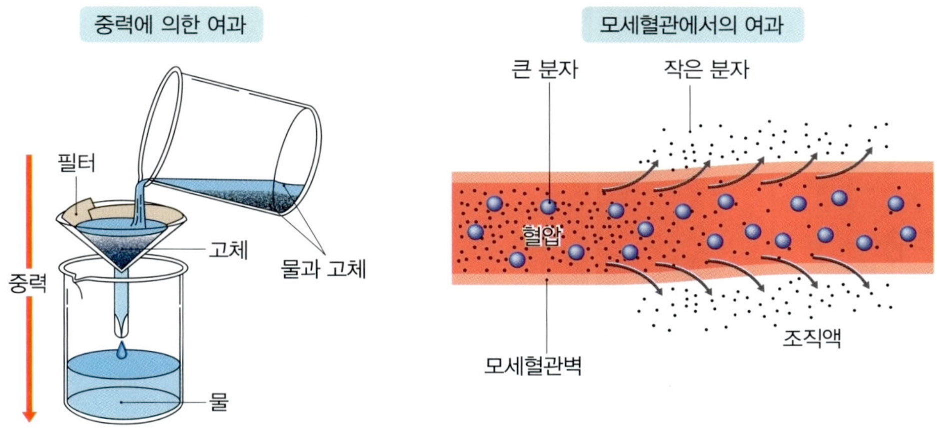

그림 2-26 여과

3) 삼투(osmosis)

삼투란 농도가 다른 두 용액이 **반투막**(semipermeable membrane; 용매는 통과시키지만 크기가 큰 용질은 통과시키지 않는 막)을 사이에 두고 구분되어 있을 때 농도가 낮은 곳에서 농도가 높은 곳으로 용매가 이동하는 현상을 말하며, 이때 나타나는 압력을 **삼투압**(osmotic pressure)이라고 한다. 삼투압은 농도가 높을수록 크게 나타나는데 그만큼 많은 물을 끌어들이는 힘이 있다는 것을 의미하며 이때 용해된 물질(용질)은 이동하지 않는다(그림 2-27).

세포막은 반투막에 가까운 성질을 가지기 때문에 세포바깥액의 분자나 이온의 농도가 바뀌면 물이 세포 안으로 들어와 세포를 부풀리거나 세포에서 물이 빠져나가 세포가 위축되어 종종 제 기능을 잃기도 한다.

또한 반투막에 의해 나뉜 두 용액 간의 삼투압이 같은 용액을 **등장액**(isotonic solution)이라고 하며, 특히 세포속액, 혈장, 눈물 등의 체액과 삼투액이 같은 용액을 말한다. 등장액에는 수액, 주사액, 점안제가 있다. 체액보다 삼투압이 높은 용액을 **고장액**(hypertonic solution), 낮은 용액을 **저장액**(hypotonic solution)이라고 한다. 혈구는 고장액에서는 위축되는데, 이는 등장이 되기 위해 혈구 안의 수분이 혈구 밖으로 나오기 때문이다. 반대로 혈구가 저장액에 노출되면 혈구 안으로 수분이 침투하여 혈구는 파열해 버린다(그림 2-28).

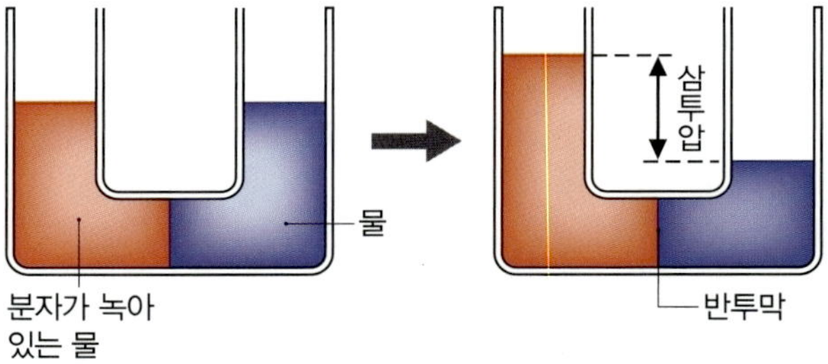

그림 2-27 **삼투의 발생**

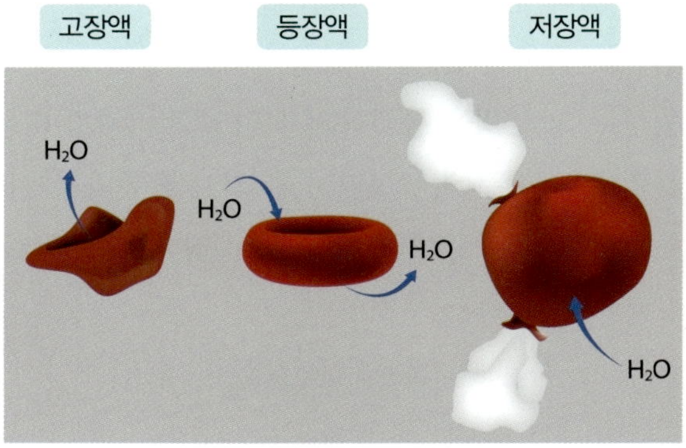

그림 2-28 **삼투에 의한 적혈구의 용적 변화**

2. 능동수송

체내에서 포타슘이온(K^+) 농도는 항상 세포 안쪽이 높고, 소듐이온(Na^+) 농도는 세포 바깥쪽이 높은 상태로 유지된다. 단순확산만으로는 이 상태를 유지할 수 없기 때문에 생체에서는 능동수송이라는 기전을 이용한다. 이처럼 세포막에서 분자나 이온이 **농도기울기**에 역행하여 농도가 낮은 영역에서 높은 영역으로 이동하는 것을 **능동수송**(active transport)이라고 한다.

능동수송도 촉진확산과 마찬가지로 모두 막을 관통하는 막수송단백질에 의존하여 물질이동이 이루어진다. 소듐이온(Na^+), 포타슘이온(K^+), 수소이온(H^+), 칼슘이온(Ca^{2+}), 일부 당류, 대부분의 아미노산 등이 능동수송으로 이동된다.

능동수송은 다음과 같은 특성이 있다.

① 확산 법칙에 역행하여 물질이 이동된다.
② 물질 이동에 운반체와 에너지(ATP)를 사용한다.
③ 분자의 수송은 운반체의 수에 제한을 받는다.
④ 운반체는 특이성을 가지기 때문에 특정 분자하고만 결합한다.
예) 포도당 운반체 → 포도당과 결합
⑤ 세포 안팎의 소듐이온과 포타슘이온을 일정하게 유지한다.

능동수송은 물질이동을 일으키는 에너지의 유래에 따라 **일차 능동수송**과 **이차 능동수송**으로 나뉜다. 일차 능동수송에서는 ATP 또는 고에너지 인산화합물의 분해로 생성되는 에너지가 이용되고, 이차 능동운반에서는 막 양쪽 사이에 이온 농도기울기의 형태로 저장되어 있던 에너지가 이차적으로 이용된다.

1) 일차 능동수송(primary active transport)

ATP의 분해로 생성된 에너지의 공급과 직결되어 일어나는 능동수송을 일차 능동수송이라고 한다. 주로 소듐이온(Na^+), 포타슘이온(K^+), 수소이온(H^+), 칼슘이온(Ca^{2+}) 등의 이온이 농도기울기에 역행하여 세포막 안팎을 이동한다. 그중에서 가장 잘 알려진 것이 모든 세포의 세포막에 갖추어져 있는 **소듐포타슘펌프**(Na^+-K^+ pump)이다. 소듐포타슘펌프는 세포막에 끼어 있는 막수송단백질의 하나로, 3개의 소듐이온과 2개의 포타슘이온을 각각 농도기울기에 거슬러서 운반한다. 즉, 소듐이온은 세포 안에서 세포 밖으로 내보내고, 포타슘이온은 세포 밖에서 세포 안으로 끌어들인다(그림 2-29). 이 수송체는 동시에 ATP를 가수분해해서 에너지를 방출시키는 효소의 역할도 한다.

2) 이차 능동수송(secondary active transport)

소듐포타슘펌프의 작용으로 세포막을 경계로 세포 안팎에는 소듐이온의 큰 농도기울기가 생기게 된다. 그 농도기울기를 이용해서 포도당이나 아미노산, 수소이온, 칼슘이온 등이 농도기울기에 거슬러 운반되는 경우가 있다. 이처럼 소듐포타슘펌프의 작용을 전제로 한 다른 이온이나 물질의 수송을 이차 능동수송이라고 한다. 이 경우도 세포막을 관통해 있는 막수송단백질을 통해 이루어진다.

이차 능동수송은 용질의 이동방향에 따라 **동향수송**과 **역방향수송**으로 나눌 수 있다(그림 2-30).

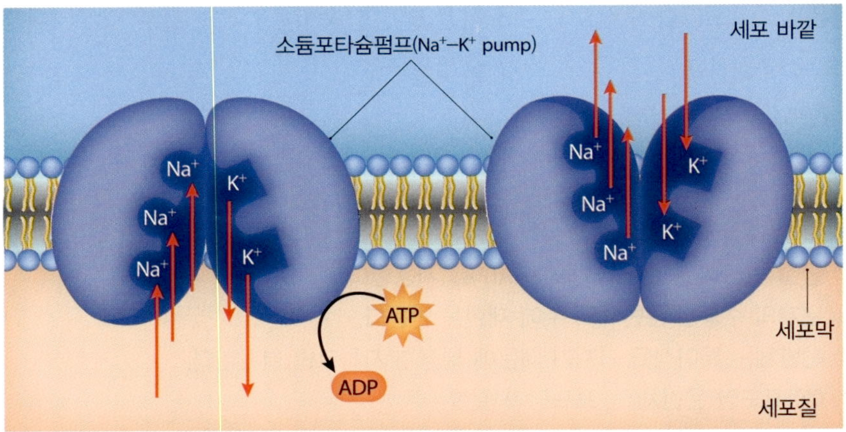

그림 2-29 **소듐포타슘펌프**

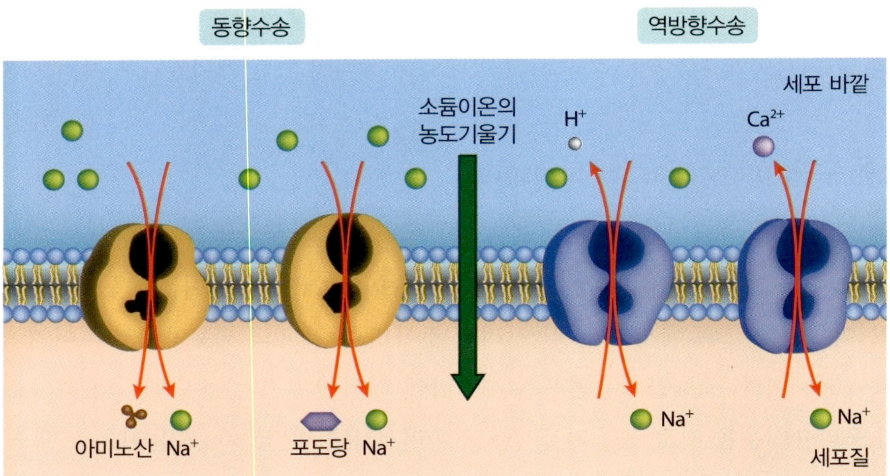

그림 2-30 **이차 능동수송**

(1) 동향수송(cotransport)

일차 능동수송에 의해 세포막에는 아주 큰 농도기울기가 생기게 되는데, 적절한 조건이 되면 소듐이온의 확산에너지는 소듐이온과 함께 다른 물질을 세포막으로 끌어당기게 되어 물질이 운반되는 것을 말한다. **포도당**과 **아미노산**은 동향수송을 통해 세포 안으로 이동된다.

(2) 역방향수송(countertransport)

소듐이온의 방향과 반대방향으로 물질이나 이온을 운반하는 것을 말한다. 소듐이온이 세포 막 바깥에서 안으로 들어올 때 **수소이온**이나 **칼슘이온** 등의 물질은 세포 안에서 단백질과 결합하여 바깥으로 이동하게 된다. 특히 소듐이온과 수소이온의 역방향수송은 신장의 근위세관(토리쪽세관)에서 중요한데, 체액의 수소이온 농도를 조절하는 수단이다.

3. 용적수송

세포막을 통과하기에 너무 큰 물질은 확산이나 능동수송을 통해 운반할 수 없는데 이때 작용하는 물질의 운반작용을 **용적수송**(bulk transport)이라고 한다. 용적수송은 세포 안으로 고분자를 흡수하는 **세포내섭취**와 효소나 호르몬 등의 물질을 세포 내부에서 밖으로 분비하는 **세포외배출**로 나눌 수 있다. 세포내섭취는 다시 포식작용과 포음작용으로 나눌 수 있다(그림 2-31).

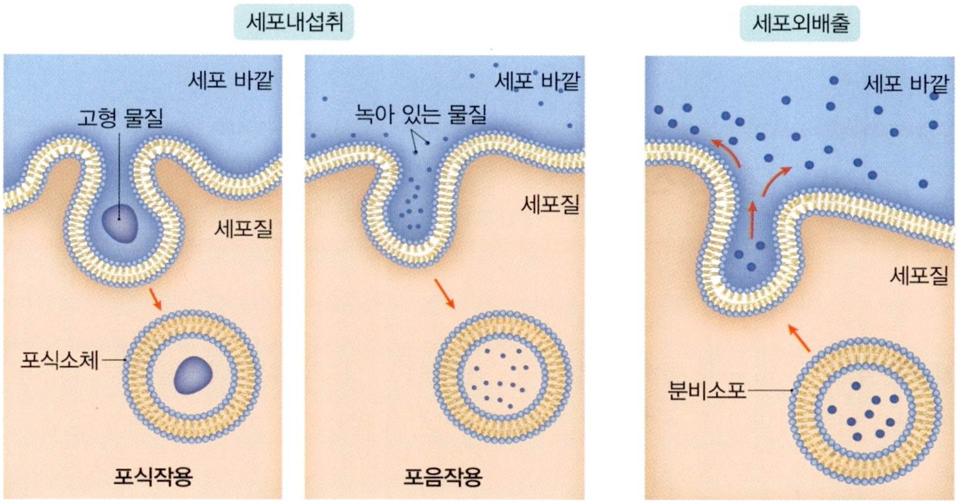

그림 2-31 **용적수송**

1) 세포내섭취(endocytosis)

세포내섭취는 세포가 세포막을 통해 물질(단백질과 같은 분자)을 밖에서 안으로 운반하는 작용을 말한다. 세포에 필요한 물질 중에는 이온화되어 있거나 큰 분자로 이루어져 있는 경우가 있는데 이러한 물질은 소수성(hydrophobic)인 세포막을 통과할 수 없기 때문에 세포내섭취를 통해 세포 안으로 운반된다.

(1) 포식작용(phagocytosis)

세균이나 죽은 세포처럼 커다란 물질을 흡수하는 작용으로, 세포막으로 물질을 둘러싸서 소포를 형성한 다음 세포 안으로 운반하여 분해한다.

(2) 포음작용(pinocytosis)

용해되어 있는 물질(액체)이나 단백질과 같은 단일 분자의 작은 물질을 흡수하는 작용으로, 주로 세포가 영양분 등을 흡수할 때 작용하며 일반적으로 세포내섭취라고 하면 이 포음작용을 가리킨다.

2) 세포외배출(exocytosis)

세포외배출은 세포내섭취의 역과정이라고 할 수 있는데, 세포막을 통해 세포 내 물질을 세포 밖으로 방출하는 작용이다. 세포외배출은 화학전달물질이나 호르몬 등의 물질을 운반하는 수단이다. 이들 물질을 담은 소포가 막까지 이동하여 소포막과 세포막이 융합하면 소포 내용물이 세포 밖으로 밀려나가는(방출) 현상이다. 이는 신경종말에서 화학전달물질을 방출하여 신경정보를 전달하는 데 중요하게 작용한다.

4 세포의 증식

세포는 **세포분열**(cell division)을 통해 새로운 세포를 만들고 성숙과 분화과정을 거쳐 세포기능을 발휘한 후 퇴화과정을 거쳐 사멸한다. 세포분열은 성장과 발달이 필요한 태아와 아이에게 필수이며, 성인에게도 조직복구와 재생을 위해 중요하다.

세포분열에는 **유사분열**(mitosis)과 **무사분열**(amitosis)이 있는데, 인체에서 관찰되는 분열은 대부분 유사분열이다. 유사분열에는 체세포에서 일어나는 **체세포분열**(somatic cell division)과 생식세포에서 일어나는 **감수분열**(meiosis)이 있다.

1. 세포주기

유사분열을 하는 체세포가 분열을 시작해서 다음 분열을 시작하기까지 반복되는 주기를 **세포주기**(cell cycle)라고 한다. 즉, 세포분열로 생긴 체세포가 모세포가 되고 다시 세포분열을 하여 새로운 체세포(2개의 딸세포)가 생성될 때까지의 시간을 말한다. 세포주기는 크게 **사이기**(간기, interphase)와 **유사분열기**(mitosis phase)로 나뉜다(그림 2-32).

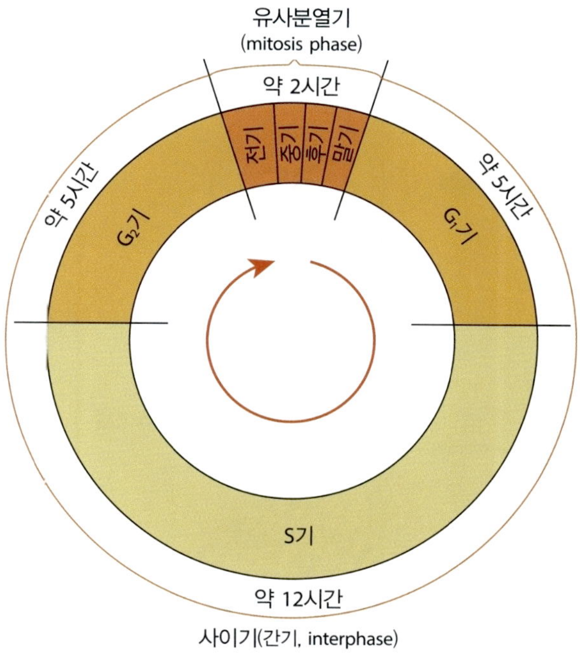

G_1기	분열하지 않는 세포는 보통 G_1기로 억제되며, 분열단백질을 생성한다.
S기	DNA는 S기에서 복제되고, DNA와 결합하는 히스톤을 생성한다.
G_2기	DNA 복제 후 세포가 분열을 준비하는 시기이다. 방추체의 구성 성분인 튜불린을 생성한다.
M기	핵 분열시기와 세포질 분열시기로 나뉘며, 최종 딸세포로 나뉜다.

그림 2-32 **세포주기**

1) 사이기(간기, interphase)

세포분열과 다음 세포분열 사이에 세포가 세포분열을 하지 않는 시기로, 유사분열기에 들어가기 전 필요한 영양분을 축적하는 등 준비작업을 하는 기간이다. 세포주기의 약 90% 이상을 차지한다. 사이기에는 세포의 성장과 성숙이 시작되는 **G_1기**, DNA가 합성되는 **S기**, 세포분열을 준비하는 **G_2기**가 차례로 진행된다. 세포주기의 각 소요시간은 세포가 달라도 G_1기 이외에는 거의 일정하다.

2) 유사분열기(M기, mitosis phase)

전기, **중기**, **후기**, **말기**의 4단계를 거치면서 딸세포가 생성되는 시기로, 핵분열(karyokinesis)이 일어나고 이어서 세포질분열(cytokinesis)이 일어난다(그림 2-33). 유사분열에 소요되는 시간은 대략 2시간이며 전기가 가장 길고, 후기가 가장 짧다.

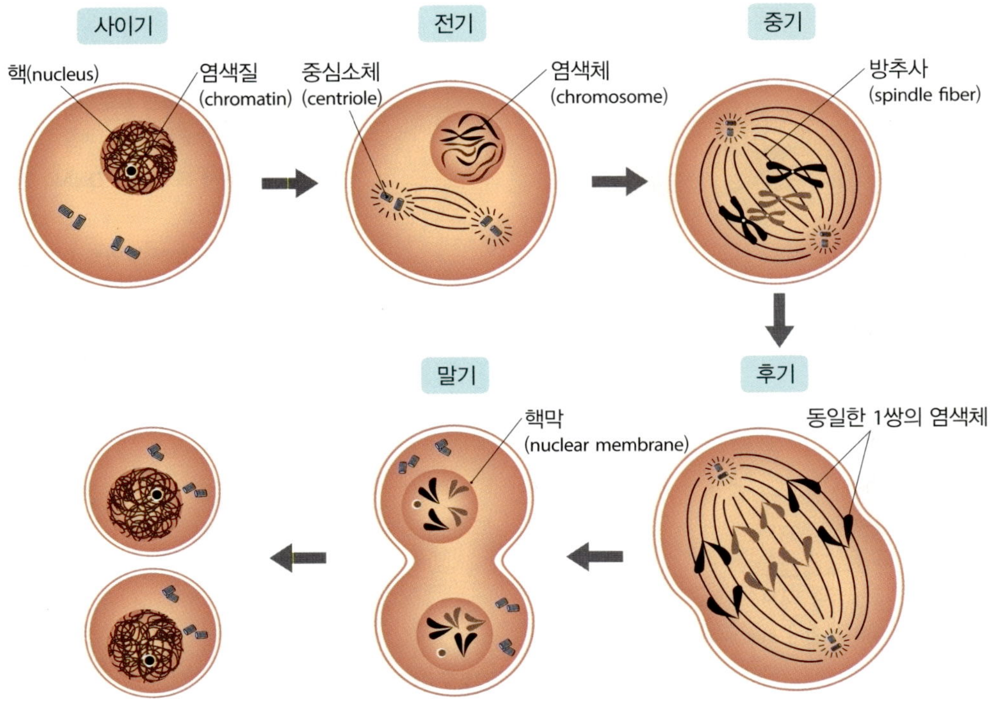

그림 2-33 **체세포분열의 진행과정**

(1) 전기(prophase)

사이기의 G_2기에는 염색체의 응집이 시작되는데, 이것이 M기 전기가 되면 더 응집하여 굵어져서 세포의 중앙부분(적도면)으로 모이게 된다. 또 중심소체는 복제하여 양 끝으로 나뉘어서 별모양소체(asteroid body)가 된다. 핵막이 사라지기 시작하고 핵소체가 더 이상 보이지 않으며, 염색체의 모양을 광학현미경으로 구분할 수 있다.

(2) 중기(metaphase)

염색체는 세포의 적도면에 나열된다. 또한 별모양소체에서 뻗은 방추미세관이 염색체의 동원체에 부착되며 핵막이 사라진다.

(3) 후기(anaphase)

세로로 나뉜 염색체는 방추미세관에 의해 세포의 양 끝으로 끌려가 V자 모양으로 모인다. 이 시기에 세포체의 중앙부가 잘록해지기 시작한다.

(4) 말기(telophase)

전기와 반대의 일이 일어난다. 양 끝으로 이동한 염색체는 다시 염색질 상태로 되돌아간다. 방추미세관은 분해되어 이를 구성하던 단백질이 새로운 세포질 뼈대를 형성하는 데 사용된다. 핵막이 재형성되어 2개의 핵이 뚜렷한 형태를 띠며 세포도 둘로 나뉘어 2개의 세포가 된다.

3) 감수분열(meiosis)

세포의 분열과정에서 유전체의 양이 변하지 않는 분열을 **체세포분열**이라고 하는데, 정자나 난자를 형성하는 생식세포의 경우는 **감수분열**이라는 특수한 세포분열을 한다.

감수분열은 2회의 세포분열(제1감수분열, 제2감수분열)로 이루어지는데, 유사분열과 달리 제1감수분열 후 DNA 복제가 일어나지 않고 바로 제2감수분열로 들어간다. 또 상동염색체 각각의 염색분체가 딸세포로 분배되는 유사분열과 달리 제1감수분열에서는 각각의 상동염색체가 분배되고, 제2감수분열에서 상동염색체를 구성하는 염색분체가 분배된다. 따라서 1회의 감수분열에서 4개의 딸세포가 형성된다(그림 2-34).

이 과정에서는 1번의 DNA 합성에 대해 세포 자신의 분열이 2번 일어나므로 염색체 수는 반감한다. 즉, 사람의 경우 염색체 23쌍인 46개가 각각 별도로 분리되기 때문에 23개로 반감한다. 여기서 반감한 염색체 수는 **수정**(fertilization)을 통해 다시 원래의 수인 46개로 회복된다. 유전적으로 동일한 딸세포를 생산하는 유사분열과 달리 감수분열은 각 딸세포의 염색체 수를 절반으로 줄여 결과적으로 자손 간에 유전적 다양성을 유발한다.

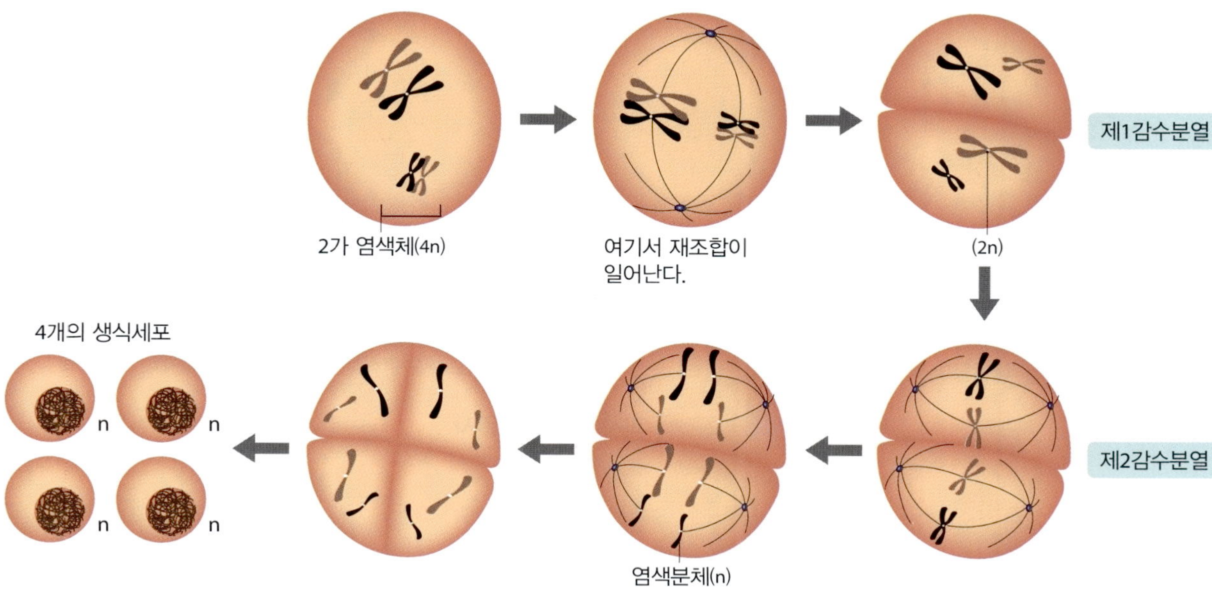

그림 2-34 **감수분열의 진행과정**

2. 세포의 일생

태아의 성장에는 세포증식이 큰 역할을 하지만, 성장 후의 기관 증가에는 세포분열이 반드시 동반되지는 않는다. 예를 들어 생후의 뇌 성장은 세포 수의 증가보다 신경섬유의 성장이 큰 역할을 한다. 또 운동을 통한 근육의 비대는 근(육)세포 내의 근원섬유 증가에 의해 일어난다.

발생기간에도 세포는 증식만 하는 것이 아니라 많은 세포가 죽기도 한다. 이러한 세포의 죽음은 **괴사**(necrosis)와 **세포자멸사**(apoptosis)로 분류된다.

괴사는 외부에서 가해지는 영향으로 발생하며 화상, 세포용해성 바이러스 감염, 과잉의 약물투여나 방사선 피폭 등에서 관찰되는 세포의 죽음이다. 이에 비해 세포자멸사는 세포 자발적으로 필연적 작용에 의해 일어나며 특이적인 유전자발현이 관찰된다. 예를 들어 태아의 손가락 사이에 있는 물갈퀴 모양 부분[손가락 사이의 중간엽세포(mesenchymal cell)]에서는 적당한 시기에 세포사가 일어나 각 손가락이 분리된다. 이러한 세포의 죽음은 태생기에 이미 예정된 죽음이므로 세포예정사(programmed cell death)라고도 한다. 세포자멸사가 시작되면 염색질이 절단되고 이어서 세포도 단편화하며 최종적으로는 이물질을 처리하는 세포인 대식세포에 의해 탐식된다(그림 2-35).

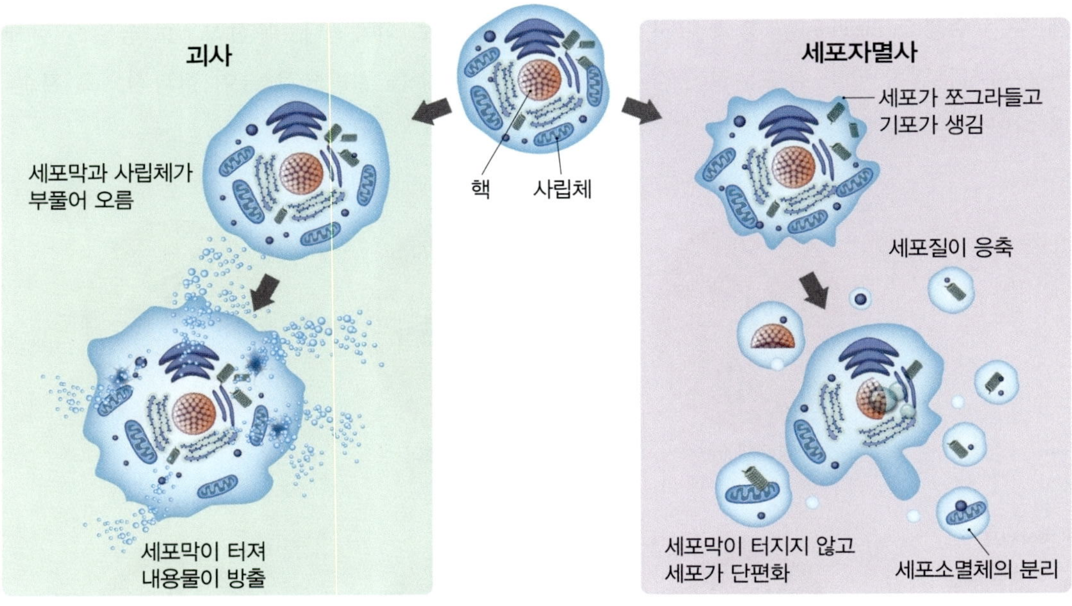

그림 2-35 **괴사와 세포자멸사**

확인문제

01. 세포호흡장치이며 에너지 생성에 관여하는 세포소기관은?

① 사립체 ② 골지기관 ③ 리보소체
④ 용해소체 ⑤ 세포질그물

02. 단백질을 합성하는 장소는?

① 핵막 ② 사립체 ③ 리보소체
④ 용해소체 ⑤ 중심소체

03. 세포막을 통해 저농도 용액에서 고농도 용액으로 물이 농도 기울기에 역행하여 이동하는 작용을 무엇이라고 하는가?

① 여과 ② 삼투 ③ 단순확산
④ 촉진확산 ⑤ 능동수송

04. 세포 안과 밖으로 물질의 이동을 조절하는 것은?

① 핵 ② 핵막 ③ 세포질
④ 세포막 ⑤ 사립체

05. 물질수송방법에 대한 설명으로 틀린 것은?

① 수동수송 : 에너지를 이용한 이동
② 확산 : 고농도에서 저농도로 이동
③ 삼투 : 반투막을 통한 선택적 투과
④ 포음작용 : 물질을 세포 내로 삼키는 작용
⑤ 여과 : 모세혈관과 조직 사이의 물리적 압력차에 의한 이동

06. 능동수송에 대한 설명으로 틀린 것은?

① 운반체에 의한 수송이다.
② 전압 및 농도기울기에 역행하여 진행된다.
③ 일차 능동수송과 이차 능동수송으로 구분된다.
④ 이차 능동수송에는 ATP의 직접적인 이용은 없다.
⑤ 막수송단백질이라는 특수한 단백질에 의해 피동적으로 세포막을 통과한다.

07. 신체의 pH를 조절하는 주요 완충계가 아닌 것은?

① 인산완충계 ② 호흡완충계
③ 중탄산완충계 ④ 단백질완충계
⑤ 중탄산소듐완충계

08. 호흡알칼리증의 원인으로 옳지 않은 것은?

① 불안 ② 통증 ③ 발열
④ COPD ⑤ 살리실산중독

09. 전해질에 관한 설명으로 옳지 않은 것은?

① 알칼리증의 경우 고칼륨혈증이 된다.
② 소듐이온은 신장에서 알도스테론에 의해 조절된다.
③ 세포바깥액에 있는 양이온의 약 90%가 소듐이온이다.
④ 포타슘이온 농도가 증가하면 부신피질에서 알도스테론 분비가 촉진된다.
⑤ 알도스테론은 요세관에서 소듐이온의 재흡수를 촉진하고 포타슘이온의 분비를 증가시킨다.

10. 다음 중 신장과 폐에서 보상작용으로 일어나는 완충효과가 아닌 것은?

① 고탄산혈증 시 호흡수가 빨라진다.
② 산증 시 신장 요세관의 수소이온 배설 속도가 증가한다.
③ 산증 시 소변에 정상보다 7~10배의 많은 암모니아 염화물을 배설한다.
④ 저탄산혈증 시 호흡환기를 줄여서 혈중에 축적된 이산화탄소 배출을 막는다.
⑤ 알칼리증 시 중탄산이온과 수소이온을 분해되어 더 많은 수소이온을 배출한다.

정답 01. ① 02. ③ 03. ⑤ 04. ④ 05. ① 06. ⑤ 07. ⑤ 08. ④ 09. ① 10. ⑤

HUMAN PHYSIOLOGY

Chapter 03

근육

학습목표

1. 근육의 종류와 특성을 설명할 수 있다.
2. 뼈대근육의 구조와 수축기전을 설명할 수 있다.
3. 근육수축의 종류와 그 특징을 설명할 수 있다.
4. 심장근육의 구조와 수축기전을 설명할 수 있다.
5. 민무늬근육의 구조와 수축기전을 설명할 수 있다.

핵심용어해설

- **가중**(summation) : 첫 수축이 완전히 끝나기 전에 두 번째 전기적 신호를 가하면 별도의 활동전위가 발생하면서 수축이 중복되어 더욱 큰 최대점의 수축이 관찰되는 것을 말한다.
- **강축**(tetanus) : 짧은 간격으로 근육에 전기적 자극을 계속 반복하면 뼈대근육에서 이완기 없이 지속적인 수축이 일어나는 것을 말한다.
- **구축**(contracture) : 근육이 비가역적으로 경화되는 이상 상태로서 활동전위가 유발되지 않아도 강축이 일어나는 것을 말한다.
- **근(육)섬유**(myofiber) : 근육을 구성하는 한 단위로, 근육내막(근육속막)으로 덮인 다핵세포이다. 내부에는 지름 1~2μm의 원주형 근(육)원섬유가 다수 존재한다.
- **근육원섬유마디**(근절, sarcomere) : 가로무늬근육의 근(육)원섬유를 구성하는 반복부위로, 근(육)원섬유의 두 Z선 사이를 가리키며 근육수축이 일어나게 하는 최소 단위이다.
- **긴장**(tonus) : 근육이나 신경 중추의 지속적인 수축, 흥분 상태를 말한다. 강직과는 달리 하나의 자극에 의해 일어나며 에너지 소모가 거의 없다.
- **단일수축**(연축, twitch) : 1번의 자극으로 근육을 흥분시키면 단시간 수축을 일으키고 이어서 이완하는 것을 말한다.
- **등장(력)수축**(isotonic contraction) : 근육이 수축하면서 길이가 변하고, 일정한 하중에 맞서는 장력이 발생하는 수축을 말한다.
- **등척수축**(제길이수축, isometric contraction) : 근육의 양 끝을 고정한 상태에서 자극하면 실제로 근육의 길이는 변화하지 않고, 내부 장력만 증가하는 수축을 말한다.
- **흥분수축결합**(excitation contraction coupling, E−C coupling) : 전기적 신호에 의해 뼈대근육에 흥분(활동전위 발생)이 일어나 수축을 일으키는 일련의 과정을 말한다.

체중의 40~45%를 차지하는 **근육**(muscle)은 힘을 발생시키고 수축과 이완을 통해 신체나 내장의 운동을 일으키며 자세를 유지하는 조직이다. 근육은 신경과 마찬가지로 자극에 의해 흥분하여 활동전위를 발생하는 조직이지만, 신경과는 달리 흥분했을 때 수축하는 성질이 있다.

근육은 구조와 기능에 따라 가로무늬(횡문)를 가진 **뼈대근육**(골격근, skeletal muscle), **심장근육**(심근, cardiac muscle)과 가로무늬가 없는 **민무늬근육**(평활근, smooth muscle)의 3종류로 나뉜다(표 3-1). 심장근육을 제외한 모든 내장근육은 민무늬근육에 속한다. 또한 뼈대근육은 운동신경의 지배를 받아 자신의 의지에 따라 움직일 수 있는 **맘대로근육**(수의근, voluntary muscle)이지만, 심장근육과 민무늬근육은 자율신경의 지배를 받아 자신의 의지대로 움직일 수 없는 **제대로근육**(불수의근, involuntary muscle)이다.

근육의 종류에 관계없이 근(육)세포는 수축단백질(액틴과 마이오신)을 가지며 액틴과 마이오신의 미끄러짐으로 수축하는데, 이 수축에는 칼슘이 필요하다.

표 3-1 근육의 종류

종류		구조	운동성	위치	기능
가로무늬 근육 (횡문근)	뼈대근육 (골격근)	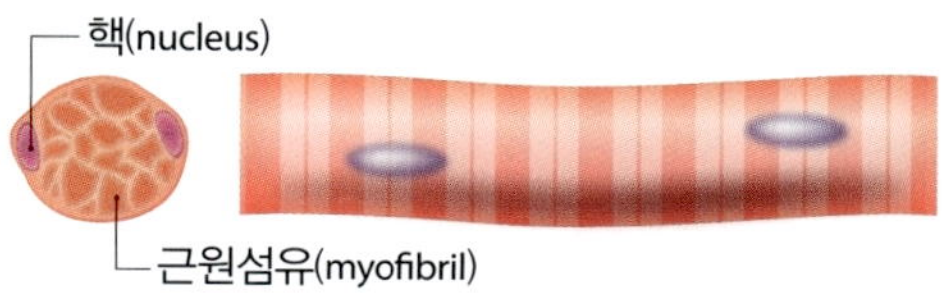	맘대로 근육 (수의근)	대부분의 뼈대에 부착	• 인체의 움직임 생성
	심장근육 (심근)	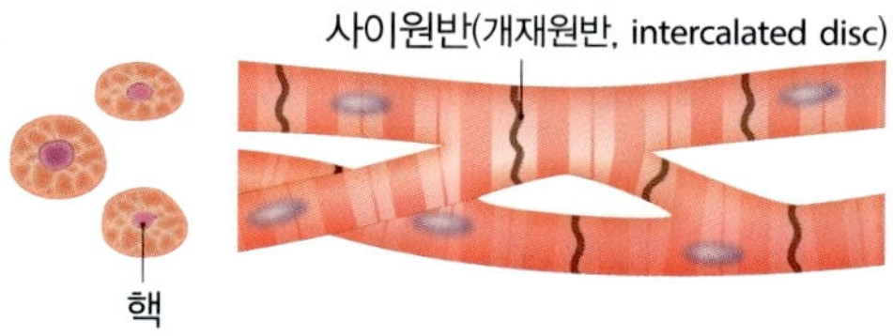	제대로 근육 (불수의근)	심장	• 심장박동 생성
민무늬 근육 (평활근)	내장근육	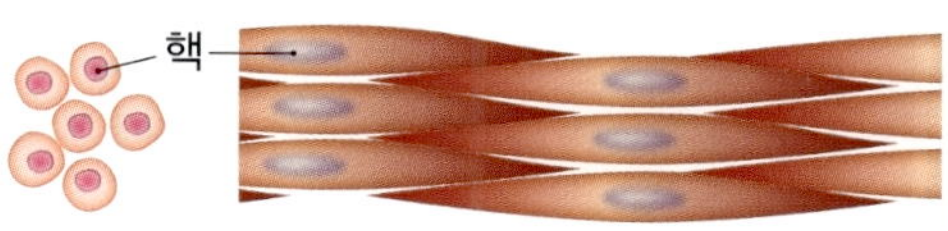	제대로 근육 (불수의근)	피부, 눈 및 속빈장기의 벽	• 속빈장기의 지름 변화 • 털을 일으켜 세움 • 눈의 동공크기와 수정체 모양을 변화시킴

1 뼈대근육

인체 근육의 대부분을 차지하는 **뼈대근육**(골격근, skeletal muscle)은 운동신경의 지배를 받아 자신의 의지대로 움직일 수 있는 **맘대로근육**(수의근)이며, 가로무늬가 있는 **가로무늬근육**(횡문근)이다. 이 근육은 다른 근육보다 훨씬 빠르고 강력하게 수축할 수 있지만 그만큼 쉽게 피로해진다.

일반적으로 뼈대근육의 끝은 힘줄을 통해 서로 다른 뼈대에 부착되어 있어 근육이 수축하면 양쪽 뼈가 서로 가까워진다. 그러나 일부 근육에서는 뼈에서 피부로 이어지는 경우도 있고, 얼굴의 표정근육(안면근)과 같이 뼈나 근막에서 피부로 이어지는 경우도 있다.

1. 뼈대근육의 구조

인체에는 약 640개의 뼈대근육이 있으며 체중의 40~50%를 차지한다. 뼈대근육은 대부분 양 끝의 힘줄(건, tendon)을 통해 뼈와 결합해 있으며 의도적으로 수축할 수 있다. 하나의 근육은 지름 10~100μm, 길이 10~100mm의 원주형 근(육)세포가 모여 구성되는데, 실처럼 가늘고 긴 형태 때문에 근(육)세포를 **근(육)섬유**(myofiber)라고도 한다.

근육 주위는 결합조직성 근막이 싸고 있는데, 그 위치에 따라 근(육)섬유를 감싸는 **근육내막**(근육속막, endomysium), 근(육)섬유의 작은 다발을 감싸는 **근육다발막**(perimysium), 뼈대근육 전체를 감싸는 **근육바깥막**(근외막, epimysium)으로 나뉜다(그림 3-1).

근막은 수축 시 근(육)섬유를 보호하고 근육의 수축을 힘줄에 전달함으로써 뼈를 움직여 운동을 일으킨다. 근육바깥막이나 근육다발막의 결합조직 안에는 신경이나 혈관이 주행하며, 신경은 근육다발막에서 갈라져 근육내막으로 진입한 후 각각의 근(육)섬유에 분포한다.

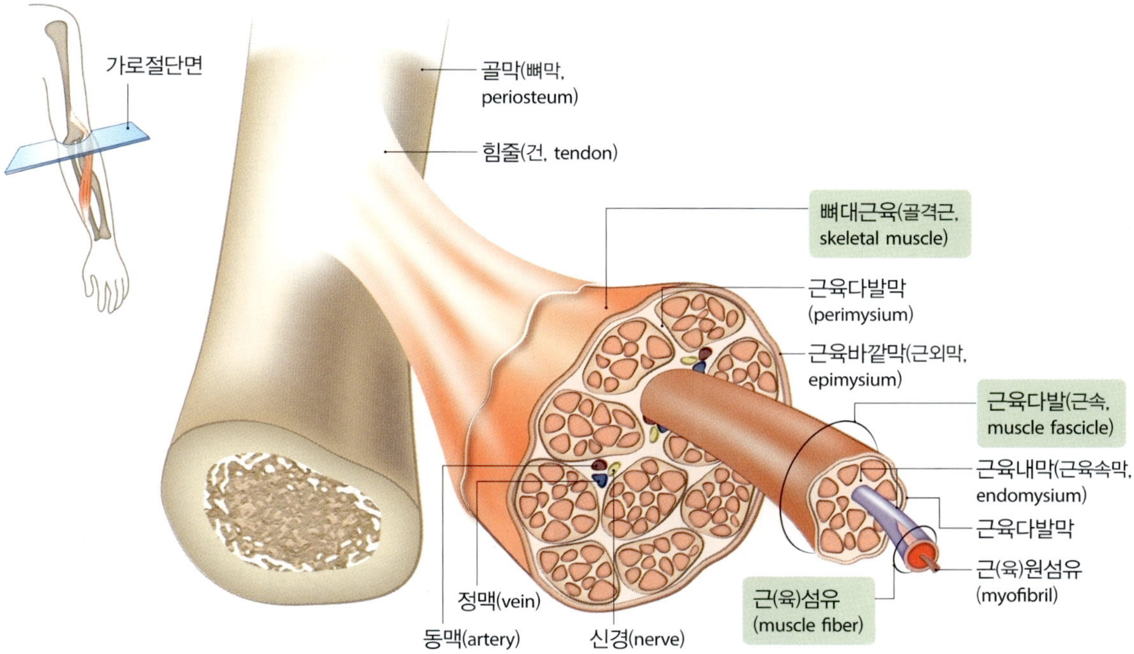

그림 3-1 **뼈대근육의 구조**

1) 근(육)섬유(myofiber)

뼈대근육의 기본단위인 근(육)섬유는 근육내막으로 덮인 **다핵세포**로, 그 내부에는 지름 1~2μm의 원주형 근(육)원섬유(myofibril)가 다수 존재한다(그림 3-2). 뼈대근육섬유는 여러 개의 세포가 융합하여 생긴 융합체(합포체, syncytium) 형태를 취하며 세포 가장자리에는 많게는 100개에 이르는 핵이 있다. 이처럼 근(육)섬유는 세포가 융합하여 생긴 것이기 때문에 분열할 수 없다. 그래서 뼈대근육이 손상되면 근육내막 바로 아래에 있는 위성세포(satellite cell)가 뼈대근육의 재생과 회복을 담당한다.

2) 근(육)원섬유(myofibril)

근(육)원섬유는 근육세포질그물(근육형질그물, sarcoplasmic reticulum)과 가로세관(횡세관, transverse tubule)으로 이루어진 내부막계통(**T계통**)으로 구성된다. 근육세포질그물은 근(육)원섬유의 장축 방향으로 그물 모양의 구조로 이를 감싸고, 가로세관은 근(육)원섬유로 분지되면서 모든 근(육)원섬유를 둘러싸듯이 존재한다(그림 3-2). 뼈대근육에서 가로세관은 **어두운 띠**(A대, anisotropic band)와 **밝은 띠**(I대, isotropic band)의 경계를 따라 주행한다. 가로세관 양쪽에는 근육세포질그물이 부풀어 종말수조(terminal cistern)를 형성하는데, 가로세관과 이 종말수조를 합하여 T계통의 **세동이**(삼련구조, triad)라고 한다. 세동이는 근(육)섬유의 수축과 이완 조절에 중요한 역할을 한다.

근(육)원섬유를 광학현미경으로 관찰하면 섬유의 장축과 직각 방향으로 밝게 보이는 부분(**밝은 띠**, I대)과 어둡게 보이는 부분(**어두운 띠**, A대)이 2~3μm 주기로 반복되는 구조가 나타난다. 이처럼 어두운 띠(A대)와 밝은 띠(I대)로 구성되어 가로무늬(횡문)가 보여서 가로무늬근육이라고 불린다(그림 3-3).

근(육)원섬유 사이에는 사립체, 포도당의 공급원인 당원 과립 등이 들어 있다. 사립체에서 포도당이 분해되어 근육의 수축에 필요한 ATP 공급이 이루어진다. 뼈대근육섬유에는 1개당 수백 개에 이르는 사립체가 있는데, 인체를 구성하는 세포는 특히 사립체가 많다.

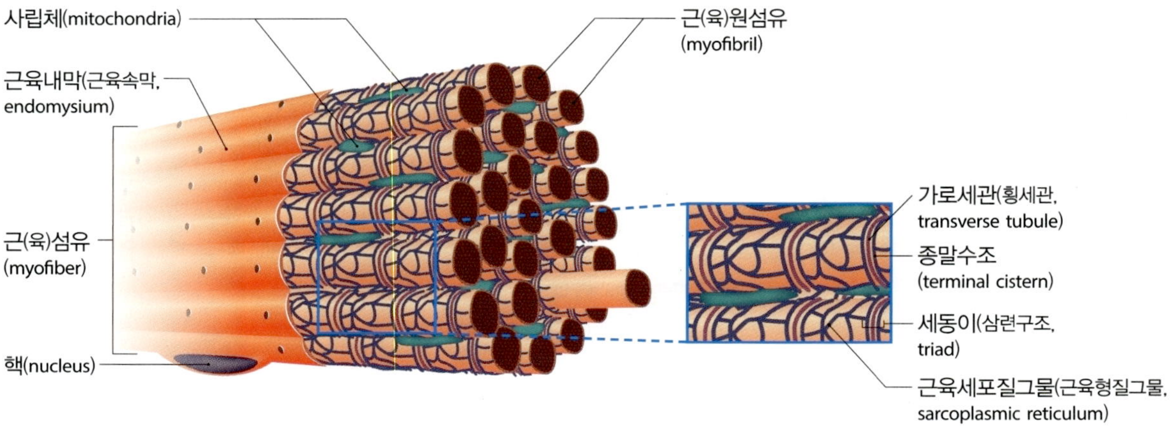

그림 3-2 **근(육)섬유의 구조**

3) 근(육)잔섬유(myofilament)

근(육)원섬유는 근(육)잔섬유의 다발로 형성된다. 근(육)잔섬유는 단백질인 **액틴**(actin)과 **마이오신**(myosin)이 만드는 섬유구조로, 액틴을 주성분으로 하는 **액틴잔섬유**(가는근육잔섬유, actin filament)와 마이오신을 주성분으로 하는 **마이오신잔섬유**(굵은근육잔섬유, myosin filament)가 있다. 여기에 티틴(titin)이라는 구조단백질이 만드는 **탄력근육잔섬유**(elastic filament)가 마이오신과 Z선을 연결하여 구조적 안정성을 부여한다. 티틴은 스프링 같은 모양을 하고 있어 신장 시 풀렸다가 신장력이 사라지면 원래 형태로 다시 감긴다.

근(육)잔섬유 가운데 액틴잔섬유는 지름 약 7nm, 길이 약 1μm로 액틴 이외에도 트로포마이오신(tropomyosin)이나 트로포닌(troponin)을 함유하는데, 그중에서 트로포닌이 근육수축에 큰 역할을 한다. 한편, 마이오신잔섬유는 지름 약 15nm, 길이 1.5μm로 공 모양의 머리를 가진 마이오신의 집합으로 이루어지며, 이 머리가 액틴잔섬유와의 결합부위로 작용한다.

근(육)섬유는 근(육)잔섬유가 규칙적으로 배열되기 때문에 세로단면상에서는 밝은 부분(I대)과 어두운 부분(A대)이 일정 간격으로 나타나 **근육원섬유마디**(근절, sarcomere)라는 영역이 생긴다(그림 3-3).

어두운 띠(A대)의 중앙에는 H대(H Zone)라는 다소 밝게 보이는 가는 줄무늬가 있는데, 마이오신잔섬유는 어두운 띠에 존재하며 특히 H대는 마이오신잔섬유에만 존재하는 띠이다. H대 중앙에 짙게 보이는 선을 M선(M line)이라고 하는데 M선은 근육원섬유마디의 중간 부분에 있으며 M선에 존재하는 지지단백질에 의해 마이오신잔섬유가 양방향으로 묶여 있다.

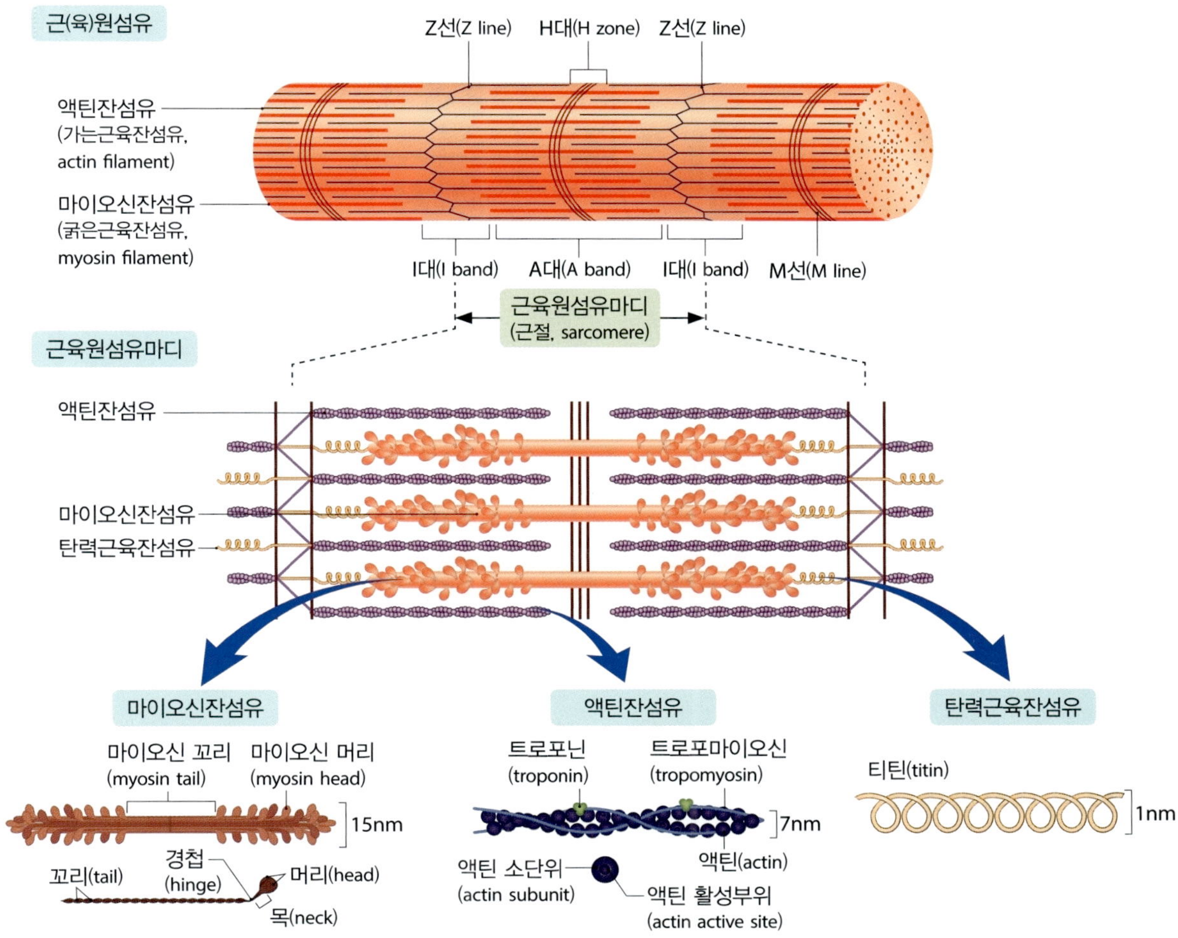

그림 3-3 **근(육)원섬유의 구조**

4) 신경근육접합부(neuromuscular junction)

뼈대근육에는 몸운동신경섬유가 분포해 있는데 그 종말부분이 근(육)세포와 접합하는 부위를 **신경근육접합부** 또는 **운동종말판**(motor endplate)이라고 한다(그림 3-4). 신경섬유를 전달해 온 전기적 자극에 의해 신경종말부분에서는 **아세틸콜린**(acetylcholine)이 방출된다. 아세틸콜린은 신경 자극을 근(육)세포[근(육)섬유]로 보내는 정보전달물질로 작용하며, 근(육)세포막에 작용해서 작은 전기적 흥분(탈분극)을 일으킨다. 탈분극(depolarization)이 중복되어 흥분이 일정 수준을 넘으면 근(육)세포에 흥분(활동전위)이 확대되고 이에 따라 근육수축이 일어나게 된다.

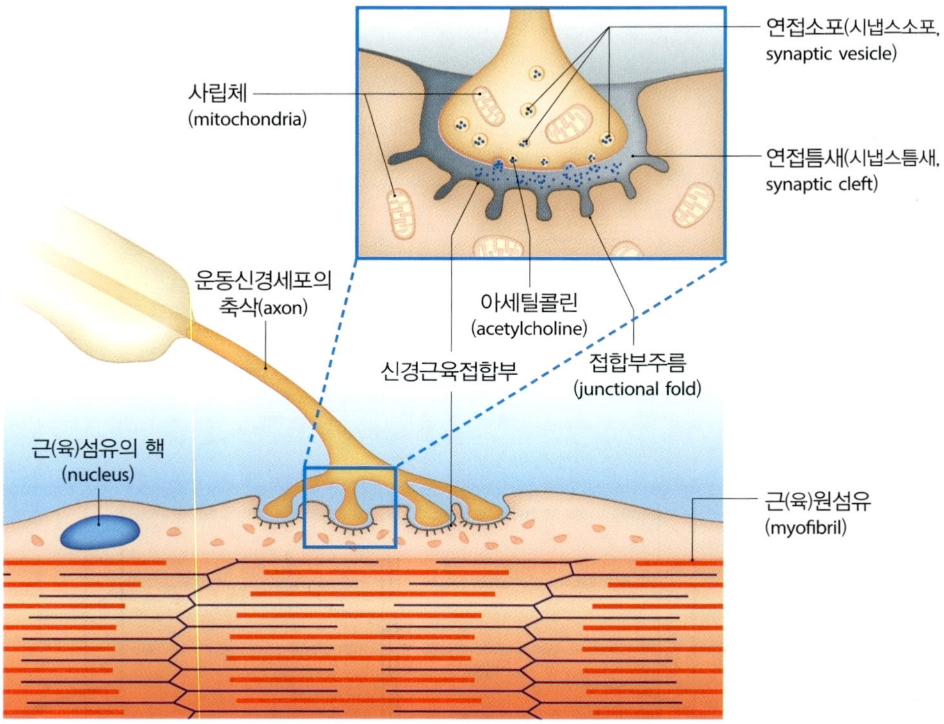

그림 3-4 신경근육접합부(운동종말판)의 구조

2. 뼈대근육의 수축과 이완

뼈대근육이 흥분하여 수축 및 이완하기까지의 과정은 다음과 같다.

① 운동신경섬유 말단에서 아세틸콜린이 분비되면 이곳에 접해 있던 근육이 자극을 받아 근(육)섬유 주변에 있는 근육세포질그물에서 칼슘이온(Ca^{2+})이 세포질로 방출된다.
② 칼슘이온이 세포질로 방출되면 트로포닌 C에 칼슘이온이 결합하고 서로 떨어져 있던 마이오신잔섬유(굵은근육잔섬유)와 액틴잔섬유(가는근육잔섬유)가 서로 밀착하게 되어 근육이 수축한다.
③ 반대로 전기적 신호가 사라지면 칼슘이온이 근육세포질그물 안으로 흡수되고 액틴잔섬유는 마이오신잔섬유에서 분리되어 본래 상태로 돌아가게 되므로 근육이 이완한다.

1) 활동전위의 발생

중추에서 내려진 뼈대근육의 수축 명령은 운동신경섬유(motor nerve fiber)를 통해 전기화학적으로 뼈대근육에 전달된다. 즉, 중추에서 보내진 정보(자극)는 활동전위에 의해 전기적 신호로서 신속하게 전달되며, 그 정보가 신경종말(nerve terminal)까지 오게 된다. 명령이 신경종말에 도달하면 연접소포(시냅스소포, synaptic vesicle)에 축적되어 있는 운동신경전달물질인 **아세틸콜린**(acetylcholine, ACh)이 방출된다. 방출된 아세틸콜린은 **연접틈새**(시냅스틈새, synaptic cleft)를 확산하여 이동하고 뼈대근육 위에 있는 아세틸콜린수용체와 결합한다. 아세틸콜린이 결합하면 이온통로가 열리고 소듐이온(Na^+)이 근(육)섬유 안으로 유입되어 **탈분극**(depolarization)이 발생한다. 그 결과 활동전위가 발생하여 근육 전체에 흥분이 전달된다(그림 3-5).

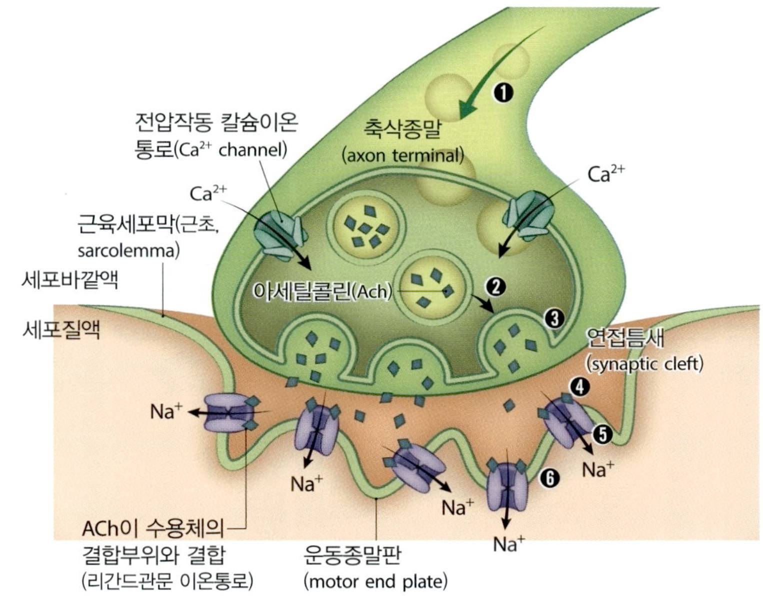

❶ 축삭종말에 활동전위가 도달하면 축삭종말의 칼슘이온통로가 열리도록 유도한다.
❷ 칼슘이온 유입이 연접소포의 세포외배출을 일으킨다.
❸ 연접소포가 연접틈새로 아세틸콜린(ACh)을 방출한다.
❹ ACh이 운동종말판의 리간드관문 이온통로와 결합한다.
❺ 이온통로가 열리고 소듐이온이 근(육)섬유 안으로 이동한다.
❻ 소듐이온 유입이 근육세포막을 부분적으로 탈분극시키고 종말판전위를 생성한다.

그림 3-5 **신경근육접합부에서의 활동전위 발생**

2) 칼슘이온의 방출

뼈대근육 세포막의 아세틸콜린수용체와 아세틸콜린이 결합하여 유발된 탈분극은 **가로세관**(횡세관, transverse tubule)으로 전도되어 세동이(삼련구조, triad)에 도달한다. 가로세관은 흥분을 근육세포질그물에 전달하는 역할을 한다. 활동전위가 세동이에 이르면 가로세관에 있는 전위센서가 이를 감지하여 근육세포질그물의 막 내에 있는 칼슘통로(**리아노딘수용체**)를 열어 칼슘이온을 근육세포질그물에서 근(육)섬유의 세포질 안으로 방출한다(그림 3-6). 이 칼슘이온이 트로포닌과 결합하면 근육의 수축이 일어나게 된다.

이처럼 전기적 신호에 의해 뼈대근육에 흥분(활동전위 발생)이 일어나 수축을 일으키는 일련의 과정을 **흥분수축결합**(excitation contraction coupling, E-C coupling)이라고 한다.

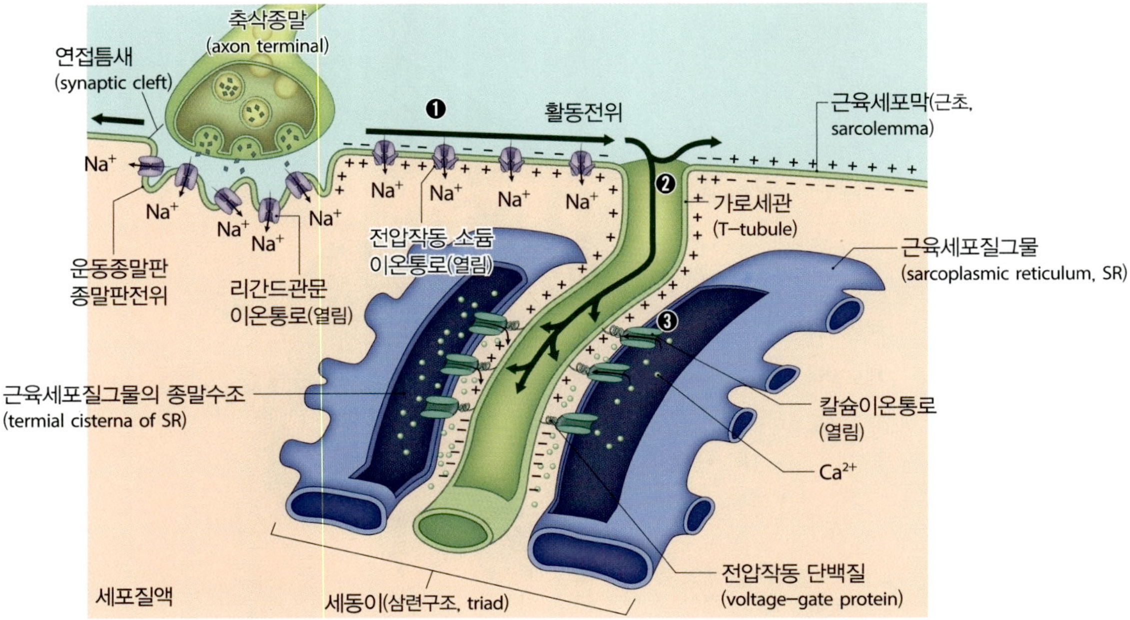

❶ 종말판전위가 활동전위를 자극한다.
❷ 활동전위가 가로세관으로 전도되어 내려간다.
❸ 가로세관 탈분극이 근육세포질그물 내 Ca^{2+} 통로 개방으로 이어지고 Ca^{2+}이 세포질액 내로 이동한다.

그림 3-6 **근육세포질그물에서의 칼슘이온 방출**

3) 액틴과 마이오신의 상호작용

액틴잔섬유(가는근육잔섬유, actin filament)에는 **트로포닌**(troponin)과 **트로포마이오신**(tropomyosin)이라는 수축을 억제하는 단백질이 존재한다. 트로포닌은 I, T, C라는 세 부분(서브유닛)이 복합체를 형성하고 있어 섬유단백질인 트로포마이오신과 협동해서 마이오신과 액틴의 접촉을 방해한다(표 3-2).

마이오신잔섬유(굵은근육잔섬유, myosin filament)는 1쌍의 무거운 사슬(마이오신 꼬리)과 2쌍의 가벼운 사슬(마이오신 머리)로 구성된다. 머리 부분에는 액틴 결합부위와 ATP 분해효소가 있어 마이오신을 액틴에 결합시키는 교차결합 역할을 한다(그림 3-3 참조).

한편, 근육세포질그물에 저장되어 있다가 칼슘이온(Ca^{2+})이 방출되면 칼슘이온이 트로포닌 C와 결합하여 트로포닌 복합체가 활성화되고 이로 인해 트로포마이오신이 이동한다. 그러면 액틴근육잔섬유의 마이오신 결합부위가 노출되어 근육수축의 조건을 형성한다(그림 3-7). 액틴의 마이오신 결합부위가 노출되면 마이오신 머리는 **교차결합**(연결다리, cross bridge)을 형성하여 액틴에 부착함으로써 근육수축이 일어난다. 반대로 전기적 신호가 사라지면 칼슘이온이 근육세포질그물 안으로 흡수되고 액틴은 마이오신에서 분리되어 본래 상태로 돌아가게 되므로 근육은 이완한다(그림 3-8).

표 3-2 **액틴잔섬유의 구성과 역할**

구성		역할
트로포마이오신		마이오신 머리가 액틴의 특정 부착 부위와 결합하는 것을 물리적으로 방해한다.
트로포닌 복합체	트로포닌 I	마이오신의 교차결합이 액틴에 부착하는 것을 억제한다.
	트로포닌 T	트로포마이오신과 결합하는 역할을 한다.
	트로포닌 C	Ca^{2+}과 결합하는 역할을 한다.

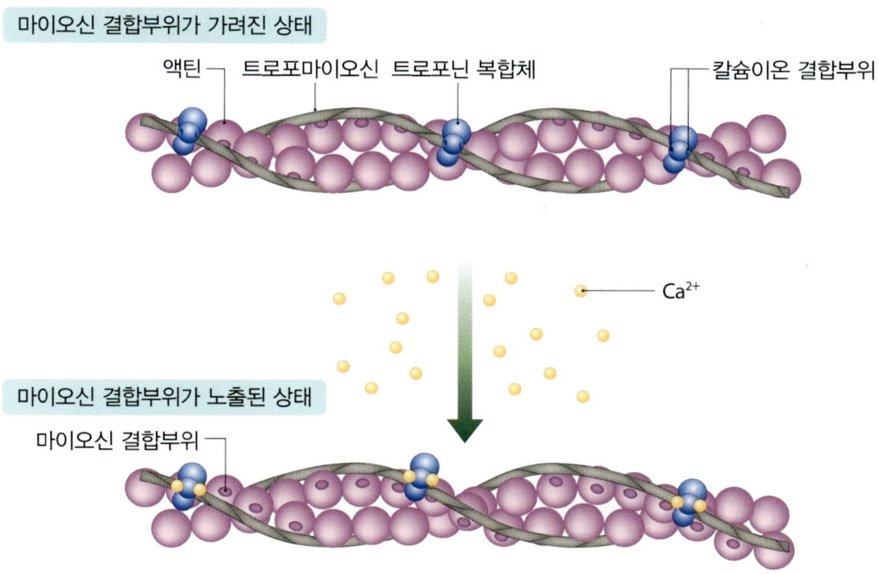

그림 3-7 **칼슘이온의 역할**

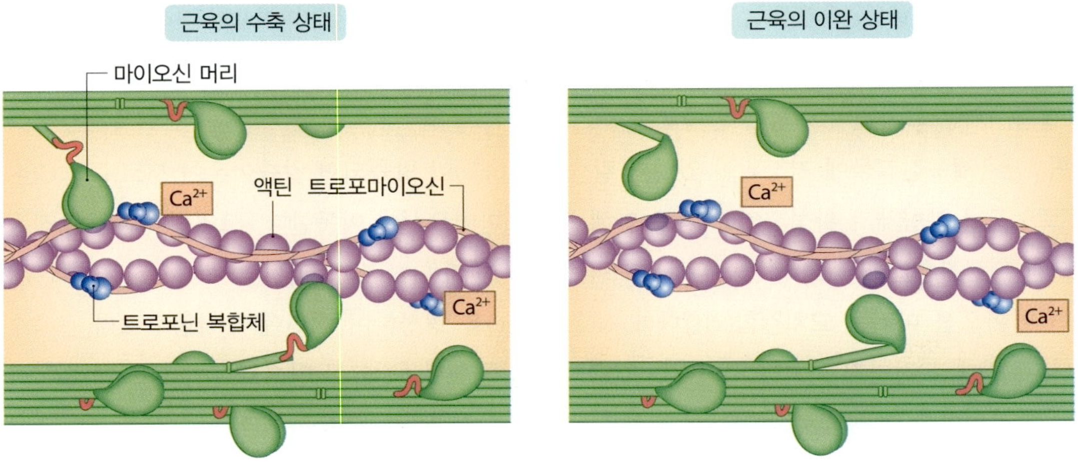

그림 3-8 뼈대근육의 수축과 이완

MEMO

● **필라멘트 활주설**

근육다발(근속)을 광학현미경으로 관찰하면 마이오신잔섬유(myosin filament)는 복굴절성* 이 있기 때문에 어둡게 보이고(A대), 액틴잔섬유(actin filament)는 복굴절성이 없기 때문에 밝게 보인다(I대). 근육이 수축되면 I대는 짧아지지만, A대는 원래 길이와 같이 일정하게 유지된다. 액틴잔섬유와 마이오신잔섬유는 각각의 길이를 바꾸지 않고 액틴과 마이오신의 상호작용 결과 액틴잔섬유가 마이오신잔섬유 사이로 미끄러져 들어감으로써 근육원섬유마디(근절)가 짧아지고(즉, 근육이 짧아짐) 장력이 발생함으로써 근육이 수축하게 된다. 이러한 현상을 '활주설(sliding theory)'이라고 하며, 뼈대근육의 수축기전을 잘 설명하는 이론이다.

MEMO

● 필라멘트 활주설 (계속)

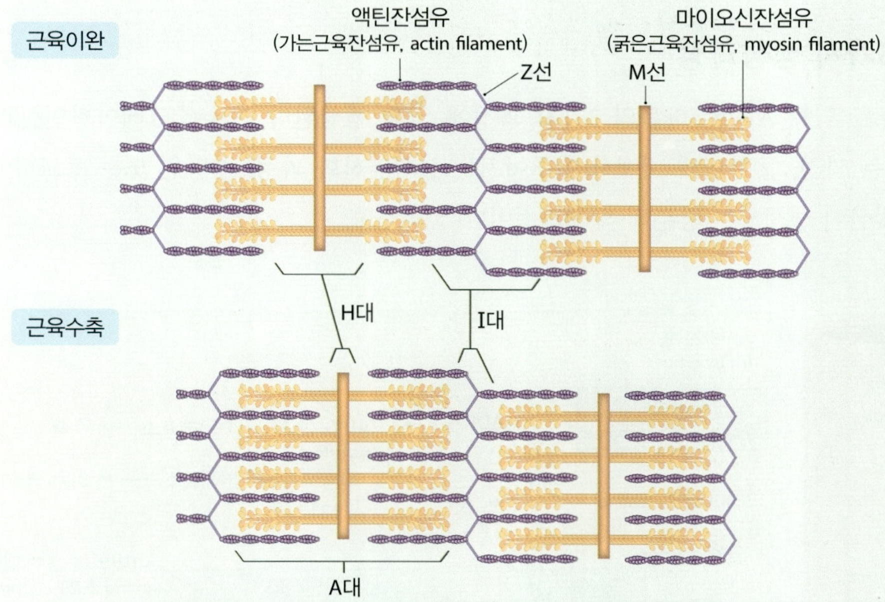

* 결정체에 입사한 빛의 방향이 다른 두 개의 굴절 광선으로 나타나는 현상으로, 인체에서는 콜레스테롤, 근(육)섬유가 복굴절성이 있다.

3. 근육수축 에너지

1) 근육수축과 ATP

근육이 수축하거나 이완할 때는 ATP(아데노신삼인산, adenosine triphosphate) 분해 시 발생하는 에너지가 필요하다.

$$ATP \xrightarrow{ATPase} ADP + Pi(\text{무기인산}) + \text{에너지}(7.3kcal/mol)$$

$$ADP + CP(\text{크레아틴인산}) \xrightarrow{CPK} ATP + C(\text{크레아틴})$$

* 마이오신 머리에 있는 ATPase에 의해 이루어짐

ATP에서 방출되는 에너지를 사용하는 경우는 ①근육의 수축과정에서 액틴에 마이오신 머리가 부착하여 교차결합(연결다리, cross bridge)을 움직일 때와 ②이완과정에서 칼슘이온(Ca^{2+})이 근육세포질그물로 회수될 때이다. 또 ③교차결합과 액틴의 결합이 지속되지 않도록 주기적으로 떨어뜨릴 때도 ATP의 에너지가 필요하다.

2) ATP의 3가지 생성과정

에너지 공급을 위해 ATP는 다음의 3가지 과정에 의해 생성된다. 즉, ①크레아틴인산과 ADP에서 ATP가 생성되는 과정, ②사립체 내에서 이루어지는 산화인산화 과정, ③당원 또는 포도당에서 파이루브산을 거쳐 젖산이 생성되는 당분해(해당)과정이다(그림 3-9).

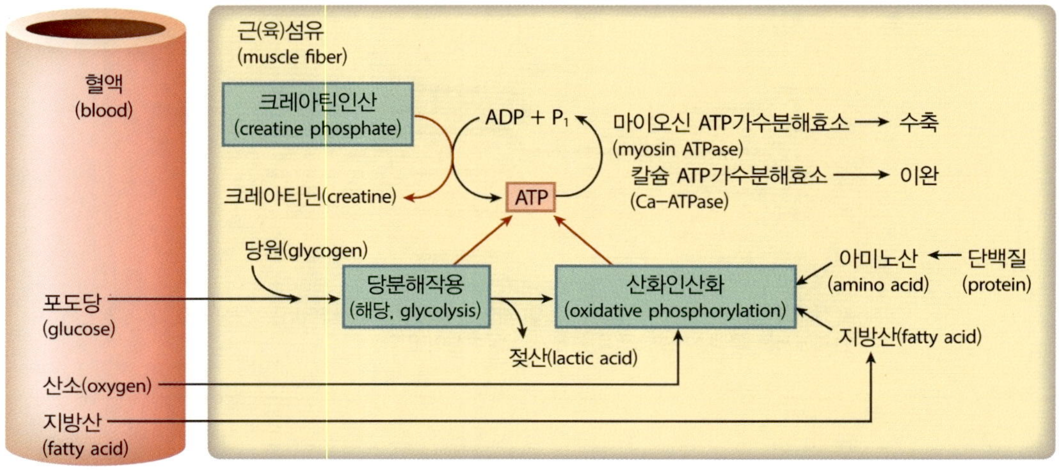

그림 3-9 근육의 수축 및 이완에 사용되는 ATP의 3가지 생산경로

(1) 크레아틴인산과 ADP에서의 ATP 생성

크레아틴인산은 근(육)섬유에서 ATP를 생성하는 가장 빠른 수단이다. 크레아틴인산 분자는 에너지와 인산을 포함하며 이를 ADP에 건네어 ATP와 크레아틴을 생성한다.

$$\text{크레아틴인산} + \text{ADP} \rightleftarrows \text{ATP} + \text{크레아틴}$$

이 반응은 상당히 빠르며 근육이 이완하여 ATP의 소비가 그렇게 많지 않을 때는 다른 2가지 과정에서 생성된 ATP와 크레아틴으로부터 상기의 반응식이 왼쪽으로 진행되어 크레아틴인산이 생성되어 비축된다.

(2) TCA회로와 전자전달계에 의한 ATP 생성

근(육)섬유에 저장된 실제 ATP의 양은 너무 적어서 근육이 최대로 수축하면 1~2초 이내에 완전히 고갈된다. 따라서 근육수축이 오래 지속될 때는 근육 내 크레아틴인산 농도가 급격하게 저하되기 때문에 다른 기전에 의해 ATP를 공급받아야 한다. 근육이 중등도의 수축활동을 할 때는 산화인산화 과정에 의해 ATP가 공급된다(Chapter 13 영양, 대사, 체온 참조).

(3) 무산소성 당분해과정에서의 ATP 생성

강도 높은 운동을 계속하는 경우에는 종종 근육에 산소공급이 불충분해져 포도당에서 생성되는 파이루브산(pyruvic acid)이 산화인산화 과정으로 들어가지 않고 젖산(lactic acid)이 된다. 이 무산소성 대사과정에서도 포도당 1분자당 2분자의 ATP를 실질적으로 얻을 수 있는데, 산소성 대사과정이 작용하는 경우에는 포도당 1분자당 38분자의 ATP가 생성되기 때문에 효율성에 큰 차이가 있다. 따라서 강도 높은 운동을 계속하는 경우에는 무산소대사에 의해 ATP 공급을 늘리기 위해 저장 당원을 소모시켜 젖산 생성량이 현저하게 증가하게 된다. 이 젖산은 혈액 속으로 확산되어 혈액 내 젖산 농도를 상승시킨다.

4. 근육수축의 종류

1) 형태에 따른 분류

(1) 단일수축(twitch)

한 번의 자극으로 근육을 흥분시키면 단시간 수축을 일으키고 이어서 이완하는데, 이를 **단일수축**이라고 한다. 뼈대근육은 활동전위가 발생하면 수축이 유도되는데, 단일수축은 1회의 활동전위에 의해 발생하는 수축이다. 1회의 단일수축에 소요되는 시간은 **약 0.1초**이며, 근육수축에 동반하여 길이가 짧아지는 변화를 특히 **단축**이라고 한다.

또한 단일수축을 나타내는 곡선은 3단계로 나뉘는데, 자극을 준 순간부터 근육이 수축을 시작할 때까지의 약 0.01초를 잠복기(latent period)라고 하며 기계적 변동이 아닌 전기적 현상이어서 곡선에는 나타나지 않는다. 근육이 실제로 수축하는 약 0.04초 동안의 시기를 수축기(contraction period)라고 하며, 그 이후 원래대로 돌아올 때까지의 약 0.05초를 이완기(relaxation period)라고 한다(그림 3-10).

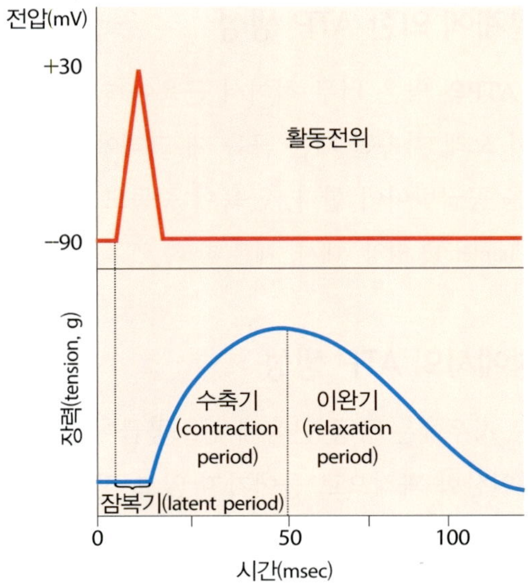

그림 3-10 **단일수축곡선**

(2) 강축(tetanus)

적당한 간격으로 전기적 신호를 2번 주어 활동전위를 2회 연속해서 발생시켰을 경우 전기적 신호의 간격이 충분히 떨어져 있으면 근육수축은 2회의 단일수축으로 관찰된다. 그러나 첫 수축이 완전히 끝나기 전에 두 번째 전기적 신호를 가하면 별도의 활동전위가 발생하며, 수축이 중복되어 더욱 큰 최대점의 수축이 관찰되는데 이것을 **가중**(summation)이라고 한다.

고빈도의 전기적 신호로 반복하면 수축이 가중되어 결국에는 각각의 개별적인 단일수축을 구별할 수 없게 되며, 장력이나 단축의 높이가 시간과 함께 증가하여 일정한 수치에서 최대가 되는 **강축** 상태가 된다. 또한 전기적 신호를 긴 시간간격으로 연속해서 가할 때 이완기에 해당하는 부분에서 다음의 수축이 나타나는 것을 **불완전강축**(incomplete tetanus)이라고 하고, 전기적 신호를 짧은 시간간격으로 연속해서 가할 때 이완현상 없이 수축상태만 발생하는 것을 **완전강축**(complete tetanus)이라고 한다. 강축은 가역성의 강한 수축현상이다(그림 3-11).

(3) 긴장(tonus)

정상적인 근육은 약한 수축을 계속하는데, 이는 운동신경으로부터 약한 자극이 계속 근육으로 전달되기 때문이다. 근육에 있는 여러 운동단위의 일부분이 서로 번갈아가면서 약한 수축을 하게 되는데 이러한 뼈대근육의 휴지기 장력(resting tone)을 근육의 **긴장**이라고 한다.

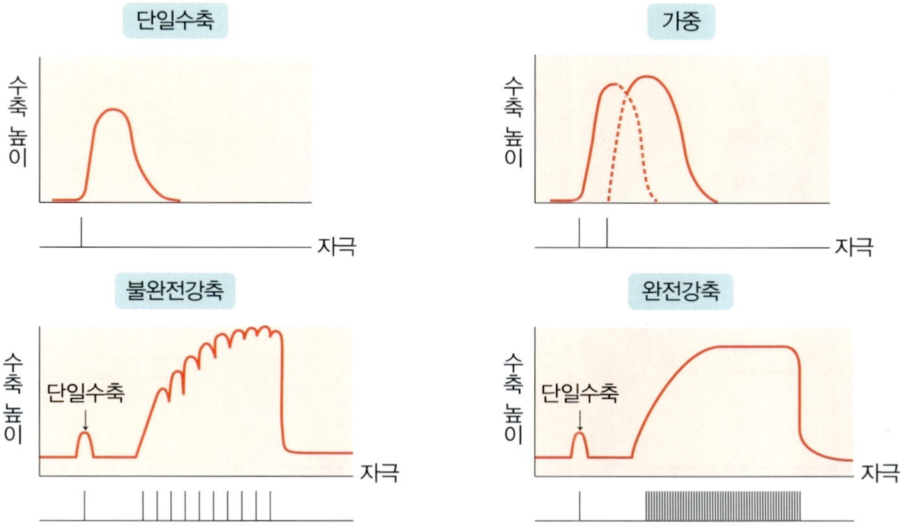

그림 3-11 **근육의 수축곡선**

(4) 구축(contracture)

근육이 비가역적으로 경화되는 비정상적 상태로서 활동전위가 유발되지 않아도 강축이 일어나는 것을 **구축**이라고 한다. 구축은 보통 탄력조직이 비탄력조직으로 대체될 때 발생한다. 근육이나 관절조직이 짧아지고 단단해지면 근육경직이나 관절변형을 일으키고 전체적인 관절 움직임의 상실을 초래한다.

2) 장력과 길이 변화에 따른 분류

(1) 등척수축(제길이수축, isometric contraction)

근육은 자극을 받으면 수축하려는 성질이 있어 일반적으로 길이가 짧아지지만, 근육의 양 끝을 고정한 상태에서 자극하면 실제로 근육의 길이는 변화하지 않고, 내부 장력만 증가하는 수축을 **등척수축**이라고 한다(그림 3-12). 예를 들어 물건을 들고 자세를 유지하는 동안에는 근육이 수축하려는 힘을 내지만, 실제로 길이는 짧아지지 않고 자세를 유지하기 위한 일정한 장력만 유지된다.

(2) 등장(력)수축(isotonic contraction)

근육이 수축하면서 길이가 변하고, 일정한 하중에 맞서는 장력이 발생하는 수축을 **등장(력)수축**이라고 한다(그림 3-12). 예를 들어 걷거나, 가벼운 물건을 들어 올리거나, 팔이나 무릎을 구부리는 동작에서는 근육이 수축하면서 근육 길이는 짧아지고, 그 과정에서 일정한 부하에 대응하는 장력이 발생한다.

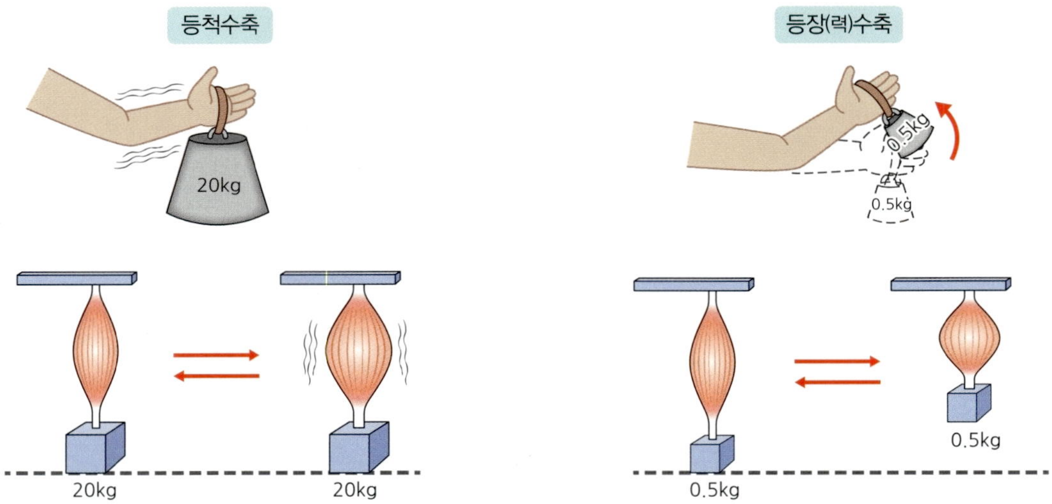

그림 3-12 등척수축과 등장(력)수축

2 심장근육

심장근육(심근, cardiac muscle)은 심장벽의 중간층을 형성하는 두꺼운 근육이다. 뼈대근육과 마찬가지로 가로무늬가 있는 **가로무늬근육**(횡문근)이면서 민무늬근육처럼 자율신경의 지배를 받는 **제대로근육**(불수의근)이다. 따라서 심장근육은 뼈대근육과 민무늬근육의 특징을 모두 가지고 있으나 뼈대근육과 크게 다른 점은 심장은 스스로 박동하는 자동성이 있고 쉽게 피로해지지 않는다는 것이다.

심장근육의 기능적인 특징은 율동성, 전도성, 흥분성, 수축성이다.

1. 심장근육의 구조

심근세포는 분지하여 서로 얽혀 있다. 각각의 근(육)섬유는 세포막으로 둘러싸인 하나의 세포이며, 1개의 근(육)섬유 한쪽 끝이 다른 근(육)섬유의 한쪽 끝과 접하는 곳은 **사이원반**(개재원반, intercalated disc)에 의해 강하게 결합되어 전체적으로 그물구조를 형성하고 있다(그림 3-13).

사이원반에는 틈새이음(gap junction)이라는 구조가 발달해 있는데, 두 세포막이 상당히 근접하여

(약 3nm) 외견상 밀착한 구조를 취하고 있다. 이 틈새이음 부위에는 두 세포막을 관통하는 통로가 있어 이온 외에도 분자량 약 1,000 정도의 물질을 통과시키므로 이 결합은 활동전위의 전달에 중요한 역할을 담당한다. 이 틈새이음을 통해 심근섬유는 원형질이 서로 연결되지 않아도 마치 **융합체**(합포체, syncytium)처럼 기능할 수 있다. 무기이온이 틈새이음의 통로에서 인접한 근(육)세포로 흘러서 박동조율기 영역에서 발생한 흥분이 심근세포 전체로 전달된다.

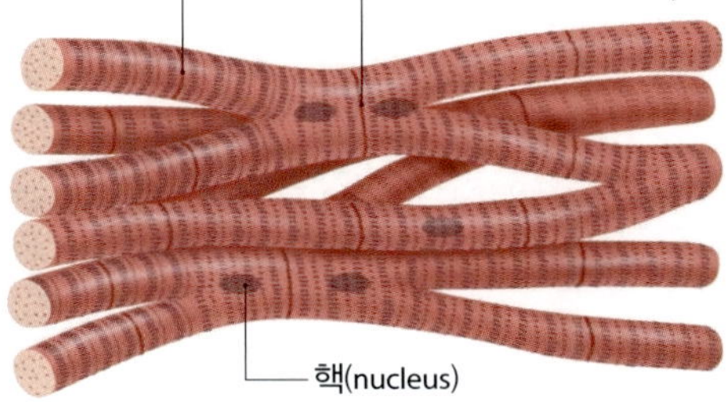

그림 3-13 **심근세포**

2. 심장근육의 수축과 이완

심장근육의 수축은 기본적으로 뼈대근육과 같은 기전에 의해 조절되지만, 흥분의 발생원에는 차이가 있다. 뼈대근육은 신경근육접합부(운동종말판)를 통해 흥분이 전달되어 근(육)섬유에 활동전위가 발생하지만, 심장근육에서는 **박동조율기**(pacemaker) 영역에서 자발적으로 발생한 활동전위가 **틈새이음**을 통해 전체 심근세포로 전도된다(Chapter 09 심장과 순환 참조).

수축의 시작이 세포질 내의 칼슘이온(Ca^{2+}) 농도에 의해 조절되는 것은 뼈대근육과 동일하지만, 심장근육에서는 칼슘이온의 공급경로가 약간 다르다. 뼈대근육에서는 근육세포질그물에서 칼슘이온의 방출이 중요하지만, 심장근육에서는 세포바깥액(세포외액)으로부터의 칼슘이온 유입이 심장근육의 수축에 필수이다(표 3-3).

심장근육은 자극을 받으면 활동전위를 발생하여 가로세관에 있는 L형 칼슘이온통로를 통해 칼슘이온이 유입된다. 그러면 칼슘이온(Ca^{2+})이 근육세포질그물의 칼슘이온 방출통로(리아노딘수용체)와 결합하여 통로를 개방한다. 이때 근육세포질그물에 저장되어 있는 칼슘이온이 방출되고, 방출된 칼슘이온은 인접한 리아노딘수용체와 결합하여 잇달아 칼슘이온의 방출을 일으킨다. 방출된 칼슘이온은 트로포닌 C와 결합하여 액틴과 마이오신의 미끄럼(활주)을 일으켜서 심장근육을 수축시킨다.

유입된 칼슘이온이나 근육세포질그물에서 방출된 칼슘이온은 근육세포질그물막에 있는 칼슘이온펌프에 의해 능동적으로 근육세포질그물로 흡수된다. 또 일부는 세포막에 있는 소듐칼슘교환체(sodium-calcium exchanger)를 통해 세포 밖으로 배출되어 근육은 이완한다(그림 3-14).

표 3-3 뼈대근육과 심장근육의 수축 · 이완 비교

구분		뼈대근육	심장근육
공통점		• 기본적으로 같은 기전으로 조절 • 수축 시 세포질 내의 칼슘이온(Ca^{2+}) 농도에 의해 조절	
차이점	흥분의 발생원	운동종말판을 통해 흥분이 전달되어 근(육)섬유에 활동전위가 발생	박동조율기(pacemaker) 영역에서 자발적으로 발생한 활동전위가 틈새이음을 통해 전체 심근세포로 전도
	칼슘이온의 공급경로	근육세포질그물에서 칼슘이온 방출	세포바깥액으로부터 칼슘이온 유입

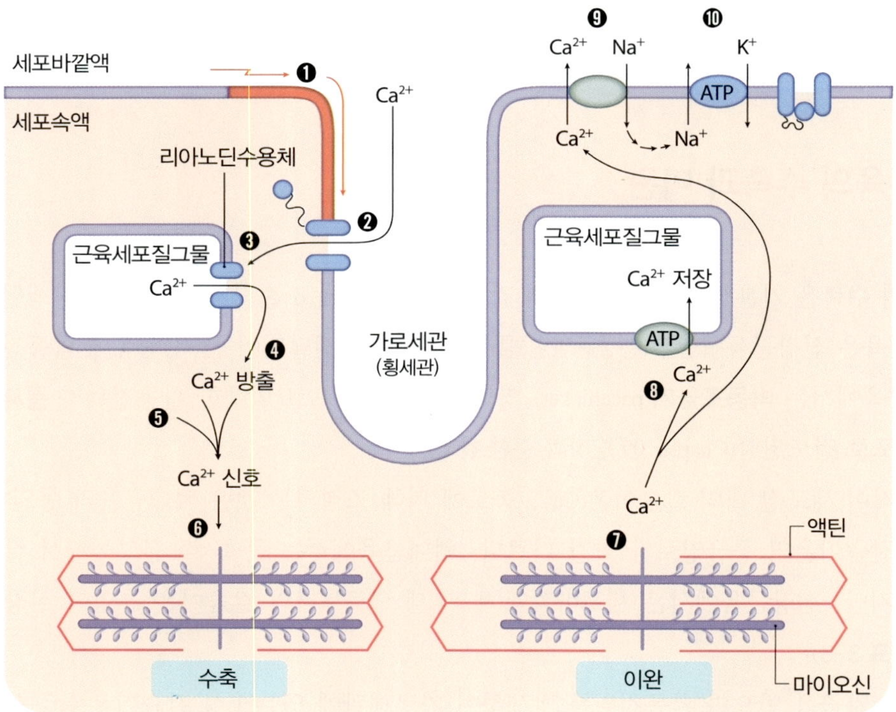

❶ 인접 세포에서 활동전위가 발생한다.
❷ 칼슘이온통로가 개방되어 Ca^{2+}이 유입된다.
❸ Ca^{2+}이 리아노딘수용체와 결합하여 통로를 개방하고 Ca^{2+} 방출을 유도한다.
❹ Ca^{2+}이 방출된다.
❺ 방출된 Ca^{2+}이 모여 Ca^{2+} 신호를 생성한다.
❻ Ca^{2+}은 트로포닌 C와 결합하여 수축을 시작한다.
❼ Ca^{2+}이 트로포닌에서 떨어져나올 때 이완된다.
❽ 저장을 위해 Ca^{2+}은 다시 근육세포질그물로 유입된다.
❾ Ca^{2+}은 Na^{+}과 교환된다.
❿ Na^{+}의 농도기울기는 $Na^{+}-K^{+}$ ATPase에 의해 유지된다.

그림 3-14 심장근육의 수축기전에서 칼슘이온의 역할

3 민무늬근육

민무늬근육(평활근, smooth muscle)은 의지에 따라 움직일 수 없는 **제대로근육**(불수의근)으로 가로무늬가 없다. 심장근육을 제외한 위, 방광, 자궁 등의 내장이나 혈관의 모든 내장근육이 민무늬근육이다. 민무늬근육의 수축은 피로하지 않게 이루어지며 약간의 에너지만 소비하므로 장시간 지속되는 수축에 적합하다. 민무늬근육은 자율신경에 이중지배(교감신경과 부교감신경)를 받는다.

1. 민무늬근육의 구조

민무늬근육세포는 가늘고 긴 방추형의 세포로, 단일 핵이 중앙부위에 존재한다(그림 3-15). 민무늬근육의 형태상 특징은 가로무늬가 관찰되지 않는다는 점이다. 뼈대근육이나 심장근육에 가로무늬가 관찰된 것은 액틴잔섬유(가는근육잔섬유)와 마이오신잔섬유(굵은근육잔섬유)가 규칙적으로 배열되어 있기 때문인데, 민무늬근육에서는 이들 잔섬유의 배열이 규칙적이지 않기 때문에 가로무늬로서 관찰되지 않는다.

전자현미경으로 민무늬근육을 관찰하면 세포 내에 액틴잔섬유와 마이오신잔섬유의 교차결합(연결다리)도 있고 근육세포질그물도 존재한다. 그러나 뼈대근육이나 심장근육처럼 근육세포질그물이 잘 발달해 있지 않고 액틴잔섬유 위에 트로포닌과 트로포마이오신도 없다. 민무늬근육에는 액틴과 마이오신이 뼈대근육의 10% 정도밖에 없고 ATP나 ATP분해효소의 함량도 적다. 따라서 민무늬근육은 뼈대근육보다 수축 속도도 느리고 장력도 약하다.

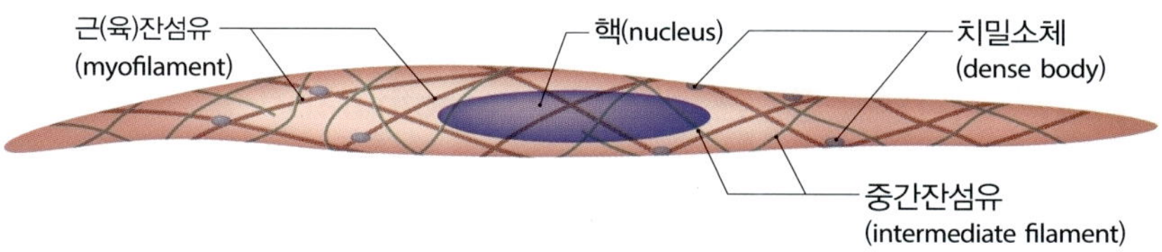

그림 3-15 **민무늬근육세포**

2. 민무늬근육의 종류

민무늬근육은 흥분의 전도기전 차이에 따라 크게 단단위 민무늬근육과 다단위 민무늬근육으로 나뉜다(그림 3-16).

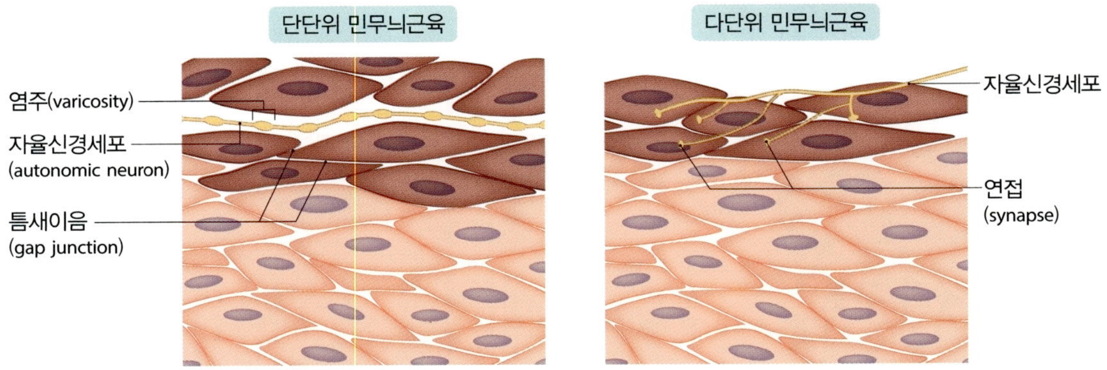

그림 3-16 **단단위 민무늬근육과 다단위 민무늬근육**

1) 단단위 민무늬근육(단단위 평활근, single unit smooth muscle)

몇 개의 민무늬근육세포가 **틈새이음**(gap junction)으로 연결되어 있으며 그곳을 통해 민무늬근육세포의 흥분이 인접 민무늬근육세포로 전달된다(그림 3-16, 3-17). 소화관, 자궁, 요관 등이 단단위 민무늬근육으로 구성되어 있다.

단단위 민무늬근육은 신경이나 호르몬의 작용이 없어도 자율적으로 규칙적인 수축을 하는 특징이 있다. 따라서 몸 밖으로 꺼낸 소화관 등은 산소의 공급만 있으면 지배 신경이나 호르몬의 작용이 없더라도 잠시 동안은 자율운동을 할 수 있다.

2) 다단위 민무늬근육(다단위 평활근, multiunit smooth muscle)

다단위 민무늬근육에는 세포 간의 틈새이음이 없어 흥분이 세포에서 세포로 확산되는 일은 없다(그림 3-16). 털세움근(입모근), 동공조임근(축동근), 동공확대근(산동근), 혈관민무늬근육 등이 다단위 민무늬근육으로 구성되어 있다.

다단위 민무늬근육은 자율성이 없고 신경의 지배를 받기 때문에 지배 신경이 흥분했을 때만 활동전위를 발생하여 수축하는 특징이 있다.

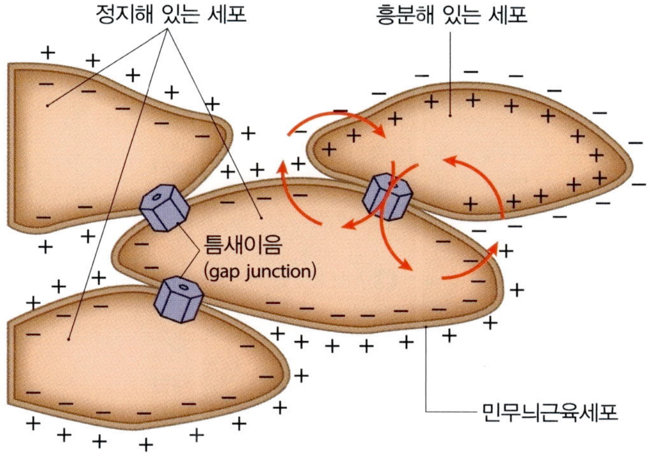

그림 3-17 **단단위 민무늬근육의 흥분전달**

3. 민무늬근육의 수축과 이완

민무늬근육의 액틴잔섬유(가는근육잔섬유)에는 트로포닌과 트로포마이오신이 없지만, 민무늬근육의 수축은 뼈대근육과 마찬가지로 세포 내 칼슘이온(Ca^{2+})의 농도 상승에 의해 일어난다. 그러나 민무늬근육은 근육세포질그물이 덜 발달해 있고 칼슘이온을 받아들이는 능력도 적기 때문에, 수축을 일으키기 위해 주로 세포바깥액(세포외액) 내의 칼슘이온을 세포막에 있는 칼슘이온통로를 통해 세포 안으로 유입시켜 칼슘이온을 조달한다.

민무늬근육 안으로 유입된 칼슘이온은 칼슘이온 결합 단백질인 칼모듈린(calmodulin)과 결합해서 **칼슘 · 칼모듈린 복합체**를 형성한다. 이 복합체는 마이오신의 가벼운 사슬에 위치한 마이오신경사슬인산화효소(myosin light chain kinase, MLCK)를 활성화시켜 민무늬근육의 수축을 일으킨다. 그러나 세포 내 칼슘이온농도가 저하되면 이번에는 마이오신경사슬탈인산화효소(myosin light chain phosphatase, MLCP)에 의해 마이오신의 가벼운 사슬은 탈인산화되어 민무늬근육이 이완된다. 즉, 민무늬근육의 수축과 이완은 **칼슘이온농도**에 의존한 **마이오신의 인산화**와 **탈인산화**에 의해 조절된다(그림 3-18, 3-19).

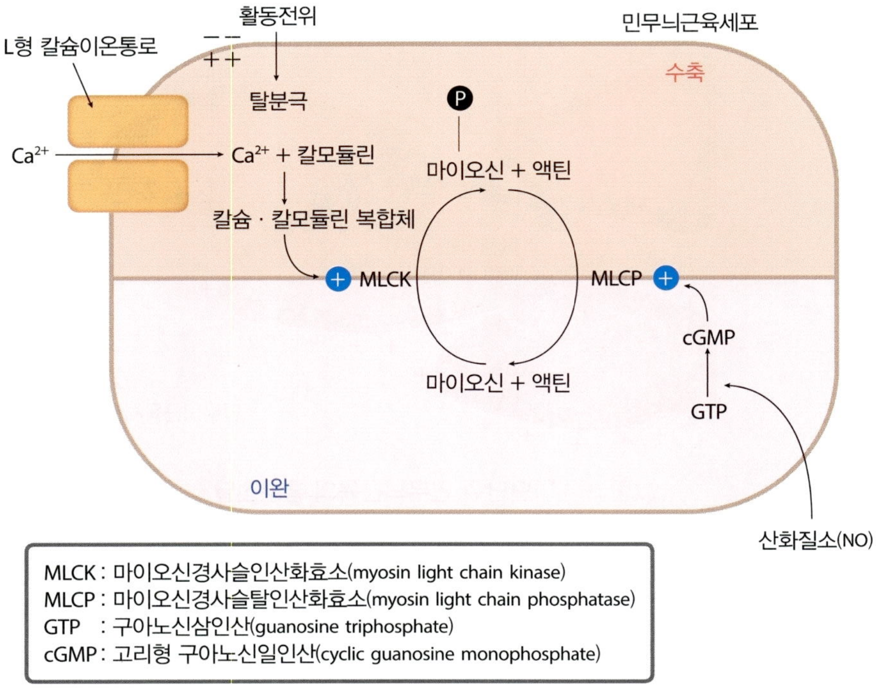

그림 3-18 **민무늬근육의 수축기전에서 칼슘이온의 역할**

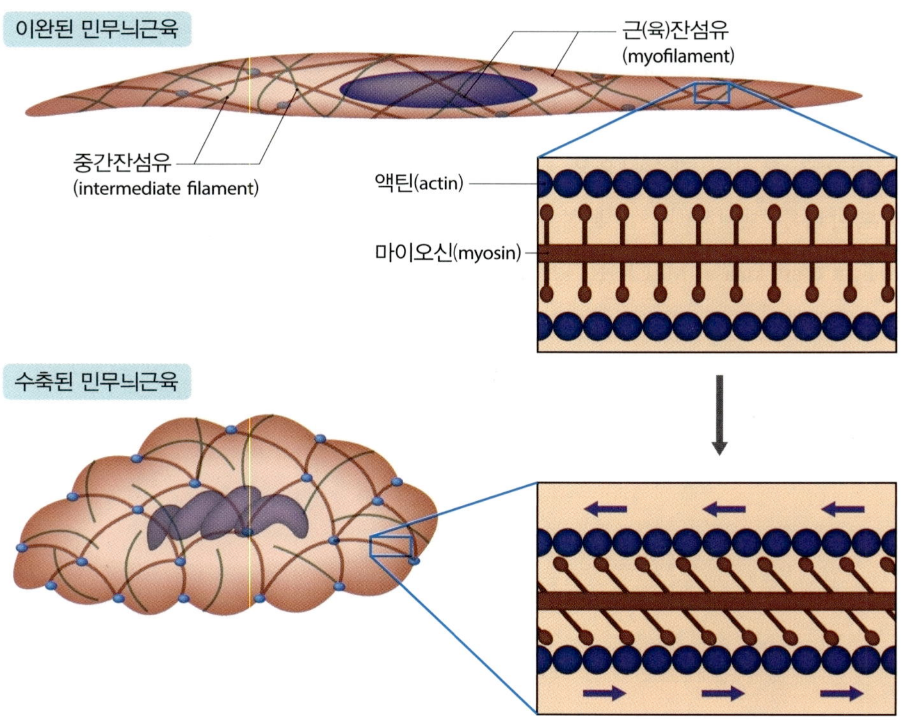

그림 3-19 **민무늬근육의 수축과 이완**

확인문제

01. 근육에 대한 설명으로 틀린 것은?

① 근육원섬유마디는 긴 수축의 기본단위이다.
② 뼈대근육은 가로무늬근육이며 맘대로근육이다.
③ 심장근육은 가로무늬근육이며 맘대로근육이다.
④ 민무늬근육은 제대로근육이며 자율신경의 지배를 받는다.
⑤ 근육내막은 탈분극에 의한 자극으로 칼슘이온이 방출된다.

02. 뼈대근육조직에 대한 설명으로 틀린 것은?

① 근(육)세포는 원주상이며, 핵은 근육내막 부근에 여러 개가 있다.
② 수축기간은 빠르고 강직 유발 가능성이 있으며 쉽게 피로해진다.
③ 전기적 자극문턱은 중등도이며 근육세포질그물의 발달이 나쁘다.
④ 가로세관과 종말수조가 발달되어 있고 세동이(삼련구조)를 형성한다.
⑤ 근육세포질에는 특수한 근(육)원섬유가 있고, 이들은 근육내막에 의하여 싸여 있다.

03. 뼈대근육과 관련이 깊은 것은?

① 혈관근육 ② 내장근육
③ 민무늬근육 ④ 맘대로근육
⑤ 제대로근육

04. 근육수축 시 근육 내에서 자연스럽게 나타나는 현상은?

① 젖산 증가 ② ATP 증가
③ 당분 증가 ④ 젖산 및 당분 감소
⑤ 산소 및 당분 증가

05. 연속적인 자극으로 연축이 융합되어 더 큰 힘과 연속적인 수축을 나타내는 근육수축의 형태는?

① 강축 ② 긴장 ③ 마비
④ 연축 ⑤ 강직

06. 심장근육의 특징으로 틀린 것은?

① 제대로근육이다.
② 자동성을 가진다.
③ 가로무늬근육이다.
④ 기능적 융합체이다.
⑤ 가로세관 2개와 근육세포질그물 1개로 이루어진다.

07. 심장근육에 대한 설명으로 틀린 것은?

① 다핵세포이다.
② 제대로근육이다.
③ 사이원반이 있다.
④ 가로무늬근육이다.
⑤ 자율신경의 지배를 받는다.

08. 민무늬근육조직에 대한 설명으로 틀린 것은?

① 치밀소체가 있다.
② 마이오신과 액틴이 없다.
③ 근(육)세포는 방추형으로 핵은 1개씩 있다.
④ 제대로근육이며 자율신경의 지배를 받는다.
⑤ 칼슘이온 결합 단백질인 칼모듈린이 있다.

09. 다음의 보기가 설명하는 것은?

> 운동신경의 지배를 받아 자신의 의지대로 움직일 수 있는 맘대로근육이며, 가로무늬가 있는 가로무늬근육이다. 이 근육은 다른 근육보다 훨씬 빠르고 강력하게 수축할 수 있지만 그만큼 쉽게 피로해진다.

① 뼈대근육 ② 심장근육 ③ 내장근육
④ 자궁근육 ⑤ 민무늬근육

10. 세포가 흥분을 일으킬 때는 흥분하는 부분의 막전위가 −70mV에서 +30mV로 급격하게 변화했다가 신속하게 본래의 안정막전위로 돌아오는데 이러한 일련의 막전위 변화를 (   )(이)라고 한다.

정답 01. ③ 02. ③ 03. ④ 04. ① 05. ① 06. ⑤ 07. ① 08. ② 09. ① 10. 활동전위

HUMAN PHYSIOLOGY

Chapter 04

신경

학습목표

1. 신경세포의 구조를 설명할 수 있다.
2. 안정막전위와 활동전위를 설명할 수 있다.
3. 신경세포에서의 흥분전도과정을 설명할 수 있다.
4. 신경전달물질을 설명할 수 있다.
5. 연접에서의 흥분전달과정을 설명할 수 있다.

핵심용어해설

- **막전위**(막전압, membrane potential) : 세포막은 세포 안팎 용액의 물질에 따라 선택적으로 투과시키는 성질을 가지는데, 이 성질에 따라 세포막을 경계로 세포 안팎에 발생하는 전위차(전압차)를 말한다.
- **불응기**(refractory period) : 신경세포나 근육세포에 문턱자극을 수 msec 이내의 간격으로 반복해서 가하면 맨 처음 자극에는 반응하여 활동전위가 일어나지만, 이후 일정 기간의 자극에는 활동전위의 발생이 관찰되지 않는 기간을 말한다. 절대불응기와 상대불응기로 나눌 수 있다.
- **신경세포**(신경원, neuron) : 신경계통의 구조적 최소단위이면서 물리화학적 자극에 반응하는 흥분성과 이를 다른 세포에 전달하는 전도성을 지닌 기능적 단위이다. 큰 핵을 가진 신경세포체와 이 세포체에서 뻗어 있는 여러 개의 비교적 짧은 가지돌기(수상돌기), 세포체에서 뻗어 있는 1개의 긴 축삭으로 구성된다.
- **신경(아)교세포**(neuroglial cell) : 신경세포 사이에서 신경세포를 구조적으로 지지하는 역할을 하며 신경세포와 혈액 사이에서 영양이나 대사산물 등의 물질교환에 관여한다.
- **안정막전위**(resting membrane potential) : 안정 시의 세포 안에서 세포막을 경계로 세포 바깥에 대해 나타내는 약 −70~−90mV의 전위차를 말한다. 이 전위는 세포 안 이온농도의 불균형에 의해 발생한다.
- **연접**(시냅스, synapse) : 신경섬유의 종말부가 다른 신경세포, 근육세포 또는 샘세포와 접합하여 흥분전달에 관여하는 부위를 말한다.
- **재분극**(repolarization) : 활동전위가 원래의 안정막전위(−70mV)로 되돌아오는 과정을 말한다.
- **탈분극**(depolarization) : 막전위가 안정막전위에서 0이 되는 방향으로 변화하는 것을 말한다.
- **활동전위**(action potential) : 세포가 흥분을 일으킬 때는 흥분하는 부분의 막전위가 −70mV에서 +30mV로 급격하게 변화했다가 신속하게 본래의 안정막전위로 돌아오는데 이러한 일련의 막전위 변화를 말한다.

신경계통은 내분비계통과 함께 인체를 구성하는 각 기관, 조직, 세포의 활동을 몸 전체로서 통합성을 가지고 기능할 수 있도록 조절하는 기관계통이다. 즉, 내부 환경이나 외부 환경에 관한 정보를 **수용체**(receptor)에서 받아들여 중추로 보내고, 중추는 수용체로부터 들어온 정보를 통합해서 근육이나 분비샘 등의 **효과기**(effector)에 그 기능을 조절하는 신호를 내보낸다.

신경계통은 해부학적 역할에 따라 **중추신경계통**(central nervous system, CNS)과 **말초신경계통**(peripheral nervous system, PNS)으로 나뉜다. 중추신경계통은 **뇌**(brain)와 **척수**(spinal cord)로 구성되고, 말초신경계통은 뇌에 연결되어 있는 **뇌신경**(cranial nerve)과 척수에 연결되어 있는 **척수신경**(spinal nerve)으로 구성된다.

또 말초신경계통은 기능에 따라 **몸신경계통**(somatic nervous system, SNS)과 **자율신경계통**(autonomic nervous system, ANS)으로 나뉜다. 몸신경계통은 주로 의식을 통해 작용하며 **감각신경**(sensory nerve)과 **운동신경**(motor nerve)으로 구분되고, 자율신경계통은 의지와는 상관없이 자동으로 작용하며 **교감신경**(sympathetic nerve)과 **부교감신경**(parasympathetic nerve)으로 구분된다(그림 4-1).

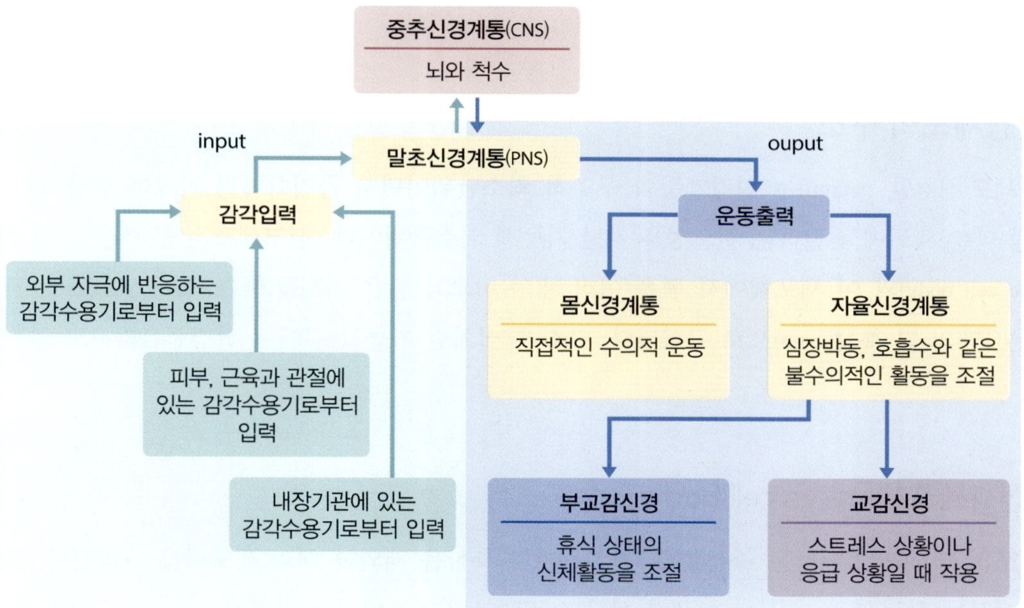

그림 4-1 신경계통의 구성

1 신경조직

신경계통은 신경조직으로 구성되는데, 신경조직은 전기화학적인 신경신호를 수용하고 전달할 수 있게 특수화된 **신경세포**(신경원, neuron)와 이 세포를 지지하고 영양을 공급하는 **신경(아)교세포**(neuroglial cell)로 구성된다.

신경조직을 구성하는 신경세포의 종류는 매우 다양하지만, 공통적으로 하나의 신경세포가 감지한 활동전위의 신호를 인접 신경세포로 전달하고 이러한 신경세포의 다발이 모여 신경(nerve)을 형성하게 된다.

1. 신경세포

1) 신경세포의 구조

신경세포(신경원, neuron)는 신경계통의 구조적 최소단위이면서 물리화학적 자극에 반응하는 흥분성과 이를 다른 세포에 전달하는 전도성을 지닌 기능적 최소단위이다. 신경세포는 큰 핵을 가진 **신경세포체**(nerve cell body)와 이 세포체에서 뻗은 여러 개의 비교적 짧은 **가지돌기**(수상돌기, dendrite), 세포체에서 뻗은 1개의 긴 **축삭**(axon)으로 구성된다. 축삭은 실처럼 가늘고 길어서 신경섬유라고도 불린다(그림 4-2).

(1) 신경세포체(nerve cell body)

세포의 대사가 일어나는 중심부로, 가지돌기와 축삭을 제외한 핵과 세포질을 가리킨다. 중추신경계통에서는 회색질(gray substance)을 형성하고, 말초신경계통에서는 신경절(neuroganglion)을 형성한다. 세포질 속에는 사립체, 골지기관, 용해소체 등의 세포소기관이 있으며, 특히 세포질 곳곳에 있는 니슬소체(Nissl body)는 단백질 합성에 관여하기 때문에 신경세포의 영양 공급과 재생에 작용한다.

(2) 가지돌기(수상돌기, dendrite)

세포체에서 여러 갈래로 뻗어 나와 있는 짧은 돌기로, 외부 환경으로부터 오는 자극이나 다른 세포의 신경정보를 세포체 방향으로 전달하기 때문에 일종의 들신경(구심신경, afferent nerve)이라고 할 수 있다. 가지돌기에는 그 양이 많지는 않지만 니슬소체가 일부 존재하는 것으로 알려졌다.

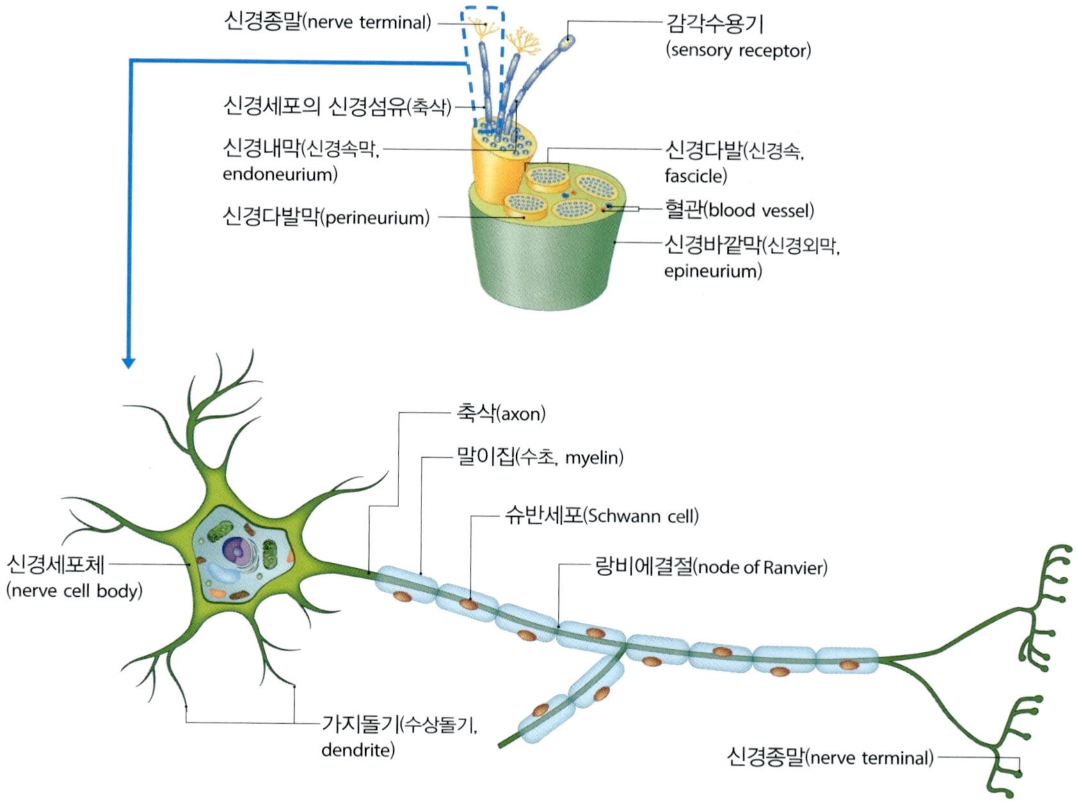

그림 4-2 **신경세포의 구조**

(3) 축삭(axon)

세포체에서 길게 뻗어 나와 있는 긴 돌기로, 신경세포의 흥분을 세포체 반대방향에 있는 인접 세포로 전달하기 때문에 일종의 날신경(원심신경, efferent nerve)이라고 할 수 있다.

축삭 말단에는 **신경종말**(nerve terminal)이 형성되어 있고, 그 끝이 단추처럼 확장된 형태이기 때문에 종말단추(terminal button)라고 한다. 종말단추에는 많은 소포가 있는데 그 안에는 신경전달물질(neurotransmitter)이 들어 있다. 축삭 외부가 절연성을 지닌 **말이집**(수초, myelin sheath)으로 덮여 있는 종류도 있다.

말이집의 존재 여부에 따라 **말이집신경섬유**(유수신경섬유, myelinated nerve fiber)와 **민말이집신경섬유**(무수신경섬유, nonmyelinated nerve fiber)로 구분한다. 말이집신경섬유라도 축삭 전체가 말이집에 덮여 있는 것은 아니며 일정한 간격으로 말이집이 존재하지 않는 부위가 있는데(약 2mm 간격), 이 부위를 **랑비에결절**(node of Ranvier)이라고 한다. 말이집은 지질 성분으로 구성되어 절연체로 작용하기 때문에 활동전위가 말이집은 뛰어넘고 랑비에결절에서만 전달된다. 결과적으로 도약전도(saltatory conduction)가 발생함으로써 전달속도가 민말이집신경섬유보다 더 빠르다.

또한 축삭 안에서는 신경세포체에서 만들어진 물질을 멀리 떨어진 신경말단으로 운반하는 **순방향의 축삭수송**(axonal transport)과 세포 밖에서 받아들인 물질(독성물질, 호르몬 등)을 신경종말에서 세포체로 운반하는 **역방향의 축삭수송**이 일어난다.

2) 신경세포의 종류

신경세포는 형태에 따라 **단극신경세포**(홑극신경세포, unipolar neuron), **양극신경세포**(bipolar neuron), **거짓홑극신경세포**(거짓단극신경세포, pseudounipolar neuron), **다극신경세포**(multipolar neuron)의 4종류로 나뉜다(그림 4-3).

단극신경세포는 세포체에서 가지돌기와 축삭을 1개만 내고 있는 신경세포로, 망막의 막대세포와 원뿔세포에서 관찰되며 이들은 시각수용기로서 형태적으로 매우 특수화되어 있다. 양극신경세포는 세포체 양쪽에서 가지돌기와 축삭을 1개씩 내고 있는 신경세포로 드물게 존재하며 청각신경, 후각신경 등의 신경세포에서 관찰된다. 거짓홑극신경세포도 가지돌기와 축삭을 1개씩 내고 있지만 2개의 돌기는 뿌리부분에서 합쳐져 1개가 되며 척수신경이나 뇌신경의 몸감각신경세포에서 관찰된다. 다극신경세포는 1개의 축삭과 2개 이상의 가지돌기를 내고 있는 신경세포로, 뼈대근육의 운동신경, 자율신경의 신경세포나 뇌세포에서 관찰된다. 다극신경세포가 뇌와 척수의 신경세포 중 가장 흔한 유형이며 중추신경계통의 주를 이룬다.

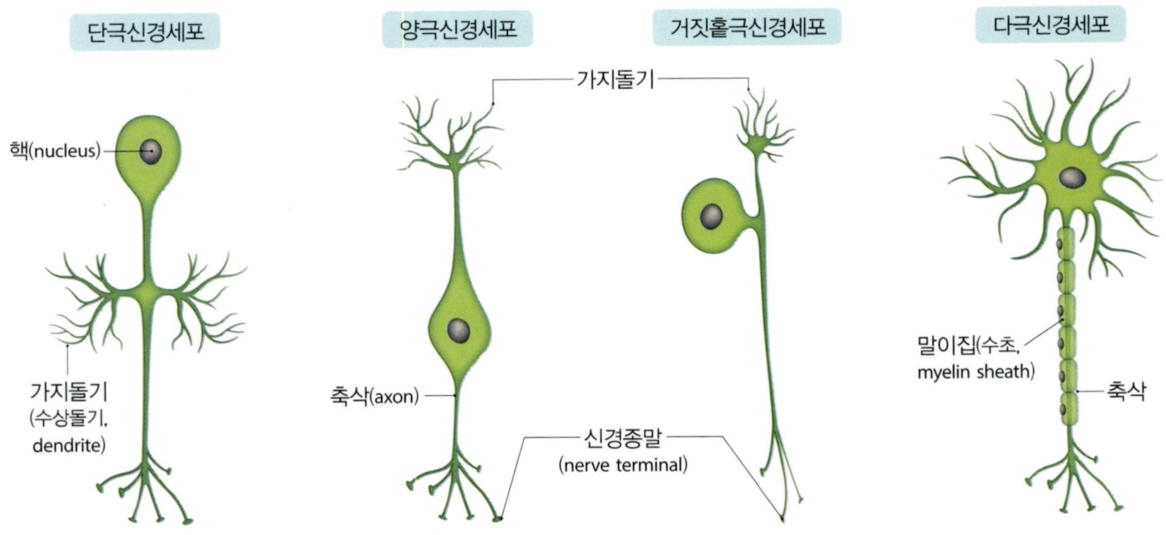

그림 4-3 신경세포의 종류

2. 신경(아)교세포

신경(아)교세포(neuroglial cell)는 신경세포 사이에서 신경세포를 구조적으로 지지하는 역할을 하며 신경세포와 혈액 사이에서 영양이나 대사산물 등의 물질교환에 관여한다.

신경(아)교세포의 종류에는 중추신경계통의 **별아교세포**(astrocyte), **미세(아)교세포**(소교세포, microglia), **뇌실막세포**(ependymal cell), **희소돌기아교세포**(oligodendrocyte)와 말초신경계통의 **슈반세포**(Schwann cell) 등이 있으며, 이들은 신경세포의 기능을 보조하여 신경계통이 원활하게 기능하도록 한다(그림 4-4).

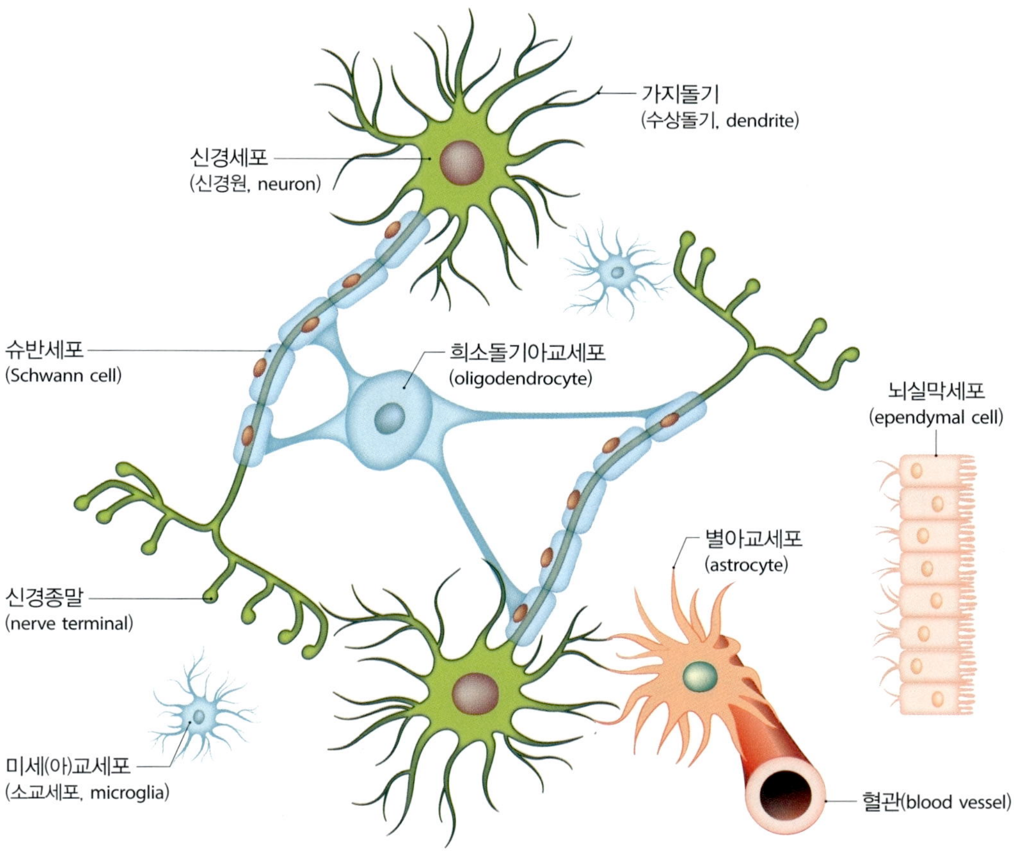

그림 4-4 신경(아)교세포의 종류

(1) 별아교세포(astrocyte)

별 모양으로 생긴 별아교세포는 신경(아)교세포 중에서도 가장 크고 가장 돌기가 많다. 세포바깥공간의 화학적 조성을 조절하는 역할을 하는데, 포타슘의 농도 조절, 포도당 공급, 신경전달물질의 제거와 합성 등에 관여하여 신경세포가 원활한 기능을 수행하도록 돕는다.

또한 뇌혈관과 모세혈관의 벽을 둘러싸고 있어 **혈액뇌장벽**(blood brain barrier, BBB) 역할을 하며 혈액에서 뇌조직으로 유입되는 물질을 선택적으로 제한한다.

(2) 미세(아)교세포(소교세포, microglia)

중추신경계통의 면역세포로서 감염이나 손상 등에 활성화되어 중추신경계통에서 면역반응과 염증반응을 유발한다. 뇌세포 손상 시 손상부위를 제거하고 증식하여 파괴된 부위를 메우며 이 부위는 차츰 딱딱한 조직으로 변한다. 다발경화증(multiple sclerosis)에서 척수 일부가 딱딱해지는 경화가 발생하는 이유는 염증반응으로 미세(아)교세포가 증가하기 때문이다.

(3) 뇌실막세포(ependymal cell)

뇌실과 척수의 속면을 덮고 있는 뇌실막세포는 **뇌척수액**(cerebrospinal fluid, CSF)의 생산과 재흡수에 관여하며, 표면의 섬모를 이용하여 뇌척수액을 순환시키는 역할도 한다.

(4) 희소돌기아교세포(oligodendrocyte)

중추신경계통에 있는 신경세포의 축삭을 둘러싸서 말이집(수초)을 형성하는데, 기능면에서 말초신경계통의 슈반세포와 같다. 이 말이집은 축삭을 절연시켜 활동전위의 전도속도를 증가시키는 역할을 한다.

(5) 슈반세포(Schwann cell)

말초신경계통에 있는 신경세포의 축삭을 둘러싸서 말이집을 형성한다(그림 4-5). 슈반세포에 의해 형성된 말이집은 축삭을 감싸는 절연체로 기능하며, 신경세포의 축삭둔덕에서 생성된 활동전위가 신경 말단까지 빠른 속도로 전달될 수 있도록 한다(**도약전도**).

슈반세포는 하나의 슈반세포가 하나의 축삭에 대해 말이집을 형성하는 반면, 희소돌기아교세포는 하나의 세포가 여러 가지를 뻗어 여러 개의 축삭에 대해 동시에 말이집을 형성하는 차이점이 있다.

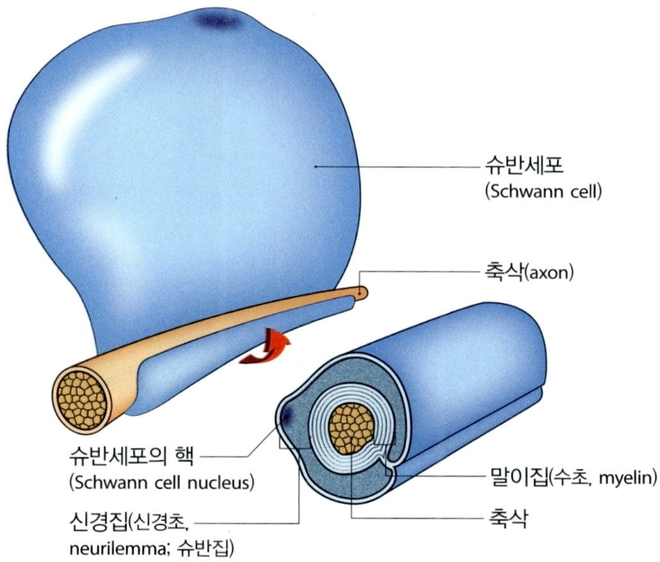

그림 4-5 **슈반세포의 말이집 형성**

3. 신경세포의 변성과 재생

신경세포는 출생 후 분열 및 증식 능력을 상실하기 때문에 세포체가 손상되면 그 신경세포는 보충되는 일 없이 소실되지만, 만약 세포체는 손상되지 않고 축삭만 손상된 경우라면 재생이 가능하다.

세포체에서 절단된 축삭은 생존에 반드시 필요한 물질을 공급받지 못하면 변성되어 기능을 잃게 되는데 이를 **왈러변성**(Wallerian degeneration)이라고 한다.

축삭이 변성되어 상실된 후 남은 슈반세포의 관 안을 중추쪽 축삭이 뻗어 다시 원래의 표적기관에 접촉할 수 있는데 이를 **재생**(regeneration)이라고 한다(그림 4-6). 축삭의 재생은 말초신경계통에서는 비교적 쉽게 일어나지만, 중추신경계통에서는 잘 일어나지 않는다. 중추신경계통에는 슈반세포가 없기 때문이다.

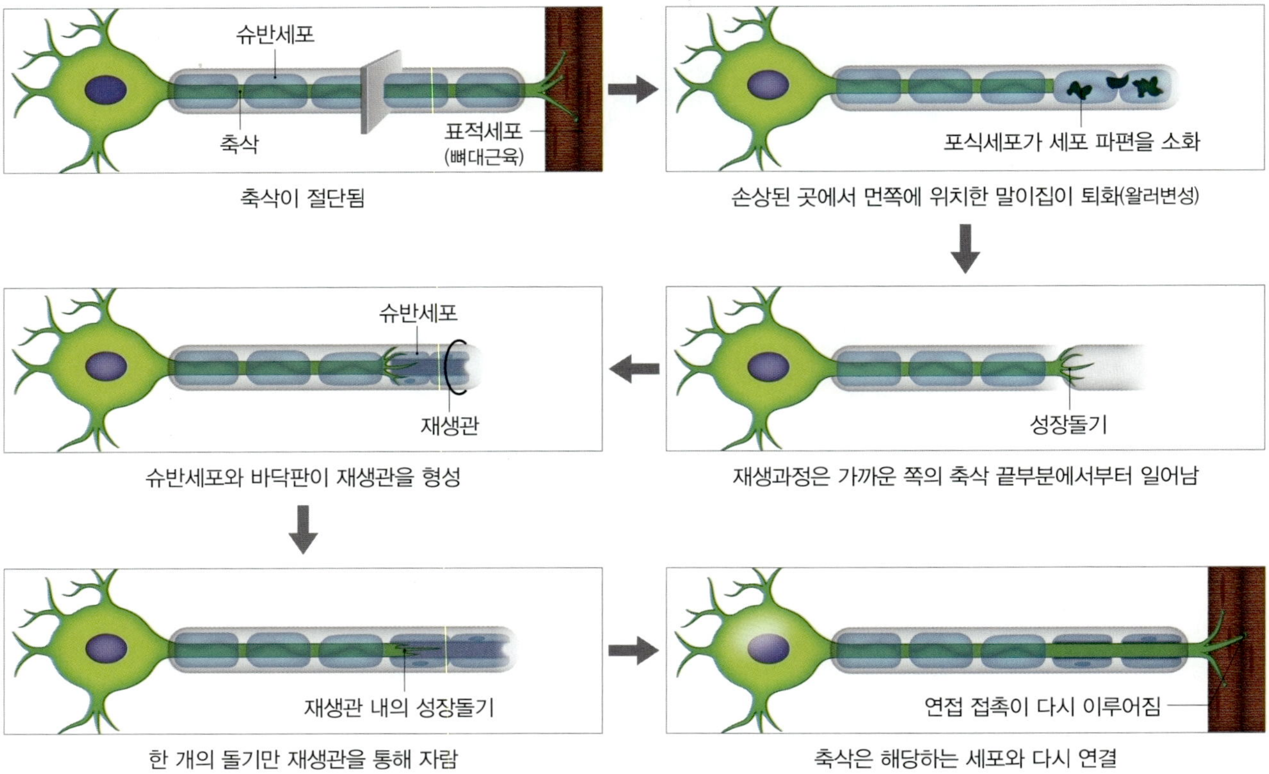

그림 4-6 말초신경계통에서 손상된 축삭의 재생과정

2 신경세포의 흥분전도

신경계통의 정보전달은 전기화학적으로 이루어진다. 신경섬유 위에서는 빠른 전기현상(활동전위)에 의해, 신경세포와 신경세포 사이(연접틈새) 및 신경세포와 효과기 사이(신경근육접합부)에서는 특유의 화학물질인 신경전달물질에 의해 중추에서 말초 또는 말초에서 중추로 정보가 신속히 전달된다. 전기현상이 신경섬유로 전달되는 것을 **전도**(conduction)라고 하고, 화학물질이 연접틈새를 통해 전달되는 것을 **전달**(transmission)이라고 하여 구별한다.

1. 신경세포의 전기현상

1) 안정막전위(resting membrane potential)

세포막은 세포 안팎에 존재하는 용액의 물질에 따라 선택적으로 투과시키는 성질을 가진다(**선택투과성**). 이러한 성질에 따라 세포막을 경계로 세포 안팎에는 **전위차**(전압차)가 발생하는데 이를 **막전위**(막전압, membrane potential)라고 한다.

안정 시의 세포 안은 세포막을 경계로 세포 바깥에 대해 약 −70~−90mV의 전위차를 보이는데 이를 **안정막전위**라고 하며, 이 전위는 세포 안 이온농도의 불균형에 의해 발생한다. 보통 신경세포막은 −70mV, 근육세포막은 −80~−90mV의 안정막전위를 나타낸다. 또한 세포 안팎에 전위차가 존재하는 상태를 **분극**(polarization)이라고 한다. 안정막전위의 발생에는 소듐이온(나트륨이온, Na^+)과 포타슘이온(칼륨이온, K^+)의 세포막 투과성 차이가 중요한 역할을 한다.

2) 활동전위(action potential)

세포가 흥분을 일으킬 때는 흥분하는 부분의 막전위가 −70mV에서 +30mV로 급격하게 변화했다가 신속하게 본래의 안정막전위로 돌아오는데 이러한 일련의 막전위 변화를 **활동전위**라고 한다. 이 활동전위의 발생에 필요한 최소한의 자극을 **문턱값**(역치, threshold)이라고 하며, 막전위가 안정막전위에서 0이 되는 방향으로 변화하는 것을 **탈분극**(depolarization), 활동전위가 양인 전위부분을 **오버슈트**(overshoot)라고 한다(그림 4-7).

문턱값 이상의 자극을 가하면 세포막의 소듐이온(Na^+) 투과성이 갑자기 증가되어 10:1의 농도기울기에 의해 소듐이온이 빠른 속도로 세포 안으로 들어온다(**소듐이온 유입**). 또 활동전위가 그 후 원래의 안정막전위(−70mV)로 되돌아오는 과정을 **재분극**(repolarization)이라고 한다. 탈분극으로 세포 안으로 들어온 소듐이온은 세포막 투과성의 정상화로 유입이 차단되고 대신 포타슘이온(K^+)에 대한 투과성이 현저히 증가하므로 많은 양의 양전하를 띤 포타슘이온이 세포 안에서 세포 밖으로 확산된다(**포타슘이온 유출**). 소듐이온은 소듐이온펌프에 의해 다시 세포 밖으로 나가서 안정막전위로 돌아오게 된다.

신경이 흥분하여 활동전위를 발생시키려면 신경에 자극이 가해져야 하는데, 이 자극이 유효하려면 다음의 3가지 조건이 갖추어져야 한다.

① 자극 강도가 문턱값 이상이어야 한다.
② 충분히 빠른 속도로 자극이 도달되어야만 자극의 역할을 할 수 있다.
③ 문턱값 이상의 자극이라고 하더라도 일정한 시간 이상 지속되어야 한다.

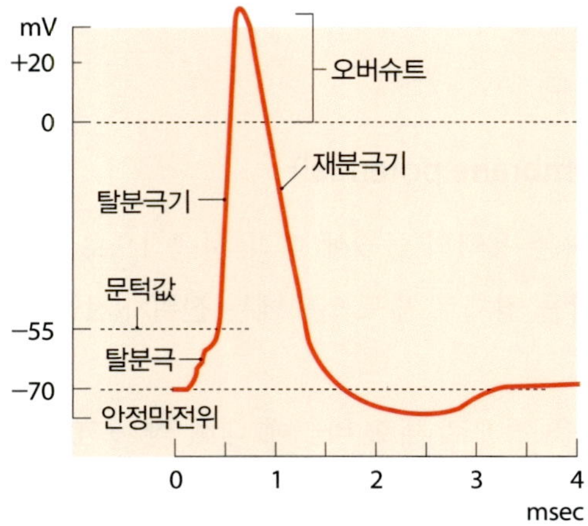

그림 4-7 신경세포의 활동전위

2. 활동전위의 특징

(1) 문턱자극(역치자극, threshold stimulus)

신경이나 근육의 세포막이 흥분해서 활동전위를 발생시키려면 소듐이온(Na^+)의 세포 내 유입을 급격하게 유도하는 큰 탈분극이 필요하다. 이처럼 큰 탈분극이 일어났을 때의 막전위를 문턱전위(역치전위, threshold potential)라고 하며, 문턱전위까지 막전위를 탈분극시키는 힘의 자극을 **문턱자극**이라고 한다.

흥분을 일으킬 수 있는 자극 가운데 최소의 자극강도를 문턱값(역치)이라고 하며 문턱값이 낮은 세포일수록 흥분성이 높다.

(2) 실무율(all or none law)

문턱자극보다 약한 자극(문턱값 이하 자극)으로는 아무리 탈분극을 일으켜도 자극을 제거하면 활동전위를 발생시키지 않고 막전위가 원래로 되돌아간다. 자극의 강도를 높여 탈분극의 크기가 문턱전위에 도달하면 활동전위가 발생하는데, 자극의 강도를 더 높여 문턱값 이상의 자극을 가한 경우에 발생하는 활동전위의 크기는 문턱전위로 자극한 경우와 동일하다. 이처럼 문턱값 이하의 자극에는 반응을 일으키지 않지만, 문턱값 이상의 자극에는 아무리 큰 자극이더라도 문턱자극일 때의 반응과 같은 크기의 반응밖에 일어나지 않으며 이를 **실무율**이라고 한다. 즉, 단일 신경섬유가 자극의 강도에 따라 최고의 흥분을 하거나(all) 아예 흥분을 하지 않는(none) 현상이다(그림 4-8).

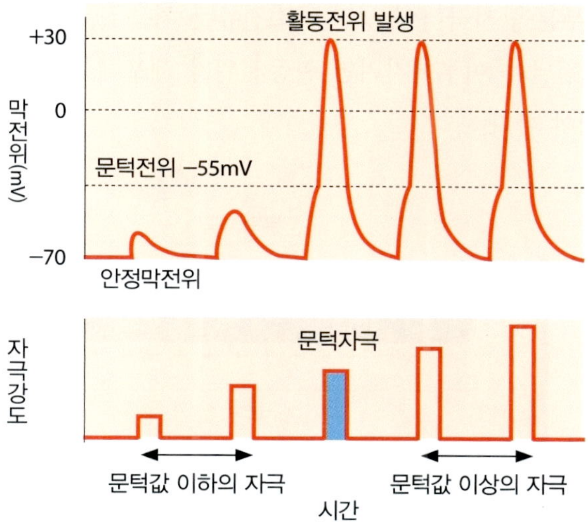

그림 4-8 실무율

(3) 불응기(refractory period)

신경세포나 근육세포에 문턱자극을 수 밀리세컨드(msec) 이내의 간격으로 반복해서 가하면 맨 처음 자극에는 반응하여 활동전위가 일어나지만, 이후 일정 기간은 자극에 상응하는 활동전위의 발생이 관찰되지 않는다. 이 기간을 **불응기**라고 하며 절대불응기와 상대불응기로 나뉜다.

① 절대불응기(absolute refractory period)

활동전위의 탈분극과 재분극 과정에서 새로운 자극에 대한 흥분성을 완전히 상실한 기간을 말한다.

② 상대불응기(relative refractory period)

절대불응기에 이어서 나타나며 흥분성이 아직 저하되어 있는 기간을 말한다. 즉, 문턱자극에는 활동전위를 발생하지 않지만, 문턱값 이상 자극을 가하면 활동전위가 발생한다. 이는 불활성 상태에 있던 소듐이온(Na^+)통로가 재분극 과정에서 점차 회복하는 시기이다.

(4) 국소전류(local current)

자극이 가해져 신경세포가 흥분하면 그 흥분 부위의 세포 내부로 소듐이온이 유입되어 탈분극이 일어난다. 이때 흥분 부위와 인접 부위 사이에는 **국소전류**가 막 내부에서 외부로 흐르게 된다. 인접 부위의 막전위가 문턱전위를 넘어서 탈분극되면 또다시 이곳에 새로운 전위가 발생한다. 이렇게 새로운 활동전위가 축삭 위를 잇달아 연속해서 발생함으로써 흥분은 전도된다(그림 4-9).

단일 신경섬유의 일정 부분을 자극하여 생긴 국소전류는 처음 탈분극된 지점을 중심으로 **양쪽**으로 흐르지만, 정상적인 정보전달이 이루어지려면 활동전위가 세포체로부터 신경말단을 향해 **단일방향**(정방향전도)으로 진행되어야 한다.

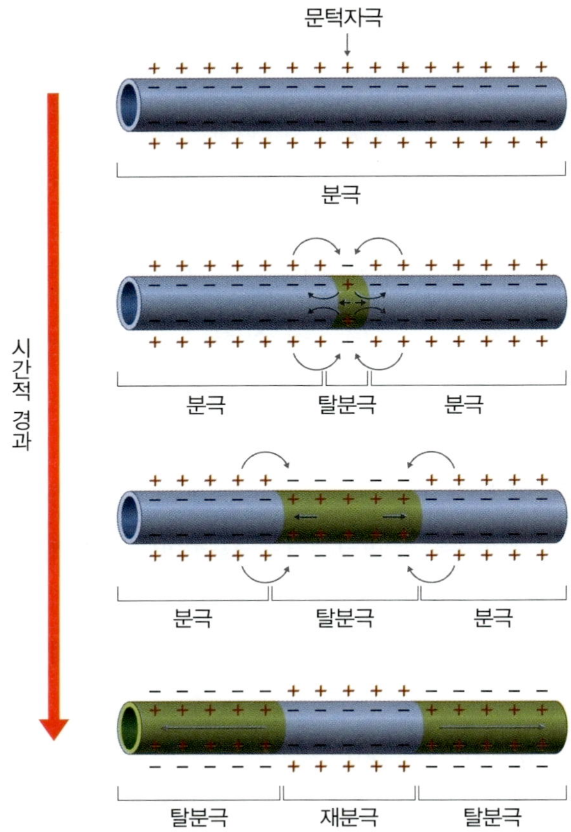

그림 4-11 **국소전류의 발생**

(5) 도약전도(saltatory conduction)

말이집신경섬유(유수신경섬유)는 축삭 외부가 말이집(수초)으로 덮여 있는데, 말이집은 전기적 절연성이 높아 말이집이 있는 부분에는 활동전위가 발생하지 않는다. 따라서 말이집신경섬유에서는 말이집이 끊겨 있는 부분 즉, 랑비에결절에서만 활동전위가 발생하며 국소전류도 막 바깥쪽에서는 랑비에결절에서 인접 랑비에결절로 흐른다. 그 결과 활동전위는 결절에서 결절로 건너뛰듯이 전달되는데, 이러한 흥분전도방식을 **도약전도**라고 한다(그림 4-10). 같은 굵기의 민말이집신경섬유(무수신경섬유)보다 흥분이 빨리 전도된다.

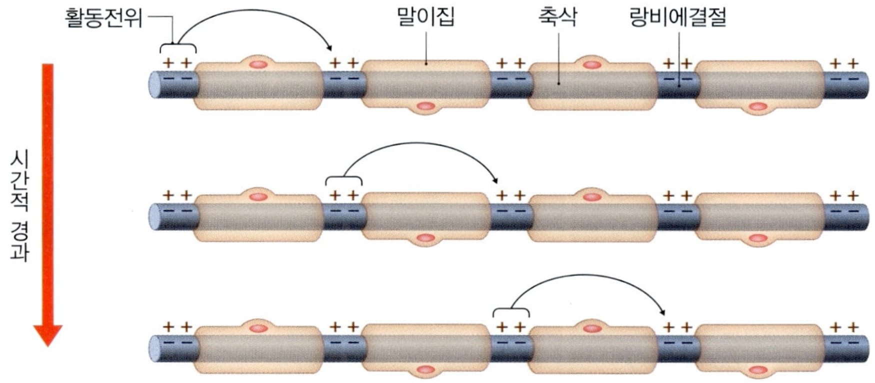

그림 4-10 **도약전도**

3. 신경세포의 흥분전도과정

신경세포에서의 흥분전도는 세포 일부에서 발생한 활동전위가 다른 부위로 전파되는 과정이며, 다음과 같은 흐름으로 이루어진다(그림 4-11).

① 안정 시의 세포는 세포 안이 음전하, 세포 밖이 양전하를 띤다(**분극**).

② 신경세포의 특정 부위에 자극이 가해지면 세포 안팎의 국소전류는 양(+)에서 음(−)으로 흐르며 탈분극이 일어난다. 탈분극이 문턱전위(−50mV 부근)에 도달하면 일부 소듐이온(Na^+)통로가 열리고 소듐이온이 세포 안으로 유입되기 시작한다.

③ 자극받은 부위의 소듐이온통로가 일제히 열리면서 소듐이온이 세포 안으로 급격히 유입되고 막전위가 +30～+40mV에 이르게 된다(**탈분극**).

④ 막전위가 최고점에 이르면 소듐통로가 닫히면서 소듐이온의 유입이 줄어들고 포타슘이온(K^+) 통로가 열려 포타슘이온이 세포 밖으로 확산된다.

⑤ 양이온이 세포 밖으로 유출되면 막전위가 하강하여 세포 안은 다시 안정막전위까지 되돌아온다(**재분극**).

⑥ 재분극 과정 중 포타슘이온이 세포 외부로 이동하면서 세포막의 전위는 일시적으로 안정막전위보다 음전하를 띠게 된다(**과분극**).

⑦ 이후 Na^+−K^+펌프에 의해 이온이 재배치되어 흥분 이전의 분극상태로 되돌아온다.

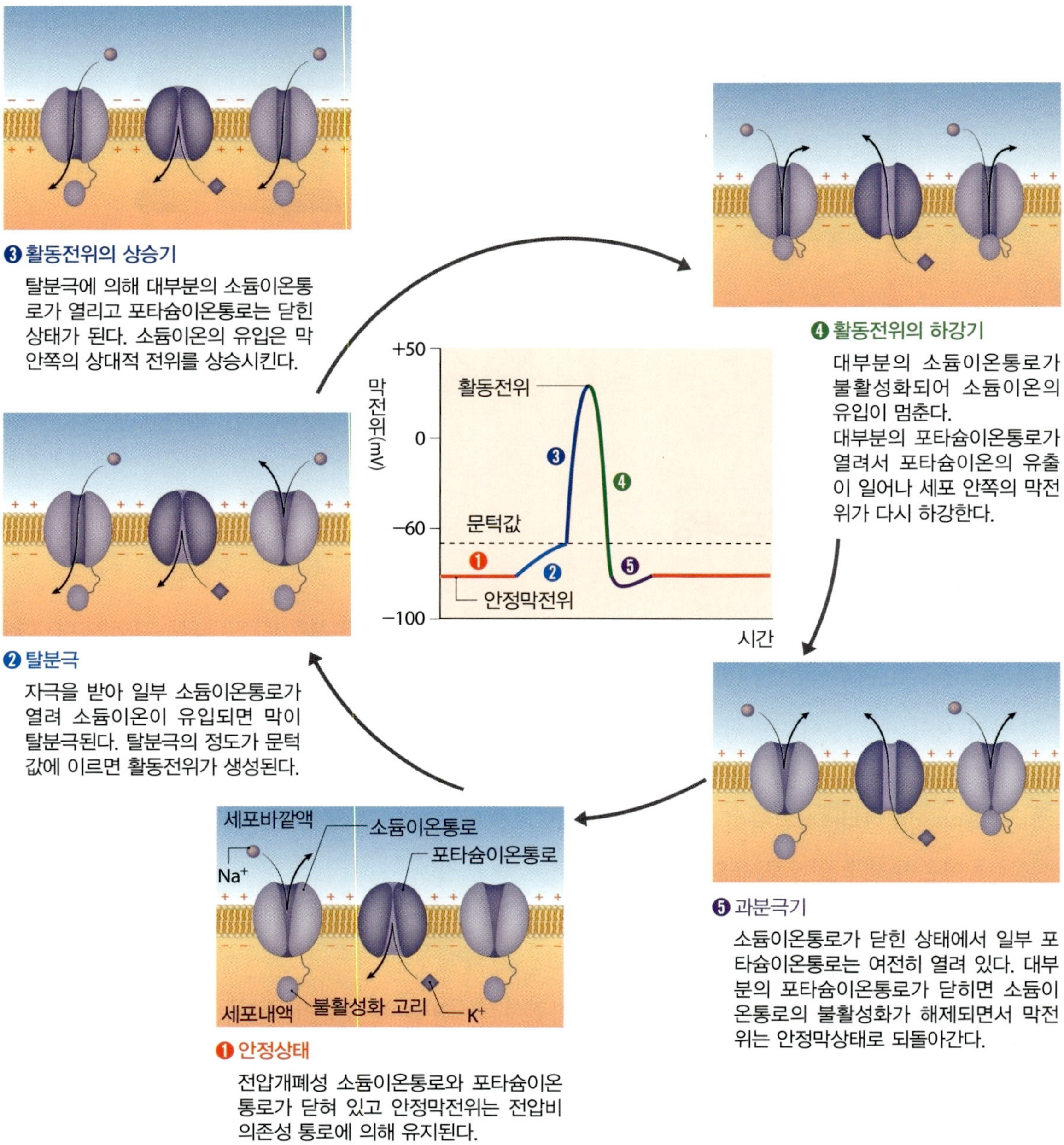

그림 4-11 신경세포의 흥분전도과정

3 연접의 흥분전달

하나의 신경세포 내에서는 활동전위의 전도에 의해 정보전달이 이루어지지만, 신경세포와 신경세포 사이에서는 **연접**이라는 신경세포의 접합부에서 정보전달이 일어나는데, 이를 **흥분전달**이라고 한다. 신경섬유를 지나 신경종말까지 도달한 활동전위는 다음 신경세포로 직접 전달되지 않고 활동전위에 의해 탈분극한 신경종말에서 방출되는 **화학전달물질**을 통해 액성으로 정보가 전달된다.

1. 연접

신경섬유의 종말부가 다른 신경세포, 근육세포 또는 샘세포와 접합하여 흥분전달에 관여하는 부위를 **연접**(시냅스, synapse)이라고 하며, 신경의 축삭을 따라 전해져 온 활동전위가 다음 세포로 전달된다.

1) 연접의 분류

신경의 축삭을 따라 전해져 온 활동전위가 연접을 통해 다음 세포로 전달되는데, 이때 전기를 방출해서 흥분을 전달하는 **전기연접**과 화학물질을 방출해서 흥분을 전달하는 **화학연접**의 2종류가 있다. 대부분의 연접은 화학물질을 분비하여 흥분전달을 일으킨다(그림 4-12, 표 4-1).

(1) 전기연접(electrical synapse)

세포와 세포가 **틈새이음**(gap junction)이라는 3.5nm 정도의 세포틈새를 가지고 접해 있다. 세포 사이의 연락로를 통해 한쪽 세포 내의 전위 변화가 전기긴장성으로 다른 쪽의 신경세포로 전달된다. 이것은 활동전위뿐만 아니라 과분극성 변화도 전달된다. 전기연접에서는 연접지연이 없고 연접전섬유에서 연접후섬유로 양방향성으로 전달된다.

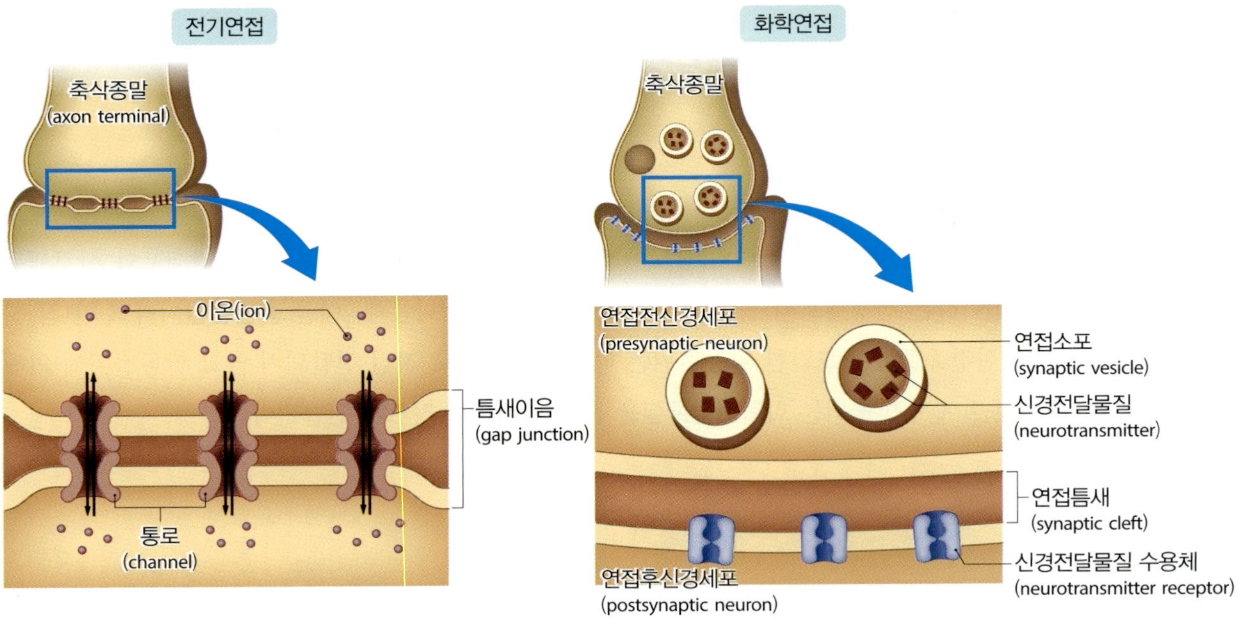

그림 4-12 **전기연접과 화학연접의 구조**

표 4-1 **전기연접과 화학연접의 비교**

	전기연접	화학연접
연접 간격	3.5nm	30~50nm
세포질 연속성	연결	단절
구성	틈새이음	연접전막, 연접틈새, 연접후막
전달수단	이온전류	신경전달물질
연접지연	없음	짧게는 0.3ms, 보통 1~5ms 이상
전달방향	양방향	일방향

(2) 화학연접(chemical synapse)

신경조직의 보편적인 구조로, 세포 안을 전도해온 전기적 신호인 활동전위가 연접전종말에서 연접틈새로 신경전달물질을 방출시킨다. 이 신경전달물질이 특수화된 막단백질인 수용체에 작용할 때 신경전달물질의 성질에 따라 흥분 또는 억제 효과가 나타나게 된다. 따라서 화학연접은 다시 흥분연접과 억제연접으로 나눌 수 있다.

① 흥분연접(excitatory synapse)

방출된 신경전달물질이 연접후막의 소듐이온(Na^+) 투과성을 촉진하는 물질이라면 연접후막은 탈분극 변화를 일으킨다. 이때 발생하는 막전위 변화를 **흥분연접후전위**(excitatory postsynaptic potential, EPSP)라고 하는데, 이 EPSP를 유발하는 연접을 **흥분연접**이라고 한다.

신경전달물질이 연접전종말에서 방출되면 연접후막의 수용체와 결합한다. 이 수용체(리간드 의존성 통로)는 신경전달물질이 결합하면 통로가 열린다. 예를 들어 아세틸콜린은 니코틴수용체와 결합하면 소듐이온(Na^+)이나 그 밖의 양이온에 대한 통로를 연다. 그러면 소듐이온은 농도기울기에 따라 내부로 유입되고 탈분극을 일으켜 EPSP를 발생시킨다(그림 4-13). EPSP는 포타슘이온(K^+)통로를 닫도록 하는 물질에 의해 발생하기도 한다.

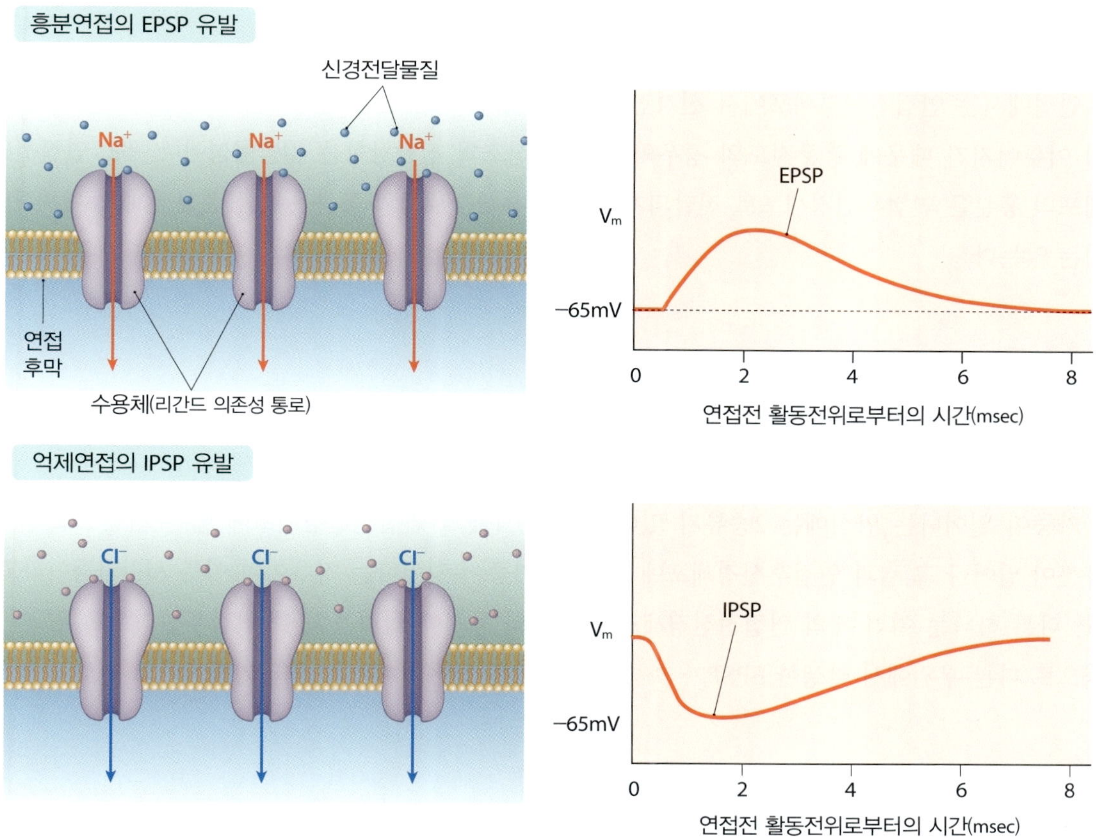

그림 4-13 **흥분연접과 억제연접**

② 억제연접(inhibitory synapse)

방출된 신경전달물질이 연접후막에 과분극성 변화를 일으키는 경우의 막전위 변화를 **억제연접후전위**(inhibitory postsynaptic potential, IPSP)라고 하며, 이 IPSP를 유발하는 연접을 **억제연접**이라고 한다. IPSP는 대부분의 경우 연접후막의 염소이온(Cl^-)에 대한 투과성을 증가시킴으로써 발생한다. 즉, 연접전종말에서 나온 신경전달물질이 수용체에 도달하면 염소이온통로가 열려서 염소이온이 내부로 유입되고, 음이온의 유입으로 막전위는 내려간다(과분극)(그림 4-13). 그러나 투과성 항진은 단시간밖에 유지되지 않으며 바로 안정상태로 되돌아간다. IPSP는 포타슘이온통로의 일부가 열릴 때도 발생한다.

2) 연접의 특징

(1) 일방향성(unidirection)

연접에서는 연접전신경세포에서 신경전달물질이 방출되면 연접후막 수용체와 결합하여 흥분전달이 이루어지기 때문에 흥분전도의 경우와는 달리 신호의 전달방향은 **일방향성**이다. 즉, 연접전신경세포의 흥분은 연접후신경세포로 전달되지만, 연접후신경세포의 흥분은 연접전신경세포로는 전달되지는 않는다.

(2) 가중(summation)

연접후막에서 발생하는 EPSP는 활동전위와 달리 그 경과 중에 다음 EPSP가 발생하면 그 전위도 가산되어 더 큰 전위가 되는데, 이를 **가중**이라고 한다(그림 4-14).

가중이 일어나는 양식에는 2종류가 있다. 하나는 1개의 연접전신경세포에 짧은 간격으로 잇달아 흥분이 일어나 그 결과 연접후신경세포에 EPSP의 가중이 일어나는 경우이며 이를 **시간가중**이라고 한다. 다른 하나는 여러 개의 연접전신경세포에서 거의 동시에 입력을 받아 연접후신경세포 위의 공간적으로 다른 부위에서 발생한 EPSP가 가중을 일으키는 경우이며 이를 **공간가중**이라고 한다.

(3) 수렴(convergence)과 발산(divergence)

하나의 신경세포에 여러 신경세포의 신경종말이 연접을 이루고 있다면 그 연접후신경세포는 여러 개의 신경세포로부터 보내오는 신호를 통합하게 되는데 이를 **수렴**이라고 한다.

반대로 하나의 신경세포 축삭이 분지하여 여러 개의 신경세포와 연접연결을 이루고 있다면 여러 세포에 동시에 정보를 보낼 수 있는데 이를 **발산**이라고 한다. 신경계통은 이러한 연접을 기본으로 복잡한 신경회로그물을 형성한다(그림 4-15).

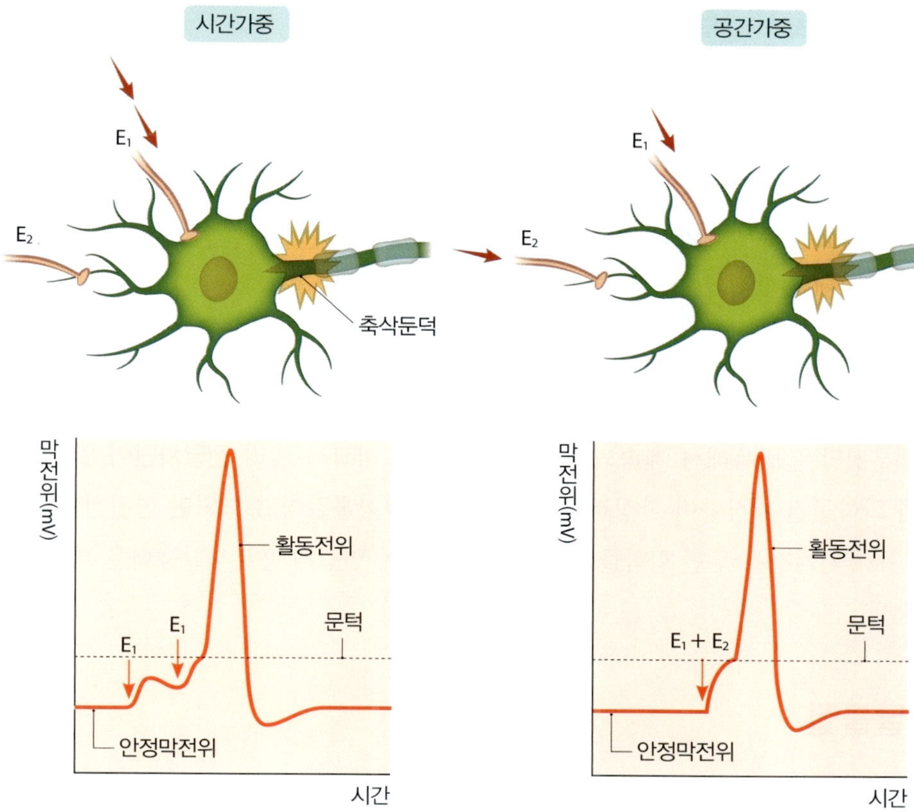

그림 4-14 시간가중과 공간가중

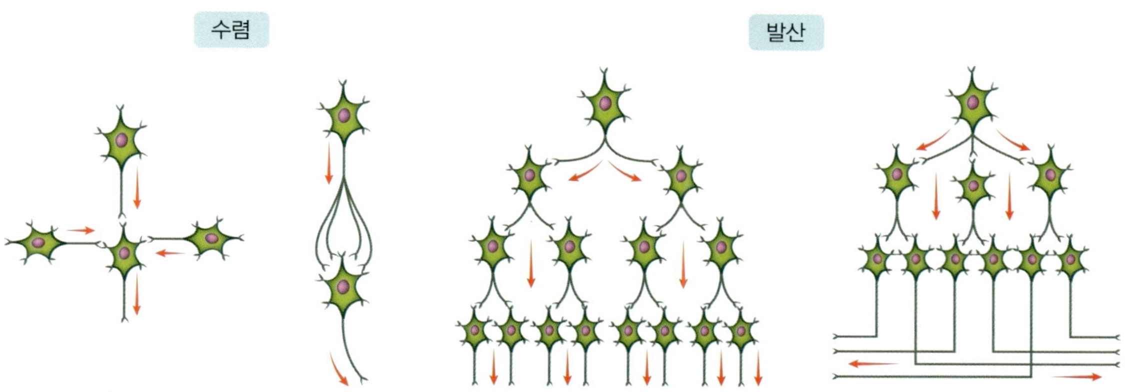

그림 4-15 수렴과 발산

(4) 연접지연(synaptic delay)

화학연접에서는 활동전위가 연접전신경세포의 신경종말에 도달한 후 연접후막에서 전위변화가 일어날 때까지 0.5msec 이상의 시간이 걸리는데, 이러한 현상을 **연접지연**이라고 한다. 신경종말에서 탈분극이 일어나 연접소포에 함유된 신경전달물질이 방출되고 연접후막 수용체와 결합하여 막의 이온투과성을 바꾸는 과정에서 시간이 걸리기 때문에 발생하며 이 연접지연은 활동전위가 신경섬유를 전달하는 속도에 비해 상당히 길다.

(5) 전달차단(transmission block)

연접의 흥분전달은 반복해서 계속되면 쉽게 피로해져 비교적 빨리 **전달차단**이 일어난다. 이는 신경종말 내의 화학물질 저장량이 한정적이기 때문이며, 화학물질이 소모되면 연접전달이 일어나지 않게 된다. 잠시 휴지기간을 두면 화학물질이 다시 비축되어 연접의 흥분전달능력은 회복된다.

2. 신경전달물질

연접에서의 정보전달은 **신경전달물질**(neurotransmitter)을 통해 이루어지는데, 신경전달물질에는 연접후신경세포의 흥분성을 높이거나 이와 반대로 오히려 흥분성을 억제하는 등 많은 종류가 있다(표 4-2). 이는 신경전달물질 자체가 흥분성이나 억제성의 성질을 띠는 것이 아니라 신경전달물질에 의해 열리는 이온통로의 특성과 이곳을 통해 이동하는 이온의 종류가 연접후신경세포의 흥분성과 억제성을 결정한다.

흥분성 신경전달물질에는 글루탐산(glutamate), 아스파르트산(aspartate), 도파민(dopamine), 노르에피네프린(norepinephrine), 에피네프린(epinephrine), 히스타민(histamine), 세로토닌(serotonin), 물질 P(substance P), 아세틸콜린(acetylcholine) 등이 있고, **억제성 신경전달물질**에는 감마아미노부티르산(γ-aminobutyric acid, GABA), 글라이신(glycine) 등이 있다.

표 4-2 신경전달물질의 종류

성분	종류
아미노산 계열	감마아미노부티르산(γ-aminobutyric acid, GABA), 글루탐산(glutamate), 글라이신(glycine) 등
아민 계열	아세틸콜린(acetylcholine), 도파민(dopamine), 에피네프린(epinephrine), 히스타민(histamine), 노르에피네프린(norepinephrine), 세로토닌(serotonin) 등
펩티드 계열	콜레시스토키닌(cholecystokinin), 엔케팔린(enkephalin), 신경펩티드 Y(neuropeptide Y), 소마토스테인(somatostain) 등
기체 계열	산화질소(NO), 일산화탄소(CO)

3. 연접의 흥분전달과정

연접에서의 흥분전달은 신경세포가 신경세포나 근육세포 또는 샘세포와 서로 소통하는 과정이며, 다음과 같은 흐름으로 이루어진다(그림 4-16).

① 연접전종말에는 연접소포가 있고 이 내부에는 다량의 신경전달물질이 저장되어 있다. 축삭 안을 전도해온 활동전위가 연접전종말에 이르면 칼슘이온(Ca^{2+})통로가 열린다.

② 세포 안으로 유입된 칼슘이온의 작용으로 연접소포의 막은 연접전종말의 막과 밀착한다.

③ 연접소포에서 연접틈새를 향해 신경전달물질이 세포외배출(exocytosis) 과정으로 방출된다.

④ 연접후막 위에는 방출된 신경전달물질(리간드)과 특이적으로 반응하는 수용체(리간드 의존성 통로)가 있는데, 연접틈새로 방출된 신경전달물질이 이 수용체와 결합한다.

⑤ 신경전달물질이 수용체와 결합하면 리간드 의존성 통로가 열리고, 소듐이온은 세포 내부로 확산되어 연접후막에 흥분성 또는 억제성의 막전위 변화를 일으킨다.

⑥ 연접후막 수용체와 결합한 신경전달물질은 연접틈새에 포함된 분해효소의 작용으로 신속하게 분해되어 그 기능을 상실한다. 분해된 신경전달물질은 연접전종말에 흡수되어 신경전달물질로서 재활용된다.

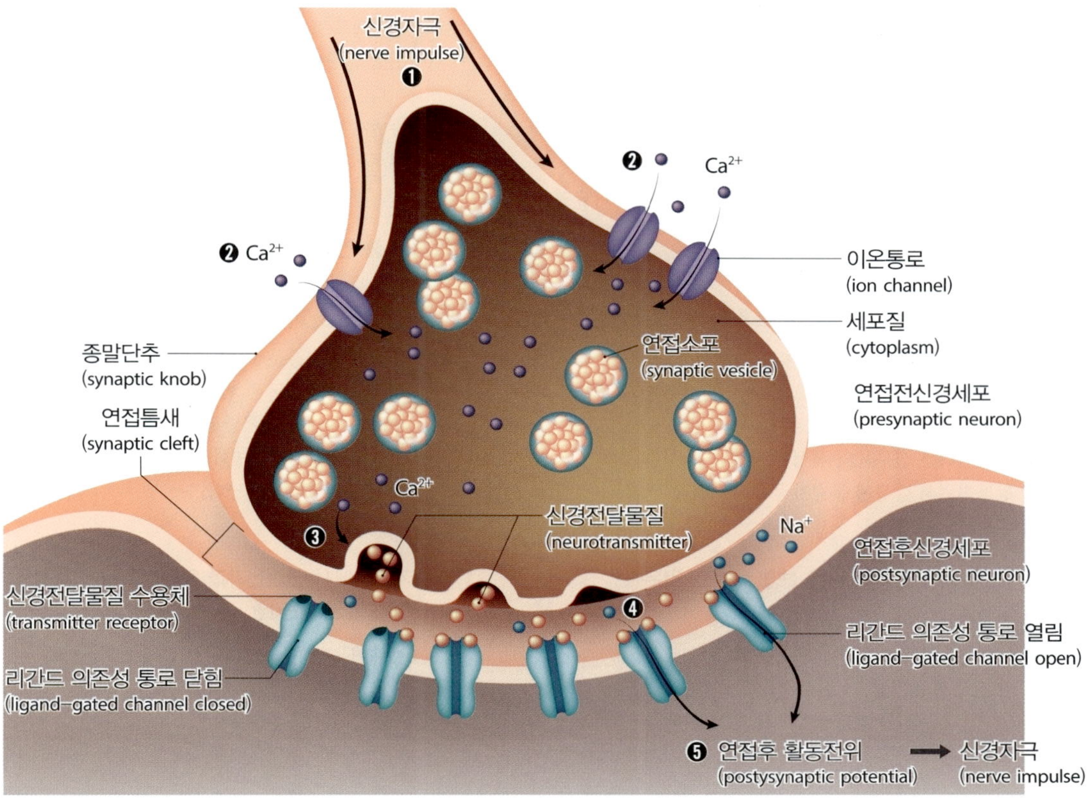

그림 4-16 **연접의 흥분전달과정**

확인문제

01. 신경세포의 지지세포와 그 특성이 잘못 연결된 것은?

① 뇌실막세포 – 뇌경질막의 영양과 재생
② 별아교세포 – 신경전달물질의 제거와 합성
③ 슈반세포 – 말초신경계통 신경세포에 말이집 형성
④ 미세(아)교세포 – 중추신경계통의 면역과 염증반응 유발
⑤ 희소돌기아교세포 – 중추신경계통 신경세포에 말이집 형성

02. 말초신경의 말이집을 둘러싸고 있는 것은?

① 그물세포　② 슈반세포
③ 대식세포　④ 섬유모세포
⑤ 별아교세포

03. 다음 중 혈액뇌장벽 형성에 필요한 세포는?

① 슈반세포　② 뇌실막세포
③ 별아교세포　④ 미세(아)교세포
⑤ 희소돌기아교세포

04. 활동전위의 발생과정에서 재분극이 시작되는 시점은?

① 막전위가 +30mV까지 도달한다.
② 포타슘이온통로가 비활성화면서 문이 닫힌다.
③ 국소전류가 흥분 부위를 문턱값 수준까지 탈분극시킨다.
④ 전압의존성 소듐이온(Na^+)통로가 활성화되어 문이 열린다.
⑤ 포타슘이온(K^+)통로가 열리면서 세포속액의 포타슘이온이 세포 밖으로 유출된다.

05. 다음 중 활동전위의 특성이 아닌 것은?

① 활동전위는 불응기를 가진다.
② 활동전위는 감소 없이 전도된다.
③ 활동전위는 서로 가중될 수 있다.
④ 활동전위는 실무율의 특성을 가진다.
⑤ 활동전위의 발생에 문턱자극이 필요하다.

06. 활동전위의 탈분극에 관한 설명 중 틀린 것은?

① 막전위는 +30mV로 치솟는다.
② 소듐이온은 축삭 밖으로 확산된다.
③ 탈분극 자극은 좀 더 탈분극을 일으킨다.
④ 이 시기는 소듐이온통로의 불활성에 의해 끝난다.
⑤ 탈분극의 정도가 문턱값에 이르면 활동전위가 생성된다.

07. 다음 괄호 안에 들어갈 단어를 순서대로 연결한 것은?

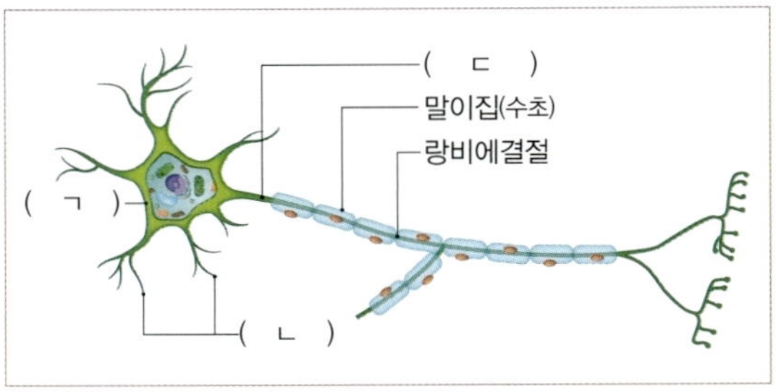

(ㄱ)　(ㄴ)　(ㄷ)
① 신경세포체, 가지돌기, 축삭
② 가지돌기, 신경세포체, 축삭
③ 신경돌기, 신경세포체, 신경종말
④ 신경세포체, 신경돌기, 슈반세포
⑤ 신경교세포, 신경돌기, 말이집신경섬유

08. 다음 중 랑비에결절에 관한 설명으로 옳은 것은?

① 활동전위가 시작되는 신경세포 부위이다.
② 연접후막에 위치하는 수용체 단백질 무리이다.
③ 신경세포를 구조적으로 지지하는 역할을 하는 세포이다.
④ 연접 말단에 위치하며 신경전달물질이 들어 있는 소포이다.
⑤ 슈반세포의 축삭 외부에 말이집이 존재하지 않는 절연부위이다.

09. 다음 중 연접의 특성으로 틀린 것은?

① 연접의 전위는 실무율의 특징을 가진다.
② 연접후막에서 발생하는 전위는 가중된다.
③ 연접에서는 흥분전달이 일방향성으로 일어난다.
④ 연접의 흥분전달은 반복해서 계속되면 쉽게 피로해져 비교적 빨리 전달차단된다.
⑤ 연접후막에서 전위변화가 일어날 때까지 0.5msec 이상의 연접지연이 일어난다.

10. 전기연접에서 연접전막과 연접후막의 상호작용은 어느 곳에서 발생하는가?

① 틈새이음　② 연접틈새
③ 말단 가지돌기　④ 신경원섬유마디
⑤ 신경전달물질 수용체

정답 01. ① 02. ② 03. ③ 04. ⑤ 05. ③ 06. ② 07. ① 08. ⑤ 09. ① 10. ①

Chapter 05

중추신경

학습목표

1. 중추신경계통의 구성과 역할을 설명할 수 있다.
2. 뇌의 구조와 기능을 설명할 수 있다.
3. 척수의 구조와 기능을 설명할 수 있다.
4. 중추신경계통의 고차원적 기능에 대해 설명할 수 있다.

핵심용어해설

- **뇌줄기**(뇌간, brain stem) : 중(간)뇌, 다리뇌, 숨뇌를 말하며, 생명유지에 중요한 기능을 수행한다. 중(간)뇌에는 자세반사의 중추가 있어 자세와 평형을 유지한다. 다리뇌는 소뇌와 대뇌 사이의 정보전달을 중계하는 작용을 하며, 숨뇌는 호흡과 심장운동과 같이 생명활동에 중요한 중추가 있어 생명중추라고도 한다.
- **뇌줄기그물체**(reticular formation of brain stem) : 중(간)뇌에서 다리뇌, 숨뇌를 거쳐 사이뇌 일부까지의 넓은 범위에 걸쳐 신경섬유가 그물 모양을 이루고 그 사이에 신경세포가 흩어져 있는 구조가 있는데 각각 중(간)뇌그물체, 다리뇌그물체, 숨뇌그물체라고 하며, 이를 통틀어 뇌줄기그물체라고 한다. 상행성으로 투사되어 상위중추를 흥분시키고 의식수준을 제어한다.
- **대뇌**(cerebrum) : 가장 고위중추로서 뇌 전체의 약 80%를 차지하며, 중심에서부터 대뇌바닥핵, 대뇌둘레계통, 대뇌피질로 나눌 수 있다.
- **사이뇌**(간뇌, diencephalon) : 시상과 시상하부로 구성되는데 시상은 후각 이외의 모든 감각전도로의 중계소이고, 시상하부는 정서행동, 자율신경 등을 통합하며 온도조절, 섭식, 음수 등의 중추이다. 시상하부는 뇌하수체의 내분비기능 조절에도 중요한 역할을 한다.
- **척수**(spinal cord) : 척주관 안에 들어 있는 가늘고 긴 끈 모양의 신경세포 집합을 말하며, 목척수, 가슴척수, 허리척수, 엉치척수, 꼬리척수로 나뉜다. 각각에서 목신경(8쌍), 가슴신경(12쌍), 허리신경(5쌍), 엉치신경(5쌍), 꼬리신경(1쌍)이 나온다.
- **척수반사**(spinal reflex) : 척수를 반사중추로 하는 반사를 말하며, 효과기의 차이에 따라 운동반사와 자율신경반사로 분류되고 수용체의 차이에 따라 몸-운동반사(굽힘반사, 무릎반사 등), 내장-자율신경반사(승압반사 등), 몸-자율신경반사(한랭반사 등), 내장-운동반사(근성방어 등)의 4종류로 분류된다.

1 중추신경계통의 개요

1. 중추신경계통의 구성

인체는 외부로부터 끊임없이 정보를 받아들여 행동을 결정하고 신체 내부의 정보를 파악하여 신체 기능의 평형을 유지한다. 이때 정보의 '입력계통'이 감각기관이고 '출력계통'이 운동기관과 분비기관이다. 이 입력과 출력 사이에서 정보처리기관으로서 작용하는 계통이 **중추신경계통**(central nervous system, CNS)이다.

중추신경계통은 **뇌**(brain)와 **척수**(spinal cord)로 구성된다. 두부처럼 부드러운 기관인 뇌는 단단한 머리뼈안(두개강)에 들어 있고, 척수는 척주의 뼈 안에 들어 있다. 중추신경과 이들 뼈 사이에는 **뇌척수액**(cerebrospinal fluid, CSF)이 들어 있고, 중추신경계통의 신경세포에 영양을 공급하기 위해 많은 혈관과 신경(아)교세포가 존재한다.

중추신경계통은 형태학적으로는 **상위뇌**(대뇌피질), **하위뇌**(사이뇌, 숨뇌, 다리뇌, 중(간)뇌, 소뇌, 바닥핵), 척수로 분류할 수 있고, 기능적으로는 **대뇌**, **사이뇌**, **뇌줄기**[숨뇌, 다리뇌, 중(간)뇌], **소뇌**, **척수**로 분류할 수 있다(표 5-1).

표 5-1 중추신경계통의 분류

<table>
<tr><th></th><th colspan="3">형태학적 분류</th><th colspan="2">기능적 분류</th></tr>
<tr><td rowspan="5">중추
신경
계통</td><td rowspan="4">뇌</td><td>상위뇌</td><td>대뇌피질</td><td rowspan="4">뇌</td><td>대뇌</td></tr>
<tr><td rowspan="3">하위뇌</td><td>사이뇌, 숨뇌, 다리뇌, 중(간)뇌</td><td>사이뇌</td></tr>
<tr><td>소뇌</td><td>뇌줄기[숨뇌, 다리뇌, 중(간)뇌]</td></tr>
<tr><td>바닥핵</td><td>소뇌</td></tr>
<tr><td colspan="3">척수</td><td colspan="2">척수</td></tr>
</table>

2. 중추신경계통의 역할

중추신경계통은 **날신경**(원심신경, efferent nerve)이 시작되고 **들신경**(구심신경, afferent nerve)이 도달하며, 날신경과 들신경이 기능적으로 결합하는 부분이다. 이곳에서는 의지와는 관계없이 일어나는 단순한 반사기전이나 의식 단계로 올라가 과거의 경험과 대조한 결과 통합되어 출력되는 기전이 일어난다. 또 외부에서 입력되는 정보에 직접 의존하지 않는 사고, 의사, 감정, 학습, 기억, 언어, 창조 등의 고차원적인 기능, 의식이나 수면 등도 중추신경계통의 중요한 기능이다. 즉, 중추신경은 말초신경을 조절하여 신체 각 부위의 기능을 신경성으로 **통합 및 조정**하는 **중추부**이다.

(1) 감각계통의 통합

인체 안팎의 환경 변화를 말초신경인 감각신경을 통해 척수나 뇌줄기(뇌간)에서 상위 중추신경계통으로 전달하는 **오름길**(상행로, ascending tract)로서의 기능이 있다. 척수와 뇌줄기로 들어온 정보는 대뇌피질의 감각영역에 투사되어 감각을 일으키는데, 이 정보가 대뇌피질 연합영역에도 전달되어 과거의 경험이나 다른 감각정보와 대조하여 정확한 인식이 이루어진다. 감각정보가 전두엽(이마엽)의 연합영역(이마앞영역)에서 처리되어 사고, 동기 등이 유발되며 또 시상하부, 대뇌둘레계통에도 보내져 다양한 정서반응을 일으킨다.

(2) 운동계통의 통합

맘대로운동(목적을 가진 운동)은 대뇌피질의 **몸운동영역**에서 시작된다. 의사, 감각자극, 내적 욕구 등이 동기가 되어 대뇌피질 연합영역에서 어떤 운동을 행할지 결정된다. 이어서 대뇌바닥핵이나 소뇌로 전달되어 실제로 어떤 순서로 근육을 움직일지, 어느 정도의 힘으로 근육을 움직일지 등의 운동 프로그램이 작성된다. 그 후 대뇌피질 몸운동영역에서 척수(팔다리근육)나 뇌줄기(씹기근육, 인두근육 등)의 운동신경으로 보내져 운동이 이루어진다.

(3) 반사기능

생체가 받은 자극이 중추에서 통합되어 의사와는 관계없이 일어나는 반응을 **반사**(reflex)라고 한다. 인체에 들어오는 입력의 종류에 따라 내려지는 출력이 전형적으로 결정되어 있기 때문에 인체에 매우 유리한 반응이라고 할 수 있다.

반사는 중추에서의 반응시간이 단축되기 때문에 입력 즉시 출력이 이루어진다. 중추신경계통 내에서 신경세포가 반사를 위한 네트워크를 형성하는 장소를 **반사중추**(reflex center)라고 하며, 척수와 뇌줄기에 있다.

(4) 자율기능의 통합

순환, 호흡, 내분비, 체온, 생식, 배뇨, 소화 등 생명유지에 관여하는 기능은 몸신경의 감각기능이나 운동기능과 달리 무의식 하에서 조절되기 때문에 이들 기능을 **자율기능**이라고 한다. 자율기능을 조절하는 신경을 자율신경이라고 하며 교감신경계통과 부교감신경계통이 있다. 자율신경의 기능은 대부분 척수와 뇌줄기에서 통합된다. 척수와 뇌줄기는 또한 시상하부, 대뇌둘레계통, 대뇌피질 연합영역 등의 고위 중추에서 단계적으로 조절된다.

(5) 정서반응의 발현

동물에게는 섭식행동, 음수행동, 성행동, 집단행동 등의 본능행동이 있는데, 이는 개체나 종족보존에 반드시 필요하며 기본적인 생명활동이다. 이러한 본능행동은 식욕, 구갈, 성욕, 집단욕 등의 본능적 욕구에서 야기된다. 욕구가 채워지면 쾌감이 되고, 채워지지 않으면 불쾌감, 욕구불만, 분노가 되어 공격적 행동으로서 나타나기도 한다. 이러한 감정에 동반하는 행동은 분노, 공포, 즐거움, 불쾌, 기쁨, 슬픔, 사랑, 증오, 놀람 등의 정서로서 나타나는데, 이를 **정서반응**(affective reaction)이라고 한다.

정서반응에 동반하여 혈압, 심박수, 호르몬, 땀남(발한), 침분비 등의 자율신경, 내분비, 운동기능의 반응이 일어난다. 이처럼 정서반응과 자율신경기능은 밀접한 관계가 있다. 정서반응은 대뇌둘레계통, 시상하부, 시상과 대뇌피질 감각영역, 대뇌피질 연합영역이 밀접한 정서회로를 구성한다.

(6) 고차원적 기능

대뇌피질은 감각신경계통을 통해 입력된 정보를 통합하여 운동계통으로 출력할 뿐만 아니라 입력한 감각정보를 바탕으로 의사, 감정, 학습, 기억, 언어, 인식, 창조 등의 **고차원적인 기능**을 수행한다. 대뇌의 활동수준과 관계가 있는 의식이나 수면 등도 고차원적 기능에 포함된다.

2 뇌

뇌(brain)는 신경계통 가운데 가장 복잡한 기관으로 성인의 경우 무게가 약 1,300g이고 약 1,000억 개 이상의 신경세포(신경원, neuron)로 구성된다.

뇌는 좌우의 **대뇌반구**(cerebral hemisphere), **사이뇌**(간뇌, diencephalon), **중(간)뇌**(midbrain, mesencephalon), **다리뇌**(교뇌, pons), **소뇌**(cerebellum), **숨뇌**(연수, medulla oblongata)로 구성된다(그림 5-1). 중(간)뇌, 다리뇌, 숨뇌를 합해서 **뇌줄기**(뇌간, brain stem)라고 하는데, 뇌줄기에는 많은 뇌신경의 핵이 있으며 생명유지에 중요한 기능을 한다. 또한 뇌는 머리뼈 안의 뇌척수액(cerebrospinal fluid, CSF)에 떠 있는데, 이 뇌척수액은 외부의 충격을 완화하는 역할을 한다.

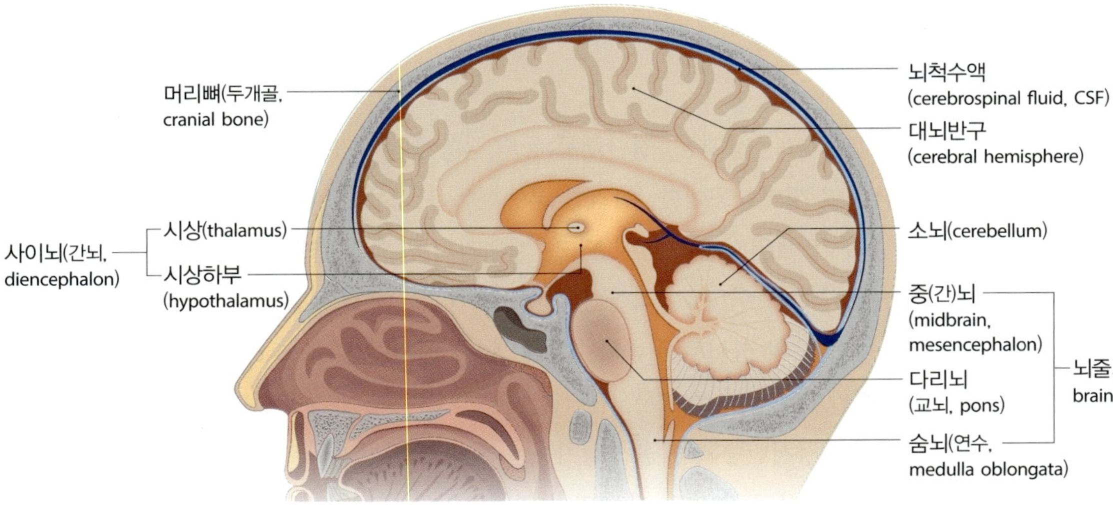

그림 5-1 **뇌의 구성**

1. 대뇌

대뇌(cerebrum)는 가장 고위중추로서 뇌 전체의 약 80%를 차지한다. 대뇌는 반구사이틈새(interhemispheric fissure)라는 정중앙의 큰 틈새에 의해 좌우 반구로 나뉜다. 대뇌반구(cerebral hemisphere)의 표면에는 다수의 구불거리는 고랑이 있는데 이에 따라 대뇌반구의 표면은 **전두엽**(이마엽, frontal lobe), **두정엽**(마루엽, parietal lobe), **후두엽**(뒤통수엽, occipital lobe), **측두엽**(관자엽, temporal lobe)으로 구분된다(그림 5-2).

전두엽은 대뇌의 앞쪽 부분으로 추리, 계획, 사고, 감정, 문제해결과 같은 고차원적 인지기능과 관련되어 있고, 다른 연합영역에서 들어오는 정보를 조정하여 행동을 조절하는 데 관여한다. 두정엽은 대뇌의 위쪽, 전두엽의 뒤쪽 부분으로 운동중추가 있어 기관에 운동명령을 내리고 촉각, 압각, 통각과 같은 몸감각 처리 및 피부, 뼈대근육계통 등으로부터 오는 감각정보 처리에 관여한다. 후두엽은 대뇌의 뒷면에 위치하며 시각기능에 관여하고, 측두엽은 대뇌의 양쪽 옆면에 위치하며 청각에 관련한 정보 처리, 언어 이해에 관여한다(표 5-2).

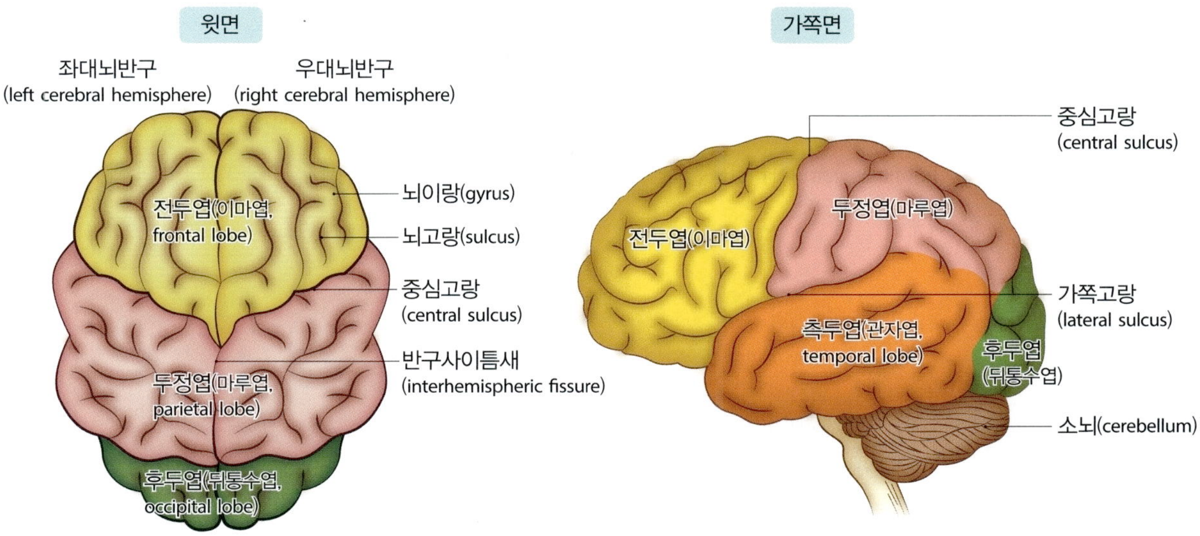

그림 5-2 **대뇌반구의 구분**

표 5-2 **대뇌엽의 기능**

구분	기능
전두엽(이마엽, frontal lobe)	• 추리, 계획, 사고, 감정, 문제해결과 같은 고차원적 인지기능과 관련이 있다. • 다른 감각연합영역에서 들어오는 정보들을 통합하여 행동을 조절한다. • 운동기능(수의운동 통제), 자율기능, 감정조절, 식별학습 및 의욕과 창조의 영역(개성)이 있다.
두정엽(마루엽, parietal lobe)	• 운동중추가 있어 기관에 운동명령을 내린다. • 촉각, 압각, 통각 등 몸감각(체성감각) 처리 및 피부, 뼈대근육계통 등에서 오는 감각정보를 처리(감각영역)한다. • 지식 형성, 지능 발달에 관여한다.
후두엽(뒤통수엽, occipital lobe)	• 시각기능(시각인지)에 관여한다.
측두엽(관자엽, temporal lobe)	• 청각에 관한 정보처리 및 언어 이해에 관여한다. • 판단과 기억에 관한 통합, 시각정보의 분석과 통합에 관여한다.

대뇌의 표면은 **회색질**(gray matter)로 이루어진 **대뇌피질**(대뇌겉질, cerebral cortex)로 덮여 있으며 안쪽에는 주로 신경섬유로 이루어진 **백질**(white matter)이 있다(그림 5-3). 백질에는 신경섬유가 여러 방향으로 주행하는데, 신경섬유는 그 주행방향과 기능에 따라 **투사섬유**(projection fiber), **맞교차섬유**(commissural fiber), **연합섬유**(association fiber)의 3가지로 구분할 수 있다. 투사섬유에는 신체 각 부분으로부터 감각흥분을 척수에서 대뇌로 전달하는 오름길(상행로)과 운동흥분을 다시 척수로 내려보내는 내림길(하행로)이 있다. 맞교차섬유는 좌우 대뇌반구를 교차하여 연결하며, 연합섬유는 같은 쪽 대뇌반구의 위아래를 연

결합한다(그림 5-4).

백질에 있는 크고 작은 신경핵 덩어리(회색질)를 **대뇌바닥핵**(기저핵, basal ganglia)이라고 한다. 대뇌의 진화에 따라 바깥쪽으로 부풀어 오른 부분을 신피질(새겉질, neocortex)이라고 하며, 안에 남겨진 부분을 **대뇌둘레계통**(변연계, limbic system)이라고 한다. 즉, 대뇌의 회색질은 중심에서부터 대뇌바닥핵, 대뇌둘레계통, 대뇌피질로 나뉜다.

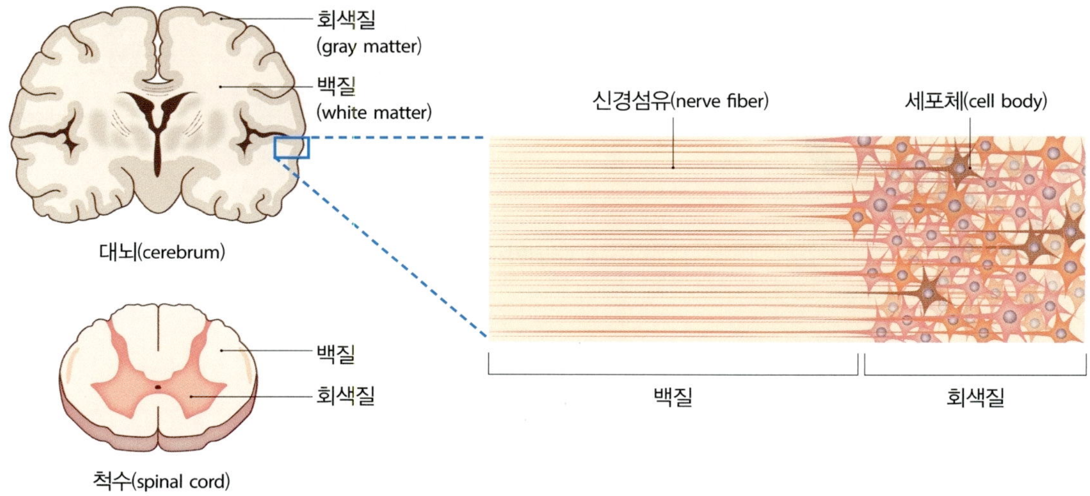

그림 5-3 **회색질과 백질**

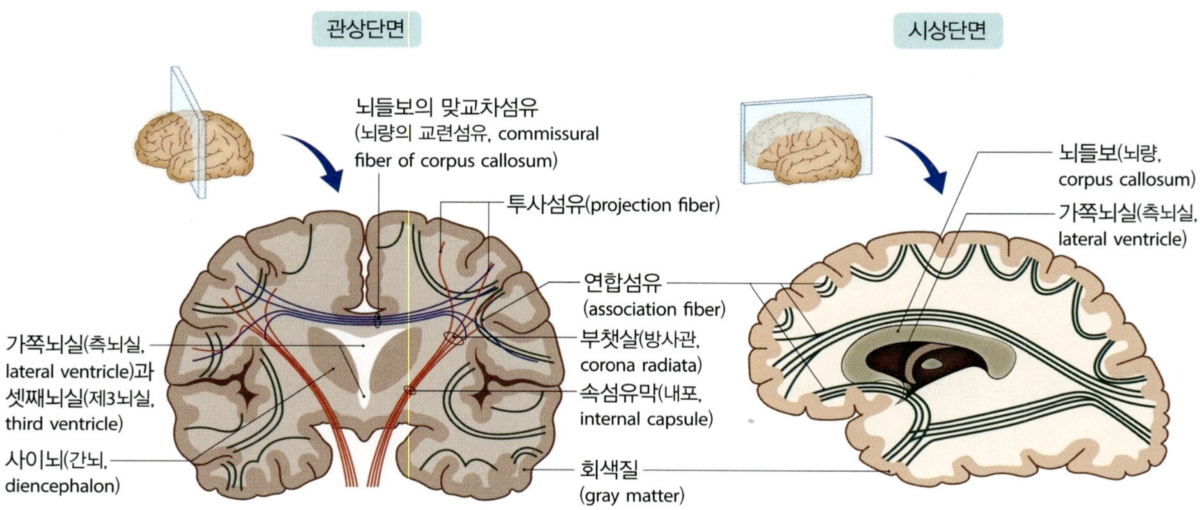

그림 5-4 **백질 속의 신경섬유**

1) 대뇌바닥핵(기저핵, basal ganglia)

대뇌의 내부 깊은 곳에 있는 회색질 덩어리들을 **바닥핵**이라고 하며, **꼬리핵**(미상핵, caudate nucleus), **조가비핵**(피각, putamen), **창백핵**(담창구, globus pallidus)으로 구성된다(그림 5-5). 꼬리핵과 조가비핵은 발생학적으로나 기능적으로 같은 역할을 하기 때문에 이 둘을 **줄무늬체**(선조체, corpus striatum)라고 하고, 조가비핵과 창백핵은 발생학적으로는 다르지만 그 형태 때문에 이 둘을 합쳐서 **렌즈핵**(lenticular nucleus)이라고 한다. 사이뇌(간뇌)에 있는 시상밑핵(subthalamic nucleus), 뇌줄기(뇌간)인 중(간)뇌에 있는 흑(색)질(substantia nigra)과 적핵(red nucleus)이나 편도체(amygdaloid body), 중격핵(사이벽핵, septal nucleus)을 대뇌바닥핵에 포함시키기도 한다.

대뇌바닥핵은 운동조절, 인지기능, 정서, 동기부여나 학습 등의 기능을 한다. 특히 추체외로계통의 불수의운동에 대해 중요한 역할을 하며 수의운동의 원활한 발현과 협조에 관여한다(그림 5-20 참조). 대뇌바닥핵의 이상으로 일어나는 질병에는 **파킨슨병**이나 **무도병** 등이 있는데, 파킨슨병은 줄무늬체(꼬리핵, 조가비핵)로 신경화학물질인 **도파민**(dopamine)을 보내는 중(간)뇌의 흑(색)질이 장애를 입으면 발생한다.

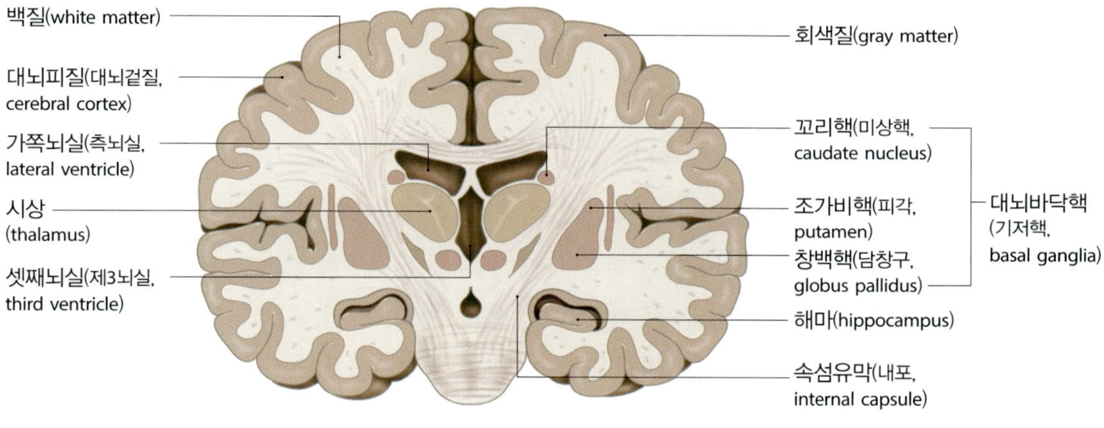

그림 5-4 **대뇌의 내부**

2) 대뇌둘레계통(변연계, limbic system)

둘레계통은 대뇌피질과 시상하부 사이의 경계 부위에 위치한 구조물로, **해마**(hippocampus), **편도체**(amygdaloid body), **띠이랑**(cingulate gyrus), **시상앞핵**(시상전핵, anterior thalamic nucleus), **둘레엽**(변연엽, limbic lobe) 등으로 구성된다(그림 5-5).

해마는 짧은 시간 동안 간직되는 기억에 관여하며 뇌줄기그물체(뇌간망상체)와 합동하여 각성 및 주의집중에 작용한다. 편도체는 여러 가지 내장감각과 함께 자율신경의 반응을 일으키며 특정 부위를 자극하면 공격적인 행동이 나타난다.

둘레계통은 뇌줄기, 시상하부, 시상, 대뇌피질의 감각영역과 연합영역이 모두 연결되어 있다. 섭취 및 음수행동, 성행동, 희로애락 등의 본능적 · 원시적 정서, 후각, 내장감각 등에 관여하며 생명유지에 기본적인 본능행동 또는 정서행동을 담당한다.

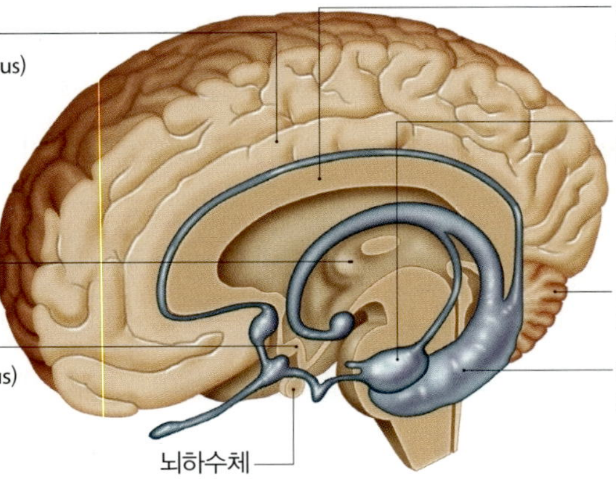

그림 5-5 **대뇌둘레계통**

3) 대뇌피질(대뇌겉질, cerebral cortex)

대뇌피질은 대뇌반구의 가장 표면을 덮는 부분으로, 두께 2~4mm의 회색질로 이루어지며 조직학적으로는 6층으로 구성된다(분자층, 겉과립층, 겉피라미드층, 속과립층, 속피라미드층, 다형층).

대뇌피질은 부위에 따라 기능이 전혀 다른데, 기억, 집중, 사고, 언어, 각성 및 의식 등의 중요 기능을 담당한다. 브로드만(Brodmann)은 대뇌피질을 수십 개의 영역으로 나누었는데, 이를 **브로드만영역**(Brodmann area)이라고 한다. 각 영역은 운동, 감각, 청각, 시각 등 기능적으로 구분되며, 영역 1, 2, 3은 일차몸감각피질, 영역 4는 일차운동피질, 영역 17은 일차시각피질, 영역 41과 42는 일차청각피질이라고 흔히 말한다. 언어와 관련되어 영역 44와 45를 운동성 언어영역(브로카영역, Broca area), 영역 39와 40을 감각성 언어영역(베르니케영역, Wernicke area)이라고 한다(그림 5-6).

(1) 일차운동영역(primary motor area) (그림 5-6, 5-7)

뼈대근육의 수의운동에 관여하는 중추로, 전신의 뼈대근육 운동을 지배하고 통제한다. 전두엽(이마엽)의 중심앞이랑(precentral gyrus)에 위치하며, 중심앞이랑의 안쪽에서 바깥쪽에 걸쳐 반대쪽 반신의 팔다리, 몸통, 머리의 수의운동에 대응하는 부위가 배열된다.

운동영역에 있는 운동신경세포는 속섬유막(내포)을 지나 척수를 향해 내려가는데, 브로드만영역 4

에 상당한다. 이 운동의 신경로를 추체로(피질척수로)라고 한다. 추체로섬유의 약 4/5는 숨뇌 추체(피라미드, pyramid)에서 교차하여 반대쪽으로 이동한다.

(2) 일차몸감각영역(primary somatosensory area) (그림 5-6, 5-7)

① 일차몸감각영역(primary somatosensory area)

두정엽의 중심뒤이랑(postcentral gyrus)에 위치하며, 반대쪽 반신의 몸감각(촉각, 온도각, 통각, 심부감각)을 담당하는 중추이다. 중심뒤이랑 안쪽에서 바깥쪽을 다리, 몸통, 어깨, 팔, 머리의 몸감각에 대한 부위로 배열되며, 브로드만영역 1, 2, 3에 상당한다.

② 일차미각영역(primary gustatory area)

두정엽의 몸감각영역 하부에 위치하며 미각을 담당하는 브로드만영역 43에 상당한다.

③ 일차청각영역(primary auditory area)

측두엽의 횡측두이랑(가로관자이랑, transverse temporal gyrus)에 위치하며 브로드만영역 41, 42에 상당한다.

④ 일차시각영역(primary visual area)

후두엽의 안쪽면에 위치하며 브로드만영역 17에 상당한다.

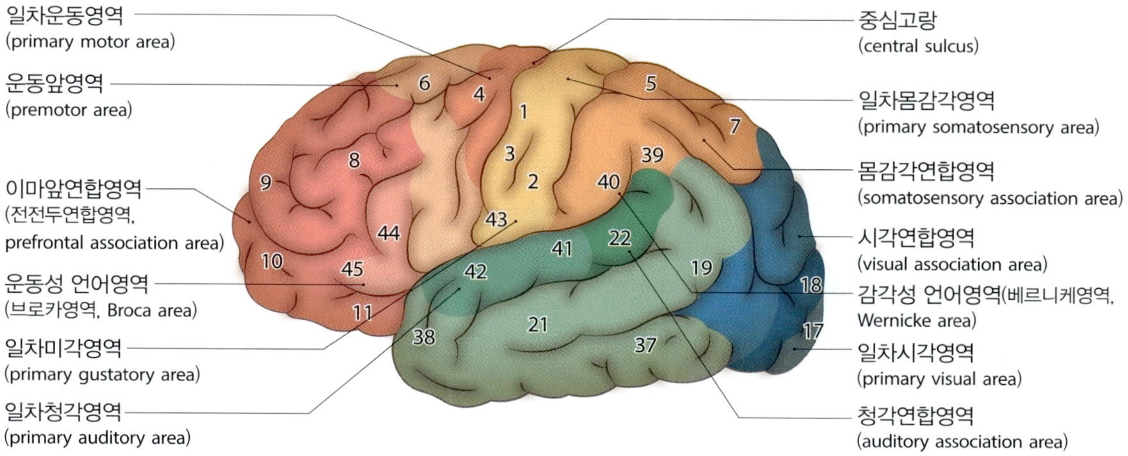

그림 5-6 대뇌피질의 기능영역

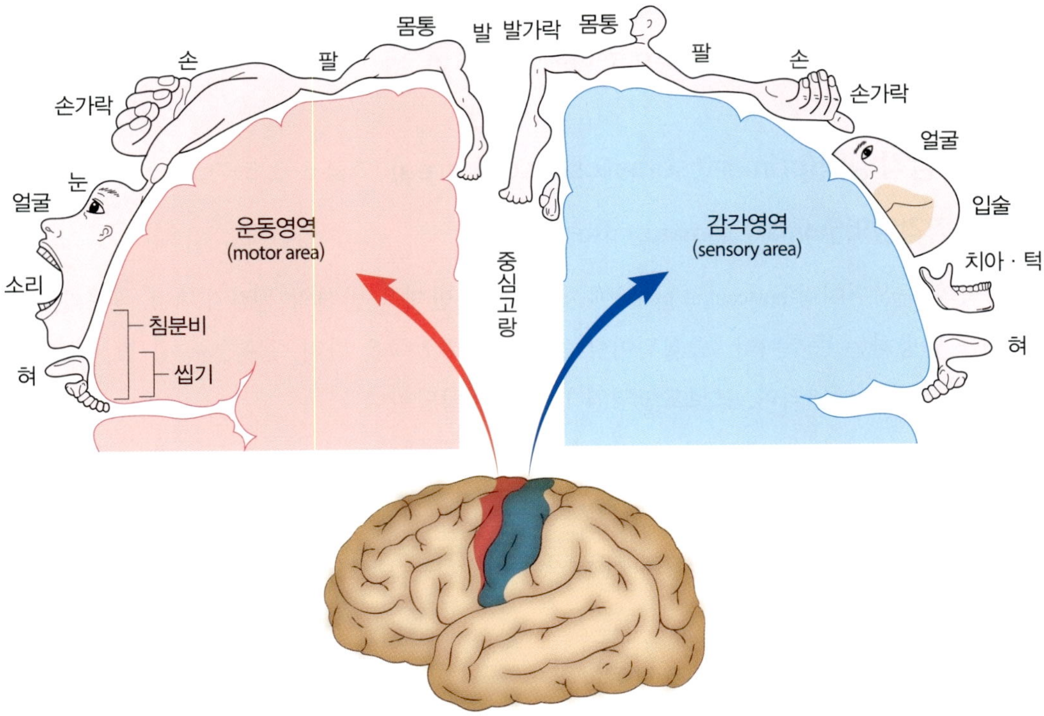

그림 5-7 **대뇌피질의 운동영역과 감각영역**

(3) 연합영역(association area) (그림 5-6)

운동영역이나 감각영역은 피질 전체에서 보면 매우 일부분이며, 대부분 **연합영역**이 차지한다. 다양한 기능이 통합되어 나타나는 의사, 이해, 판단, 기억, 언어, 치밀한 운동 등의 고차원적 기능은 이 연합영역에서 수행한다. 즉, 시각 정보가 들어오면 시각영역에서 '보았다'고 느끼고, 시각영역 주변의 연합영역에서 본 것이 무엇인지를 인지하게 된다. 인지한 정보를 판단하여 의사를 결정하며, 운동영역에 있는 신경세포를 적절하게 조합하여 복잡한 행동을 수행하게 된다.

연합영역은 위치에 따라 크게 전전두연합영역, 측두연합영역, 후두정연합영역으로 나눌 수 있다.

① 전전두연합영역(이마앞연합영역, prefrontal association area)

운동영역을 제외한 모든 전두엽의 피질을 가리키며, 브로드만영역 8, 9, 10, 11, 12, 24, 25, 32, 33, 44, 45, 46, 47에 상당한다. 이 부분에 브로카영역이 포함된다.

② 측두연합영역(관자연합영역, temporal association area)

일차청각피질인 브로드만영역 41, 42를 제외한 거의 모든 측두엽의 피질을 가리킨다. 감각정보가 최종적으로 이 부분에 도달하면 사물의 인식이 완전해지고 이것이 전두전엽의 피질과 운동영역을 거쳐 반응으로서 전환된다.

③ 후두정연합영역(마루뒤연합영역, posterior parietal association area)

일차몸감각영역과 시각영역 사이에 있는 부분으로 브로드만영역 5, 7, 39, 40에 상당한다. 이 부분의 위쪽(영역 5, 7)은 주로 몸감각연합영역이고 아래쪽(영역 39, 40)은 주로 언어영역에 속한다.

2. 사이뇌

사이뇌(간뇌, diencephalon)는 중(간)뇌 앞쪽으로 이어지는 부위로 좌우 대뇌반구에 끼인 형태이다. **시상**(thalamus)과 **시상하부**(hypothalamus)로 구성되며 그 안쪽에 셋째뇌실(제3뇌실, third ventricle)이 있다(그림 5-8). 시상은 후각 이외의 모든 감각전도로의 중계소이다. 시상하부는 정서행동, 자율신경 등을 통합하며 온도조절, 섭식, 음수 등의 중추이다. 뇌하수체의 내분비기능 조절에도 중요한 역할을 한다.

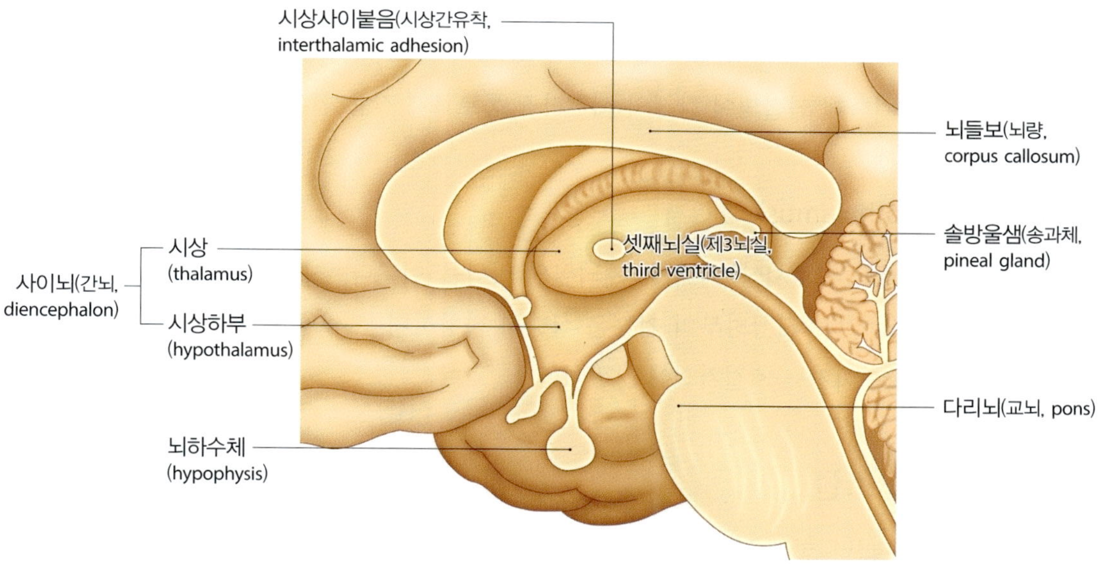

그림 5-8 **사이뇌**

1) 시상(thalamus)

셋째뇌실의 좌우에 위치하는 **시상**은 많은 신경핵 무리가 있어 피부, 근육, 힘줄, 내장에서 오는 몸감각, 심부감각, 특수감각 등 모든 감각계통의 섬유가 들어오며, 신경세포를 바꾸어 대뇌피질로 전달하는 중계핵으로서 기능한다. 또 소뇌나 대뇌바닥핵에서 대뇌피질로 신호를 보내어 운동이나 자세 조절에도 중요한 역할을 한다.

(1) 모든 감각정보의 중계소

대뇌에 냄새를 제외한 전달되는 감각을 통합하여 통증, 온도 변화, 촉각 등의 감각을 강화하거나 감소시킨다. 심한 통각이나 기분 좋은 자극으로서 느끼게 된다.

(2) 운동이나 자세 조절

그물체, 대뇌바닥핵에서 신경섬유를 받아 대뇌피질의 운동영역으로 신경섬유를 보냄으로써 걷는 상태를 유지하고 위치감각을 느끼게 한다. 이곳이 손상되면 경직이나 떨림 등의 긴장이상이 유발된다.

(3) 자율적인 반응에 관여

피부감각, 심부감각, 미각 등의 감각정보를 받아 자율적인 반응에 관여한다.

(4) 감정의 해부학적 통로

대뇌피질과 광범위하게 연결되어 감정의 해부학적 통로로서 작용한다.

2) 시상하부(hypothalamus)

시상의 아래쪽에 위치하는 **시상하부**는 셋째뇌실의 바닥을 이룬다. 시상하부 아래쪽에는 뇌하수체, 시신경교차, 유두체가 있다. 시상하부의 기능은 상당히 다양하며, 자율신경기능의 고위 통합중추로서 또 뇌하수체호르몬의 분비기능 조절기전에도 관여한다.

(1) 자율신경기능 조절

중(간)뇌 이하의 자율기능을 담당하는 중추는 호흡, 심장기능, 혈관운동 등 각각의 자율기능을 조절하는 데 비해 시상하부는 교감신경, 부교감신경 및 내분비기능을 전체적으로 통합하는 고위의 **통합중추**이다. 또 시상하부는 상위의 대뇌피질, 둘레계통, 편도체 등에서의 조절을 받는다.

(2) 체온 조절

항상 일정하게 체온을 유지한다. 시상하부 앞쪽에는 **온열중추**가 있고 뒤쪽에는 **한랭중추**가 있어 체은이 올라가면 혈관확장, 땀분비(발한) 등으로 체온을 외부로 발산시키고, 체온이 떨어지면 털세움, 떨림, 혈관수축 등 기초대사가 항진되어 열을 생산한다.

(3) 수분대사(체액삼투압) 조절

혈중 소듐이온(Na^+) 농도 등이 상승하여 체액삼투압이 상승하면 가쪽시상하부에 있는 삼투압 수용 신경세포가 흥분해서 음수행동을 유발한다. 동시에 뇌실곁핵과 시신경교차위핵의 항이뇨호르몬(ADH) 분비 신경세포가 흥분하여 뇌하수체후엽에 있는 신경말단에서 혈관으로 ADH를 분비하고 신장의 집합관에 작용해서 물의 재흡수를 촉진함으로써 소변량을 저하시킨다. 이에 따라 체액삼투압의 저하가 일어난다.

(4) 섭식 조절

시상하부에는 **공복중추**(hunger center)와 **포만중추**(satiety center)가 있으며 이 두 가지 중추의 균형으로 식욕이 조절된다.

(5) 정서행동

정서행동이란 희로애락이나 방어·도피행동으로, 섭식 및 음수행동, 성행동, 방어반응과 같은 본능행동의 동기부여가 된다. 대뇌피질 및 둘레계통과 관련해서 시상하부가 정서 발현에 관여한다.

(6) 뇌하수체의 내분비기능 조절

뇌하수체전엽에 대해서는 체액성으로, 후엽에 대해서는 신경분비성으로 뇌하수체호르몬의 분비를 조절한다.

(7) 하루주기리듬 조절

시신경교차위핵에는 약 하루 단위의 생체리듬(하루주기리듬)을 구성하는 신경세포가 있다. **하루주기리듬**(circadian rhythm)은 말초 장기나 각각의 세포에서도 관찰되며, 시신경교차위핵의 리듬에 의해 조절된다. 시신경교차위핵의 리듬은 교감신경계통을 통해 솔방울샘에 전달되어 멜라토닌 합성의 하루주기리듬(야간에 상승)에 반영된다.

(8) 내장반응 유도

숨뇌와 연결되어 상이한 감정 상태에 대하여 내장반응을 일으킨다.

3. 뇌줄기

뇌줄기(뇌간, brain stem)는 좁은 의미에서 **중(간)뇌**(midbrain, mesencephalon), **다리뇌**(교뇌, pons), **숨뇌**(연수, medulla oblongata)를 말하며(그림 5–9), 넓은 의미에서 사이뇌(시상과 시상하부)를 포함하기도 한다.

뇌줄기는 **생명유지**에 중요한 기능을 수행하는데, 그 특징을 요약하면 다음과 같다.

① 뇌신경의 신경핵이 존재한다.
② 척수에서 시상으로 상행하는 감각성 오름길(상행로)이 지나간다.
③ 상위 중추에서 척수로 하행하는 운동성 내림길(하행로)이 지나간다.
④ 자율기능과 운동기능의 중추이다.
⑤ 의식과 각성에 중요한 신경회로가 있다.

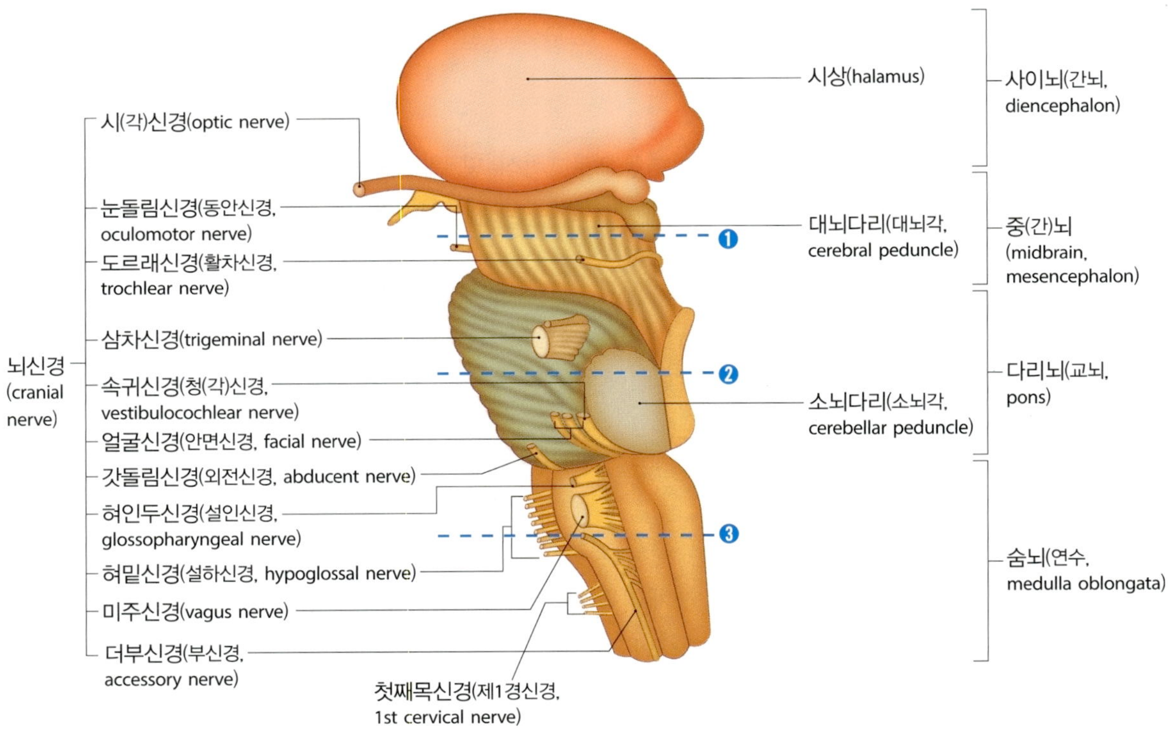

그림 5–9 뇌줄기

1) 중(간)뇌(midbrain, mesencephalon)

중(간)뇌는 사이뇌와 다리뇌 사이에 있으며 **대뇌다리**(대뇌각, cerebral peduncle), **뒤판**(피개, tegmentum), **덮개**(tectum)로 구분된다. 대뇌다리 안쪽을 따라 눈돌림신경(동안신경)이 나온다. 뒤판에는 추체외로계의 운동에 관여하는 적핵과 흑(색)질, 눈돌림신경핵(동안신경핵), 도르래신경핵(활차신경핵) 등이 있으며, 덮개는 위둔덕(superior colliculus)과 아래둔덕(inferior colliculus)으로 구성되는데 위둔덕은 빛반사, 아래둔덕은 청각의 중계핵이다(그림 5-10).

중(간)뇌에는 자세반사(static reflex)의 중추가 있어 자세와 평형을 유지한다. 또한 동공반사(pupillary reflex)의 중추가 있어 시각자극에 대하여 반사적으로 안구운동을 일으킨다.

2) 다리뇌(교뇌, pons)

다리뇌는 중(간)뇌와 숨뇌 중간에 위치하며, **다리뇌 바닥부분**과 **다리뇌 등쪽부분**으로 구분된다. 다리뇌 바닥부분에는 다리뇌핵(교뇌핵, pontine nucleus)과 추체로(pyramidal tract)가 있으며, 다리뇌 등쪽부분에는 삼차신경, 갓돌림신경(외전신경), 얼굴신경(안면신경), 속귀신경(청(각)신경)의 핵이 있다(그림 5-11). 다리뇌는 소뇌와 대뇌 사이의 정보전달을 중계하는 작용을 한다.

3) 숨뇌(연수, medulla oblongata)

숨뇌는 뇌줄기의 가장 아래쪽 부분에 위치하며 위쪽이 굵은 원추형을 나타낸다. 정중앙면에 앞정중틈새(전정중렬, anterior median fissure)가 있고 그 양쪽에 불룩한 부분인 추체(피라미드, pyramid)가 있으며 내부를 세로로 주행하는 추체로(pyramidal tract)가 있다. 뒷면 윗부분에는 넷째뇌실바닥을 이루는 마름오목(능형와, rhomboid fossa)이 있다. 뇌신경핵으로는 혀인두신경(설인신경핵), 미주신경핵, 더부신경핵(부신경핵), 혀밑신경핵(설하신경핵)이 있다(그림 5-12).

숨뇌에는 호흡과 심장운동과 같이 생명활동에 중요한 중추가 있어 **생명중추**라고도 한다.

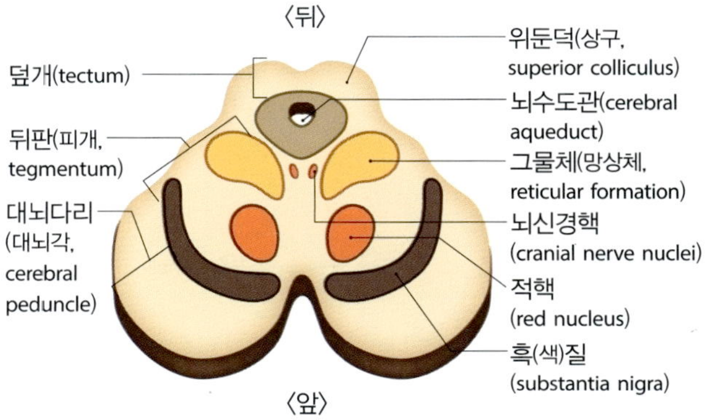

그림 5-10 중(간)뇌의 내부

그림 5-9에서 ❶ 단면

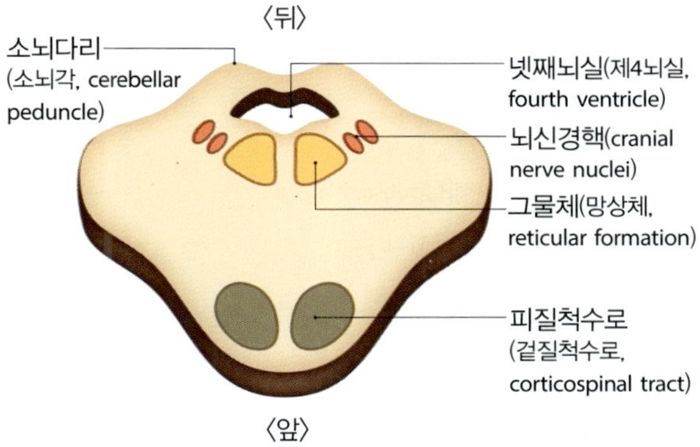

그림 5-11 다리뇌의 내부

그림 5-9에서 ❷ 단면

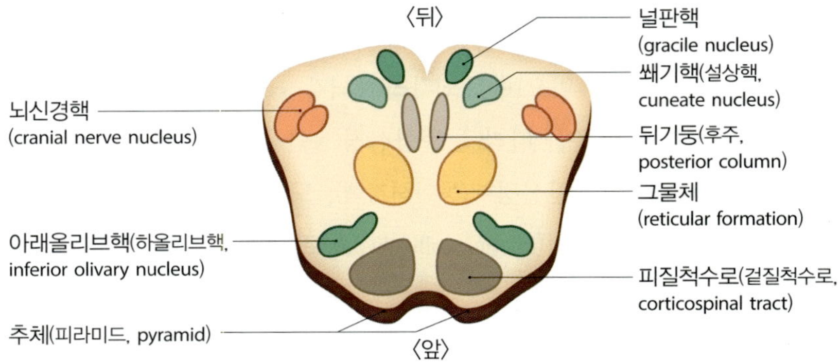

그림 5-12 **숨뇌의 내부**

그림 5-9에서 ❸ 단면

4) 뇌줄기그물체(reticular formation of brainstem)

중(간)뇌에서 다리뇌, 숨뇌를 거쳐 사이뇌 일부까지 넓은 범위에 걸쳐 신경섬유가 그물 모양을 이루고 그 사이에 신경세포가 흩어져 있는 구조가 있는데 이를 각각 중(간)뇌그물체, 다리뇌그물체, 숨뇌그물체라고 하며, 통틀어 **뇌줄기그물체**라고 한다. 뇌줄기그물체의 기능은 복잡하며 상행성으로 투사되어 상위중추를 흥분시키고 의식수준을 제어한다(**오름그물활성계통**, ascending reticular activating system, ARAS)(그림 5-13).

그물체를 상행하는 자극은 대뇌피질에 투사되어 피질을 활성화한다.

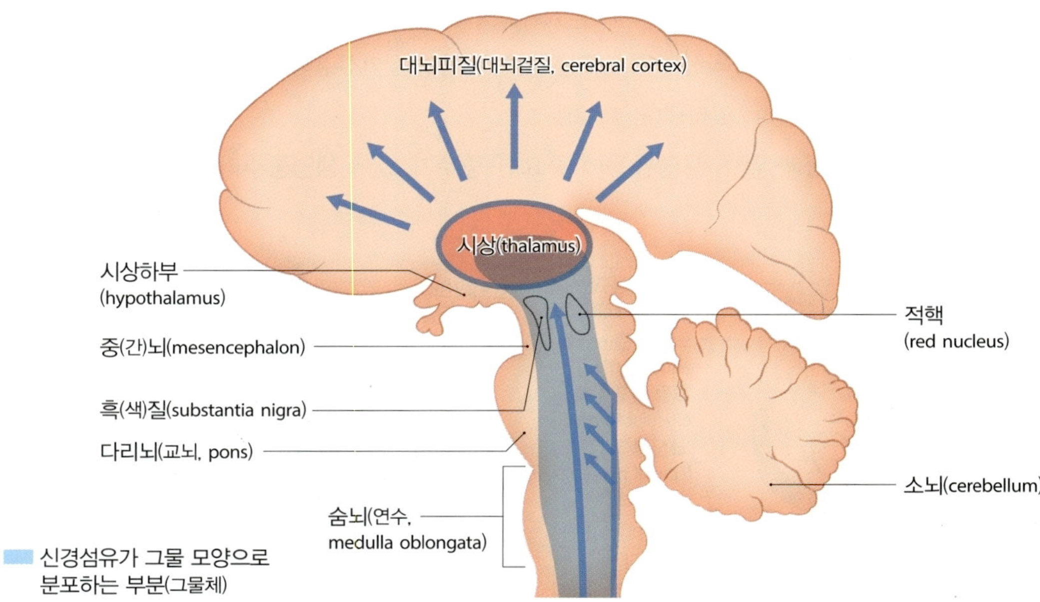

그림 5-13 **오름그물활성계통**

4. 소뇌

소뇌(cerebellum)는 다리뇌, 숨뇌와 함께 뒤머리뼈오목(후두개와)에 위치한다. 좌우 1쌍의 **소뇌반구**(cerebellar hemisphere)와 그것을 연결하는 **소뇌벌레**(소뇌충부, cerebellar vermis)로 구성된다. 소뇌 표면에는 거의 평행하게 지나가는 폭이 좁은 소뇌이랑과 소뇌고랑이 있으며, 내부구조는 표층의 소뇌피질(cerebellar cortex; 회색질), 그 아래층의 소뇌수질(cerebellar medulla; 백질), 더 깊은층의 소뇌핵(cerebellar nuclei; 회색질)으로 구분된다(그림 5-14).

소뇌피질에는 세포가 적은 분자층, 세포가 밀집하는 과립층 외에 그 이행부위에 1층의 푸르키네세포(Purkinje cell)가 있다. 소뇌수질에는 중심에 있는 좌우 1쌍의 큰 백질 덩어리인 속질체(수체, corpus medullare)와 속질체에서 나뉜 여러 개의 백(색)판(lamina alba)이 있고, 수질 깊은층에는 소뇌핵이 있다.

소뇌는 평형기능, 자세반사의 통합적 조절, 수의운동의 조절 등 운동계통을 통합하는 부위이다. 따라서 소뇌가 장애를 받으면 운동장애나 자세 · 평형장애가 나타난다.

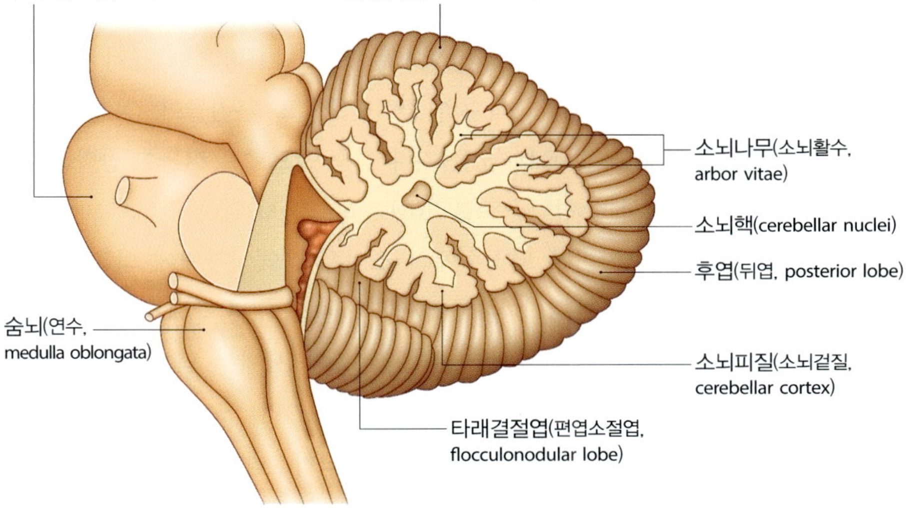

그림 5-14 **소뇌**

5. 뇌실과 뇌척수액

뇌와 척수는 태생기의 빠른 시기에 외배엽(ectoderm)으로부터 분화한 신경관(neural canal)에서 발달한 것이다. 신경관의 속공간은 중추신경계통이 완성된 후에도 공간으로서 남아 뇌에서는 **뇌실**(ventricle),

척수에서는 **중심관**(central canal)을 이루며 그 속공간을 **뇌척수액**(cerebrospinal fluid, CSF)이 채운다.

뇌와 척수는 **경막**(dura mater), **거미막**(지주막, arachnoid membrane), **연막**(pia mater)이라는 3종류의 뇌척수막에 싸여 있으며, 뇌실 안을 채우는 뇌척수액은 뇌를 외부 충격으로부터 보호해주는 역할과 사이질액과의 끊임없는 화학적 교류를 통하여 영양분 공급, 화학전령 및 노폐물을 수송하는 역할을 한다.

1) 뇌실(ventricle)

좌우 대뇌반구에 있는 공간을 **가쪽뇌실**(측뇌실, lateral ventricle), 사이뇌에 있는 공간을 **셋째뇌실**(제3뇌실, third ventricle), 중(간)뇌에 있는 공간을 **중(간)뇌수도관**(mesencephalic aqueduct), 다리뇌와 숨뇌의 뒷면에 있는 마름모형 공간을 **넷째뇌실**(제4뇌실, fourth ventricle)이라고 하며 모든 부분은 이어져 있다. 셋째뇌실과 가쪽뇌실은 뇌실사이구멍(뇌실간공, interventricular foramen)으로 연결되며 또 넷째뇌실은 중심관과 연결되어 있다(그림 5-15).

2) 뇌척수액(cerebrospinal fluid)

뇌척수액은 뇌실 안에 있는 특수한 조직인 **맥락얼기**(맥락막총, choroid plexus)에서 주로 생산되며 뇌척수 전체를 채운다. 뇌척수액은 넷째뇌실 2개의 가쪽고랑에서 뇌 밖으로 흘러 나와 거미막밑공간(subarachnoid space)을 채우고 또 정중고랑에서 척수의 중심관으로도 흘러들어 간다. 거미막밑공간으로 나온 뇌척수액은 거미막과립(pacchionian granulation)을 지나 정맥 안으로 흘러들어 간다(그림 5-15).

정상적인 뇌척수액은 맑고 투명하며 면역글로불린(IgG, IgA, IgM)이나 당(50~80mg/dL) 외에 약간의 림프구(0~5개/mm^3)를 함유한다. 이러한 뇌척수액의 조성은 혈액뇌장벽에 의해 거의 일정하게 유지되며, 뇌는 화학적 스트레스로부터 보호된다. 따라서 뇌척수액이 혼탁해지거나 착색이 있다는 것은 비정상적인 상태이며, 출혈, 황달, 뇌척수액의 단백질 증가 시에는 뇌척수액이 황색(황색변색증, xanthochromia)을 띠는 독특한 소견을 나타낸다.

또 뇌척수액압은 70~180mmHg(옆누운자세)가 정상이지만, 뇌척수막염이나 머리뼈안(두개강) 내의 점거성 병변(종양, 혈종 등)이 있으면 200mmHg 이상으로 증가한다. 뇌에 점거성 병변이 있을 때 부주의하게 허리천자를 시행하면 뇌탈출증(뇌류, encephalocele)을 일으킬 위험이 높다.

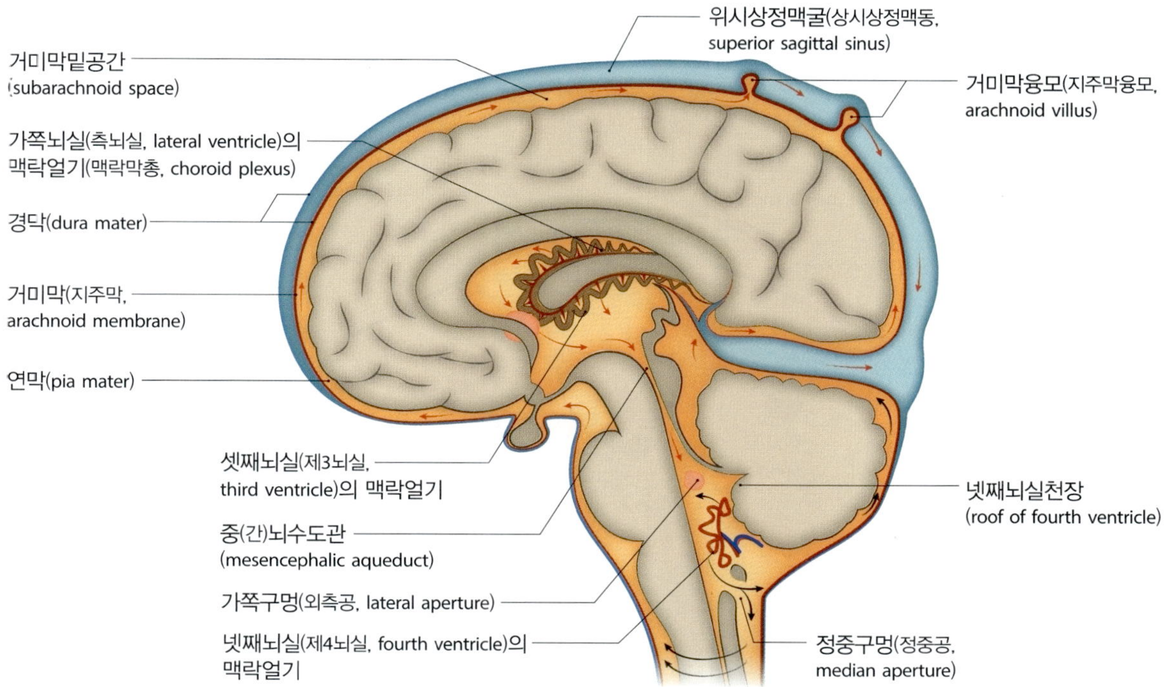

그림 5-15 **뇌실과 뇌척수액의 흐름**

6. 혈액뇌장벽

뇌가 활동을 유지하려면 대량의 산소와 포도당이 필요하기 때문에 뇌에는 심장박출량의 15%에 해당하는 혈액(750mL/분)이 보내진다. 혈액에는 뇌에 유해한 물질이 함유되어 있는 경우도 있어 이 유해물질이 뇌조직 안으로 흘러들어 가는 것을 막아야 한다. 따라서 뇌의 모세혈관 주위에 유해물질을 막는 장벽구조가 있는데 이를 **혈액뇌장벽**(blood brain barrier, BBB)이라고 한다. 이 장벽의 기전으로 혈액 조성에 변화가 일어나도 뇌 조직액(사이질액) 조성은 크게 변화되지 않아 신경세포는 화학물질에 의한 스트레스로부터 보호된다.

혈액뇌장벽은 밀착해서 배열하는 모세혈관의 **내피세포**(endotheliocyte), 모세혈관의 둘레를 감싸는 **바닥막**(기저막, basement membrane), 그리고 바닥막의 대부분을 돌기로 덮는 **별아교세포**(astrocyte)의 3가지를 기본구조로 하며(그림 5-16), 모세혈관 내에서 필요한 물질만 받아들이고 불필요한 물질을 제거하는 기전으로 작용한다. 일반적으로 단백질 등의 고분자나 수소이온 등의 전하를 띠는 입자는 통과하기 어렵다. 혈액뇌장벽의 투과성은 혈관내피세포의 접착인자나 림프구에서 분비되는 사이토카인 등에 의해서도 변화된다.

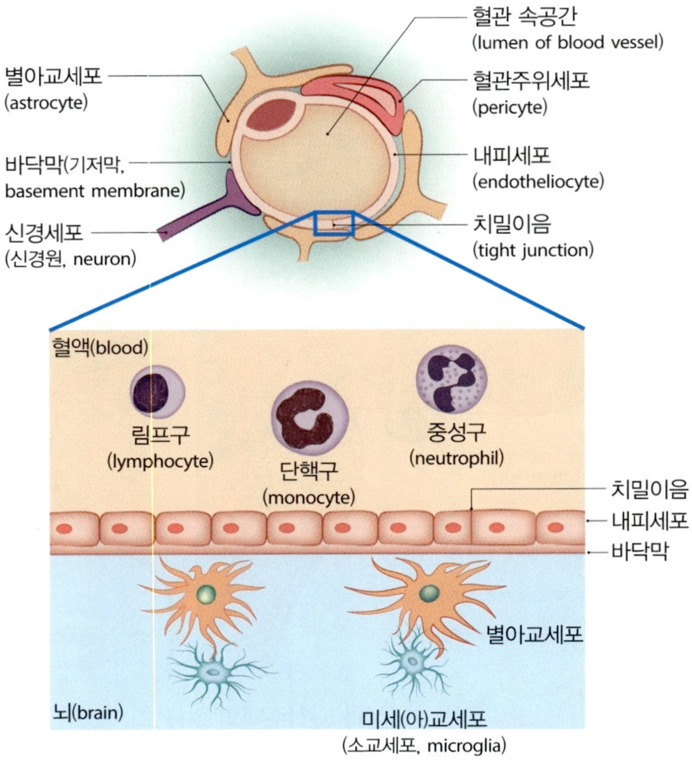

그림 5-16 **혈액뇌장벽**

3 척수

1. 척수의 구조

척주관(spinal canal) 안에 들어 있는 가늘고 긴 끈 모양의 신경세포 집합을 **척수**(spinal cord)라고 하며, 성인의 경우 무게 약 25g, 길이 약 40cm, 두께 약 1cm이다. 척수는 31개의 분절로 나뉘어 있다. 하나의 분절은 1개의 척추(뼈)에 대응하며 각 분절에서 감각신경과 운동신경이 출입한다(일부 자율신경도 출입). 척수는 척추에 대응해서 **목척수**(경수, cervical spinal cord), **가슴척수**(흉수, thoracic spinal cord), **허리척수**(요수, lumbar spinal cord), **엉치척수**(천수, sacral spinal cord), **꼬리척수**(미수, coccygeal spinal cord)로 나뉜다. 각각에서 목신경(8쌍), 가슴신경(12쌍), 허리신경(5쌍), 엉치신경(5쌍), 꼬리신경(1쌍)이 나온다.

척수의 가로단면을 보면 내부에 H자형의 회색질이 있고 그 주위를 백질이 둘러싼다. 중앙에는 작은 중심관(central canal)이 있는데 중심관 내부는 뇌실막세포(ependymal cell)로 둘러싸여 있으며, 척수의 속공간을 형성한다. 아래끝은 다소 부풀어서 종말뇌실(terminal ventricle)을 형성하며 위끝은 넷째뇌실로 연결된다. 회색질과 백질의 형태는 척수의 높이에 따라 다르다(그림 5-17).

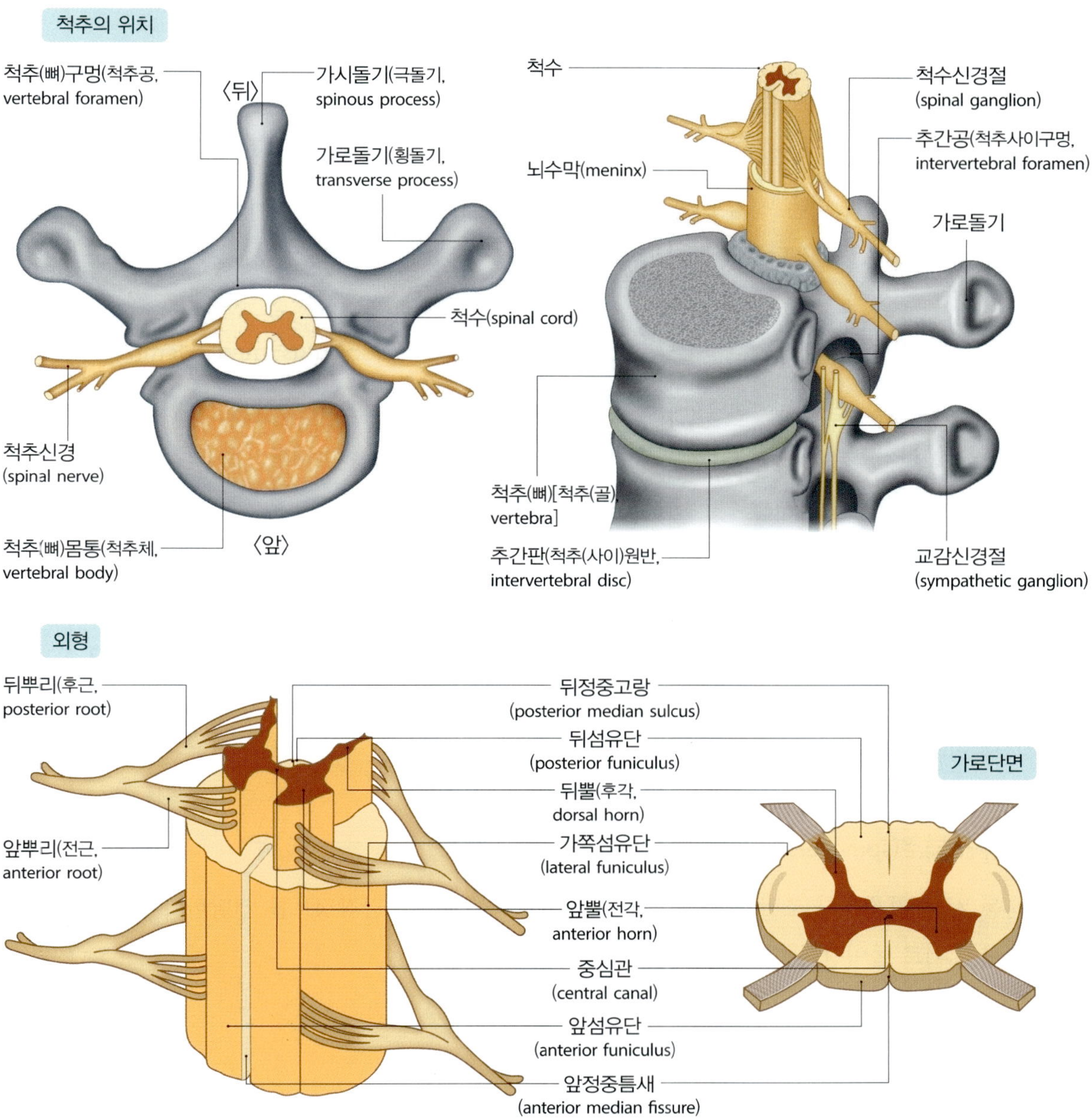

그림 5-17 **척수의 위치와 구조**

2. 척수의 기능

척수에는 2가지 주요 기능이 있다. 하나는 감각신경을 통해 입력된 신경흥분을 사이뇌, 대뇌피질로 전달하고(감각의 오름길) 대뇌피질에서 보낸 신경흥분을 말초신경인 운동신경으로 전달하는(내림길) **전도로** 기능이고, 다른 하나는 척수를 반사중추로 하는 **반사** 기능이다.

1) 전도로(pathway)

(1) 감각에 관여하는 오름길

피부 및 점막의 감각(몸감각), 심부감각, 평형각, 미각, 시각, 청각, 후각 등의 다양한 감각을 말초에서 대뇌피질로 전달하는 신경로이다. 감각에 따라 앞섬유단(전삭, anterior funiculus), 가쪽섬유단(측삭, lateral funiculus), 뒤섬유단(후삭, posterior funiculus)을 지나가는 오름길(상행로)이 있다(그림 5-18).

① 뒤섬유단-안쪽섬유띠경로(후삭-내측섬유대경로, posterior funiculus-medial lemniscal tract)

심부감각과 촉각, 압각을 전달한다. 척수로 들어온 감각신경세포의 축삭이 그대로 같은 쪽 뒤섬유단을 올라가 숨뇌 뒤섬유단핵(후삭핵)에서 신경세포를 바꾸어 반대쪽으로 교차하며, 시상에서 신경세포를 바꾸어 대뇌피질의 감각영역으로 투사된다.

② 척수시상로(spinothalamic tract)

피부의 온도각과 통각, 일부 촉각을 전달한다. 말초에서 입력된 감각이 척수 뒤뿔(후각)에 있는 감각신경을 흥분시킨다. 그 감각신경은 척수 내에서 교차하여 가쪽섬유단과 앞섬유단을 올라가 시상에 있는 신경세포로 전달된다.

③ 척수소뇌로(spinocerebellar tract)

운동 시의 자세유지 조절에 관여하는 근육이나 힘줄에서의 감각정보를 전달한다. 가쪽섬유단을 지나 소뇌로 들어간다.

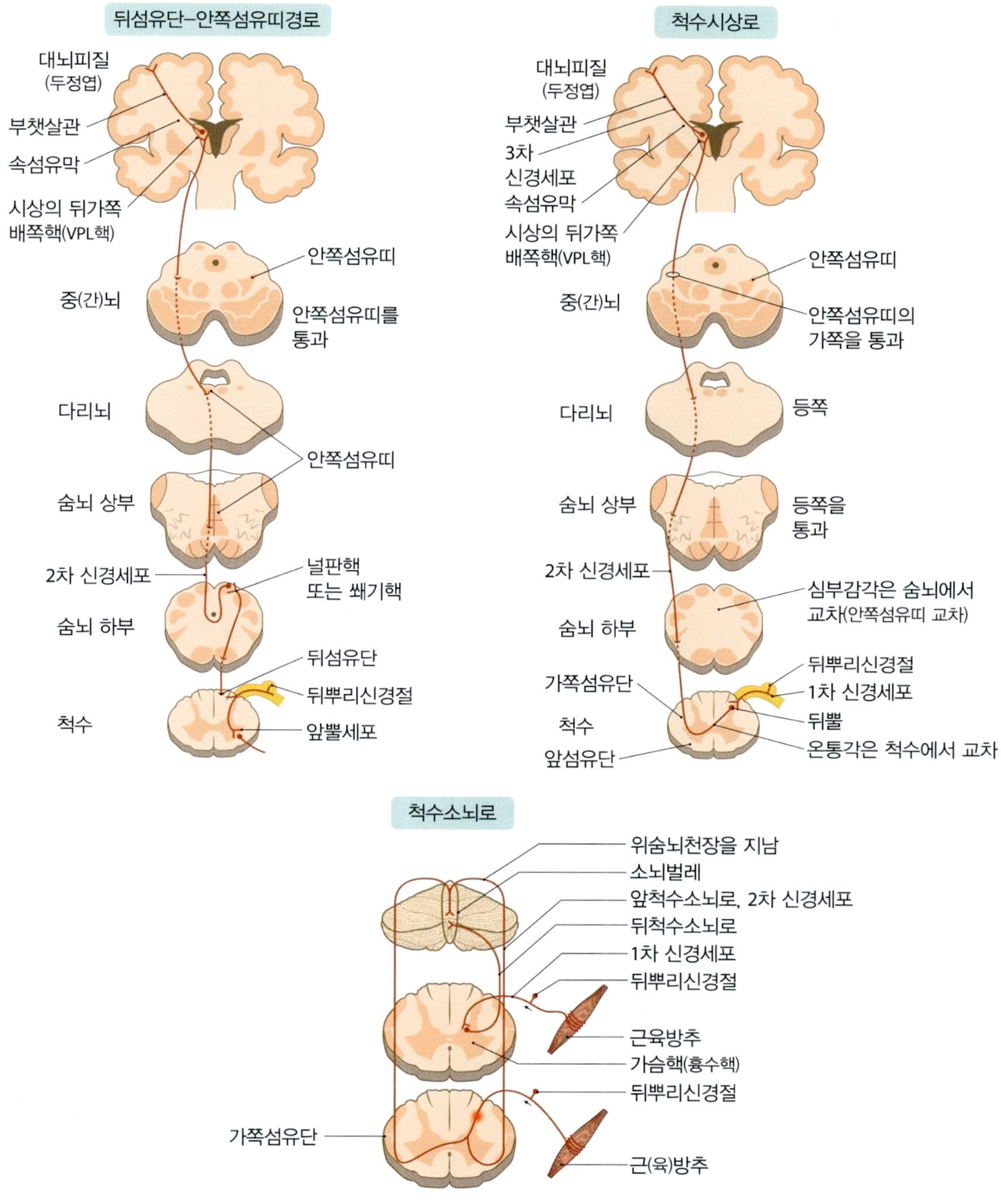

그림 5–18 **감각에 관여하는 오름길**

(2) 운동 제어에 관여하는 내림길

상위 신경중추에서 내린 운동명령을 하위 신경중추로 전달하는 역할을 하며, 뼈대근육의 운동성 및 긴장성 지배를 하는 신경로이다(그림 5-19).

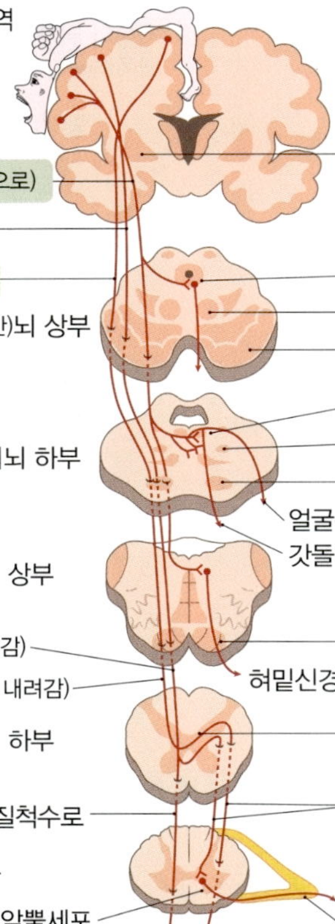

그림 5-19 운동 제어에 관여하는 내림길

① 피질척수로(겉질척수로, corticospinal tract)

수의운동에 관여한다. 대뇌피질의 운동영역에서 시작되어 척수의 가쪽섬유단과 앞섬유단을 지나 앞뿔신경세포(운동신경세포)를 흥분시켜 손발의 근육수축을 일으킨다. 피질척수로를 지나는 신경 대부분이 숨뇌의 추체(피라미드, pyramid)에서 좌우로 교차하기 때문에 **추체로**(피라미드로, pyramidal tract)라고도 불린다(그림 5-20).

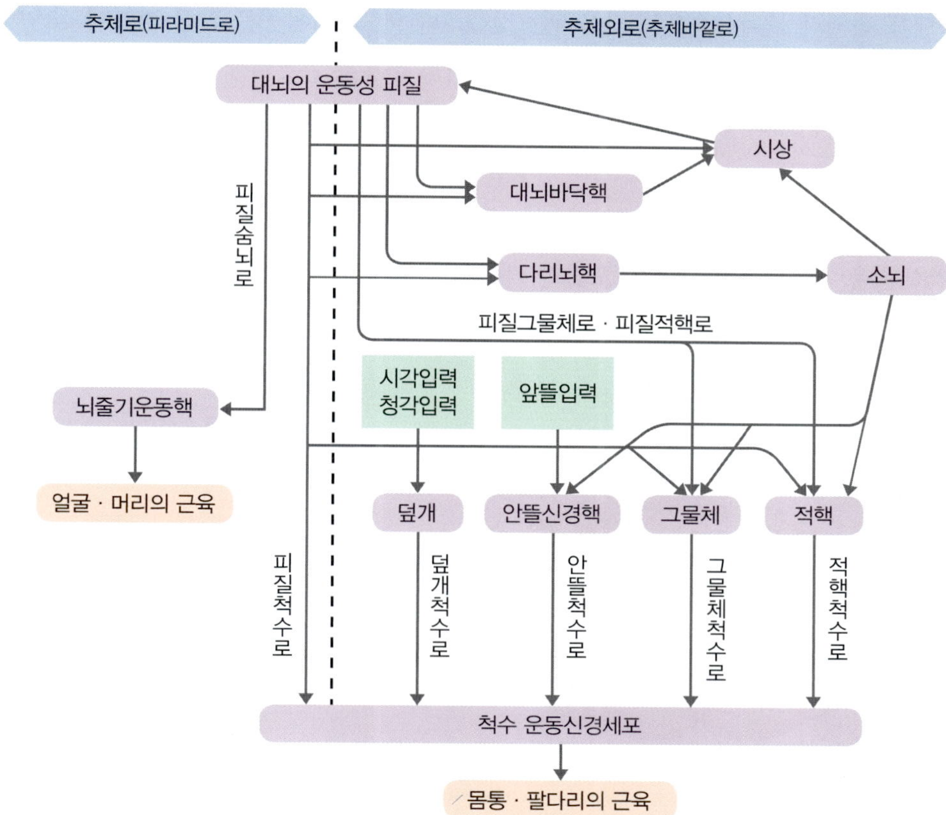

그림 5-20 **추체로와 추체외로**

운동계통은 대뇌피질에서 시작되어 피질척수로를 통하여 척수에 위치한 운동신경세포에 신호를 전달하고 운동신경세포에서 말초신경을 통하여 맘대로근육(수의근)을 수축시킨다. 대뇌피질 및 피질척수로는 숨뇌 앞부위인 추체(피라미드)를 지나기 때문에 피라미드로(추체로, pyramidal tract)라고 부르며, 대뇌바닥핵은 운동신경세포와 직접 연결되어 있지 않고 대뇌피질을 통하여 간접적으로 운동 조절에 관여하기 때문에 추체외로(추체바깥로, extrapyramidal tract)라고 불린다.

② 피질숨뇌로(겉질숨뇌로, corticobulbar tract)

피질숨뇌로는 척수의 전도로는 아니다. 뇌신경의 운동신경 대부분(눈돌림신경, 도르래신경, 삼차신경, 갓돌림신경, 얼굴신경, 혀인두신경, 미주신경, 혀밑신경)의 신경핵은 뇌줄기에 있으며 대뇌피질에서 이들 운동신경세포까지의 경로가 피질숨뇌로이다. 추체(피라미드)를 지나지 않지만, 기능은 피질척수로와 같기 때문에 추체로의 일종으로 보며 대뇌에서 나오는 신호를 전달하여 입 · 얼굴영역의 운동기능에 관여한다.

2) 반사(reflex)

중추신경계통의 활동 중에서 가장 단순하고 기본적인 기능인 **반사**는 대뇌피질의 작용과 관계없이 어떤 자극에 대해 신체가 무의식적으로 반응하는 것을 말한다. 반사활동은 환경 변화에 신속하게 대응하여 위험으로부터 몸을 보호하고 기타 신체활동에 유익한 반응을 가능하게 한다. 반사는 자극에 의한 흥분이 감각신경을 통해 대뇌피질에 도달되기 전에 척수의 **반사중추**에서 정보가 처리되어 운동신경으로 바로 전해져서 나타난다.

특정한 반사에 관여하는 신경의 경로를 **반사궁**(reflex arc)이라고 하는데, ①수용체를 출발한 흥분이 ②들신경(감각신경)을 거쳐 ③반사중추에 도달한 다음 되돌아서 ④날신경(운동신경)을 거쳐 ⑤효과기에 이르는 모든 과정을 말한다(그림 5-21, 표 5-3).

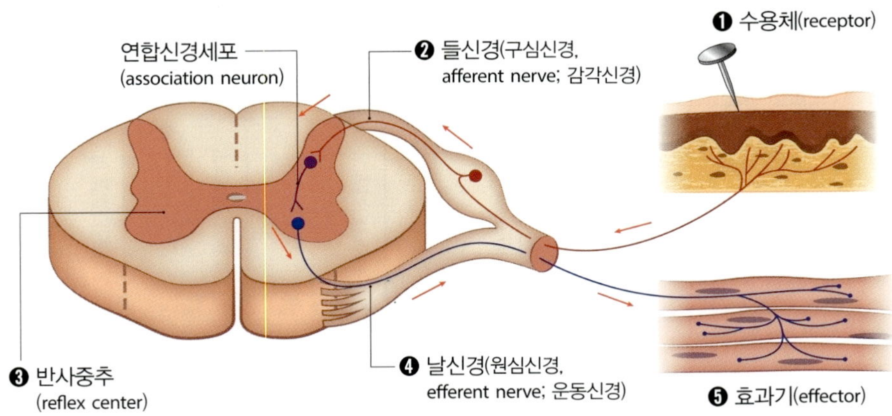

그림 5-21 **반사궁**

표 5-3 반사활동의 5가지 요소

요소	특징
수용체(receptor)	• 신체 내외의 환경변화에 의한 자극을 받아들여 감각흥분이 시작되는 곳 • 몸수용체(somatic receptor)와 내장수용체(visceral receptor)가 있음
들신경(구심신경, afferent nerve; 감각신경)	• 수용체에서 발생한 흥분을 척수 뒤뿌리를 통해 뒤뿔로 들어가 반사중추에 전달
반사중추(reflex center)	• 감각신경과 운동신경이 연결되는 곳으로, 척수와 뇌줄기의 회색질 내에 위치 • 어떤 자극이 뇌까지 전달되지 않고 반사중추에서 바로 정보를 통합 처리하여 흥분파를 근육이나 샘세포에 전달함으로써 신속하게 반응 • 신체에 가해지는 자극의 종류, 크기 및 빈도에 따라 또는 신체의 조건에 따라 일어나는 반사활동의 크기나 내용이 다름
날신경(원심신경, efferent nerve; 운동신경)	• 척수 앞뿔에 있음 • 반사중추에서 통합되어 처리된 흥분충동을 효과기인 근육 및 샘세포에 전달
효과기(effector)	• 운동신경의 지배를 받으며 근육의 수축 혹은 샘분비가 일어남

특히 척수를 반사중추로 하는 반사를 **척수반사**(spinal reflex)라고 한다. 효과기의 차이에 따라 운동반사와 자율신경반사로 분류되는데 정확하게는 **수용체**의 차이에 따라 ①몸–운동반사(굽힘반사, 무릎반사 등), ②내장–자율신경반사(승압반사 등), ③몸–자율신경반사(한랭반사 등), ④내장–운동반사(근성방어 등)의 4종류로 나눌 수 있다.

(1) 굽힘근반사(굴근반사, flexor reflex)

팔다리의 피부나 근육, 관절 등에 열이나 통각자극 등의 침해성 자극이 가해지면 무의식적으로 같은 쪽 발이나 손을 움츠리는 반사가 일어난다. 자극이 가해진 다리의 굽힘근 수축과 폄근 이완이 동시에 일어남으로써 야기되며 이를 **굽힘근반사**라고 한다(그림 5–22). 침해성 자극에 대한 도피반응으로서 매우 중요한 반사반응이다.

(2) 교차폄반사(교차신전반사, crossed extension reflex)

굽힘근반사를 일으키는 강한 자극이 가해지면 자극을 받은 다리의 굽힘과 함께 반대쪽 다리가 펴지게 되는데, 이를 **교차폄반사**라고 한다(그림 5–22). 교차폄반사는 굽힘근반사와 항상 동시에 일어나며 특히 다리에서는 굽힘근반사가 일어난 경우의 자세유지에 도움이 된다.

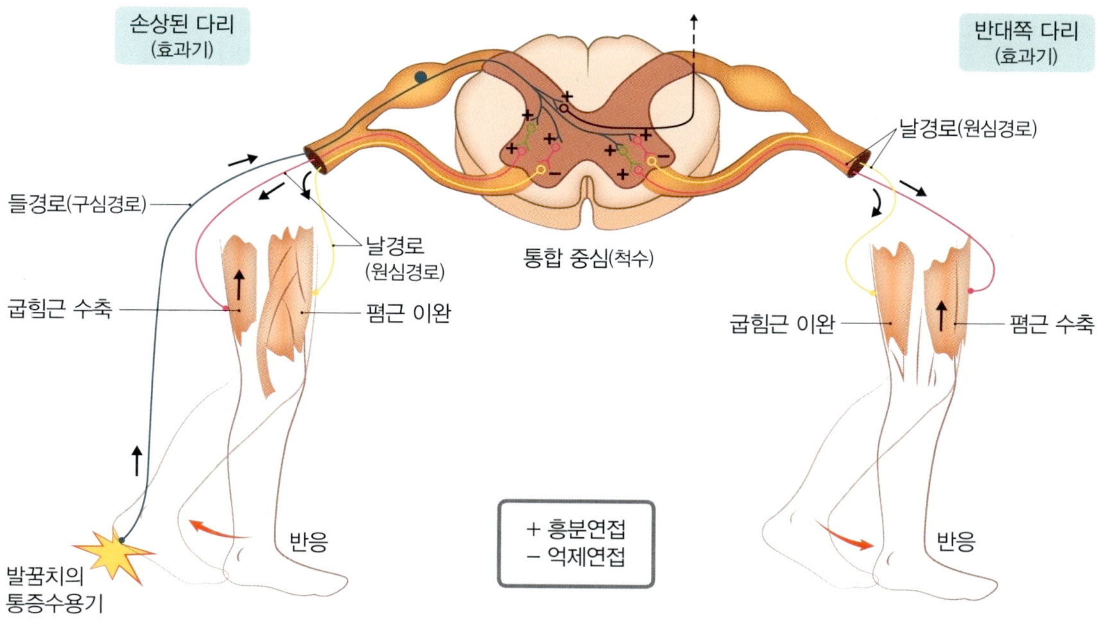

그림 5–22 굽힘근반사와 교차폄반사

(3) 늘임반사(stretch reflex)

뼈대근육은 수동적으로 당겨지면 장력을 발생시켜 그 자극에 대항하게 되는데, 이때 일어나는 반응을 **늘임반사**라고 한다. 늘임반사는 모든 뼈대근육에 갖추어져 있으며 같은 이름의 근육이 반사성으로 수축한다. 이렇게 자극받은 근육과 같은 근육에서 반사가 일어나는 것을 고유반사(자기수용반사)라고 한다.

임상진단에서 활용되는 늘임반사에는 **무릎반사**(patellar reflex)나 **아킬레스힘줄반사**(Achilles tendon reflex)가 있다. 타건기를 사용해서 무릎힘줄이나 아킬레스힘줄을 두드리면 다리가 펴지거나 발이 발바닥쪽으로 굽는 반응이 나타난다(그림 5-23).

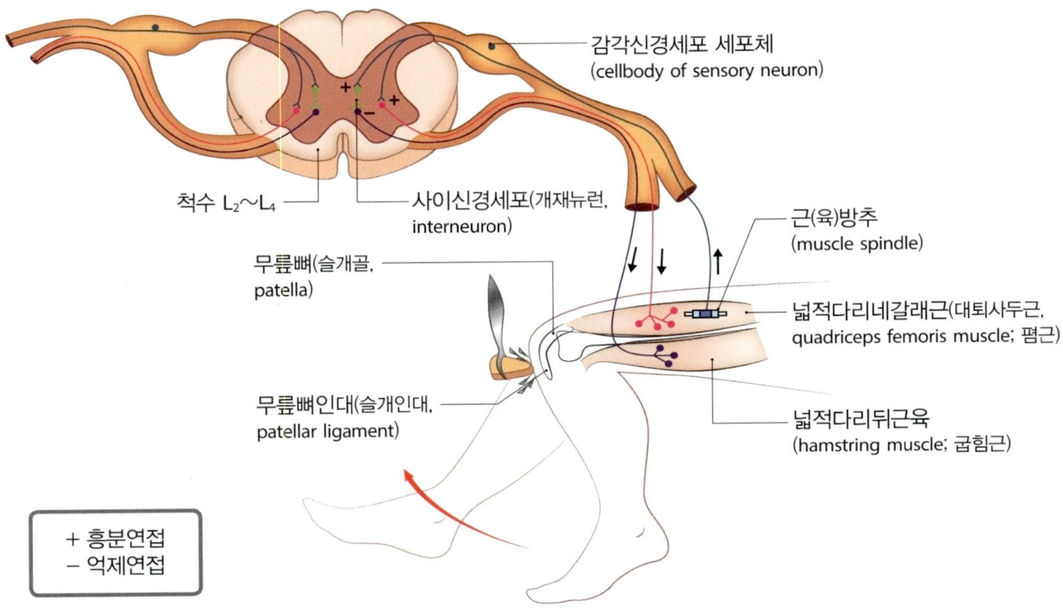

그림 5-23 **무릎반사**

(4) 내장-자율신경반사

심장이나 위 등 내장의 국소적 정보는 자율신경의 들길(구심로)을 통해 중추(척수나 뇌줄기)로 보내진다. 중추에서 처리된 후 반사성으로 자율신경 날길(원심로)을 통해 효과기로 보내져 효과기의 기능이 조절된다.

척수를 반사중추로 하는 반사에는 **방광반사**(bladder reflex)가 있고, 뇌줄기를 반사중추로 하는 반사에는 **승압반사**(pressor reflex)가 있다. 방광반사는 방광 안의 압력이 높아지면서 방광벽이 수축하고 요도조임근이 이완되는 반응이고, 승압반사는 숨뇌의 심장중추 흥분으로 교감신경이 작용하여 심장박동수와 심장박출량이 증가하여 혈압이 상승하는 반응이다.

(5) 몸-자율신경반사

피부, 점막, 근육, 힘줄, 관절에서 일어나는 감각을 몸감각이라고 하는데, 시각, 청각, 후각, 미각, 평형감각 등의 특수감각도 넓은 뜻에서는 몸감각에 포함시키기도 한다. 척수를 반사중추로 하는 반사에는 한랭자극에 의한 **체온조절반사**가 있다. 손을 얼음물에 담그면 얼음물에 담그지 않은 손의 피부혈관이 교감신경의 흥분에 의해 수축하는 반응인데, 이는 체열발산을 막는 체온조절에 중요한 역할을 한다. 또 피부가 침해성 자극을 받으면 자율신경에 의해 반사성으로 심장박동수나 혈압의 상승, 땀남(발한)이 관찰된다.

3. 척수의 손상

1) 척수쇼크(spinal shock)

척수가 손상 또는 절단되어 뇌와 척수의 연결이 끊기면 절단부위 아래에서는 모든 반사기능이 일시적으로 억제되어 척수반사가 소실된다. 교감신경성 혈관수축 운동신경이 마비되어 혈압하강이 일어나 죽음에 이르는 경우도 있는데, 이를 **척수쇼크**라고 한다.

척수쇼크는 척수의 완전 손상뿐만 아니라 불완전 손상 때도 관찰된다. 이 기간에는 방광은 확장되고 장의 연동운동도 불가능해진다. 보통 척수쇼크의 지속기간은 부상 후 3~4일부터 6주로 평균 3~4주이지만, 합병증이 발생하면 더 길어진다.

2) 브라운세카르증후군(Brown-Sequard syndrome)

척수의 절반이 절단 또는 장애를 입었을 때 관찰되는 증상을 일컬어서 **브라운세카르증후군**이라고 한다. 절단된 쪽에서 관찰되는 변화는 ①수의운동 마비, ②심부감각 마비, ③일부 촉각과 압각 저하, ④피부의 혈관운동 마비에 의한 혈관 확장, 청색증, 피부온 저하 등이 있고, 반대쪽에서 관찰되는 변화는 ①통각과 온도각 소실, ②일부 촉각과 압각 저하 등이 있다. 이처럼 좌우에서 다른 증상이 관찰되는 이유는 오름길(상행로)과 내림길(하행로)에서 좌우의 정중선을 교차하는 위치가 다르기 때문이며, 다음과 같이 정리할 수 있다.

① 수의운동신경이나 혈관운동신경은 하행 중에 척수에서 교차하지 않는다.
② 통각과 온도각을 전달하는 신경은 척수에서 교차하여 상행한다.
③ 심부감각을 전달하는 신경은 상행 중에 척수에서 교차하지 않는다.
④ 촉각과 압각을 전달하는 신경에는 척수 높이에서 교차하는 것과 교차하지 않는 2가지의 오름길이 있다.

4 중추신경계통의 고차원적 기능

1. 뇌파

심장이나 뼈대근육과 마찬가지로 뇌의 전기활동도 기록할 수 있다. 두피 위나 뇌 표면에 전극을 붙이고 뇌의 전기활동을 기록한 것을 **뇌파도**(electroencephalogram, EEG)라고 한다.

뇌파는 뇌의 활동상태를 나타내는 것으로, 의식수준이 높을 때는 뇌파의 주파수는 높고 진폭은 작다(저진폭 속파). 한편, 꾸벅꾸벅 졸거나 수면이 깊어지는 등 의식수준이 저하하면 주파수는 낮고 진폭은 커진다(고진폭 서파). 뇌파도는 뇌종양이나 뇌전증(간질) 등 비정상적인 파형을 나타내는 뇌질환을 진단할 때나 뇌사판정에 활용된다.

뇌파는 주파수에 따라 다음과 같이 분류된다(그림 5-24).

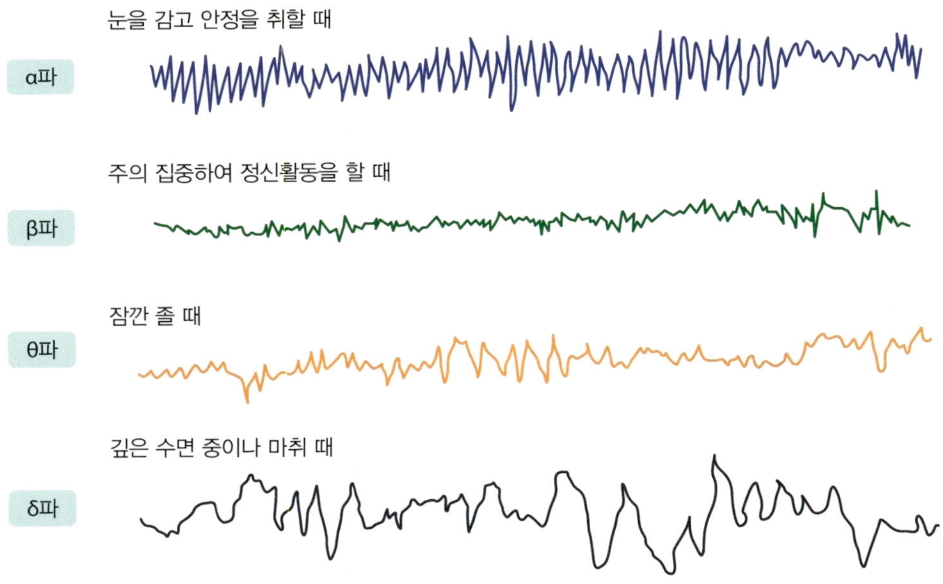

그림 5-24 뇌파의 종류

(1) α파(alpha wave)

정상 성인이 눈을 감고 안정을 취할 때 관찰되는 파로, 두정엽과 후두엽에서 방사된다. 주파수 8~13Hz, 진폭 30~60μV 정도의 비교적 규칙적인 파형을 나타낸다.

(2) β파(beta wave)

주의력을 집중해서 정신활동을 할 때 관찰되는 파로, 전두엽에서 가장 강력하다. 주파수 14~30Hz, 진폭 30μV 이하의 불규칙한 파형을 나타내며 β파를 많이 포함하는 뇌파를 각성형 파형이라고 한다.

(3) θ파(theta wave)

졸고 있는 듯한 얕은 수면 중에 관찰되는 파로, 성인의 경우 렘수면이나 수면 초기에 나타나고, 소아의 경우 각성 시에도 나타난다. 주파수 4~7Hz, 진폭 10~50μV 정도의 파형을 나타낸다.

(4) δ파(delta wave)

깊은 수면 중이나 마취 시 나타나는 파로, 주파수 0.5~4Hz, 진폭 20~200μV 정도의 파형을 나타낸다. 유아에게서 현저하게 나타나며 뇌종양, 뇌전증 등의 중증 뇌장애 시 나타난다.

(5) γ파(gamma wave)

깊은 주의집중상태일 때 나타나는 파로, 주파수 30~50Hz 정도의 파형을 나타낸다. 오랜 시간 명상을 한 수행자들에게서 관찰 가능하다.

2. 수면

뇌줄기그물체의 기능이 억제되어 수면이 일어나면 근육긴장이나 반사활동이 저하되고 심장박동수나 혈압이 저하하기 때문에 신체의 활동수준이 저하상태가 된다. 이때는 완만한 뇌파인 θ파나 δ파가 나타난다.

수면 중임에도 불구하고 각성과 유사한 파형을 나타내는 시간이 정기적으로 나타나는데, 이 시기에는 안구가 급속도로 움직이고 얼굴이나 손발의 근육에 단속적이고 작은 수축이 관찰되기 때문에 **렘수면**(급속눈운동수면, REM sleep, rapid eye movement sleep)이라고 한다. 렘수면 이외의 수면을 **비렘수면**(비급속눈운동수면, NREM sleep, nonrapid eye movement sleep)이라고 한다(표 5-4, 그림 5-25).

표 5-4 수면뇌파와 신체의 변화

수면단계	의식변화	뇌파변화	안구운동	근전도	맥박수	호흡수
각성					↑	↑
비렘수면	1단계				↖	↖
	2단계				↖	↖
	3단계				↖	↖
	4단계				↓	↓
렘수면	꿈이 있는 수면				↗	↑

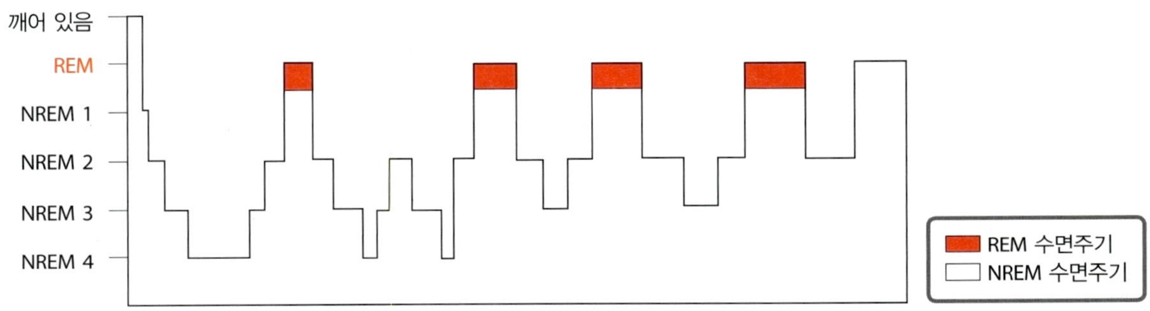

그림 5-25 **렘수면과 비렘수면의 주기**

(1) 렘수면(급속눈운동수면, REM sleep, rapid eye movement sleep)

깊은 수면이나 얕은 수면으로 분류하기 힘든 특징을 조합해 놓은 상태라는 의미에서 **역설수면**(paradoxical sleep)이라고도 한다. 약 20분간 지속되며, 매 90분마다 반복(성인에서 약 90~120분 주기)되어 하룻밤에 4~5회 일어난다. 전체 수면의 약 20%를 차지하는데, 영아는 성인보다 이 기간이 길게 나타난다(신생아의 경우 50% 가까이 차지). 교감신경과 부교감신경의 조절이 흐트러져 있어서 꿈을 꾸게 된다.

(2) 비렘수면(비급속눈운동수면, NREM sleep, nonrapid eye movement sleep)

렘수면을 제외한 모든 수면단계를 말하며 4단계로 나뉜다(표 5-5). 전체 수면의 75~80%를 비렘수면이 차지하며, 뇌파의 빈도와 활력징후는 감소하고 안구운동은 나타나지 않는다.

표 5-5 비렘수면의 단계

단계	특징
1단계	• 가장 가벼운 수준의 수면을 포함하며 몇 분간 지속 • 활력징후와 대사의 점진적 하강으로 시작되는 생리적 활동의 감소 • 소음과 같은 감각자극에 의해 쉽게 각성 • 깰 경우 백일몽을 경험한 듯한 기분을 느낌 • 전체 수면의 약 5%
2단계	• 숙면 단계로 10~20분간 지속 • 상대적으로 각성이 쉬움 • 이완이 진행되어 신체 기능이 지속적으로 느려짐 • 전체 수면의 약 50~55%
3단계	• 깊은 수면의 초기 단계를 포함하며 15~30분간 지속 • 각성하기 힘들고 거의 움직임이 없음 • 근육이 완전히 이완되고 활력징후는 감소하나 규칙적 • 전체 수면의 약 10%
4단계	• 가장 깊은 수면 단계로 대략 15~30분간 지속 • 각성이 매우 힘듦 • 세포회복과 조직재생에 도움이 되며, 활력징후가 각성상태에 비해 상당히 감소 • 몽유병이나 야뇨증 발생 가능 • 전체 수면의 약 10%

3. 학습과 기억

1) 학습(learning)

생체는 새로운 상황에 직면하면 그 이전 경험에 비추어 상황에 맞는 행동을 취한다. 이처럼 과거의 경험에 기초하여 행동이나 반응이 비교적 오랫동안 변화하는 것을 **학습**이라고 한다. 학습은 특히 중추신경계통에 의해 후천적으로 형성되는 기능이며, 비연합학습과 연합학습으로 나눌 수 있다.

(1) 비연합학습(nonassociative learning)

개체가 한 종류의 외부자극에 노출되었을 때 그 자극에 대한 행동을 변화시키는 것을 말하며 습관화(habituation)나 민감화(감작, sensitization) 등이 해당한다.

(2) 연합학습(associative learning)

어떤 자극이나 행동을 다른 자극과 조합하여 기억하는 것을 말하며 고전조건화(classical conditioning)이라고도 한다. 고전조건화의 예로 '파블로프의 개'가 있는데, 벨 소리를 들려준 뒤 개에게 사료 주기를 반복하면 벨 소리를 듣기만 해도 개는 사료를 떠올려 침을 흘리는 행동을 한다고 한다. 연합학습에는 그 밖에 보수나 벌에 의해 새로운 행동이 강화되는 조작조건화(operant conditioning)이 있다.

2) 기억(memory)

기억이란 과거의 자극이 의식적 · 무의식적으로 상기되도록 정보로서 받아들여 이를 뇌에 보관하는 것을 말하며, 기억에는 단기기억(감각성 기억과 1차 기억)과 장기기억(2차 기억과 3차 기억)이 있다. 기억에 관여하는 뇌 부위는 해마와 해마 주위의 대뇌피질, 유두체, 시상의 일부 핵이다.

(1) 단기기억(short-term memory)

정보는 감각성 기억으로서 뇌 안에 들어오지만 뇌에서 보관되는 것은 1초 이내이며 서서히 희미해지거나 사라진다. 1차 기억은 새로운 정보가 들어오면 사라지지만, 반복적으로 사용하거나 연습을 통해 2차 기억으로 전송된다. 전화번호를 금방 암기하는 것 등이 여기에 해당한다.

(2) 장기기억(long-term memory)

몇 분에서 몇 년 보관되는 2차 기억과 사라지지 않는 3차 기억이 있다. 2차 기억의 정보는 이전부터의 학습내용이나 추가되는 학습내용에 의해 사라진다. 유아기의 경험을 기억하는 것 등이 여기에 해당한다.

확인문제

01. 중추신경계통에 대한 설명 중 <u>틀린</u> 것은?

① 뇌신경은 중추신경이다.
② 척수신경은 말초신경이다.
③ 사이뇌는 시상과 시상하부로 구분된다.
④ 뇌척수액은 외부의 충격을 완화시키는 역할을 한다.
⑤ 소뇌는 좌우 1쌍의 소뇌반구와 이를 연결하는 소뇌벌레로 이루어진다.

02. 중추신경인 뇌와 그 기능이 옳게 짝지어진 것은?

> 가. 소뇌 – 평형감각
> 나. 다리뇌 – 지속성 호흡
> 다. 중(간)뇌 – 자세반사중추
> 라. 시상하부 – 운동이나 자세조절

① 가, 나　② 다, 라　③ 가, 나, 다
④ 나, 다, 라　⑤ 가, 나, 다, 라

03. 대뇌에 대한 설명 중 <u>틀린</u> 것은?

① 내면에는 2개의 가쪽뇌실이 있다.
② 피질은 백색질이고 속질은 회색질이다.
③ 반구사이틈새에 의해 좌우의 대뇌반구로 나뉜다.
④ 내측면의 뇌들보에 의해 좌우의 대뇌반구가 연결되어 있다.
⑤ 표면은 뇌고랑과 뇌이랑에 의해 많은 주름이 형성되어 있다.

04. 시상하부에 관한 해설 중 <u>틀린</u> 것은?

① 뇌하수체가 위치한다.
② 혈당조절중추가 있다.
③ 공복중추와 포만중추가 있다.
④ 적핵과 흑(색)질이 들어 있다.
⑤ 자율신경의 최고 중추부위이다.

05. 체온조절중추가 있는 중추는?

① 소뇌　② 시상　③ 대뇌
④ 중(간)뇌　⑤ 시상하부

06. 다리뇌와 척수 사이에 위치하며, 자율신경의 반사조절과 가장 관련이 있는 뇌는?

① 대뇌　② 소뇌　③ 숨뇌
④ 다리뇌　⑤ 중(간)뇌

07. 중추신경계통에 관한 설명 중 옳은 것은?

① 뇌신경은 중추신경이다.
② 숨뇌에 혈당조절중추가 있다.
③ 뇌척수액이 생성되는 곳은 척수이다.
④ 사이뇌는 시상과 시상하부로 구분된다.
⑤ 시상하부는 정동이나 본능행동에 직접 관여한다.

08. 뇌척수액(CSF)이 생성되는 곳은?

① 대뇌　② 척수　③ 연막
④ 맥락얼기　⑤ 거미막밑공간

09. 척수에 반사중추가 있는 것은?

① 조건반사　② 무릎반사
③ 삼킴반사　④ 침분비반사
⑤ 체온조절반사

10. (　　　), (　　　), (　　　)를 합쳐서 뇌줄기라고 한다.

정답 01. ① 02. ③ 03. ② 04. ④ 05. ⑤ 06. ③ 07. ④ 08. ④ 09. ② 10. 중(간)뇌, 다리뇌, 숨뇌

Chapter 06

말초신경

학습목표

1. 말초신경계통을 분류하고 그 기능을 설명할 수 있다.
2. 뇌신경과 척수신경을 설명할 수 있다.
3. 자율신경계통의 종류와 기능을 설명할 수 있다.
4. 자율신경반사의 종류를 구분할 수 있다.

핵심용어해설

- **교감신경**(sympathetic nerve) : 척추의 가슴부분과 위쪽 허리부분에서 시작되어 내장에 분포하는 신경이다. 혈관 민무늬근육의 수축, 심장근육의 활동 항진, 내장 민무늬근육의 이완작용을 일으킨다. 신체활동 시 교감신경의 활동이 활발해지면 혈압 상승, 심장기능 항진, 소화관운동 억제가 일어난다.
- **뇌신경**(cranial nerve) : 얼굴, 입안, 인두, 후두에 존재하는 여러 기관과 조직을 지배하는 신경으로, 좌우 12쌍이 있으며 뇌에서 나오는 위치에 따라 순서대로 I~XII의 번호가 부여된다.
- **말초신경계통**(peripheral nervous system) : 뇌와 척수에서 나온 신경과 각 기관을 연결하는 신경계통의 다발로, 그 기능에 따라 몸신경(감각신경, 운동신경)과 자율신경(교감신경, 부교감신경)으로 분류된다.
- **몸신경**(somatic nerve) : 몸의 각 부분에 있는 감각기관으로부터 감각 정보를 받아들여 뼈대근육의 운동을 통제하는 신경이다. 해부학적으로는 뇌로 출입하는 뇌신경과 척수로 출입하는 척수신경으로 나뉘고, 기능적으로는 피부 등의 말초에서 보내온 정보를 중추에 전달하는 감각신경(들신경)과 이 정보에 대응하는 중추에서 내려진 명령을 말초(뼈대근육)에 전달하는 운동신경(날신경)으로 나뉜다.
- **부교감신경**(parasympathetic nerve) : 교감신경과 함께 자율신경계통을 이루는 신경이다. 내장 민무늬근육의 수축, 심장의 활동 억제, 샘분비 항진 등의 작용을 일으킨다. 부교감신경의 활동이 활발해지면 소화관운동 촉진과 심장기능 억제 등이 일어난다.
- **자율신경**(autonomic nerve) : 혈관이나 장기의 벽을 이루는 민무늬근육, 심장근육, 샘에 분포하여 수축과 분비를 조절하는 신경이다. 교감신경과 부교감신경으로 나뉘며, 순환, 호흡, 소화, 대사, 분비, 체온유지, 배설, 생식 등의 자율기능을 담당한다.
- **척수신경**(spinal nerve) : 척수 양쪽으로 출입하는 말초신경으로, 척수분절(목척수, 가슴척수, 허리척수, 엉치척수, 꼬리척수)에 따라 목신경 8쌍, 가슴신경 12쌍, 허리신경 5쌍, 엉치신경 5쌍, 꼬리신경 1쌍의 31쌍으로 구분된다.

말초신경계통(peripheral nervous system)은 뇌와 척수에서 나온 신경과 각 기관을 연결하는 신경계통다발이며, 그 기능에 따라 **몸신경**(somatic nerve)과 **자율신경**(autonomic nerve)으로 분류된다(그림 6-1). 몸신경은 해부학적으로는 뇌로 출입하는 **뇌신경**(cranial nerve)과 척수로 출입하는 **척수신경**(spinal nerve)으로 나뉘고, 기능적으로는 피부 등의 말초에서 보내온 정보를 중추에 전달하는 **감각신경**(sensory nerve; 들신경)과 이 정보에 대응하는 중추에서 내려진 명령을 말초(뼈대근육)에 전달하는 **운동신경**(motor nerve; 날신경)으로 나뉘는데, 의지를 가지고 행하는 운동이나 감각을 인식한다. 자율신경은 **교감신경**(sympathetic nerve)과 **부교감신경**(parasympathetic nerve)으로 나뉘며, 순환, 호흡, 소화, 대사, 분비, 체온유지, 배설, 생식 등의 자율기능을 담당한다.

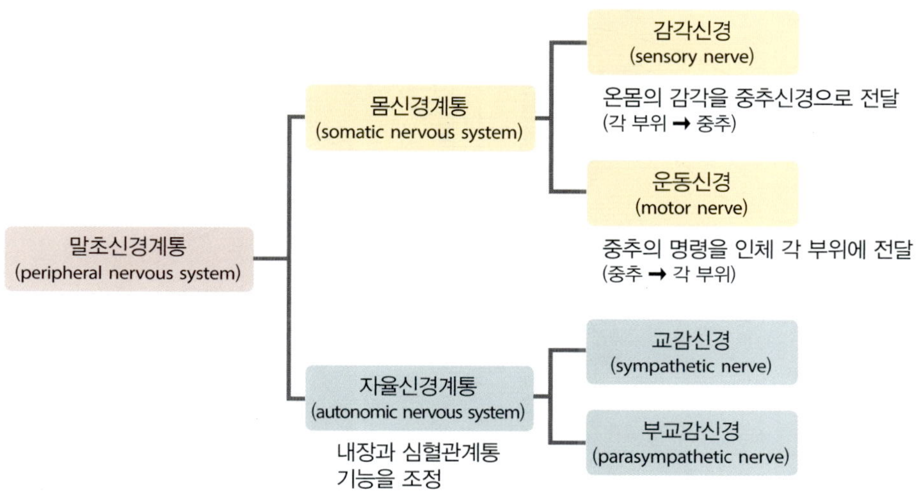

그림 6-1 기능에 따른 말초신경계통의 분류

1 몸신경계통

1. 뇌신경

뇌신경(cranial nerve)은 얼굴, 입안, 인두, 후두에 존재하는 여러 기관과 조직을 지배하는 신경으로, 좌우 12쌍이 있으며 뇌에서 나오는 위치에 따라 순서대로 I~XII의 번호가 부여된다(그림 6-2, 표 6-1). 기능면에서는 운동신경, 감각신경, 혼합신경으로 나눌 수 있다.

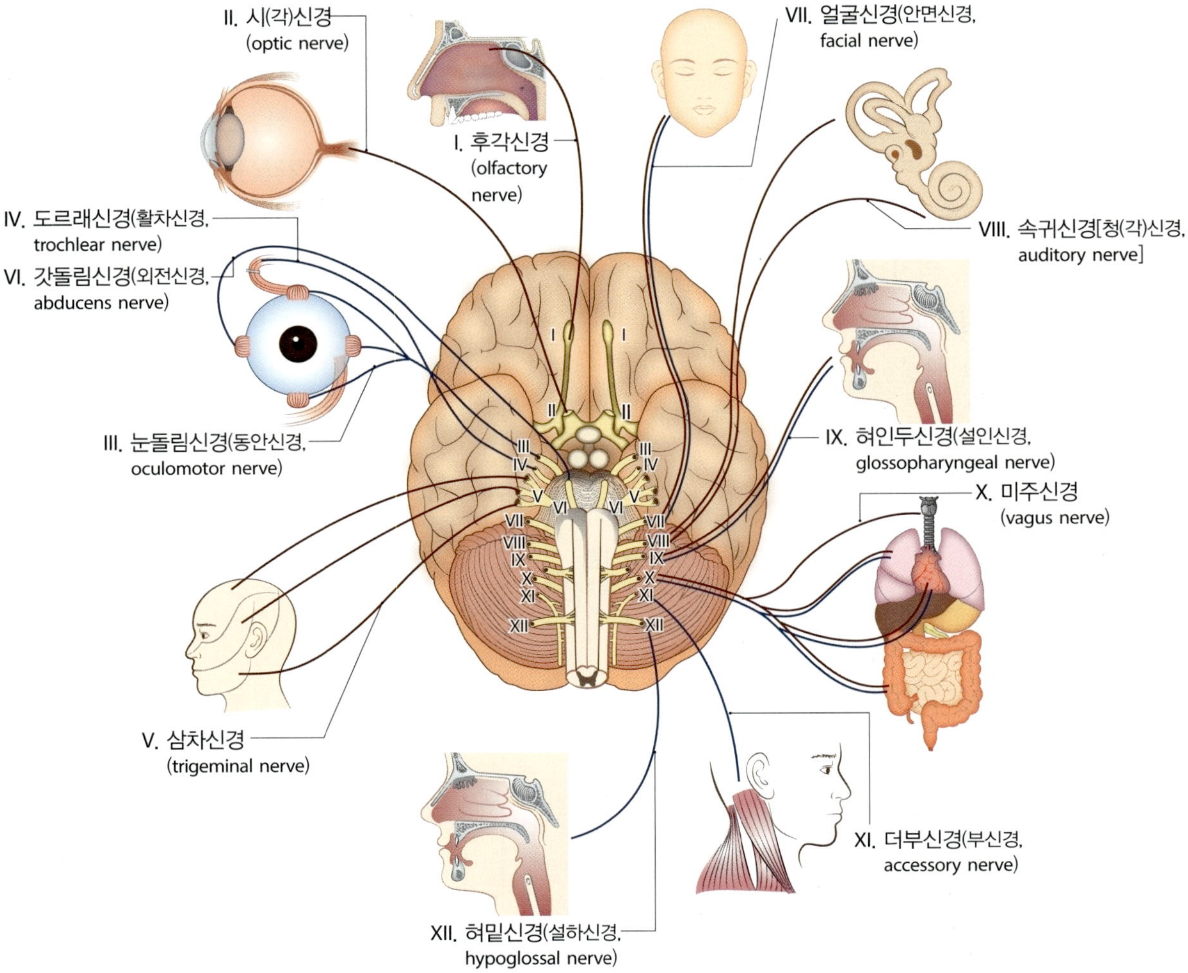

그림 6–2 뇌신경

표 6–1 뇌신경의 종류와 기능

번호	명칭	분포와 기능	신경의 종류
I	**후각신경 (olfactory nerve)**	냄새 정보를 대뇌반구 아래쪽에 있는 후각망울(후구)로 전달한다.	감각신경
II	**시(각)신경 (optic nerve)**	망막에 비친 상이나 밝기, 색채 정보를 가쪽무릎체(외측슬상체)로 전달한다.	감각신경
III	**눈돌림신경(동안신경, oculomotor nerve)**	안구운동에 관계되는 근육을 지배한다. 동공이나 섬모체근 수축을 지배하는 부교감신경을 포함하므로 기능적으로는 혼합신경이다.	운동신경
IV	**도르래신경(활차신경, trochlear nerve)**	안구운동에 관계되는 뼈대근육 중 위빗근(상사근)을 지배한다.	운동신경
V	**삼차신경 (trigeminal nerve)**	뇌신경 중 가장 굵다. 얼굴의 감각정보를 뇌에 전달하며 또 씹기근육을 지배한다.	혼합신경

표 6-1 뇌신경의 종류와 기능 (계속)

번호	명칭	분포와 기능	신경의 종류
VI	갓돌림신경(외전신경, abducens nerve)	안구를 가쪽으로 향하게 하는 가쪽곧은근(외측직근)을 지배한다.	운동신경
VII	얼굴신경(안면신경, facial nerve)	얼굴의 표정근을 지배하는 운동신경과 혀의 미각이나 눈물샘, 턱밑샘, 혀밑샘의 분비를 조절하는 부교감신경을 포함한다.	혼합신경
VIII	속귀신경[청(각)신경, auditory nerve]	청각이나 평형감각 정보를 중추에 보낸다. 안뜰신경과 달팽이신경으로 이루어진다.	감각신경
IX	혀인두신경(설인신경, glossopharyngeal nerve)	혀의 미각을 전달하는 감각신경과 삼키기에 관계하는 인두근을 지배하는 운동신경과 혀인두신경, 귀밑샘 분비를 조절하는 부교감신경을 포함한다.	혼합신경
X	미주신경 (vagus nerve)	뇌신경 중에서 가장 지배영역이 넓다. 외이도, 인두, 후두의 감각정보를 전달하고 운동을 지배한다. 또 목, 가슴, 복부의 장기에 분포하는 부교감신경을 포함한다.	혼합신경
XI	더부신경(부신경, accessory nerve)	목에 있는 목빗근(흉쇄유돌근)을 지배한다.	운동신경
XII	혀밑신경(설하신경, hypoglossal nerve)	혀의 운동을 지배한다.	운동신경

1) 감각신경(sensory nerve)

(1) 후각신경(olfactory nerve; I)

후각정보를 전달하는 뇌신경이다. 코안 점막의 후각세포에서 벌집뼈 체판의 작은 구멍을 지나 한쪽에 20개 정도의 신경다발을 형성한 후 후각망울(후구)로 들어가 이곳에서 신경세포를 바꾸고 뇌로 향한다.

(2) 시(각)신경(optic nerve; II)

시각에 관여하며 안구의 망막(시각세포)에서 시작되는 신경섬유 다발이다. 시신경관을 지나 후두공간으로 들어가 시신경교차(optic chiasm)를 만들고, 시각로(시삭, optic tract)가 되어 사이뇌의 시상 후부에 있는 가쪽무릎체(외측슬상체)로 들어간다. 이곳에서 신경세포는 후두엽(시각영역)을 향한다.

(3) 속귀신경[청(각)신경, auditory nerve; VIII]

다리뇌의 속귀신경핵에서 시작되는 청각과 평형감각을 담당하는 신경으로, 안뜰신경과 달팽이신경으로 나뉜다. 내이도에서 합류한 후 얼굴신경(안면신경) 바깥쪽에서 다리뇌로 들어간다.

① 안뜰신경(전정신경, vestibular nerve)

평형신경이라고도 하며 신체의 평형감각을 담당하며 내이 내에 있는 안뜰(전정)과 반고리관(반규관)으로 연결된다.

② 달팽이신경(와우신경, cochlear nerve)

청신경이라고도 하며 청각에 관여하며 내이의 달팽이 나선기관으로 연결된다.

2) 운동신경(motor nerve)

(1) 눈돌림신경(동안신경, oculomotor nerve; Ⅲ)

안구를 움직이는 눈바깥근육(외안근)을 지배한다. 중(간)뇌에서 나와 안와로 들어간 후 안구운동을 하는 눈근육 가운데 위곧은근(상직근), 아래곧은근(하직근), 안쪽곧은근(내측직근), 아래빗근(하사근)과 눈꺼풀올림근(안검거근; 위눈거풀을 벌림)에 분포한다. 또한 동공수축을 지배하는 섬유도 포함하고 있어 빛반사(대광반사, light reflex)에도 관여한다.

(2) 도르래신경(활차신경, trochlear nerve; Ⅳ)

중(간)뇌에서 나와 해면정맥굴(해면정맥동, cavernous sinus)을 지나 상안와열(위눈확틈새)에서 안와로 들어가 안구운동을 하는 눈근육 가운데 도르래(활차)를 가진 위빗근(상사근)을 지배한다.

(3) 갓돌림신경(외전신경, abducens nerve; Ⅵ)

다리뇌의 갓돌림신경핵(외전신경핵)에서 시작되는 운동신경으로, 다리뇌(교뇌)와 숨뇌(연수)의 경계에서 나와 해면정맥굴을 통과한 후 상안와열(위눈확틈새)에서 안와로 들어가 안구운동을 하는 눈근육 가운데 가쪽곧은근(외측직근)을 지배한다.

(4) 더부신경(부신경, accessory nerve; XI)

미주신경의 운동섬유가 독립한 것으로, 숨뇌(연수)에서 나오는 숨뇌뿌리(연수근)와 척수에서 나오는 척수뿌리(척수근)가 있다. 숨뇌뿌리는 미주신경과 함께 입천장근육(구개근)과 인두근육을 지배하고, 척수뿌리는 등세모근(승모근)과 목빗근(흉쇄유돌근)을 지배한다.

(5) 혀밑신경(설하신경, hypoglossal nerve; XII)

숨뇌에 있는 혀밑신경핵에서 시작되어 후두골의 혀밑신경관을 나와 혀근육(속혀근육과 바깥혀근육)을 지배하는 운동신경이다.

3) 혼합신경(mixed nerve)

(1) 삼차신경(trigeminal nerve; V)

얼굴의 감각을 담당하는 신경이다. 뇌신경 가운데 가장 굵으며 다리뇌 바깥쪽에서 나와 **삼차신경절**(semilunar ganglion)을 형성한 후 3개의 분지를 낸다.

① 제1가지 눈신경(안신경, ophthalmic nerve; V_1)

상안와열에서 안와로 나와 눈물샘과 위눈꺼풀의 피부와 결막, 두정(마루)에서 이마부위, 콧등 피부, 코점막 등의 감각을 지배하는 감각신경이다.

② 제2가지 위턱신경(상악신경, maxillary nerve; V_2)

원형구멍(정원공)에서 날개입천장오목(익구개와)으로 나와 위턱, 관자, 볼부위의 피부, 코안, 인두, 입천장의 점막, 위턱의 이틀(치조)과 치아의 감각을 지배하는 감각신경이다.

③ 제3가지 아래턱신경(하악신경, mandibular nerve; V_3)

타원구멍(난원공)에서 관자아래오목(측두하와)으로 나와 볼점막, 외이도, 귓바퀴 앞쪽, 관자부위, 아래입술의 피부, 아래턱의 이틀과 치아의 감각, 혀 앞쪽 2/3의 감각(혀신경)을 지배하는 감각신경과, 씹기근육(깨물근, 측두근, 안쪽날개근, 가쪽날개근)에 작용하는 운동신경이 포함된다.

(2) 얼굴신경(안면신경, facial nerve; Ⅶ)

얼굴의 표정근을 지배하는 운동신경과 혀의 미각이나 눈물샘, 턱밑샘, 혀밑샘의 분비를 조절하는 부교감신경을 포함하는 혼합신경으로, 다리뇌의 얼굴신경핵에서 시작되어 다리뇌와 숨뇌의 추체 사이에서 나온다.

운동섬유는 붓꼭지구멍(경유돌공)에서 나와 얼굴의 표정근을 지배하고, 미각섬유는 혀의 앞쪽 2/3 점각에 분포하며, 부교감성 분비섬유는 턱밑샘, 혀밑샘 및 눈물샘에 분포한다.

(3) 혀인두신경(설인신경, glossopharyngeal nerve; IX)

숨뇌에서 시작되는 혼합신경으로 감각, 운동, 미각의 신경섬유를 포함한다. 목정맥구멍(경정맥공)을 지나 혀뿌리부위와 인두, 중이에 분포하며 혀 뒤쪽 1/3의 미각과 감각, 인두점막의 감각을 담당한다. 운동신경섬유는 인두의 근육과 물렁입천장(연구개)의 근육을 지배한다. 부교감성 분비섬유가 귀밑샘에 분포한다.

(4) 미주신경(vagus nerve; X)

내장에 널리 분포하는 부교감신경성의 뇌신경이다. 성대에 분포하여 발성에 관여하는 되돌이후두신경(반회신경, recurrent laryngeal nerve) 외에 심장, 기관, 기관지, 식도 등의 가슴 장기나 복부 장기에도 분포한다. 또 외이도나 귓바퀴에도 감각섬유가 분포하기 때문에 귀지 청소 등으로 자극을 받으면 재채기(미주신경반사)가 나오기도 한다.

2. 척수신경

척수신경(spinal nerve)은 척수 양쪽으로 출입하는 말초신경으로, 척수분절(목척수, 가슴척수, 허리척수, 엉치척수, 꼬리척수)에 따라 **목신경**(경신경, cervical nerve) 8쌍, **가슴신경**(흉신경, thoracic nerve) 12쌍, **허리신경**(요신경, lumbar nerve) 5쌍, **엉치신경**(천골신경, sacral nerve) 5쌍, **꼬리신경**(미골신경, coccygeal nerve) 1쌍의 31쌍으로 구분된다(표 6-2, 그림 6-3).

척수신경은 앞뿌리(전근, anterior root)와 뒤뿌리(후근, dorsal root)를 통해 척수 앞가쪽과 뒤가쪽에서 출입한다. 앞뿌리는 척수에서 나가는 운동신경섬유의 다발이고, 뒤뿌리는 척수로 들어오는 감각신경섬유의 다발이다. 뒤뿌리가 부풀어서 척수신경절(spinal ganglion)을 형성한 후 앞뿌리와 합쳐서 추간공(척추사이구멍)을 나와 앞가지(전지, anterior ramus)와 뒤가지(후지, posterior ramus)로 나뉜다(그림 6-4).

일반적으로 대부분의 몸통과 팔다리를 지배하는 앞가지는 굵고, 뒤통수에서 등부분의 정중영역에 분포하는 뒤가지는 가늘다. 이것은 사람의 경우 뒤가지의 지배영역이 작기 때문이다. 척수신경의 앞가지와 뒤가지는 운동, 감각, 교감성, 부교감성 신경섬유가 혼재하는 혼합섬유이다. 이들 가지에서 근육에 분포하는 신경을 근육가지(근지, muscular branch; 운동가지)라고 하고 운동섬유가 주체이다. 피부에 분포하며 감각섬유로 이루어진 신경을 피부가지(피지, cutaneous branch; 감각가지)라고 한다. 가슴신경 이외의 척수신경 앞가지는 위아래가 서로 연결되어 척수신경얼기(척수신경총, plexus of spinal nerve)를 형성하며 이곳에서 다른 척수신경섬유와의 교환이 이루어진다.

각각의 척수신경은 분포하는 곳에서도 일정한 순서에 따라 배열되는데 특히 피부에서는 위치별로 띠

모양의 분포를 나타낸다. 이것을 **피부분절**(dermatomere)이라고 하며, 목에서 항문을 향해 순서대로 배열된다(그림 6-5).

표 6-2 **척수신경의 종류와 분포**

명칭	표시	분포
목신경(경신경, cervical nerve; 8쌍)	$C_1 \sim C_8$	목이나 어깨의 피부와 근육을 지배하는 목신경얼기와 팔신경얼기로 나뉜다.
가슴신경(흉신경, thoracic nerve; 12쌍)	$T_1 \sim T_{12}$	갈비사이신경을 만들어 가슴벽과 복벽에 분포한다.
허리신경(요신경, lumbar nerve; 5쌍)	$L_1 \sim L_5$	허리신경얼기를 만들어 아랫배, 엉덩이, 넓적다리 전체에 분포한다.
엉치신경(천골신경, sacral nerve; 5쌍)	$S_1 \sim S_5$	엉치신경얼기를 만들며 가장 굵은 것은 궁둥신경이다.
꼬리신경(미골신경, coccygeal nerve; 1쌍)	C_0	항문 부근과 외음부에 분포한다.

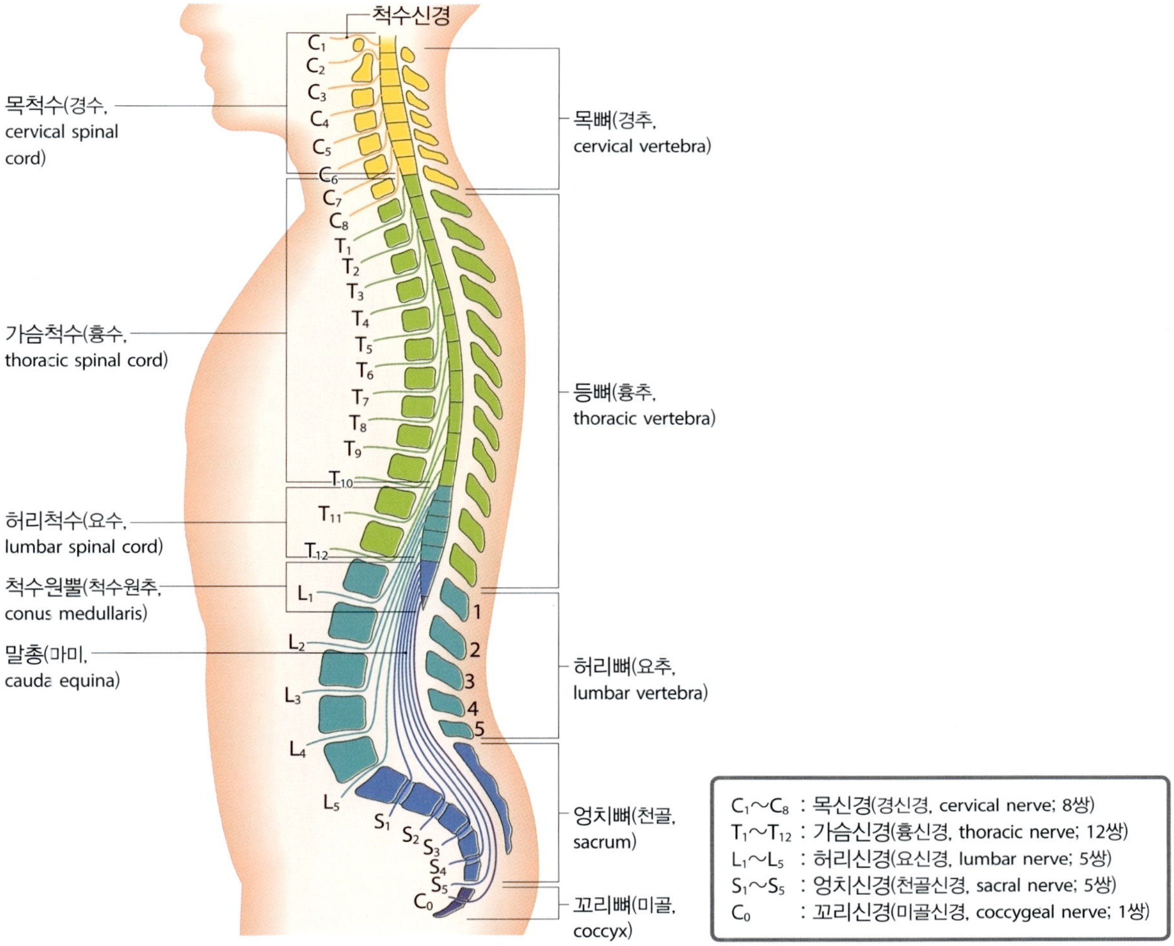

그림 6-3 **척수와 척수신경**

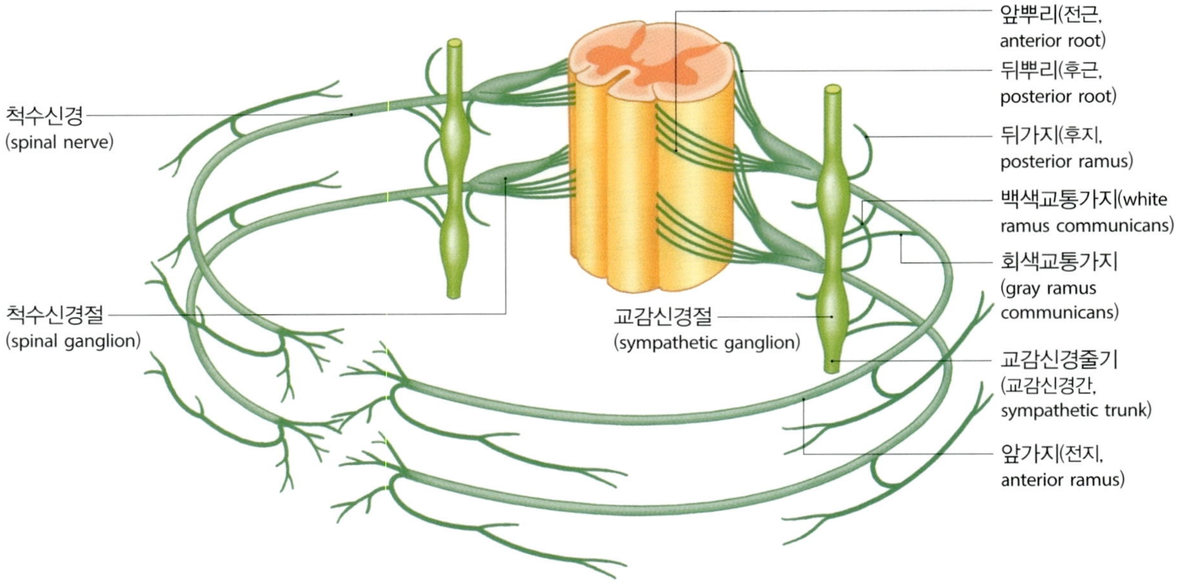

그림 6-4 **척수신경의 구성**

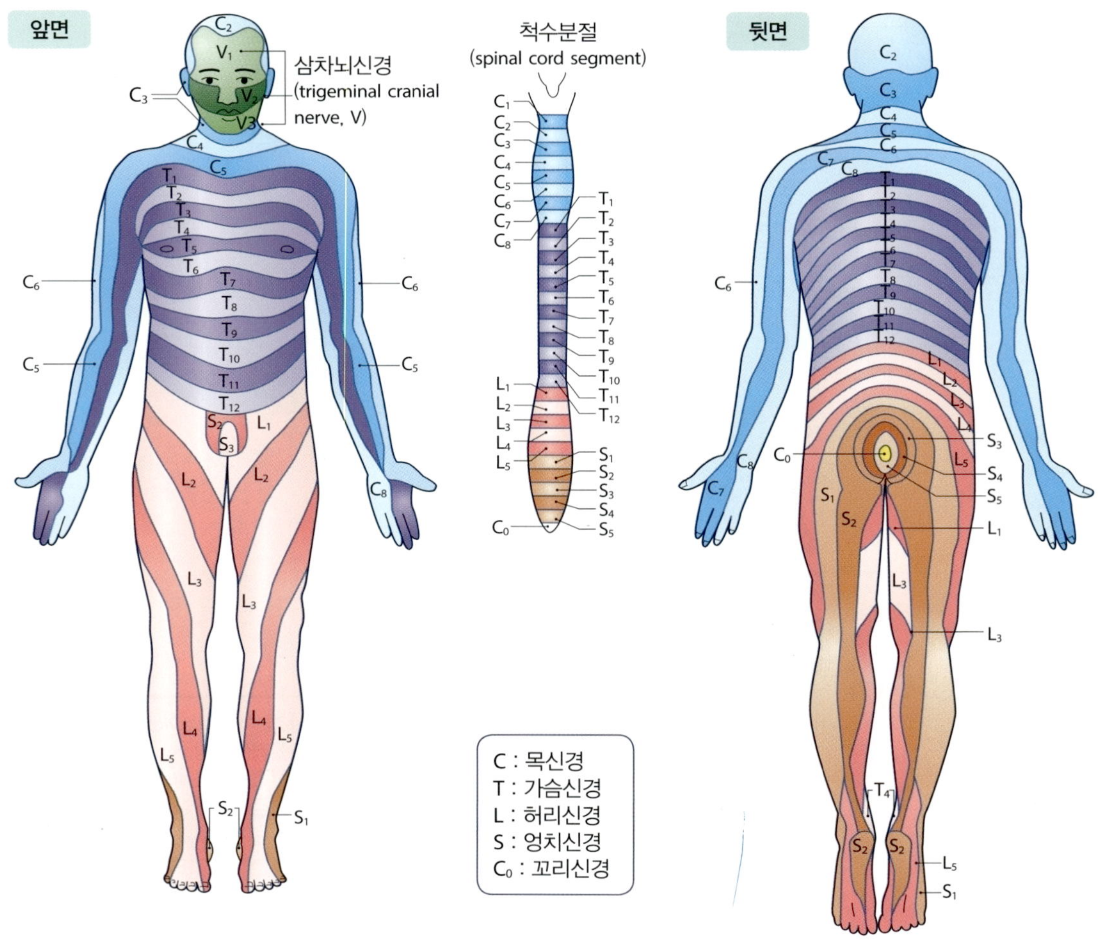

그림 6-5 **척수신경의 피부분절**

2 자율신경계통

인체에는 의지를 가지고 행하는 운동이나 감각으로서 인식하는 몸신경계통 이외에 순환, 호흡, 소화, 대사, 분비, 체온유지, 배설, 생식 등의 자율기능을 담당하는 **자율신경계통**(autonomic nervous system)이 있다. 몸신경계통은 의식적이고 수의적인 운동을 수행하는 데 비해 자율신경계통은 의지와 무관한 불수의적인 운동을 수행하기 때문에 자율신경계통을 식물신경계통 또는 불수의신경계통이라고도 한다(표 6-3). 자율신경계통은 생체의 항상성 유지에 필요한 작용을 하며, 자율기능의 조절은 척수, 뇌줄기, 그리고 고위 중추(시상하부, 대뇌둘레계통 등)에서 통합적으로 이루어진다.

자율신경계통은 **교감신경**(sympathetic nerve)과 **부교감신경**(parasympathetic nerve)으로 나뉘며, 서로 대항적으로 작용한다. 또 지배 기관에 이르는 도중에 반드시 신경세포를 1번 바꾸는데, 신경세포를 바꾸는 장소를 신경절(ganglion)이라고 한다. 신경절보다 중추쪽 신경섬유를 신경절전신경섬유(preganglionic nerve fiber), 말초쪽 신경섬유를 신경절후신경섬유(postganglionic nerve fiber)라고 하며, 자율신경계통의 신경전도는 신경절전신경섬유 ➡ 연접(신경절) ➡ 신경절후신경섬유 ➡ 효과기의 순서로 진행된다(표 6-4).

표 6-3 몸신경계통과 자율신경계통의 차이

특징	몸신경계통	자율신경계통
효과기	뼈대근육	민무늬근육, 샘, 심장근육
신경절의 존재	없음	신경절후신경섬유의 세포체가 척추곁신경절, 척추앞신경절, 종말신경절에 존재
중추신경에서 효과기까지의 신경 개수	1개	2개
신경근육접합부의 형태	특수화된 운동종말판	특별한 연접후막 없음
신경자극이 근육에 미치는 효과	흥분성	흥분성 또는 억제성
신경섬유의 형태	빠른 전도, 굵음, 말이집신경섬유	느린 전도, 신경절전신경섬유는 약한 말이집 형성, 신경절후신경섬유는 민말이집신경섬유로 매우 얇음

표 6-4 몸신경계통과 자율신경계통의 구성

		중추신경계통	말초신경계통	효과기
몸신경계통		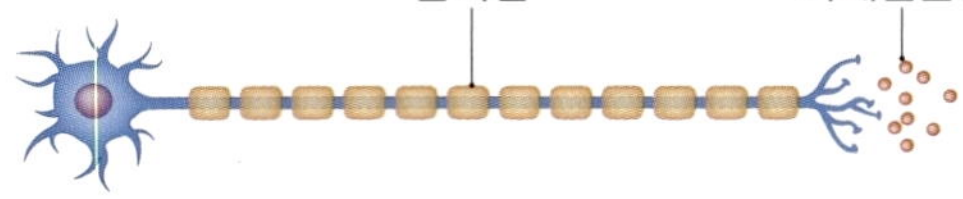 말이집, 아세틸콜린		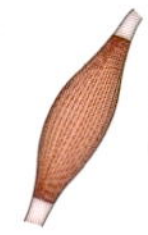 뼈대근육(골격근)
자율신경계통	교감신경	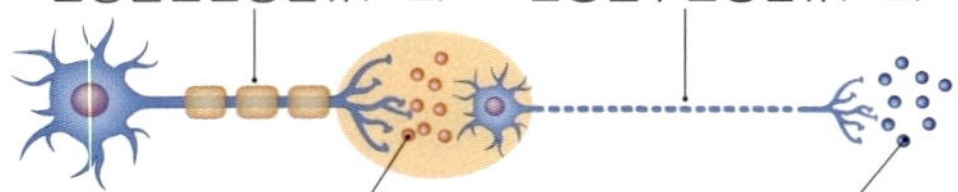 신경절전신경섬유(교감), 신경절후신경섬유(교감), 아세틸콜린, 신경절, 노르에피네프린		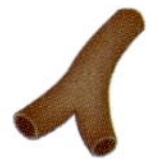 민무늬근육(평활근)
		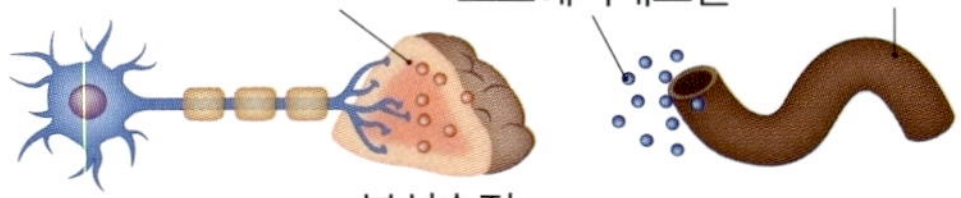 아세틸콜린, 에피네프린과 노르에피네프린, 혈관, 부신수질		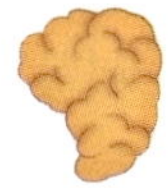 샘
	부교감신경	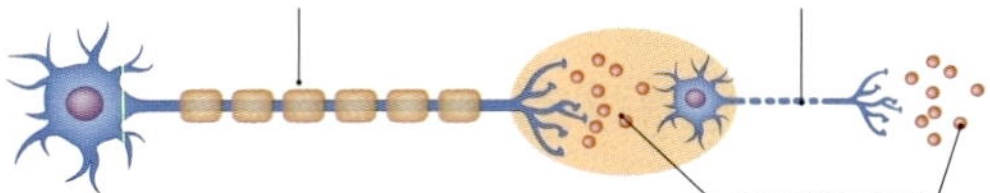 신경절전신경섬유(부교감), 신경절후신경섬유(부교감), 신경절, 아세틸콜린		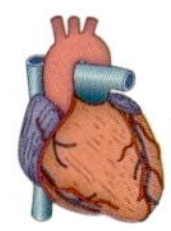 심장근육

1. 교감신경

교감신경(sympathetic nerve)의 본간을 이루는 구조는 교감신경줄기(교감신경간, sympathetic trunk)로, 척주 양쪽을 세로로 주행하며 좌우 20여쌍의 교감신경줄기신경절(교감신경간신경절, ganglia of sympathetic trunk)과 신경절사이가지(신경절간지, interganglionic branches)로 연결되어 염주 모양을 하고 있다. 교감신경줄기신경절은 교통가지에 의해 척수신경과 연결되며 말초를 향해 신경절후신경섬유를 내고 신경얼기를 형성하면서 동맥과 함께 주행하다가 피부, 혈관벽의 민무늬근육, 내장의 민무늬근육, 각종 샘에 분포한다(그림 6-6, 표 6-5). 또한 신경절전신경섬유는 짧고 신경절후신경섬유는 길다.

일반적으로 교감신경은 도피 또는 투쟁 반응을 관장하는데, 스트레스 등의 응급상황에 대응하여 **혈관 민무늬근육의 수축, 심장근육의 활동 항진, 내장 민무늬근육의 이완 작용**을 일으킨다. 신체활동 시 교감신경의 활동이 활발해지면 혈압 상승, 심장기능 항진, 소화관운동 억제가 일어난다.

교감신경계통의 신경경로는 척수신경에 합류하여 주행하는 유형과 척수신경에 합류하지 않고 독립해서 주행하는 유형이 있다.

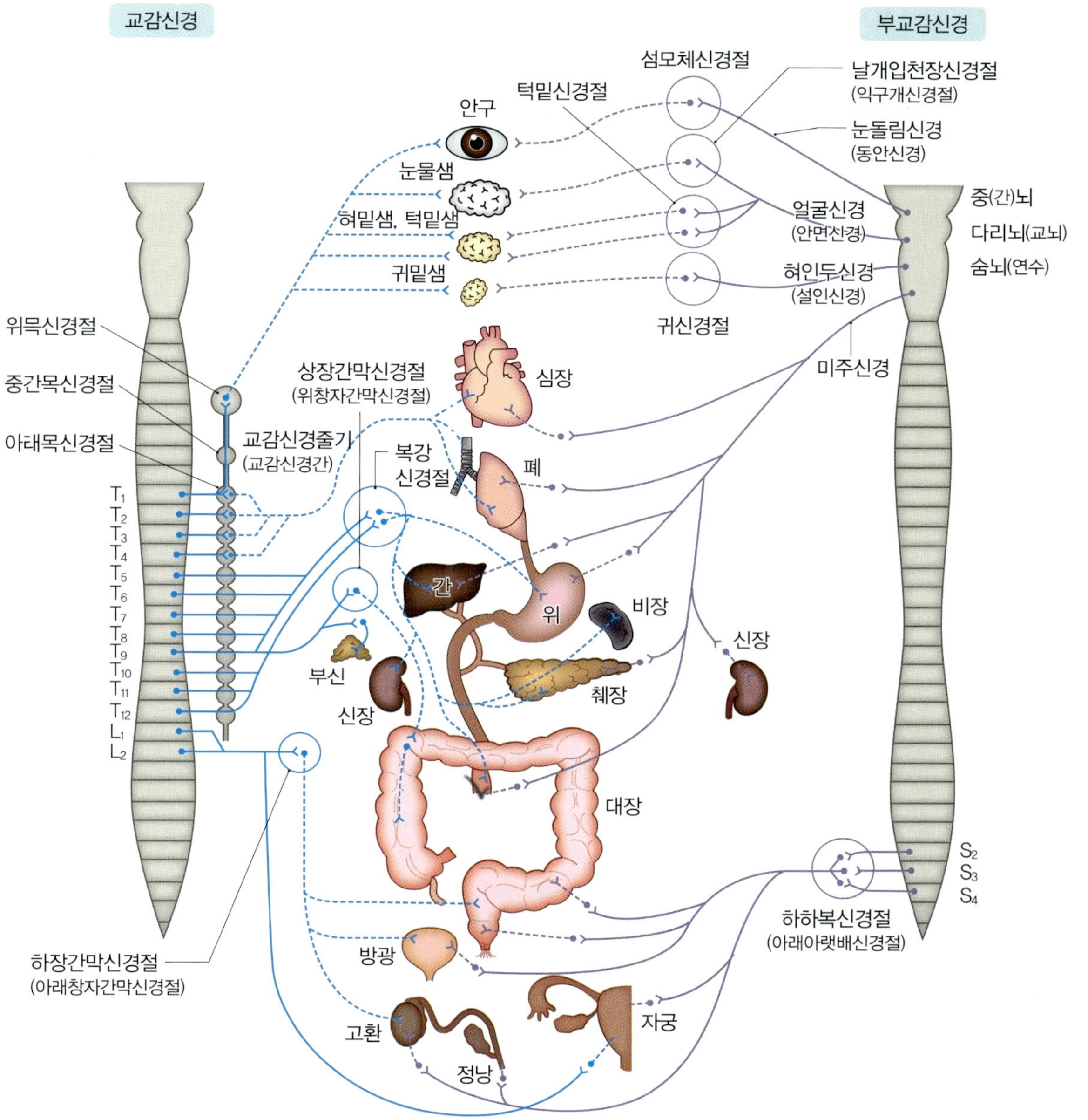

- 위목신경절(superior cervical ganglion)
- 중간목신경절(middle cervical ganglion)
- 아래목신경절(inferior cervical ganglion)
- 하장간막신경절(아래창자간막신경절, inferior mesenteric ganglion)
- 상장간막신경절(위창자간막신경절, superior mesenteric ganglion)
- 복강신경절(celiac ganglion)
- 턱밑신경절(submandibular ganglion)
- 섬모체신경절(ciliary ganglion)
- 날개입천장신경절(익구개신경절, pterygopalatine ganglion)
- 귀신경절(otic ganglion)
- 하하복신경절(아래아랫배신경절, inferior hypogastric ganglion)

그림 6-6 **자율신경계통의 신경경로와 각 분포 장기**

표 6-5 교감신경의 분포 위치

분포 위치	신경절전신경섬유의 시작	신경절후신경섬유의 시작
눈	C_8, T_1	목신경절
머리와 목	T_1~T_4	목신경절
심장과 폐	T_1~T_5	상부 가슴신경절
팔	T_2~T_9	아래목신경절 및 상부 가슴신경절
상복부 내장	T_4~T_9	복강신경절 및 위창자간막신경절
부신	T_{10}~T_{11}	해당 없음
비뇨기와 생식기	T_{12}~L_2	복강신경절 및 아래창자간막신경절
다리	T_9~L_2	허리신경절 및 상부 엉치신경절

1) 척수신경에 합류하여 주행하는 유형

피부(머리, 얼굴 제외)의 혈관, 땀샘, 털세움근 등을 지배한다. 교감신경의 피부 분포는 감각신경의 분포, 즉 피부분절과 일치한다. 가슴척수(T_1)와 허리척수(L_2)의 중간회색질(중간질, intermediate substance)에서 나와 앞뿌리, 백색교통가지를 경유하여 교감신경줄기에서 신경세포를 바꾼 뒤 회색교통가지를 경유하여 척수신경에 합류한다(그림 6-7 ❶).

2) 척수신경에 합류하지 않고 독립해서 주행하는 유형

(1) 교감신경줄기에서 신경세포를 바꾸는 것

① 가슴척수 T_1~T_4(주로 T_1~T_2)에서 나와 위목신경절(상경신경절, superior cervical ganglion)에서 신경세포를 바꾸고 속 · 바깥목동맥(내 · 외경동맥)을 따라 상행하여 뇌나 입안 · 얼굴 · 머리의 피부, 눈 · 침샘 · 눈물샘 등의 혈관, 분비샘 등을 지배한다(그림 6-7 ❷).

② 가슴척수 T_1~T_4(주로 T_3~T_4)에서 나와 별신경절(목가슴신경절, stellate ganglion)에서 신경세포를 바꾸고 심장, 기관지, 폐, 식도 등의 혈관 등을 지배한다(그림 6-7 ❸).

(2) 척추앞신경절에서 신경세포를 바꾸는 것

가슴척수, 허리척수에서 나와 교감신경줄기에서 신경세포를 바꾸지 않고 지나가 복강 내에 있는 척추앞신경절(prevertebral ganglion; 복강신경절, 상 · 하장간막신경절 등)에서 신경세포를 바꾼 후 간, 비장, 췌장, 신장 등의 복부 내장이나 방광, 결장, 자궁 등의 골반 내장 및 그 혈관을 지배한다(그림 6-7 ❹).

(3) 신경세포를 바꾸지 않는 것(신경절후신경세포가 없는 것)

가슴척수 T_5~T_{12}에서 나와 교감신경줄기를 통과한 후 별도의 신경절을 거치지 않고 직접 부신수질(부신속질, adrenal medulla)을 지배한다. 부신수질은 교감신경의 신경절후신경세포가 특수하게 변형된 구조로, 다른 자율신경과 달리 신경절전신경섬유만으로 이루어진 독특한 경로를 갖는다(그림 6-7 ❺).

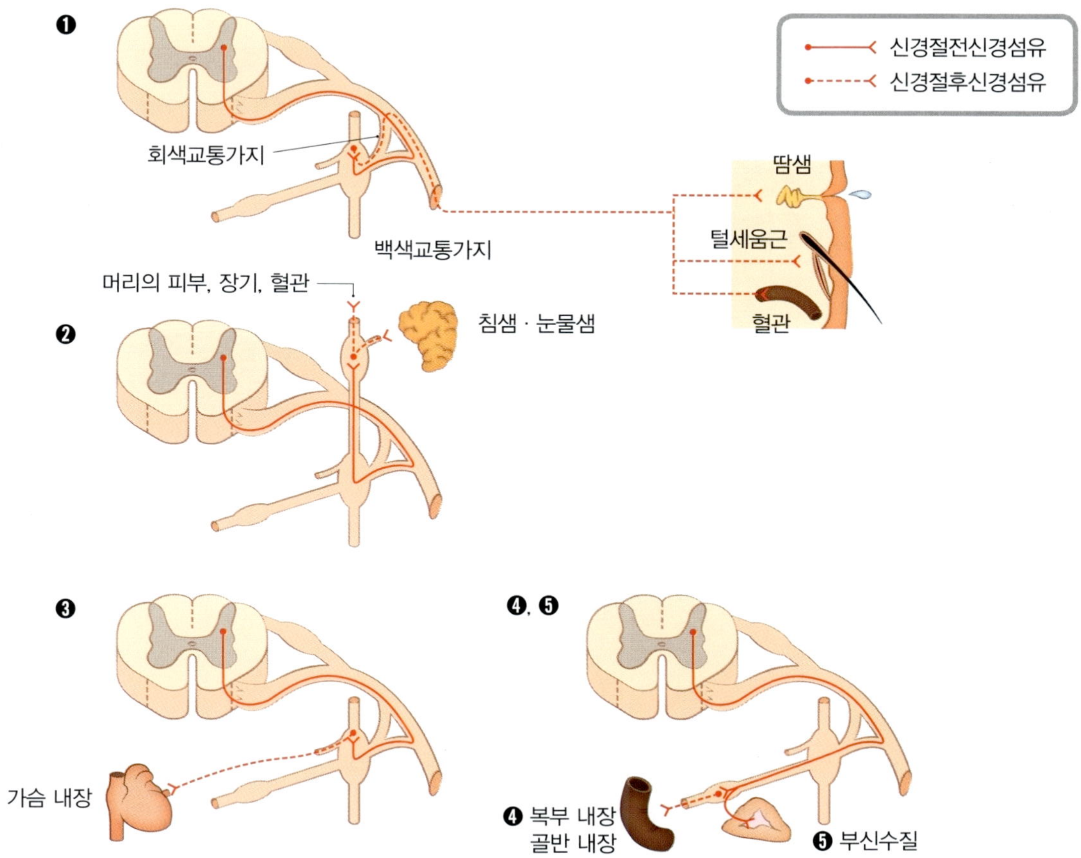

그림 6-7 **교감신경계통의 신경경로**

MEMO

- **교감신경 부신수질계통(sympathoadrenal system)**

부신수질은 변형된 교감신경절로 비유되듯이 교감신경절의 신경세포와 부신수질세포는 발생학적으로 같은 종류이며 그 생리작용도 비슷하다. 또한 부신수질과 교감신경은 기능적으로도 서로 연관되어 있는데, 교감신경의 긴장은 부신수질로부터 에피네프린이나 노르에피네프린을 분비시키고 이것이 다시 중추성 또는 말초성으로 교감신경에 작용한다.

MEMO

- **교감신경 부신수질계통(sympathoadrenal system) (계속)**

이처럼 교감신경과 부신수질은 매우 밀접한 관계에 있기 때문에 하나의 시스템으로 보아 교감신경 부신수질계통이라고 부른다.

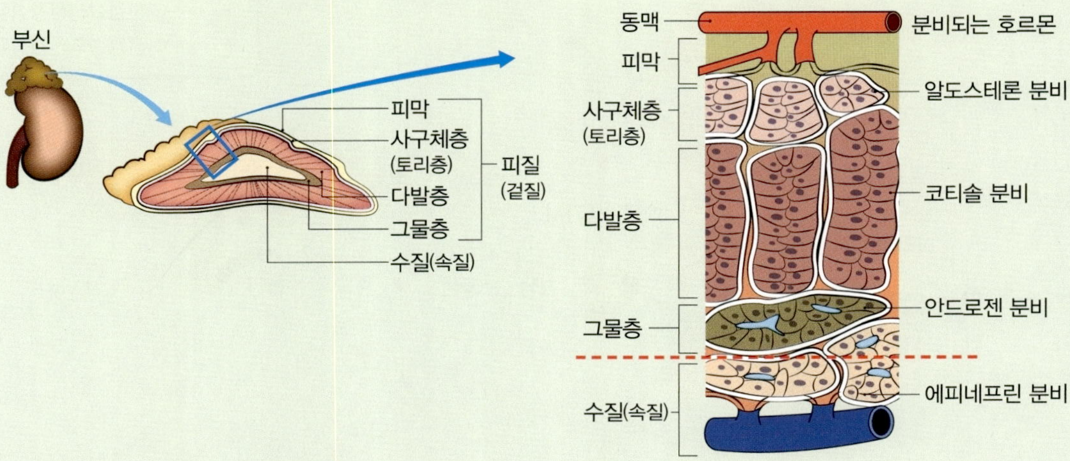

2. 부교감신경

부교감신경(parasympathetic nerve)은 부교감신경섬유의 75%가 숨뇌의 **미주신경**(vagus nerve)을 통해 가슴안(흉강)과 복강(배안) 내 장기에 분포하므로 미주신경이 지배하는 심장, 폐, 식도, 위, 소장, 대장, 간, 췌장 등의 부교감신경작용을 미주신경작용이라고 한다. 대부분의 부교감신경섬유는 교감신경처럼 척수신경을 따라 이동하지 않아서 피부 효과기(혈관, 땀샘, 털세움근)와 뼈대근육 내의 혈관에는 부교감신경이 분포하지 않는다. 또한 대부분 신경절전신경섬유는 길고 신경절후신경섬유는 짧은데, 신경절전신경섬유가 길어서 신경절이 표적장기의 내부나 인접 부위에 위치한다(표 6-6, 그림 6-6 참조).

일반적으로 부교감신경은 휴식이나 수면 중에 활발하며 **내장 민무늬근육의 수축, 심장의 활동 억제, 샘분비 항진** 등의 작용을 일으킨다. 따라서 부교감신경의 활동이 활발해지면 소화관운동 촉진과 심장기능 억제 등이 일어난다.

부교감신경계통의 신경경로는 신경절전신경섬유가 뇌줄기(뇌간)에서 나오는 유형과 엉치척수(천수)에서 나오는 유형이 있다.

표 6-6 부교감신경의 분포 위치

신경	신경절전신경섬유의 시작	종말신경절의 위치	효과기
눈돌림신경(III)	중(간)뇌	섬모체신경절	눈의 섬모체근, 동공조임근
얼굴신경(VII)	다리뇌	날개입천장신경절 및 턱밑신경절	눈물샘, 입천장, 코안점막의 분비샘과 혈관
혀인두신경(IX)	숨뇌	귀신경절	귀밑샘
미주신경(X)	숨뇌	장기 내부 또는 근처의 종말신경절	심장, 폐, 기관자, 위장관, 간, 췌장
골반신경	$S_2 \sim S_4$	장기 근처의 종말신경절	하행결장, 직장, 방광, 요관 하부, 바깥생식기관

1) 신경절전신경섬유가 뇌줄기에서 나오는 유형 (그림 6-6 참조)

(1) 눈돌림신경(동안신경)과 함께 주행하는 부교감신경

중(간)뇌의 눈돌림신경핵에서 나오는 부교감신경으로, 섬모체신경절(ciliary ganglion)에서 신경세포를 바꾸어 섬모체근과 동공조임근을 지배한다.

(2) 얼굴신경(안면신경)과 함께 주행하는 부교감신경

숨뇌의 위침분비핵(상타액핵)에서 시작되며 얼굴신경–고실끈신경–혀신경을 거쳐 턱밑신경절(악하신경절, submandibular ganglion)에서 신경세포를 바꾸어 턱밑샘과 혀밑샘의 샘세포와 혈관을 지배한다. 또한 얼굴신경–큰바위신경을 거쳐 날개입천장신경절(익구개신경절, pterygopalatine ganglion)에서 신경세포를 바꾸어 눈물샘, 입천장, 코안점막의 분비샘과 혈관을 지배한다.

(3) 혀인두신경(설인신경)과 함께 주행하는 부교감신경

숨뇌의 아래침분비핵(하타액핵)에서 시작되며 혀인두신경–고실신경–작은바위신경을 거쳐 귀신경절(이신경절, otic ganglion)에서 신경세포를 바꾸어 귀밑샘의 샘세포와 혈관을 지배한다.

(4) 미주신경과 함께 주행하는 부교감신경

숨뇌의 미주신경등쪽핵(미주신경배측핵)에서 시작하여 미주신경을 통해 복부 내장(간, 위, 장, 췌장 등)을 지배하는 것과 숨뇌의 의문핵(의핵)에서 시작하여 미주신경을 통해 가슴 내장(심장, 폐, 기관지 등)을 지배하는 2가지가 있다. 신경세포의 교대는 각각의 지배 기관 부근(장기 안에 포함) 신경절에서 이루어진다.

2) 신경절전신경섬유가 엉치척수에서 나오는 유형 (그림 6-6 참조)

엉치척수 S_2~S_4에 신경절전신경섬유의 세포체가 존재한다. 신경절전신경섬유는 앞뿌리를 나와 골반신경이 되며 지배 기관 부근의 신경절에서 신경절후신경섬유와 연접을 형성한다. 지배기관은 하행결장, 직장, 방광, 요관 하부, 바깥생식기관이다.

3. 자율신경조절의 특징

(1) 이중지배(double innervation)

내장기관의 대부분은 교감신경과 부교감신경 두 신경의 지배를 받는다. 이러한 두 신경계통에 의한 신경지배를 **이중지배**라고 하며 한 기관에 교감신경과 부교감신경 두 계통의 섬유가 분포되어 있어서 나타나는 현상이다.

예외적으로 한쪽의 지배만 받는 기관도 있다. 땀샘, 털세움근, 대부분의 혈관, 비장, 부신수질 등은 교감신경의 지배만 받으며, 동공조임근, 소화샘(침샘 이외)의 대부분은 부교감신경의 지배만 받는다. 교감신경은 소화샘의 분비세포에 대해 직접적인 신경지배를 하지 않는다. 교감신경에 의한 분비억제는 교감신경의 혈관수축작용에 의한 간접적인 것이다.

(2) 대항지배(antagonistic innervation)

동일 효과기에 대한 교감신경과 부교감신경의 작용은 상반되는데, 이를 **대항지배**라고 한다. 한쪽이 **촉진적**으로 작용하면, 다른 쪽은 **억제적**으로 작용한다(표 6-7). 다만, 침샘에서는 두 신경의 작용에 질적인 차이는 관찰되지 않으며 모두 분비 촉진적으로 작용한다.

(3) 지속성(긴장성) 지배(tonic innervation)

자율신경은 지배 기관에 끊임없이 흥분을 보내며 항상 자발적으로 활동한다. 특히 혈관의 민무늬근육에서 현저하게 나타나는데 이를 **지속성(긴장성) 지배**라고 한다. 이 경우 신경지배를 차단하면 지속성 지배가 소실되기 때문에 그 신경의 작용과 반대 효과가 나타난다. 교감신경절단 후 일어나는 혈관확장 등이 그 전형적인 예이다.

표 6-7 교감신경과 부교감신경의 각 장기에 대한 지배 효과

	장기	교감신경	부교감신경
근육계통	**심장**	촉진(β)	억제(m)
	혈관계통		
	피부	수축(α)	–
	복부 내장, 골반 내장	수축(α)	–
	심장	수축(α), 확장(β?)	수축(m?), 확장(m?)
	침샘	수축(α)	확장(m?)
	바깥생식기관	수축(α)	확장(m?)
	뼈대근육	수축(α), 확장(β)	–
	비장	수축(α)	–
	눈		
	동공	확대(확대근수축)(α)	축소(조임근수축)(m)
	눈꺼풀판근	수축(α)	이완(m)
	섬모체근	이완(β)	수축(m)
	기관지	이완(β)	수축(m)
	소화관	억제(β)(α)	촉진(m)
	담낭	이완(β)	수축(m)
	방광	이완(β)	수축(m)
	각종 조임근	수축(α)	이완(m)
	털세움근	수축(α)	–
	생식기		
	(♂) 부고환, 정관, 정낭	수축(α)	–
	(♀) 자궁, 자궁관	수축(α) (임신, 기타 조건에서 변동)	–
샘계통	**눈물샘**	–	분비 촉진(m)
	침샘	분비 억제(점성, 소량)(α)	분비 촉진(장액성, 대량)(m)
	위샘	?	분비 촉진(m)
	췌장	?	분비 촉진(m)
	땀샘	분비 촉진(m)	–
	부신수질	분비 촉진(n)	–

( ) 안은 신경전달물질에 대한 수용체의 종류를 나타낸다.
α : α-에피네프린수용체　β : β-에피네프린수용체　m : 무스카린수용체　n : 니코틴수용체

4. 자율신경계통의 신경전달물질과 수용체

자율신경의 정보가 각 지배 기관에 전달되어 다양한 효과를 나타내는 것은 신경흥분이 신경말단에 도달하면 그곳에서 어떤 종류의 화학물질이 방출되어 지배 기관에 작용하기 때문이다. 이 화학물질을 **신경전달물질**(neurotransmitter)이라고 하며, 방출된 신경전달물질은 니코틴, 무스카린, 에피네프린 등의 각 수용체(receptor)와 결합하여 흥분을 전달한다(그림 6-8).

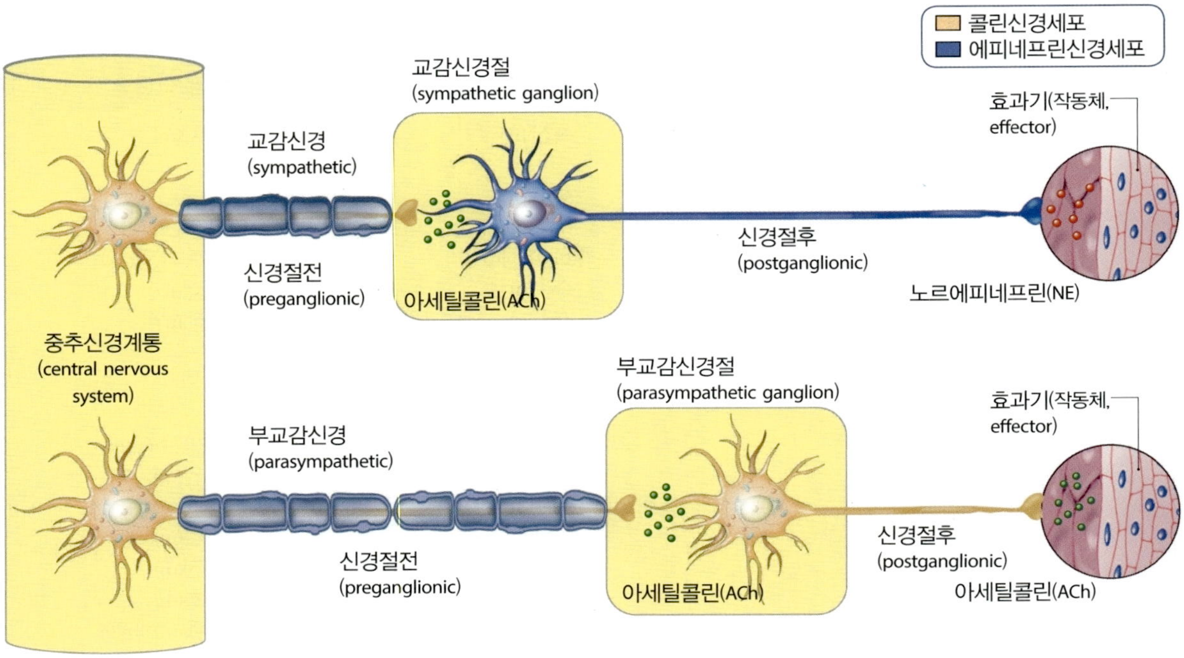

그림 6–8 **자율신경계통의 신경전달물질**

1) 신경전달물질(neurotransmitter)

일반적으로 교감신경의 신경절전신경섬유와 신경절후신경섬유의 신경말단에서 방출되는 신경전달물질은 각각 **아세틸콜린**(acetylcholine, ACh)과 **노르에피네프린**(norepinephrine, NE; 노르아드레날린)이다. 일부 예외적으로 땀샘을 지배하는 교감신경의 신경절후신경섬유에서는 아세틸콜린이 방출된다. 또 부신수질을 지배하는 교감신경(신경절전신경섬유)은 아세틸콜린을 분비하여 부신수질에서 에피네프린과 노르에피네프린의 분비를 촉진한다.

부교감신경의 신경절전신경섬유와 신경절후신경섬유의 신경말단에서 방출되는 신경전달물질은 모두 **아세틸콜린**(ACh)이다.

(1) 콜린성 전달물질

아세틸콜린(acetylcholine)을 합성하여 유리하는 신경세포를 **콜린신경세포**(cholinergic neuron)라고 한다. 아세틸콜린은 콜린과 아세틸 CoA에서 아세틸콜린전환효소(choline acetyltransferase)에 의해 합성된다.

합성된 아세틸콜린은 신경종말 부위의 연접소포에 저장되었다가 흥분 시 신경종말에서 방출되어 신경절후신경섬유나 효과기의 세포막 수용체를 활성화한다. 방출된 아세틸콜린은 효과기 세포막이나 신경종말 주변에 있는 아세틸콜린에스터분해효소(acetylcholinesterase, AChE)에 의해 콜린과 아세트산으로 분해된다. 분해된 콜린의 일부는 신경종말로 재흡수되어 아세틸콜린 합성에 재이용되며 나머지 콜린은 아세트산과 함께 혈액으로 들어가 분해된다(그림 6–9).

(2) 에피네프린성 전달물질

노르에피네프린(norepinephrine)을 합성하여 분비하는 신경세포를 **에피네프린신경세포**라고 한다. 노르에피네프린은 티로신(tyrosine)에서 합성되며, 부신수질에서 노르에피네프린 대부분이 에피네프린(epinephrine)으로 전환된다.

합성된 노르에피네프린은 신경종말 부위의 연접소포에 저장되었다가 흥분 시 신경종말에서 방출되어 효과기 세포막의 수용체를 활성화한다. 방출된 노르에피네프린은 대부분 신경종말로 재흡수되어 다시 전달물질로서 사용된다. 나머지는 방출 후 혈액으로 들어가 모노아민산화효소(monoamine oxidase, MAO)나 카테콜–O–메틸전환효소(catechol–O–methyltransferase, COMT)에 의해 비활성화된다(그림 6–9).

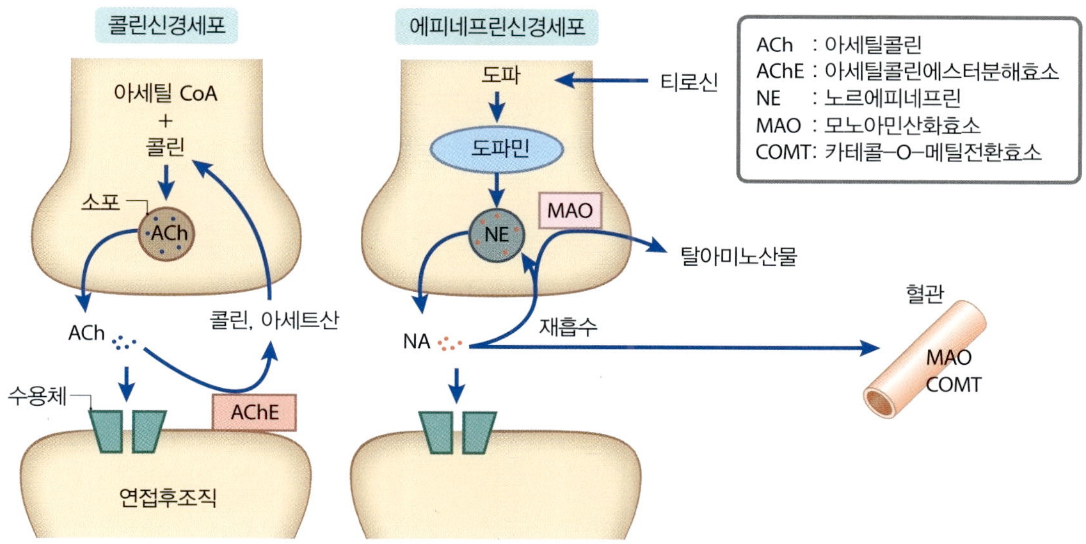

그림 6–9 **자율신경계통의 신경전달물질 합성과 분해**

2) 수용체(receptor) (표 6–8)

(1) 콜린수용체(cholinergic receptor)

콜린수용체에는 니코틴수용체와 무스카린수용체가 있다. 각각 니코틴이나 무스카린에 의해 유사작용을 나타낸다(그림 6–10).

① 니코틴수용체(nicotinic receptor)

자율신경 신경절후신경섬유의 세포체, 교감신경과 부신수질 접합부에는 니코틴수용체가 존재한다.

② 무스카린수용체(muscarinic receptor)

부교감신경 신경절후신경섬유의 지배 장기에는 무스카린수용체가 존재하며, 무스카린에 자극을 받고 아트로핀(atropine)에 억제된다. 무스카린수용체는 M_1~M_5의 서브타입으로 분류된다.

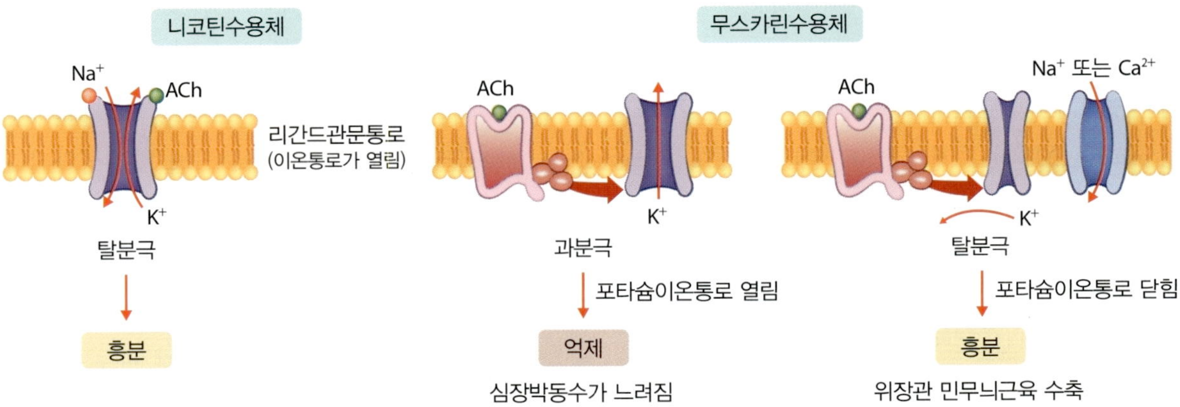

그림 6–10 니코틴수용체와 무스카린수용체의 비교

(2) 아드레날린수용체(adrenergic receptor)

에피네프린류에 대한 수용체에는 α형과 β형의 2종류가 있다. 주로 노르에피네프린(노르아드레날린)은 α수용체에 작용하고, 에피네프린(아드레날린)은 α수용체와 β수용체에 작용하는데, β수용체에 대한 작용이 강하다.

① α수용체(alpha-receptor)

온몸의 피부, 내장 혈관의 수축이나 위장관의 조임근 수축 등에 관여한다. α수용체는 α_1수용체(혈관 민무늬근육)와 α_2수용체(에피네프린신경세포의 연접전종말) 등의 서브타입으로 분류된다.

② β수용체(beta-receptor)

심장박동수 증가, 심장수축력 증가, 기관지 확장, 혈당 분해(간), 지방 분해촉진, 위장관의 민무늬근육이완 등에 관여한다. β수용체는 β_1수용체(심장), β_2수용체(기관지), β_3수용체(지방세포) 등의 서브타입으로 분류된다.

표 6-8 자율신경계통의 주요 수용체와 정보전달

수용체		수용체 서브타입	세포 내 정보전달계통	주요 기능
콜린 수용체	니코틴 수용체	N_M	이온통로 내장형 (주로 Na^+ 유입 → 탈분극)	신경근육접합부에 국한하여 존재하며 뼈대근육을 수축
		N_N		자율신경절, 중추신경절에 국한하여 존재하며 흥분전도를 촉진
	무스카린 수용체	M_1	PI 대사회로 항진(세포 내 Ca^{2+} 농도 상승)	중추나 신경절의 탈분극
		M_2	아데닐산고리화효소 활성억제 (cAMP 합성억제, 세포 내 Ca^{2+} 농도 저하)	심장박동수 감소, 전도속도 감소, 심근수축력 저하
		M_3	PI 대사회로 항진(세포 내 Ca^{2+} 농도 상승)	기관지 수축, 위장관 수축, 외분비 촉진, 혈관 이완(내피세포 내에서 NO 합성 촉진에 따름)
아드레날린 수용체	α수용체	α_1	PI 대사회로 항진*(세포 내 Ca^{2+} 농도 상승)	혈관 수축, 동공확대
		α_2	아데닐산고리화효소 활성억제 (cAMP 합성억제, 세포 내 Ca^{2+} 농도 저하)	노르에피네프린 방출 억제
	β수용체	β_1	아데닐산고리화효소 활성화 (cAMP 합성 촉진)	심기능 항진(수축력 확대, 심장박동수 증가)
		β_2		기관지 이완, 혈관 이완, 위장관 이완, 글리코겐 분해촉진
		β_3		지방 분해촉진, 혈관 이완

* PI : 이노시톨인지질(inositol phospholipid)

5. 자율신경반사

사람을 포함한 동물의 행동이나 반응은 크게 2가지로 나뉜다. 하나는 자신의 의지로 일어나는 근육반응(대뇌피질, 몸운동신경, 뼈대근육이 관여)이고, 다른 하나는 자신의 의지와는 관계없이 외부 자극에 의해 일어나는 자율신경과 몸운동신경(예 : 무릎반사 등의 늘임반사)을 통한 반사반응이다. 즉, **자율신경반사**(autonomic reflex)는 말초 들신경자극(구심자극, afferent impulse)을 통해 **반사성**으로 이루어지며, 이들 **들신경자극**이 자율신경반사의 중요한 인자가 된다. 자율신경반사는 들신경자극이 내장 들신경(구심신경, afferent nerve)에 의해 일어나는지, 몸(체성) 들신경에 의해 일어나는지에 따라 다음과 같이 나뉜다.

(1) 내장-자율신경반사

내장 들신경을 구심로로 하고 자율신경을 원심로로 하는 반사이다. 순환계통에서 관찰되는 승압수용체반사, 감압수용체반사, 화학수용체반사나 소화관에서 일어나는 위장관운동, 소화액의 분비반응이 전형적인 예이다.

(2) 몸-자율신경반사

몸감각(피부, 점막, 근육, 힘줄, 관절 등에서의 감각)이나 특수감각(시각, 미각, 후각, 청각, 평형감각)에서 오는 자극을 구심로로 하여 일어나는 자율신경반사이다. 전형적인 예로는 한랭자극에 의해 피부혈관이 수축반응을 하는 체온조절반사, 미각자극에 의한 침분비반사, 유해자극에 의한 혈압상승반사 등이 있다(그림 6-11).

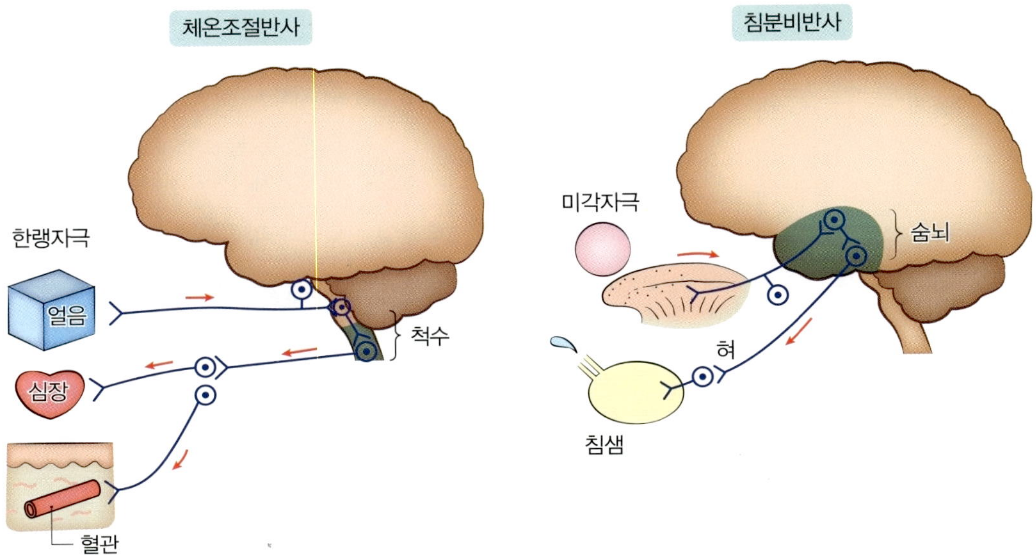

그림 6-11 몸-자율신경반사의 예

확인문제

01. 말초신경에 대한 설명 중 옳지 않은 것은?

① 뇌신경은 12쌍이 있다.
② 몸신경과 자율신경으로 구분된다.
③ 뇌신경에는 후각신경, 시(각)신경, 눈돌림신경 등이 있다.
④ 뇌와 척수를 근육이나 피부 등으로 연결시키는 신경이다.
⑤ 척수신경은 31쌍이 있는데 척수분절에 따라 운동신경과 감각신경으로 나뉜다.

02. 뇌신경의 번호와 명칭이 잘못 짝지어진 것은?

① 제II뇌신경 – 시(각)신경
② 제V뇌신경 – 삼차신경
③ 제VIII뇌신경 – 속귀신경
④ 제X뇌신경 – 혀인두신경
⑤ 제XI뇌신경 – 더부신경

03. 다음 중 안구의 움직임에 관여하는 뇌신경은?

가. 도르래신경	나. 눈돌림신경
다. 시(각)신경	라. 갓돌림신경

① 가, 나 ② 다, 라
③ 나, 다, 라 ④ 가, 나, 라
⑤ 가, 나, 다, 라

04. 자율신경계통에 대한 설명으로 틀린 것은?

① 내장, 혈관, 심장의 민무늬근육에 분포한다.
② 신경절을 형성하며 들신경과 날신경을 갖는다.
③ 자율신경계통의 여러 가지 활동은 숨뇌에서 통합된다.
④ 부교감신경은 신경절전신경섬유가 뇌와 엉치척수에서 시작된다.
⑤ 교감신경은 신경절전신경섬유가 가슴척수와 허리척수에서 시작된다.

05. 교감신경이 흥분하면 신체기능에 나타나는 변화는?

① 혈압하강 ② 동공 축소
③ 기관지 확장 ④ 침분비 억제
⑤ 배뇨근운동 촉진

06. 부교감신경이 흥분하면 신체기능에 나타나는 변화는?

① 배뇨 억제 ② 섬모체근 수축
③ 위액분비 억제 ④ 심장박동수 증가
⑤ 피부 및 복부동맥 수축

07. 다음 중 부교감신경을 분지하는 뇌신경은?

가. 미주신경	나. 눈돌림신경
다. 얼굴신경	라. 혀인두신경

① 가, 나 ② 나, 다
③ 다, 라 ④ 가, 나, 다
⑤ 가, 나, 다, 라

08. 교감신경과 부교감신경에 대한 설명 중 올바른 것은?

① 교감신경은 목척수와 허리척수에서, 부교감신경은 뇌와 엉치척수에서 시작된다.
② 교감신경은 신체의 안정상태를 유도하고, 부교감신경은 활성화되면 신체의 흥분을 일으킨다.
③ 교감신경과 부교감신경의 신경절전신경섬유 말단에서 분비되는 신경전달물질은 아세틸콜린이다.
④ 신경절후신경섬유 말단의 교감신경에서는 아세틸콜린이, 부교감신경에서는 에피네프린이 방출된다.
⑤ 교감신경의 신경절후신경섬유는 짧은 민말이집섬유이지만, 부교감신경의 신경절후신경섬유는 긴 말이집섬유이다.

09. 부교감신경의 신경절전신경섬유와 신경절후신경섬유의 신경말단에서 방출되는 신경전달물질은 모두 (   )이다.

10. 내장기관의 대부분은 교감신경과 부교감신경 두 신경의 지배를 받는다. 이러한 두 신경계통에 의한 신경지배를 (   )(이)라고 하며 한 기관에 교감신경계통과 부교감신경계통 두 계통의 섬유가 분포되어 일어나는 현상이다.

정답 01. ⑤ 02. ④ 03. ④ 04. ③ 05. ③ 06. ② 07. ⑤ 08. ③ 09. 아세틸콜린 10. 이중지배

Chapter 07

감각

학습목표

1. 감각의 종류와 그 수용체에 관하여 설명할 수 있다.
2. 각 감각기(관)의 구조와 기능적 특성을 설명할 수 있다.
3. 감각자극이 어떻게 신경섬유의 흥분으로 바뀌는지를 설명할 수 있다.
4. 시각, 청각, 평형감각, 미각, 후각이 전달되는 기전을 설명할 수 있다.
5. 심부감각과 내장감각을 이해한다.

핵심용어해설

- **감각기(관)**(sense organ) : 눈이나 귀처럼 특정 감각에 대한 적합자극을 수용하도록 분화한 기관을 말하며, 감각기(관)에는 적합자극이 되는 물리적 또는 화학적 자극을 수용해서 전기신호로 변환하는 수용체가 존재한다.
- **내장감각**(visceral sense) : 내장에 분포하는 신경에 의해 전달되는 감각을 말하며, 장기감각과 내장통증으로 나뉜다.
- **몸감각**(somatic sense) : 피부나 근육 등 온몸에 분포하는 기관에서 얻어지는 감각을 말하며, 감각수용기를 외부에서 확인할 수 없다.
- **순응**(adaptation) : 생물체의 기능, 성질, 상태가 주어진 외부 조건의 지속적인 변화에 적응할 수 있도록 감각작용이 변화하는 일을 말한다.
- **심부감각**(deep sensation) : 신체 내부의 감각으로, 팔다리의 위치나 움직임에 대한 감각인 운동감각과 심부통증이 있다. 운동감각은 관절이나 근육, 힘줄에 있는 고유감각기의 작용에 따른 것으로, 스스로 운동에 의해 생기는 감각이어서 고유감각이라고도 한다.
- **적합자극**(adequate stimulus) : 감각이 발생하려면 외부에너지인 자극이 필요한데, 각 수용체에 고유의 정보를 제공하는 자극을 말한다.
- **청각**(hearing sense) : 소리에 의해 일어나는 감각으로, 수용체인 털세포를 가진 코르티기관과 그곳까지 소리를 전달하는 전음계통에 의해 외부의 소리에너지를 청(각)신경의 활동전위로 변환한다.
- **특수감각**(special sense) : 자극을 수용하는 감각수용기가 눈이나 귀처럼 특징적으로 분화하여 인체의 특정 부위에 존재하는 감각을 말한다.
- **평형감각**(sense of equilibrium) : 온몸 또는 신체 일부의 위치, 기울기, 운동방향, 속도에 관한 감각으로, 내이의 안뜰기관에서 수용된다.

생체가 외부 환경의 변화에 적응하거나 내부 환경의 항상성을 유지하려면 생체 안팎의 정보를 정확하게 파악할 필요가 있다. 이러한 생체와 관련된 자극을 수용하여 정보를 처리하는 것이 **감각**(sense)이다. 감각에는 시각, 청각, 후각, 미각, 평형감각의 **특수감각**과 통각, 온도각, 촉각, 압각, 운동감각, 위치감각 등의 **몸감각**이 있다. 또한 의식에 이르지는 않지만 체내의 상태, 예를 들어 체내의 혈액 pH, 산소 농도, 이산화탄소 농도를 정보로서 파악하는 **내장감각**도 있다.

감각이 성립하려면 생체 안팎에서 가해지는 자극을 정보로서 파악하는 **감각수용기**(sensory receptor), 수용체의 정보를 중추신경계통으로 전달하는 **감각신경**(sensory nerve), 정보를 처리하는 **감각중추**(sensory center)가 필요하다.

1 감각의 일반적 특성

1. 감각의 종류

감각을 일으키는 자극에는 다양한 것이 있으며 각각의 자극을 감지하는 수용체는 특정 자극만 수용한다. 즉, 감각의 종류는 수용체의 종류에 따라 결정된다. 일반적으로 감각은 수용체의 존재 부위에 따라 크게 **특수감각**(special sense), **몸감각**(somatic sense), **내장감각**(visceral sense)으로 분류되며, 몸감각과 내장감각을 합쳐서 **일반감각**으로 나누기도 한다(표 7-1).

또한 특수감각이나 피부감각처럼 의식에 이르는 감각 이외에 반사와 관련이 있는 근(육)방추의 활동(심부감각)이나 혈압, 혈액의 온도, 혈액 중 산소 및 이산화탄소 농도, 체액의 pH 등(장기감각) 보통은 의식에 이르지 않는 감각도 있다.

1) 특수감각(special sense)

자극을 받아들이는 감각수용기가 눈이나 귀처럼 특징적으로 분화하여 인체의 특정 부위에 존재하는 감각을 **특수감각**이라고 한다. 특수감각에는 **시각**, **청각**, **평형감각**, **후각**, **미각**이 있으며, 특수감각의 수용체는 모두 머리에 집중해 있고 정보는 뇌신경을 통해 중추로 보내진다.

표 7-1 감각의 종류

<table>
<tr><th colspan="2">구분</th><th>종류</th><th>감각수용기</th><th>특징</th></tr>
<tr><td colspan="2" rowspan="5">특수감각</td><td>시각</td><td>눈[망막의 시(각)신경]</td><td rowspan="5">수용체가 특정 부위에 국한되어 있음</td></tr>
<tr><td>청각</td><td>귀(털세포)</td></tr>
<tr><td>평형감각</td><td>반고리관(내이)</td></tr>
<tr><td>후각</td><td>코(후각세포)</td></tr>
<tr><td>미각</td><td>혀(맛봉오리)</td></tr>
<tr><td rowspan="7">몸감각</td><td rowspan="4">피부감각</td><td>통각</td><td>자유신경종말</td><td rowspan="7">수용체가 몸 전체에 분포해 있음</td></tr>
<tr><td>촉각</td><td>마이스너소체</td></tr>
<tr><td>압각</td><td>파치니소체</td></tr>
<tr><td>온도각</td><td>망울소체</td></tr>
<tr><td rowspan="3">심부감각</td><td>관절의 위치와 운동</td><td>관절주머니의 루피니소체</td></tr>
<tr><td>근육의 늘임</td><td>근(육)방추</td></tr>
<tr><td>힘줄의 장력</td><td>골지힘줄기관</td></tr>
<tr><td rowspan="5">내장감각</td><td rowspan="4">장기감각</td><td>혈압</td><td>대동맥활 · 목동맥팽대</td><td rowspan="4">생명활동 유지에 관여하는 감각정보 등이 포함됨</td></tr>
<tr><td>혈중 O_2 · CO_2 농도</td><td>대동맥소체 · 목동맥소체</td></tr>
<tr><td>삼투압 · pH</td><td>시상하부 · 숨뇌</td></tr>
<tr><td>혈당치</td><td>시상하부</td></tr>
<tr><td colspan="2">내장통증</td><td>자유신경종말</td><td>통증 정보를 전달함</td></tr>
</table>

2) 몸감각(somatic sense)

피부나 근육 등 온몸에 분포하는 기관에서 얻어지는 감각을 **몸감각**이라고 하며 감각수용기를 외부에서 확인할 수 없다. 몸감각은 피부 표면의 감각인 **피부감각**(cutaneous sensation; 표재감각)과 신체 내부의 감각인 **심부감각**(deep sensation)으로 나뉜다.

피부감각은 피부나 피부와 연결된 점막 표면에서 느끼는 감각으로 통각, 촉각, 압각, 온도각(온각과 냉각) 등이 있다. 심부감각은 신체 내부의 근육이나 힘줄, 관절 등에 관한 감각으로 고유감각 또는 자기수용감각이라고도 불린다. 신체의 운동상태(운동속도와 방향, 근육의 장력 등)나 신체 각 부위의 위치정보 등을 감지한다. 근육, 힘줄, 관절에도 자유신경종말이 있어 통각을 감지하는데, 이 심부통각도 심부감각에 포함시키는 경우가 많다.

3) 내장감각(visceral sense)

내장에 분포하는 신경에 의해 전달되는 감각을 **내장감각**이라고 하며, **장기감각**과 **내장통증**으로 나뉜다. 장기감각은 혈압이나 혈당치 등의 생명활동 유지에 관여하는 감각정보 등이 포함된다. 또 내장에는 몸감각에 비해 밀도는 낮지만, 통각수용기(자유신경종말)가 분포해 있으며 내장에서 발생한 통증 정보를 전달한다(내장통증).

2. 감각의 일반적 특성

(1) 자극(stimulus)과 문턱값(역치, limen)

감각이 발생하려면 외부에너지인 자극이 필요한데, 각 수용체에 고유의 정보를 제공하는 자극을 **적합자극**(adequate stimulus)이라고 한다. 예를 들어 시각은 빛, 청각은 소리, 후각은 냄새물질, 미각은 맛물질, 평형감각은 중력과 가속도, 온도각은 온도, 압각은 압력, 촉각은 촉감이 적합자극이 된다. 이와 반대로 해당 수용체에 어울리지 않는 자극을 부적합자극이라고 하는데, 눈으로는 소리를 볼 수 없고 귀로는 빛(색)을 들을 수 없듯이 소리나 냄새는 눈에 부적합자극이 된다.

또한 아무리 적합자극이라도 그 자극이 상당히 약한(작은) 경우에는 아무런 감각이 발생하지 않는다. 감각이 발생하려면 일정한 수준 이상의 강한 자극이 필요한데, 감각이 발생하는 데 필요한 최소한의 자극 강도를 **문턱값**이라고 한다.

(2) 감각수용기(sensory receptor)

눈이나 귀처럼 특정 감각에 대한 적합자극을 수용하도록 분화한 기관을 **감각기(관)**(sensory organ)라고 한다. 감각기(관)에는 적합자극이 되는 물리적 또는 화학적 자극을 수용해서 전기신호로 변환하는 **수용체**(receptor)가 존재한다(표 7-2). 예를 들어 시각이라면 수용체는 시각세포이고, 청각이라면 털세포 등의 청각세포이다.

한편, 몸감각 대부분은 감각신경세포의 신경종말이 직접 또는 결합조직이나 상피세포 등 다른 부속기관에 둘러싸인 상태로 기계적 자극이나 화학적 자극을 받아들이며 이 경우는 감각신경종말이 감각기(관)이면서 수용체이기도 하다. 인체 안팎의 환경에 적응하여 활동하기 위해서는 변화하는 환경 정보인 자극의 종류가 여러 종류이기 때문에 다수의 다른 수용체가 필요하다.

표 7-2 감각수용기의 유형

수용체	자극	예
빛수용기	빛에너지	시력
기계수용기	체액의 이동 및 압력	청력과 평형
화학수용기	물질의 화학적 농도 변화	맛과 냄새
온도수용기	온도 변화	열과 냉
통증수용기	조직손상	통증

(3) 수용체전위(receptor potential)

감각수용기가 각각 적합자극을 받아들이면 수용세포에 **수용체전위**가 발생한다. 수용체전위는 자극이 강하면 커지는 단계적 전위이다. 수용체전위의 크기에 의존해서 신경전달물질의 방출량도 단계적으로 변화한다. 신경전달물질은 연접후막의 감각신경섬유 종말에 수용되어 연접후전위(postsynaptic potential)가 발생하고 그 전위가 문턱값을 넘으면 자극이 발생한다. 연접후전위도 신경전달물질의 분비량에 비례해서 단계적으로 커진다. 수용체전위의 크기나 지속시간에 따라서 자극의 방전 빈도가 증감하기 때문에 감각자극의 강도는 감각신경에서 전도 시에는 자극의 빈도로서 표현된다.

자극의 강도에 대해 단계적으로 커지는 수용체전위가 문턱값을 넘었을 때 **실무율**(all-or-none law)에 따라 발생하는 자극의 성질은 다음과 같아진다.

> ① 감각은 불연속적인 신경자극에 의해 전달된다.
> ② 감각의 강도는 신경자극의 방전 빈도에 따라 증감한다.
> ③ 신경자극의 진폭은 자극의 강도가 바뀌어도 일정하다.

(4) 순응(adaptation)

일정한 자극을 수용체에 지속적으로 가하면 신경섬유의 자극 방전 빈도는 점차 감소하는데, 이 현상을 **감각순응**(sensory adaptation)이라고 한다. 수용체로 들어오는 자극의 순응 정도에 따라 빨리 순응하는 수용체와 늦게 순응하는 수용체가 있는데, 코털이나 층판소체처럼 빨리 순응하는 수용체는 자극의 강도와 급격한 변화에 반응하고 그 활동전위는 단시간에 사라지는 성질이 있다. 그러나 촉각원반이나 루피니소체처럼 늦게 순응하는 수용체는 어떤 특정 상태의 정보를 지속적으로 전달한다.

(5) 감각영역(sensory area)

수용체에서 받아들인 감각정보는 감각경로를 통해 대뇌피질에 도달하여 인지된다. 대뇌피질에는 **기능위치**(localization of function)가 있다. 대뇌피질의 몸감각영역에서는 신체 각 영역으로부터 들어오는 몸감각정보가 몸감각영역의 정해진 영역으로 입력된다. 즉, 신체 각 영역의 위치관계가 몸감각영역 내에서 재현되며 이를 뇌지도로서 나타낼 수 있다(그림 7-1).

뇌 안에서 재현되는 신체구분의 상대적 넓이를 그 영역에 입력하는 신체부위(얼굴이나 손 등)의 그림으로서 표현한 것이 뇌지도이다. 재현부위는 실제 신체영역의 크기와는 비례하지 않으며 자극에 대해 정밀도가 높은 부분이 넓게 과장된 특징이 있다. 예를 들어 손발, 얼굴 등 수용체의 밀도가 높은 부위에서는 넓게 표현되고 몸통 등은 실제보다 피질영역에 좁게 표현되어 있다. 이는 해당 부위에서 정보를 받아들이는 신경세포 수의 차이를 반영하며 중추에서 처리되는 정보의 양과 관계한다. 피질영역이 넓은 신체영역은 그만큼 감각이 예민하다는 것을 뜻한다.

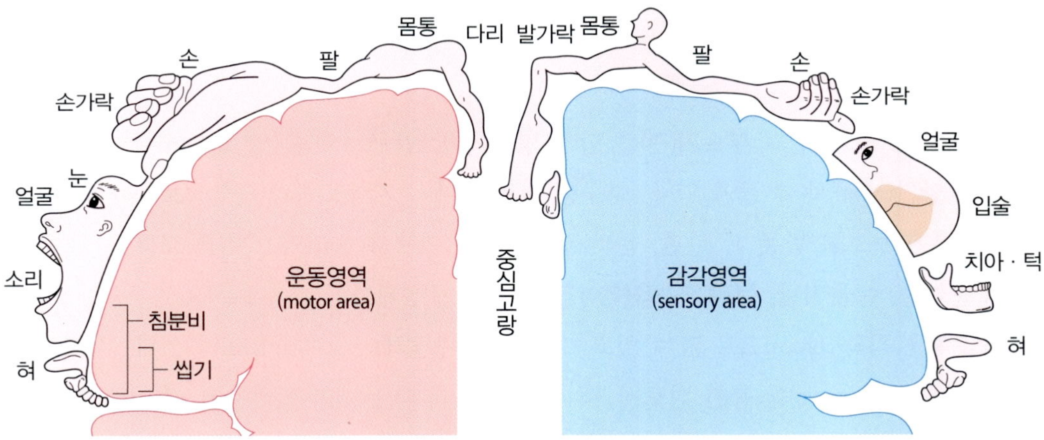

그림 7-1 기능위치의 뇌지도

2 특수감각

1. 시각

시각(visual sense)은 적합자극인 빛에 의해 일어나는 감각이다. 눈에 보이는 빛의 파장은 동물에 따라 다른데 사람의 경우 400~700nm 범위(보라~빨강)의 가시광선이며, 그보다 긴 적외선이나 짧은 자외선은 특수한 장치를 이용하지 않으면 보이지 않는다. 시각을 통해 사물의 형태나 색, 존재하는 위치, 운동상태 등의 정보를 얻을 수 있다. 또 안구운동, 홍채, 수정체(섬모체에 의한 원근조절), 자세의 제어 등에 관여하지만 의식단계에는 이르지 않는 시각정보도 있다.

1) 시각기관의 구조

눈(eye)은 **안구**(eyeball)와 그 **부속기(관)**를 합친 명칭이다. 안구는 지름 약 2.4cm, 무게 7~8g의 공 모양 기관으로 안와(orbit) 속에 들어 있다. 안구는 안와 속에서 지방조직과 근막으로 둘러싸여 있어 외부의 충격으로부터 보호를 받는다. 한편, 눈의 부속기관은 안구를 둘러싸고 이를 보호 및 조절하는 기관을 말하며 눈꺼풀, 눈물기관, 눈바깥근육(외안근) 등으로 구성된다.

눈의 바깥쪽은 **각막**(cornea)으로 덮여 있고 그 안에는 **수정체**(crystalline lens)가 있다. 수정체는 섬모체띠(섬모소구역, ciliary zonule)를 통한 섬모체근의 움직임에 의해 두께가 변하는데, 멀리 볼 때는 얇아지고 가까이 볼 때는 두꺼워져 초점을 변화시킨다. 눈에 들어온 빛은 내부의 유리체(vitreous body)를 통과하여 시각세포가 모여 있는 **망막**(retina)에 도달하여 상을 맺는다. 빛의 양이 적을 때는 **홍채**(iris)가 줄어들어 **동공**(pupil)이 열리고, 빛의 양이 많을 때는 홍채가 늘어나 동공이 닫힌다(그림 7–2).

2) 시각세포(visual cell)

빛을 받아들이는 광수용체인 **시각세포**는 망막(retina)에 있으며, 명암에 반응하는 **막대세포**(간상세포, rod cell)와 색 정보에 관여하는 **원뿔세포**(cone cell)의 2종류가 있다(표 7–3). 망막에 도달한 빛은 속경계층 쪽에서 망막의 각 층을 통해 가장 바깥층에 있는 막대세포와 원뿔세포에 도달하여 감지되고 그 흥분은 반대로 바깥층에서 속층으로, 즉 막대세포와 원뿔세포에서 양극신경세포, 나아가 다극신경세포로 전달된다(그림 7–3).

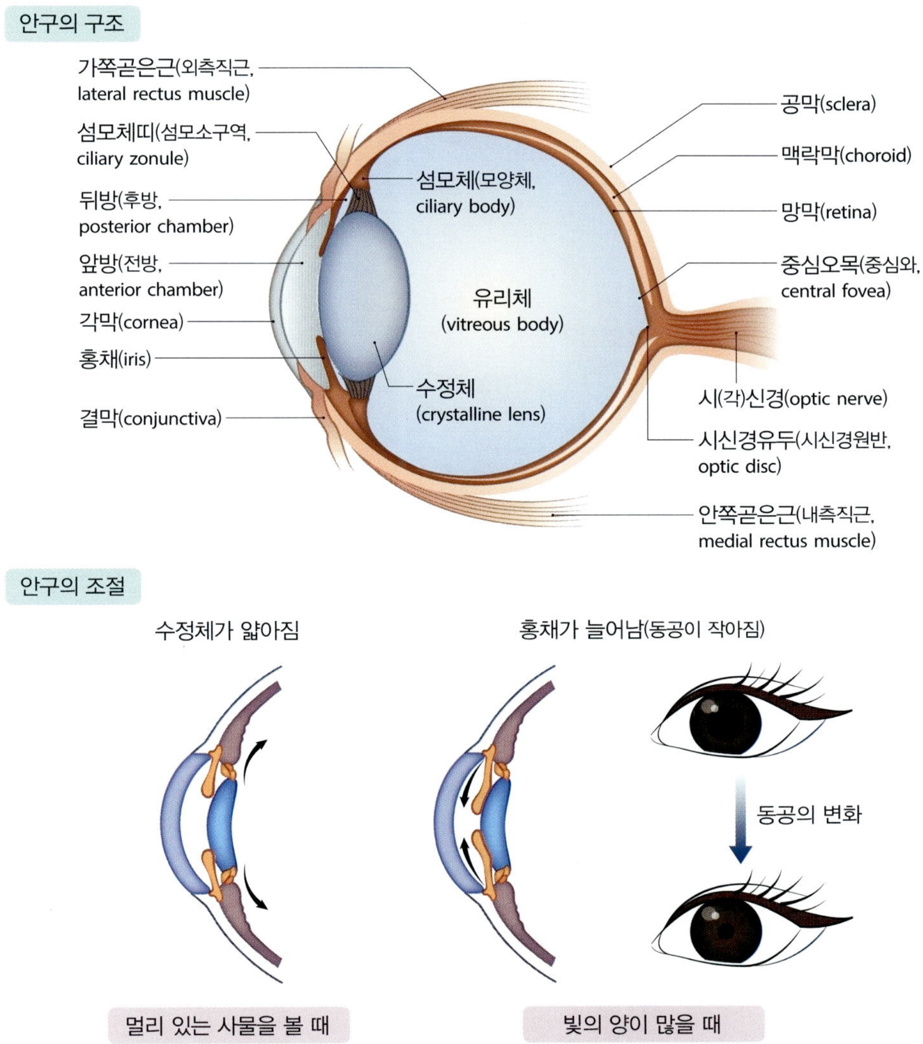

그림 7-2 **안구의 구조와 조절**

막대세포는 시각물질로서 **로돕신**(시홍, rhodopsin)이라는 단백질을 함유한다. 로돕신은 비타민 A 유사물질인 레티날(retinal)과 옵신(opsin)이라는 지질단백질이 결합한 물질로, 빛을 받으면 레티날의 구조가 변화하여 해리되고 복잡한 신호전달의 결과 신경세포에 흥분이 전달된다. 빛이 없는 곳에서 레티날과 옵신은 재결합한다.

원뿔세포는 시각물질로서 청색, 녹색, 적색의 빛에 감수성이 있는 3종류의 **옵신** 중 하나를 가지며, 각각의 정보가 뇌에서 통합되어 색으로서 인식된다. 사람은 380nm(보라)~750nm(빨강)의 빛을 인식하는데, 생물 중에는 자외선이나 적외선을 볼 수 있는 경우도 있다.

표 7-3 막대세포와 원뿔세포의 비교

시각세포	수	위치	기능	기능이상
막대세포(간상세포, rod cell)	약 1억 2,000만 개	망막 주변부	빛 감지	야맹증
원뿔세포(cone cell)	약 600만 개	망막 중심부	색 인식	색각이상

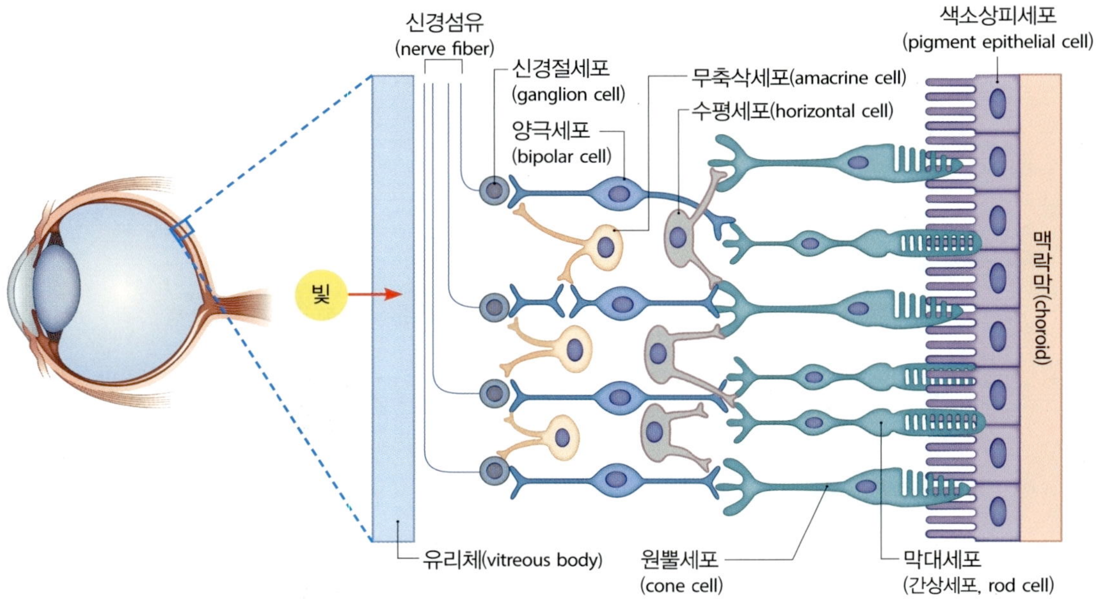

그림 7-3 망막의 시각세포

3) 시각의 중추와 신경경로

시(각)신경은 **시신경교차**(시각교차, optic chiasm)를 거쳐 **시각로**(시삭, optic tract)가 되며 시상의 **가쪽무릎체**(외측슬상체, lateral geniculate body)에 투사된다. 좌우 망막에서 모두 코쪽(안쪽)에서 나온 시(각)신경섬유는 시신경교차에서 교차하여 반대쪽 시각로로 들어가고, 귀쪽(바깥쪽)으로부터 나온 시(각)신경섬유는 교차하지 않고 같은 쪽의 시각로가 되어 가쪽무릎체로 입력된다. 즉, 좌우의 어느 망막이든 망막의 왼쪽 절반에서 나온 섬유는 왼쪽 뇌, 망막 오른쪽 절반에서 나온 섬유는 오른쪽 뇌로 입력된다.

안구로 입력된 빛은 동공에서 좌우반사하기 때문에 어느 망막이든 오른쪽에는 시야의 왼쪽이, 왼쪽에는 시야의 오른쪽이 투영된다. 시신경교차에서는 시(각)신경섬유의 절반이 교차하기 때문에 이를 **반교차**라고 한다. 반교차라는 투사경로 때문에 시(각)신경에 장애가 발생하면 그 위치에 따라 정해진 시야에 결손을 일으킨다(그림 7-4).

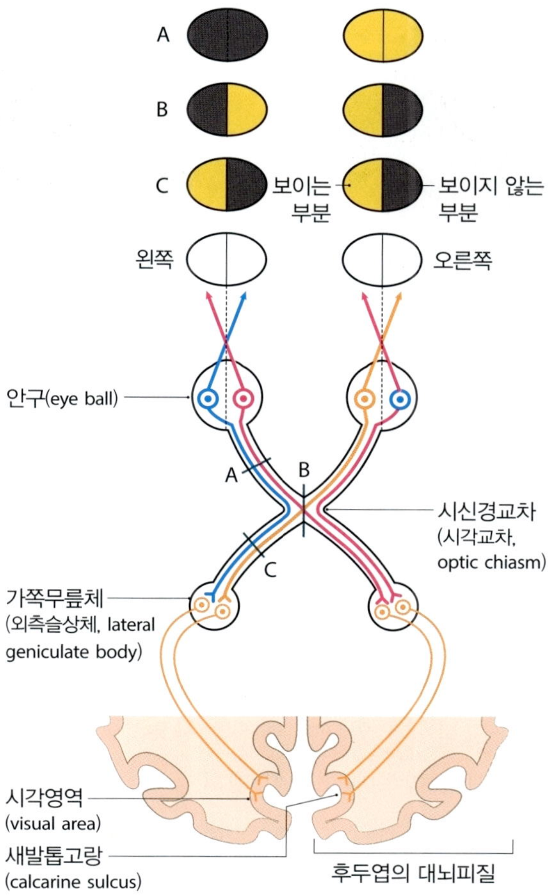

그림 7-4 **시각 전도로와 시야결손**

A, B, C 각각은 시(각)신경의 절단부위에 따른 시야의 차이

4) 시각의 이상

(1) 색각이상(color anomaly)

원뿔세포의 이상으로 색을 구별할 수 없는 것을 **색각이상**이라고 한다(그림 7-5). 원뿔세포에는 가시광선의 장파장(빨강)에 감도가 높은 적추체, 중파장(초록)에 감도가 높은 녹추체, 단파장(파랑)에 감도가 높은 청추체의 3종류가 있는데, 어느 세포가 결손되느냐에 따라 적색맹(protanopia), 녹색맹(achloropsia), 청색맹(acyanopsia)을 일으킨다. 발생 빈도는 적색맹과 녹색맹이 많아 적록색맹이라고도 한다. 적록색맹은 X연관열성유전(X-linked recessive inheritance) 방식으로 유전되기 때문에 남성에게 많고 여성은 한쪽 X염색체에 적록색맹이 있어도 보인자로서 발병은 하지 않는다.

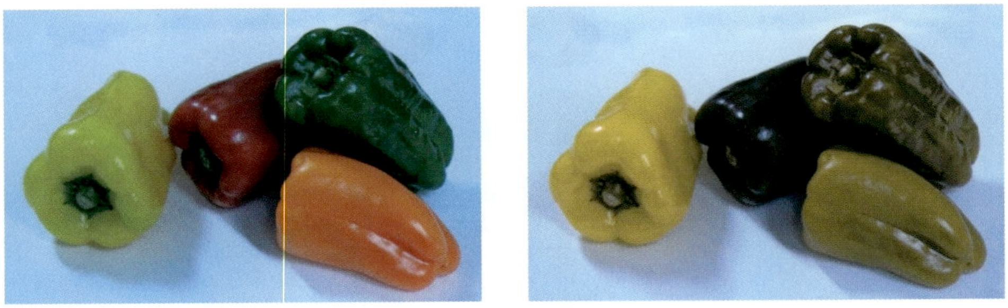

그림 7-5 색각이상

(2) 굴절이상(ametropia)

눈으로 들어오는 빛은 각막 앞면과 수정체 앞 · 뒷면에서 각각 굴절하여 망막에 초점을 맺는다. 이러한 빛의 굴절력을 **디옵터**(diopter, D)라고 하며 초점거리(m)의 역수로 나타낸다. 건강한 성인의 수정체 굴절력은 약 58D인데, 수정체는 노화와 함께 탄력을 잃기 때문에 조절력도 감퇴된다.

무조절 상태에서 먼 거리의 물체를 보았을 때 초점이 망막 위에 맺히지 않는 것을 **굴절이상**이라고 한다. 굴절이상에는 근시, 원시, 난시가 있으며 렌즈를 사용하여 교정할 수 있다. **근시**(myopia)는 먼 거리의 물체를 보았을 때 망막보다 앞쪽에 초점이 맺히기 때문에 먼 거리의 물체가 잘 보이지 않게 되는 상태이다. **원시**(hyperopia)는 먼 거리의 물체를 보았을 때 망막보다 뒤쪽에 초점이 맺히는 상태이다. **난시**(astigmatism)는 각막의 곡률이 관계한다. 각막의 곡률은 수평방향과 수직방향에서 다른데, 이 차이가 너무 커지면 망막 위에 선명하게 초점을 맺을 수 없다(그림 7-6).

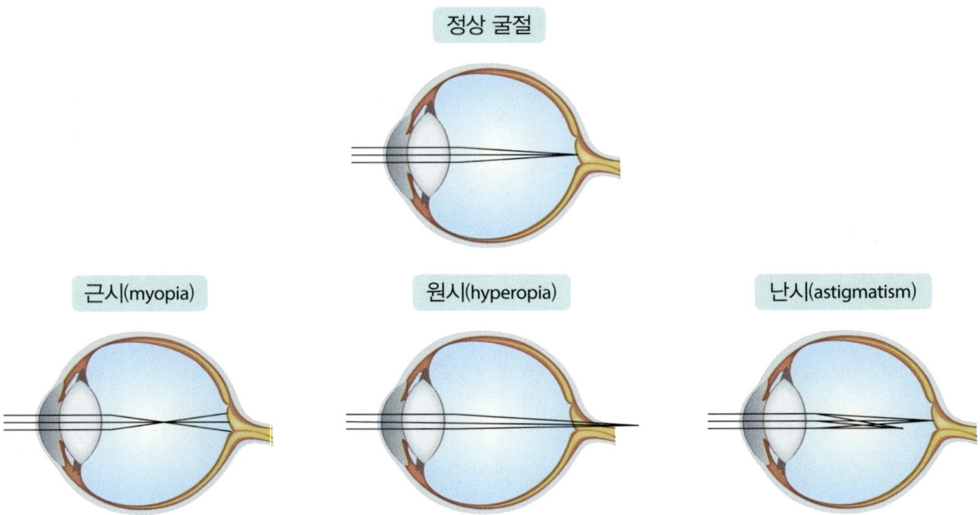

그림 7-6 굴절이상

2. 청각

청각(hearing sense)은 적합자극인 소리에 의해 일어나는 감각이다. 소리를 받아들이는 기관은 귀이며, 수용체인 털세포를 가진 코르티기관과 그곳까지 소리를 전달하는 전음계통에 의해 외부의 소리에너지를 청(각)신경의 활동전위로 변환한다. 이 정보는 대뇌피질의 청각중추에 전달되어 소리로서 감지된다.

1) 청각기관의 구조

귀는 **외이**(바깥귀, external ear), **중이**(가운데귀, middle ear), **내이**(속귀, inner ear)로 나뉘며, 외이와 중이 사이에 **고막**(ear drum)이 경계를 이룬다. 외이는 귓바퀴(이개, auricle)와 외이도(바깥귀길, external auditory canal)로 구성되고, 중이는 고막(ear drum), 고실(mesotympanum), 이관(귀관, auditory tube)으로 구성되며, 내이에 청각과 평형감각의 수용체가 있다(표 7-4, 그림 7-7).

소리(공기의 진동)는 고막에서 감지되어 다음과 같이 전달된다.

> 고막의 진동 ➡ 이소골(망치뼈 → 모루뼈 → 등자뼈) ➡ 안뜰창(타원창)의 진동 ➡ 바깥림프의 진동 ➡ 속림프의 진동 ➡ 털세포에서 감지 ➡ 신경자극 ➡ 대뇌피질 측두엽

표 7-4 귀의 구성과 기능

종류	구성	기능
외이(바깥귀, external ear)	귓바퀴, 외이도	소리의 전달
중이(가운데귀, middle ear)	고막, 고실, 이관	소리의 전달
내이(속귀, inner ear)	안뜰, 반고리관, 달팽이	소리의 감지

(1) 전음계통(conductive system)

소리(공기의 진동)를 효율적으로 모으는 부분으로, 외이와 중이가 그 기능을 담당한다. 외이는 집음기의 역할을 하고, 중이는 고막 진동에 따른 소리에너지를 감소시키지 않도록 내이에 전달한다.

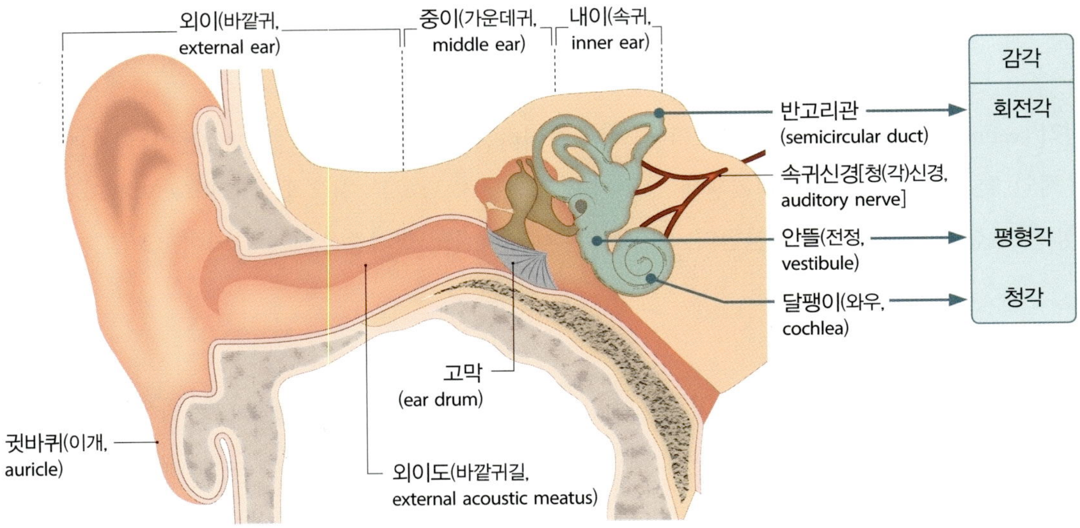

그림 7-7 귀의 구조

(2) 감음계통(auditory sensory system)

공기의 진동을 활동전위로 변환하여 대뇌피질로 보내는 부분으로, 내이가 그 기능을 담당한다.

내이의 달팽이(와우, cochlea)에는 림프액이 채워져 있어서 등자뼈의 진동이 안뜰창(타원창, oval window)을 진동하여 림프액을 진동시킨다. 달팽이 안에 있는 코르티기관(나선기관, organ of Corti)에는 털세포(hair cell)가 있어 림프액의 진동을 감지하면 활동전위를 발생시킨다. 이것이 신경자극이 되어 대뇌피질로 전달되어 소리로서 인식된다.

2) 털세포(hair cell)

소리를 받아들이는 청각세포는 달팽이 안 코르티기관(나선기관)에 있는 **털세포**이다. **달팽이**(와우, cochlea)는 중심의 **달팽이관**(cochlear duct)을 사이에 끼고 위쪽의 안뜰계단(전정계단, scala vestibuli)과 아래쪽의 고실계단(scala tympani)으로 나뉜다. 달팽이관에는 속림프가 채워져 있고, 안뜰계단과 고실계단에는 바깥림프가 채워져 있다. 달팽이관 아래벽에 **코르티기관**(나선기관, organ of Corti)이 위치하며, 이곳에 청각세포인 털세포가 있다.

털세포에는 속털세포와 바깥털세포가 있으며, 약 15,000~16,000개가 빼곡히 배열되어 있다. 달팽이관으로 소리가 전달되면 소리에 의해 내부의 덮개막이 진동하는데, 이것을 속림프의 파동으로서 감지하여 달팽이신경(cochlear nerve)으로 전달한다(그림 7-8).

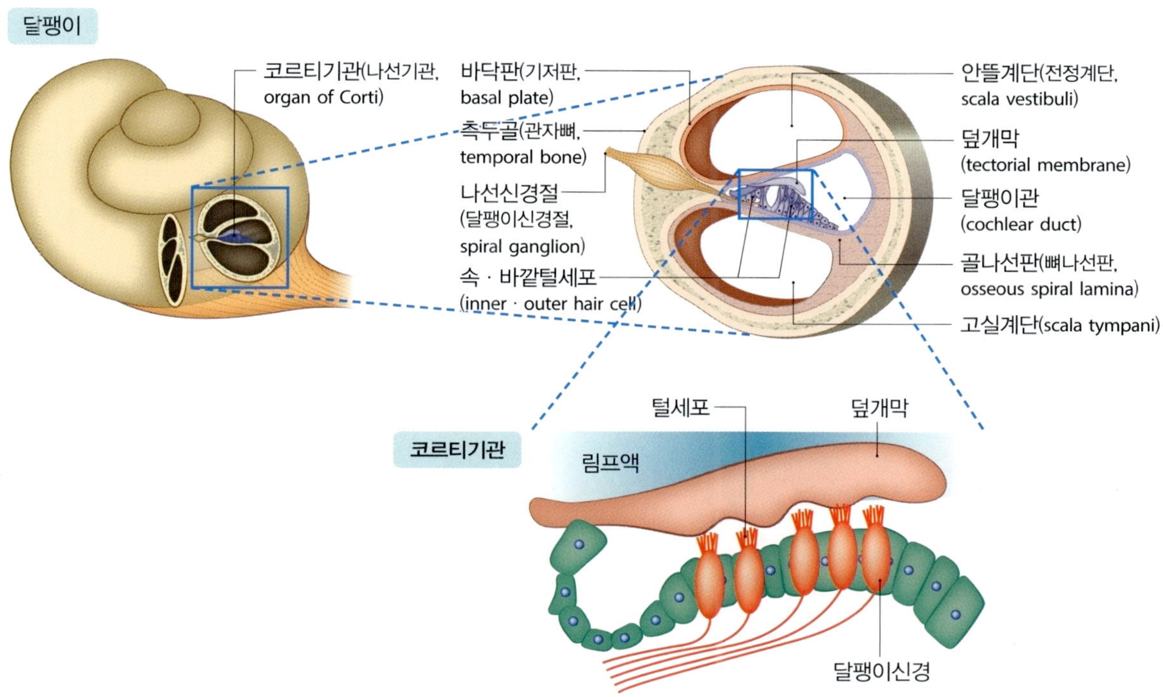

그림 7-8 **코르티기관의 털세포**

3) 소리의 감지

공기의 진동으로 귀에 도달한 소리는 외이도에서 공명하여 고막을 진동시킨다. 고막의 진동은 이소골(귓속뼈)의 움직임으로 형태를 바꾼 후 지렛대의 원리를 이용하여 등자뼈에서 안뜰창으로 전달된다. 등자뼈의 움직임은 이곳에서 내이(달팽이)의 림프에 음압의 파동을 일으키고 그 파동이 달팽이관 바닥판을 통해 코르티기관(나선기관)의 털세포를 자극함으로써 소리가 받아들여진다.

달팽이관 안의 털세포는 그 장소에 따라 반응하는 소리의 높이(진동수)가 다른데 달팽이관이 시작되는 바닥부분[타원창(oval window) 가까운 부분]은 고음(high frequency sound)을 감지하고, 달팽이 꼭대기부분[계단끝통로(달팽이구멍, helicotrema) 가까운 부분]은 저음(low frequency sound)을 감지한다. 털세포가 받아들인 소리는 달팽이신경[청(각)신경]을 통해 전기신호로 중추로 보내지는데, 청각영역(측두엽의 횡측두이랑)에 도달하면 소리로서 감지된다(그림 7-9).

4) 청각의 중추와 신경경로

코르티기관의 털세포에서 발생한 청각정보는 청각의 일차신경세포인 **달팽이신경**(cochlear nerve)으로 전달되어 다리뇌, 숨뇌의 **달팽이핵**(cochlear nucleus)에서 이차신경세포로 전달된다. 이차신경세포는 같은 쪽 및 반대쪽 **위올리브핵**(상올리브핵, superior olivary nucleus)으로 투사되며, 위올리브핵에서의 삼차신경세포는 가쪽섬유띠(외측섬유대, lateral lemniscus)를 형성하여 중(간)뇌의 아래둔덕(inferior colliculus)에 이른다. 아래둔덕에 들어온 정보는 시상의 **안쪽무릎체**(내측슬상체, medial geniculate body)를 지나 대뇌피질의 청각영역에 도달하여 소리로서 인식된다(그림 7-10).

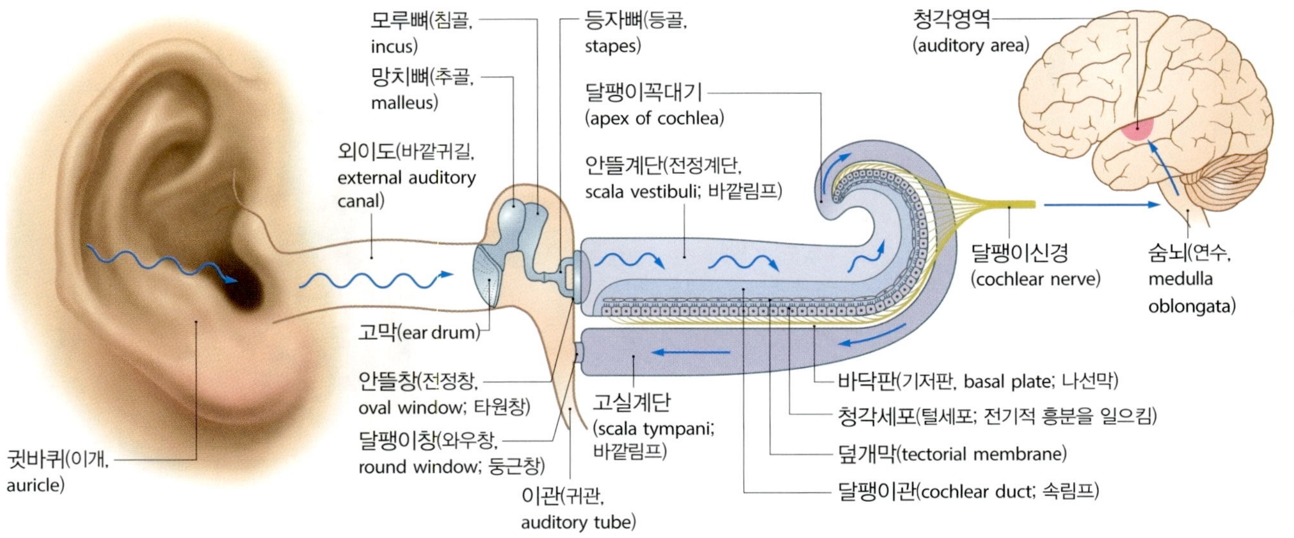

그림 7-9 소리를 감지하는 기전

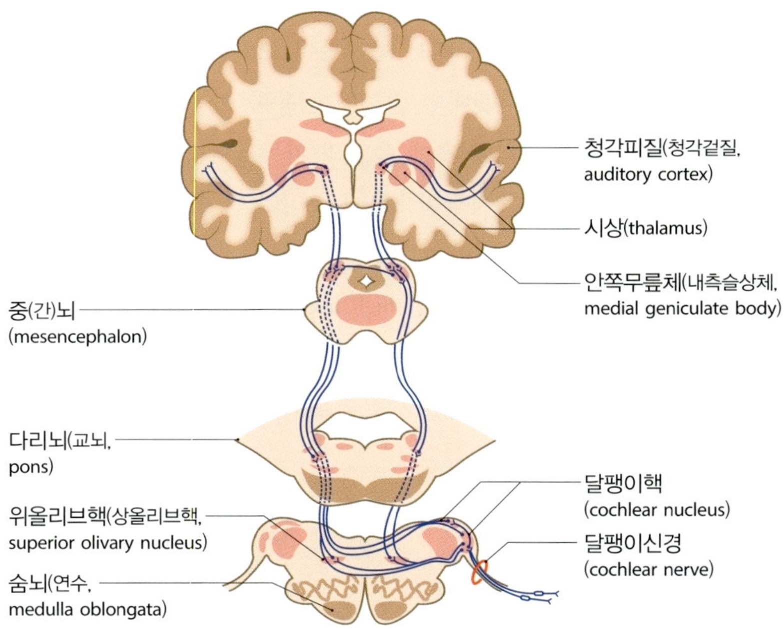

그림 7-10 청각 전도로

5) 청각의 이상

(1) 난청(hearing loss)

난청이란 소리가 잘 들리지 않는 것을 말하며, **전도난청**(conductive hearing loss)과 **감음난청**(perceptive deafness)으로 나눌 수 있다. 전도난청은 중이의 염증이나 귀경화증 등으로 인해 고막을 통해 소리가 잘 들어오지 못하는 것을 말한다. 감음난청은 음향성 외상이나 약물 부작용에 따른 것으로, 털세포의 피로에 의해 4kHz 중심의 고음장애가 일어나는 것이 특징이다. 그 밖에도 노화에 따른 **노년난청**(senile deafness)도 있다.

3. 평형감각

평형감각(sense of equilibrium)은 온몸 또는 신체 일부의 위치, 기울기, 운동방향, 속도에 관한 감각으로, 내이의 안뜰기관에서 받아들인다. 안뜰기관은 3개의 반고리관과 안뜰로 구성되며, 반고리관에는 감각세포인 털세포가 있어 회전에 의해 생기는 림프액의 흐름에 자극을 받는다. 안뜰에도 마찬가지로 털세포가 있고 그 위에 평형모래(평형사, statolith)가 있어 몸이 기울면 평형모래가 움직여서 털세포를 자극하고 그 평형감각이 뇌로 전달된다.

1) 안뜰기관의 구조

안뜰기관은 몸의 기울기를 감지하는 **안뜰**(전정, vestibule)과 주로 회전을 감지하는 3개의 **반고리관**(semicircular duct)으로 구성된다. 안뜰은 타원주머니(타원낭, utricle)와 둥근주머니(구형낭, saccule)로 이루어지는데 이곳에 있는 **평형반**(macula statica)에 감각수용기인 털세포가 있다. 털세포는 이석(otolith)의 움직임을 감지해서 안뜰신경(전정신경, vestibular nerve)을 통해 중추신경계통으로 그 정보를 보낸다.

또한 앞, 뒤, 가쪽의 3개 반고리관에는 시작부분이 둥글게 부푼 **팽대**(ampulla)가 있으며, 이곳에도 몸의 움직임을 감지하는 수용체인 **팽대능선**(ampullary crest)이 있다. 팽대능선의 털세포는 반고리관을 채운 속림프의 흐름을 감지하여 이를 안뜰신경으로 보낸다(그림 7-11).

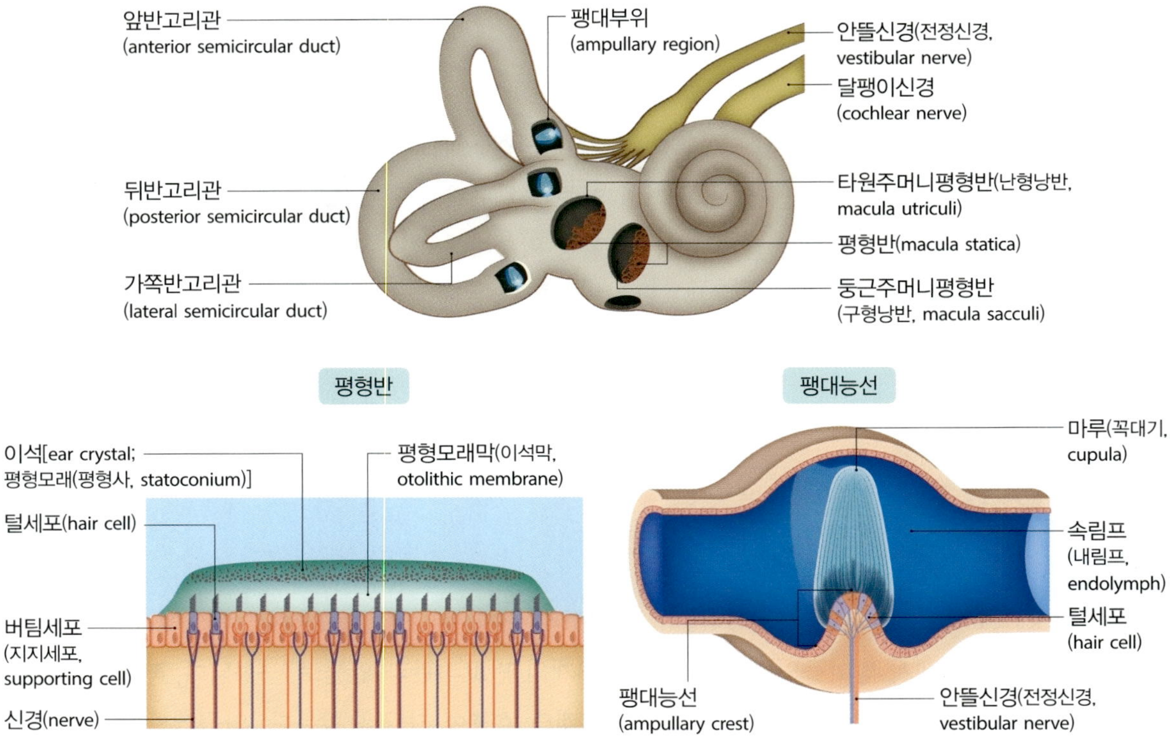

그림 7-11 **안뜰기관의 평형반과 팽대능선**

2) 회전운동과 기울기의 감지

(1) 회전운동을 감지하는 기전

내이 뒤쪽에 있는 3개의 반고리관 중 가쪽반고리관은 수평면에 있고, 앞반고리관과 뒤반고리관은 수직면에 있어서 서로 교차하듯이 배치되어 있다. 회전운동이 일어나면 관성에 의해 반고리관 안의 속림프가 반대방향으로 흐른다. 속림프의 흐름은 마루(꼭대기)를 움직여서 털세포를 자극하는데, 이러한 기전으로 다양한 방향의 회전운동 변화가 털세포에 의해 감지된다(그림 7-12).

(2) 기울기를 감지하는 기전

내이 중간의 안뜰에 있는 둥근주머니평형반(구형낭반, macula sacculi)과 타원주머니평형반(난형낭반, macula utriculi)이 머리 기울기나 직선운동의 변화를 감지한다. 평형반이 기울면 평형모래막(이석막)이 가로방향으로 어긋나서 털세포를 자극하는데, 둥근주머니평형반과 타원주머니평형반은 서로 수직방향으로 배치되어 있어서 다양한 방향의 머리 기울기나 직선운동의 변화가 감지된다(그림 7-12).

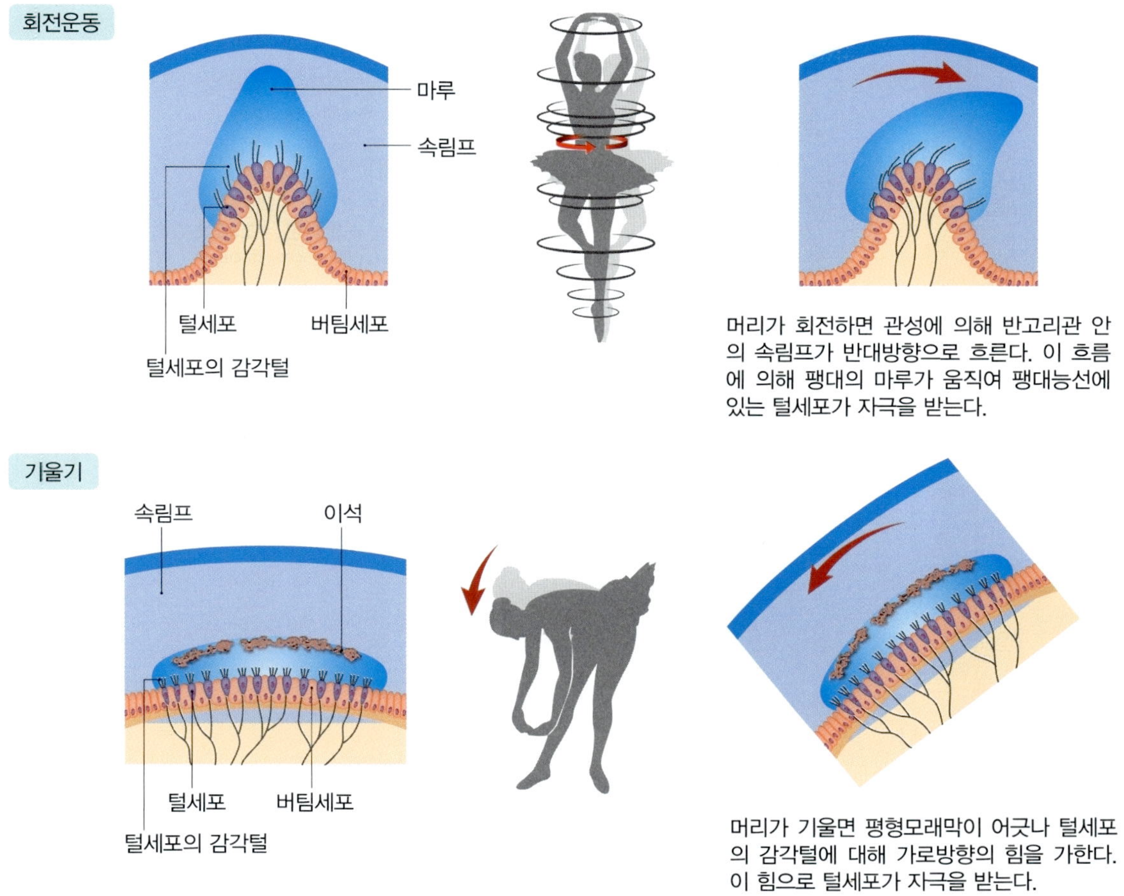

그림 7-12 **회전운동과 기울기의 감지**

3) 평형감각의 중추와 신경경로

평형감각 들섬유의 자극은 숨뇌의 **안뜰핵**(전정핵, vestibular nucleus)으로 들어가 일부는 직접 소뇌피질에 도달한다. 안뜰핵의 이차신경세포는 뇌의 여러 부위로 투사되는데, 하나는 주로 반대쪽 시상을 경유하여 대뇌피질로 도달한다. 또 하나는 같은 쪽으로 소뇌 또는 안뜰척수로(전정척수로, vestibulospinal tract)를 지나 척수의 운동신경세포에도 합류하여 자세의 제어반사 등에 관여한다. 그 밖에도 안뜰핵의 신경세포는 눈돌림신경핵(동안신경핵, oculomotor nucleus)이나 갓돌림신경핵(외전신경핵, abducens nucleus)에 직접 결합해서 안구운동을 반사적으로 제어한다(그림 7-13).

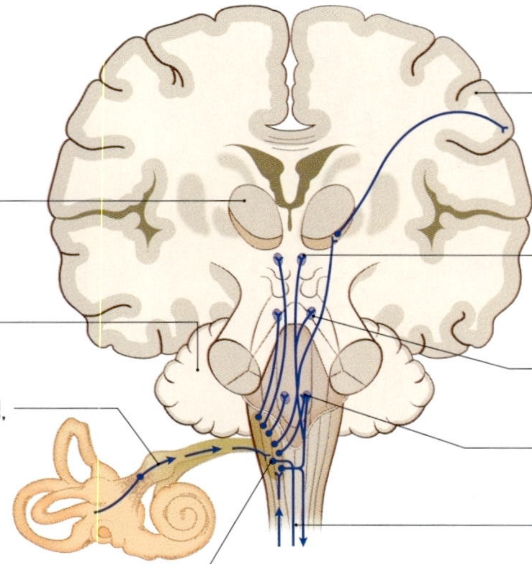

그림 7-13 **평형감각 전도로**

4) 평형감각의 이상

(1) 현기증(현훈, vertigo)

'몸의 위치나 균형의 비정상적인 감각'을 주로 하는 자각 증상을 가리키는데, 대부분의 환자는 회전감, 경사감, 부동감(눈을 감으면 몸이 공중에 떠다니는 느낌) 등의 비정상적인 감각을 호소한다. 현기증은 평형감각기(관)인 안뜰기관이나 반고리관 자체의 기능장애 외에 평형감각을 중추로 보내는 신경로의 기능장애나 중추인 소뇌 및 뇌줄기 등의 기질적 병변에 의해 발생하는 경우도 있다.

한편, 안뜰이나 반고리관은 달팽이와 연결되어 있기 때문에 현기증과 청각장애(귀울림, 귀폐쇄감, 난청 등)가 동시에 또는 이어서 나타나는 경우도 많다. 또 안뜰 기능은 자율신경계통과 밀접하게 연결되어 있어서 현기증에 동반하여 종종 발한, 구역질, 헐떡임, 혈압 변동 등의 자율신경증상이 나타나기도 한다. 그리고 안뜰신경은 눈바깥근육(외안근)을 지배하는 신경과 연결되어 안구운동의 반사 조절에도 관여하기 때문에 현기증 발작 시에는 안진(눈떨림, nystagmus)이 관찰되는 경우가 많다.

(2) 메니에르병(Meniere disease)

반복되는 현기증 발작과 난청, 귀울림(이명)을 주요 증상으로 하는 병태로 비슷한 증상을 일으키는 중추신경계통 질환 등이 제외될 때 확진된다. 메니에르병의 현기증은 회전성인 경우가 많고, 돌발적으로 일어나며, 구역질과 함께 수분에서 수시간 동안 계속된다. 발작은 반복적으로 일어나며 발작이 반복됨에 따라 청력 저하를 일으킨다.

원인은 명확하지 않지만 발병에는 자율신경장애와 스트레스, 내이의 순환장애에 의한 속림프부종(내이의 부종) 등의 관여가 의심되며, 치료에는 스테로이드나 이뇨제 등이 이용된다.

4. 후각

후각(olfactory sense)은 다른 특수감각과 달리 기체분자가 자극이 된다. 사람은 40만 종 이상의 냄새를 구분할 수 있다. 냄새는 코점막 상부에 있는 우표 1장 크기의 후각상피에서 감지되며 그 정보는 직접 뇌로 보내진다. 사람의 후각상피에는 약 500만 개의 **후각세포**(olfactory cell)가 있는데 이 후각세포가 후각수용기이다.

후각세포는 끝에 섬모가 있으며, 섬모에는 다양한 냄새에 대한 수용체가 있어 점막으로 진입해 온 냄새물질은 이곳에서 받아들인다. 냄새물질을 포착한 섬모는 전기적 흥분이 일어나고 이 흥분은 후각세포의 세포체로 전달된다. 세포체로 전달된 전기적 흥분은 전체적으로 큰 전기신호가 되며 이것이 후각정보로서 중추로 보내진다.

한동안 한 냄새를 계속 맡으면 곧 그 냄새를 느끼지 못하게 되는 것을 후각의 **순응**(adaptation)이라고 한다. 따라서 유독가스가 조금씩 누출되는 경우에는 매우 위험하다. 하지만 이 경우에도 종류가 다른 냄새는 충분히 느낄 수 있는데, 이를 선택순응(selective adaptation)이라고 한다. 인체는 평소 여러 가지 냄새에 순응한다.

1) 후각기관의 구조

후각기관은 코안의 가쪽벽 윗부분과 이와 마주보는 사이막벽에 위치하는데, 코점막 전체에서 보면 상당히 적은 부분이다. 후각점막이라고도 하며 후각샘(olfactory gland)으로 인해 다소 황색으로 보인다. 후각상피(olfactory epithelium)는 후각세포와 버팀세포로 이루어지는데, 후각세포는 위쪽 끝부분에 **냄새털**(후각모, olfactory hair)이라는 몇 개의 작은 돌기를 가지며 아래쪽 끝부분에서는 축삭을 낸다.

축삭은 모여서 **후각신경**(olfactory nerve)이 되며 코안 위벽에 있는 벌집뼈 체판의 작은 구멍을 관통하여 **후각뇌**(rhinencephalon)로 들어간다. 후각상피는 외부로 나온 유일한 신경세포이며, 또 세포가 재생되는 신경세포이다(그림 7–14).

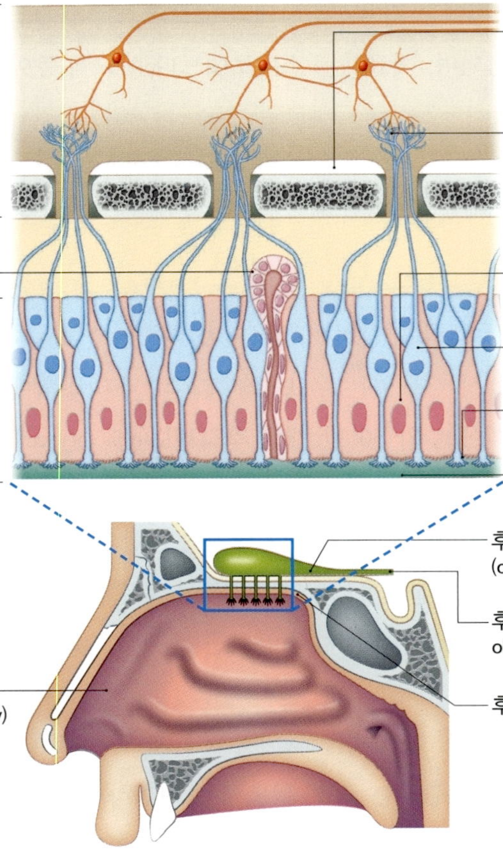

그림 7-14 **후각기관의 구조**

2) 냄새털(후각모, olfactory hair)

후각세포 끝에 있는 **냄새털**이 냄새를 받아들이는 후각수용기이다(그림 7-14). 냄새털은 후각점막 바로 아래에 있는 보우만샘에서 분비되는 점액에 담겨 있다. 점액에는 냄새물질과 결합하는 단백질이 존재하며 점액에 녹은 냄새물질을 농축한다. 농축된 냄새물질이 후각수용기와 결합하게 된다.

3) 후각의 중추와 신경경로

후각정보를 중추로 전달하는 신경로는 후각상피 안에 있는 후각세포에서 시작한다. 후각세포의 중추돌기(central process)가 후각신경을 형성하고 이 후각신경이 다발을 이루어 코안 천정부분의 벌집뼈를 관통하여 머리뼈 안으로 들어간 후 바로 위에 있는 일차후각중추인 **후각망울**(olfactory bulb)의 승모세포(mitral cell)와 연접한다.

승모세포의 축삭은 시상을 경유하지 않고 직접 이차후각중추인 **조롱박피질**(조롱박겉질, pyriform cortex)과 **해마**(hippocampus)로 투사되며 대뇌피질의 후각영역인 안와전두피질(orbitofrontal cortex)에 도달하게 된다.

4) 후각의 이상

후각의 이상에는 후각소실, 후각둔마, 후각부전이 있다. 냄새를 느끼지 못하거나 어떤 특정 냄새를 느끼지 못하는 것은 후각신경계통의 장애나 어떤 후각수용기의 기능장애에 따른다. 후각의 문턱값은 노화에 따라 상승한다. 또 감기에 걸려 코가 막히면 맛을 느끼지 못하듯이 후각기능장애가 있으면 미각의 감수성도 저하되어 미각장애를 일으킨다. 임신기에는 후각상피에 대한 호르몬의 효과로 초기에는 후각과민, 후기에는 후각둔마가 나타나기 쉽다. 또한 알츠하이머치매나 파킨슨병 등의 뇌변성질환 초기에는 후각부전이 나타나기 쉽다. 당뇨병 환자의 약 60%에서는 후각둔마가 확인된다.

5. 미각

미각(gustatory sense)은 물에 녹은 화학물질이 자극이 되는 감각으로, 혀의 맛봉오리(taste bud)에서 받아들인다. 맛봉오리 안에 있는 미각세포(taste cell)는 한 종류의 미각자극에만 반응하는 것이 아니라 여러 종류에 반응하는데, 그 조합에 따라 미각의 식별이 이루어진다.

미각에는 단맛, 짠맛, 신맛, 쓴맛, 감칠맛의 5종류 감각이 있다. 과거에는 혀에 각각의 맛에 대한 민감한 부위가 정해져 있다는 견해가 대부분이었지만, 현재는 부정적인 견해가 많다. 그러나 혀에는 맛봉오리가 많이 존재하는 영역이 있어 어떠한 맛에 대해서든 감수성이 높다고 할 수 있다(그림 7–15).

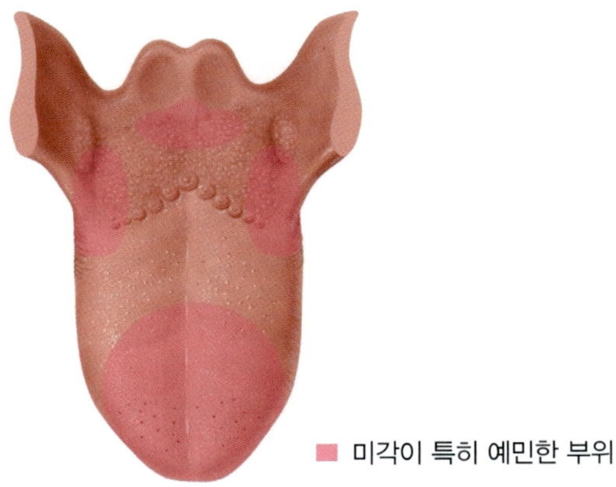

그림 7–15 **부위에 따른 미각의 차이**

1) 미각기관의 구조

혀는 앞쪽 2/3의 **혀몸통**(설체, body of tongue), 뒤쪽 1/3의 **혀뿌리**(설근, lingual root)로 나뉜다. 표면은

중층편평상피로 된 점막으로 덮여 있으며, 4가지 형태의 **혀유두**(lingual papilla)라는 수많은 돌기가 돌출되어 있다. 그 일부에 미각을 느끼는 미각수용기인 맛봉오리(taste bud)가 있다.

성곽유두(vallate papilla)는 혀몸통의 가장 뒤쪽에 역V자형으로 나열된 대형 유두로, 유두고랑(유두구, papillary groove)에 의해 주위로부터 격리되어 있다. 성곽유두의 가쪽벽에는 맛봉오리가 분포하며 유두고랑의 깊은층에는 에브너샘(Ebner gland)이 있어서 장액성 침을 분비한다. **잎새유두**(foliate papilla)는 혀몸통 바깥에 있는 주름 모양의 유두로, 앞뒤로 나란히 배열되며 유두 옆면에 맛봉오리가 분포한다. **버섯유두**(fungiform papilla)는 혀몸통에 널리 분포하는 바늘머리 크기의 유두로, 위 끝이 약간 부풀어 버섯과 같은 형태를 하고 있다. **실모양유두**(filiform papilla)가 가장 많은데 각질화로 인해 육안으로 하얗게 보인다(그림 7-16).

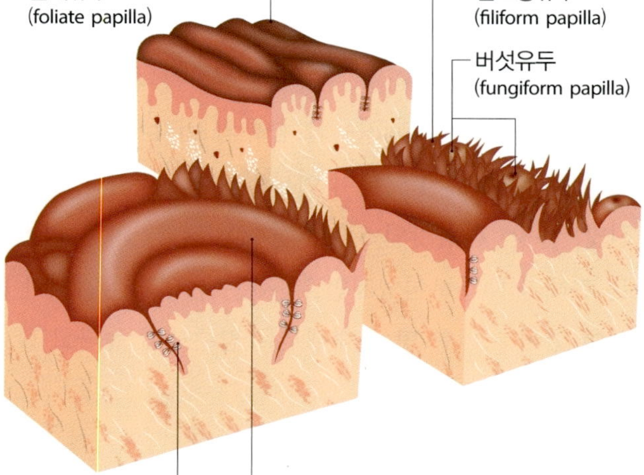

그림 7-16 **혀유두**

2) 맛봉오리(taste bud)

맛봉오리는 지름 40~80μm의 꽃봉오리 모양을 한 작은 기관으로, 가늘고 긴 **미각세포**(taste cell)가 버팀세포(지지세포, supporting cell) 사이에 끼어 존재한다. 점막 표면에는 맛구멍(taste pore)이라는 작은 구멍이 있는데, 여기에 미각세포의 끝부분이 위치한다. 신경섬유는 맛봉오리 안으로 들어가 미각세포와 연결된다. 미각은 맛봉오리뿐만 아니라 점막의 자유신경종말(free nerve ending)에 의해서도 전달된다(그림 7-17).

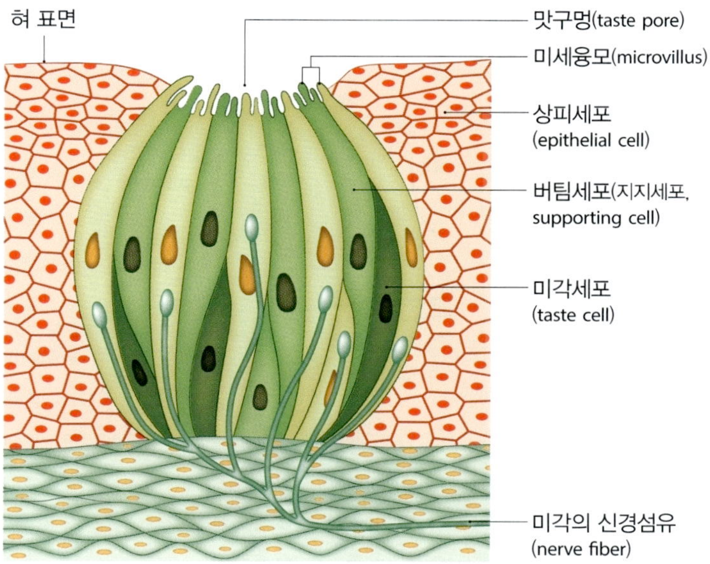

그림 7-17 **맛봉오리**

3) 미각의 중추와 신경경로

미각정보를 중추로 전달하는 전도로는 미각세포가 받은 미각정보를 숨뇌의 **고립핵**(solitary nucleus)으로 보내는 경로를 형성하지만, 그 주행 방향은 맛봉오리의 존재부위에 따라 다르다. 즉, 혀 앞 2/3의 맛봉오리에서 나온 미각신경섬유는 얼굴신경을 통해 숨뇌로 보내지고, 혀 뒤쪽의 1/3이나 인두에서 나온 미각신경섬유는 혀인두신경을 통해, 그리고 후두덮개 부근에서 나온 신경세포는 미주신경(위후두신경)을 통해 숨뇌 고립핵으로 들어가 연접을 형성한다.

숨뇌의 고립핵에서 나온 축삭은 시상으로 가서 연접을 형성한다. 다시 시상에서 나온 축삭은 두정덮개(마루덮개, parietal operculum) 부근(브로드만영역 43)에 있는 대뇌피질의 미각중추(gustatory center)로 보내진다(그림 7-18).

4) 미각의 이상

미각에는 개인차가 있으며 심리적 요인도 크게 작용한다. 노화와 동반한 맛봉오리의 변성이나 유전에 의한 미각장애가 있다. 또 씹기운동이나 침분비 장애, 입안점막의 염증, 의치 사용, 발열 시 등 미각이 변화하는 원인은 많다. 임신 시 등 내분비 환경이 변화되면 미각이 바뀌어 기호가 변하기도 한다.

미맹(taste blindness, non-taster)이라는 말이 있는데, 이는 단순히 맛을 못 느끼는 상태를 의미하는 것이 아니라 특정 화학물질(phenylthiocarbamide, PTC)에 대해 쓴맛을 느끼지 못하는 경우에 사용된다. 유전적으로 특정 화학물질에 대한 미맹은 단순열성유전이다.

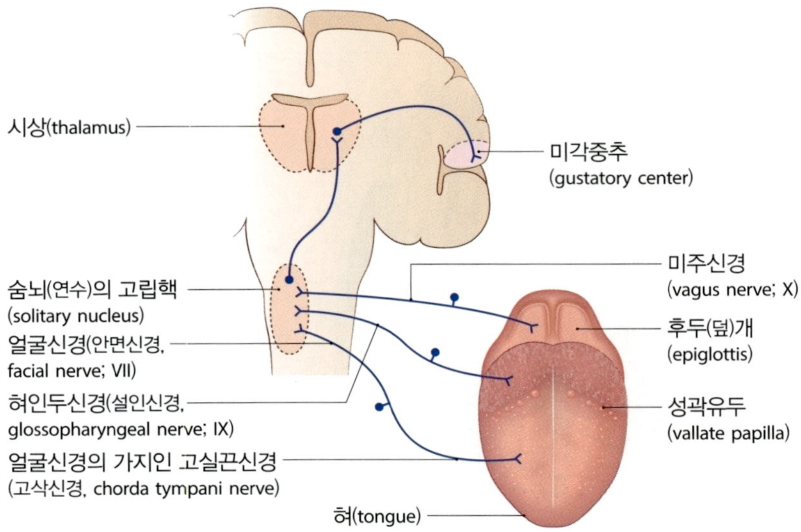

그림 7–18 미각 전도로

3 몸감각

몸감각(somatic sense)은 신체 외부에서 가해지는 자극에 반응하는 표면감각인 **피부감각**(cutaneous sensation)과 근육, 힘줄, 관절 등 신체 심부에서 일어나는 운동으로 발생하는 **심부감각**(deep sensation)으로 나뉜다. 기능적으로는 촉각, 압각감각, 온도감각, 통각, 운동감각, 위치감각으로 나눌 수 있다.

1. 피부감각

1) 감각수용기(sensory receptor)

피부에는 기계수용기, 온도수용기, 화학수용기, 통증수용기 등 다양한 수용체가 있으며 각각 촉각, 압각, 진동감각, 온도감각, 통각 등의 감각을 받아들인다(그림 7–19).

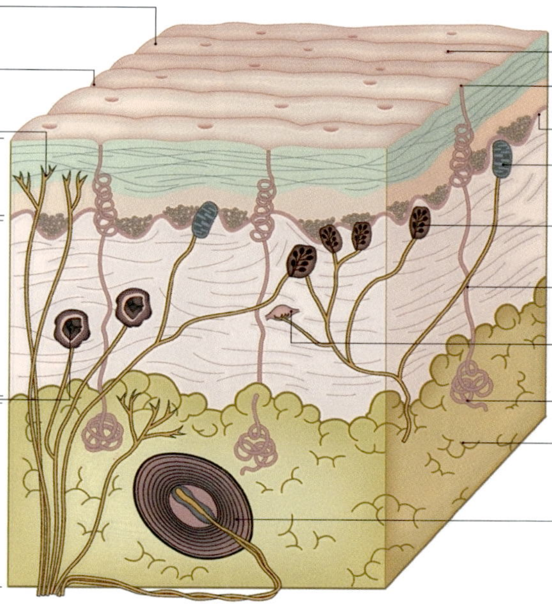

그림 7-19 **피부의 다양한 감각수용기**

(1) 촉각(tactile sense), 압각(baresthesia), 진동감각(pallesthesia)

피부에 살짝 닿으면 **촉각**이 발생하고 세게 누르면 **압각**으로 바뀐다. 10~20Hz 이상 반복되면 **진동감각**이 발생하고, 가볍게 움직이는 자극에 간지러움을 느낀다. 이들이 조합되어 대상의 크기, 무게, 단단함, 표면의 성질 등을 알 수 있다.

기계수용기로서 **자유신경종말**(free nerve ending) 외에 **마이스너소체**(Meissner corpuscle)나 **파치니소체**(Pacini corpuscle), **메르켈원반**(Merkel disk) 등이 있다. 마이스너소체는 손발가락의 촉각융기(tactile elevation)나 입술, 눈꺼풀 가장자리, 외음부의 피부에서 많이 관찰된다.

(2) 온도감각(temperature sensation)

온도감각에는 **온각**과 **냉각**이 구별된다. 온도수용기는 온도 상승에 반응하고, 냉각수용기는 온도 하강에 반응한다. 온도수용기에는 **자유신경종말** 외에 **루피니소체**(Ruffini corpuscle), **크라우제소체**(Krause corpuscle)가 있다. 온도를 높이면 온도수용기에서 방전이 증가하여 45~47℃에서 최고가 된다. 피부온도가 30℃ 이하에서는 온도수용기에서의 자극은 확인되지 않는다. 43~45℃에서는 온도수용기의 활동과 함께 냉각수용기나 통각수용기의 활동도 나타난다. 이때 뜨겁다고 하는 감각이 생기는 것으로 판단된다.

(3) 통각(nociception)

자극이 조직장애를 일으킬 정도로 심해졌을 때만 반응하는 수용체를 **통각수용기**(nociceptor), 그 자극을 **통각**이라고 한다. 통증이 대표적인 예이다.

혈류의 차단으로 촉각과 압각이 소실되었을 때도 통각은 남는다(예를 들어 정좌 시의 발저림). 반대로 국소마취에서는 우선 민말이집신경섬유와 가는 말이집신경섬유의 전도가 차단되어 통각만 없어지고 촉각과 압각이 없어지는 것은 그 이후이다.

강한 기계적 자극이나 온도자극뿐만 아니라 화학적 자극에도 통각이 발생한다. 염증이나 화상 시에는 어떤 종류의 화학물질이 유리되어 통각을 일으키는데, 브라디키닌(bradykinin) 유사 폴리펩티드나 세로토닌(serotonin), 히스타민(histamine), 프로스타글랜딘(prostaglandin) 등이 있으며 이들을 내인성 통각 유발 물질이라고 한다.

통증이 있는 부분을 찌르면 통증이 가벼워짐을 경험한 적이 있을 것이다. 지속적으로 아픈 부분을 기계적으로 자극해서 통각을 줄이는 것을 반대자극(counterirritation)이라고 한다.

2) 감각수용기의 분포

(1) 감각점(sense spot)

피부감각이 예민한 부위는 피부 및 피부에 접하는 점막 위에 점 모양으로 분포해 있다. 이를 **감각점**이라고 하며 통점, 촉압점, 냉점, 온점으로 구별된다. 감각점 아래에는 그에 대응하는 수용체로서 소체나 신경종말이 있다.

감각점의 밀도는 피부 위에 일정하게 흩어져 있는 것이 아니라 몸 부위에 따라 다르며 촉압점은 코나 손가락 끝 등에서 상당히 빼곡($1cm^2$당 100 이상)한 데 비해 넓적다리부위 등에서는 적다($1cm^2$당 10 정도)(표 7-5). 분포 밀도가 높을수록 감각의 예민함이 증가하고 밀도가 낮을수록 자극을 크게 하지 않으면 감각이 생기는 비율이 낮아진다.

표 7-5 감각점

		통점	냉점	온점	압점
전신의 감각점 수		200~400만	25만	3만	50만
각 부위의 감각점 수 (감각점/cm^2)	이마	184	5.5~8	0.6	50
	코	50~100	8~13	1	100
	입안	27~150	4.6	3.6	7~35
	손등	100~200	6~23	0~3	25
	넓적다리	170~190	4~5	0.4	11~13

(2) 두점식별문턱값(two point threshold)

피부의 두 점에 가해진 자극을 두 점으로 느끼는 최소거리를 **두점식별문턱값**이라고 한다. 혀끝과 손가락에서 가장 작은 1~3mm이고, 등과 넓적다리부위에서는 54~68mm이다(표 7-6).

촉·압각의 식별력은 두점식별문턱값으로 조사한다.

표 7-6 **두점식별문턱값**(mm)

혀끝	손가락끝	입술	코끝	가슴	등	넓적다리	발바닥
1	1	4.5	6.8	45	54	68	16

3) 피부감각의 중추와 신경경로

(1) 식별촉각의 전도로

식별촉각, 진동감각, 의식적 근육관절감각은 마이스너소체, 파치니소체, 근(육)방추 등에서 받아들인다. 이들 감각은 **뒤섬유단-안쪽섬유띠경로**(posterior funiculus-medial lemniscus tract)를 따라 대뇌피질까지 전달된다(그림 7-20).

식별촉각을 받아들인 뒤뿌리신경절 속 일차신경세포는 뒤뿌리에서 척수로 들어가 신경섬유다발인 뒤섬유단을 만들어 숨뇌 등쪽기둥핵인 널판핵(gracile nucleus) 및 쐐기핵(cuneate nucleus)에 있는 이차신경세포와 연접을 형성한다. 이차신경세포에서 나온 축삭은 안쪽섬유띠를 형성해서 반대쪽으로 교차한 후 뇌줄기를 따라 올라가서 시상에 있는 삼차신경세포와 연접한다. 시상에서 나온 축삭은 대뇌피질 두정엽에 있는 일차몸감각피질에 도달한다.

한편, 팔의 식별촉각과 다리의 식별촉각은 조금 다른 경로를 취한다. 즉, 다리의 식별촉각이 척수 뒤섬유단의 안쪽부분(널판다발, gracile fasciculus)을 통과하는 데 반해, 팔의 식별촉각은 뒤섬유단의 가쪽부분(쐐기다발, cuneate fasciculus)을 통과해 등쪽기둥핵에 도달한다.

(2) 온도감각·통각의 전도로

온도감각과 통증을 느끼는 감각수용기는 자유신경종말이며, 이들 감각은 **가쪽척수시상로**(외측척수시상로, lateral spinothalamic tract)를 따라 대뇌피질로 전달된다(그림 7-20).

온도감각과 통증을 받아들인 뒤뿌리신경절 속 일차신경세포는 뒤뿌리를 통해 척수 뒤뿔의 아교질에 있는 이차신경세포와 연접을 형성한다. 이 신경세포에서 나온 축삭은 반대쪽 척수로 교차해서 가쪽섬유단에 있는 가쪽척수시상로를 따라 올라가서 시상에 있는 삼차신경세포와 연접을 형성한다. 시상에서 나온 축삭은 대뇌피질 두정엽에 있는 일차몸감각피질에 도달한다.

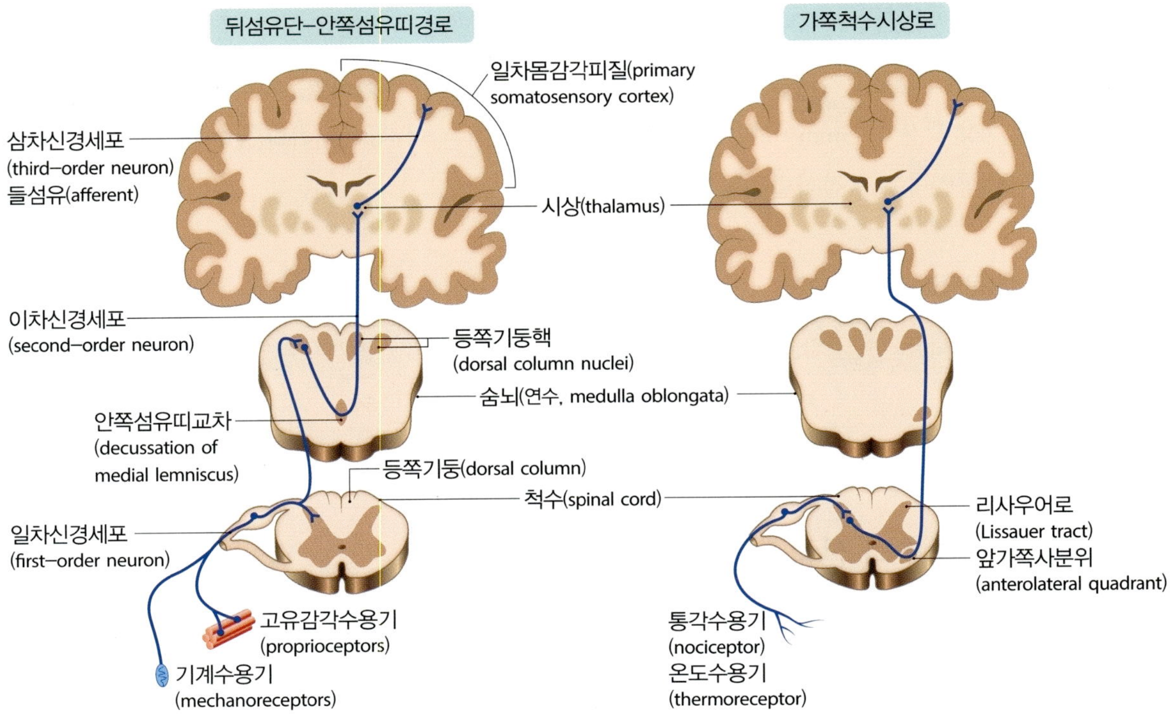

그림 7-20 **피부감각 전도로**

2. 심부감각

심부감각에는 팔다리의 위치나 움직임에 대한 감각인 **운동감각**과 **심부통증**이 있다.

1) 운동감각(kinesthetic sense)

운동감각은 관절이나 근육, 힘줄에 있는 고유감각기(proprioceptor)의 작용에 따른 것으로, 스스로 운동에 의해 생기는 감각이어서 **고유감각**이라고도 한다. 운동이나 자세의 반사조절에 도움이 되며, 이들 감각이 의식에 이르는 경우는 거의 없다.

고유감각기에는 근육에 존재하는 **근(육)방추**와 힘줄에 존재하는 **골지힘줄기관**이 있다(그림 7-21).

(1) 근(육)방추(muscle spindle)

뼈대근육의 길이와 속도 변화를 감지하여 중추신경계통으로 전달하는 소기관으로, **방추속근(육)섬유**(interfusal muscle fiber)라고도 한다. 그 주변을 이른바 뼈대근육인 방추바깥근(육)섬유(extrafusal muscle fiber)가 둘러싸고 있으며 긴 것은 30cm나 되지만, 근(육)방추는 1cm 정도이다.

근(육)방추는 길이가 비교적 긴 **핵주머니근(육)섬유**(bag fiber)와 이보다 짧은 **핵사슬근(육)섬유**(chain fiber)로 구성되며 운동신경섬유와 감각신경섬유가 분포한다. 운동신경섬유에는 γ운동신경세포(gamma motor neuron)가, 감각신경섬유에는 Ia, II섬유의 2종류가 있다. 근(육)방추에는 근육의 길이가 갑자기 늘어나면 이를 감지하여 뼈대근육을 반사적으로 수축시키는 **근육늘임반사**(muscle stretch reflex)의 기능이 있다.

(2) 골지힘줄기관(Golgi tendon organ, GTO)

근육의 장력을 감지하는 수용체로, 근육 양쪽 끝 즉, 근육과 힘줄의 접합부위인 근육힘줄접합부(myotendinal junction)에 위치한 방추바깥근(육)섬유(extrafusal muscle fiber)에 분포한다. 근(육)방추와 달리 운동신경섬유는 없으며 감각신경섬유인 Ib섬유가 분포하며 억제성으로 작동한다. 즉, 근육의 장력이 증가하면 해당 근육에 반사를 유발시켜 순간적으로 근육을 이완시킨다. 이를 통하여 근육이나 힘줄의 파열을 방지하기 위한 기전으로서 작용한다.

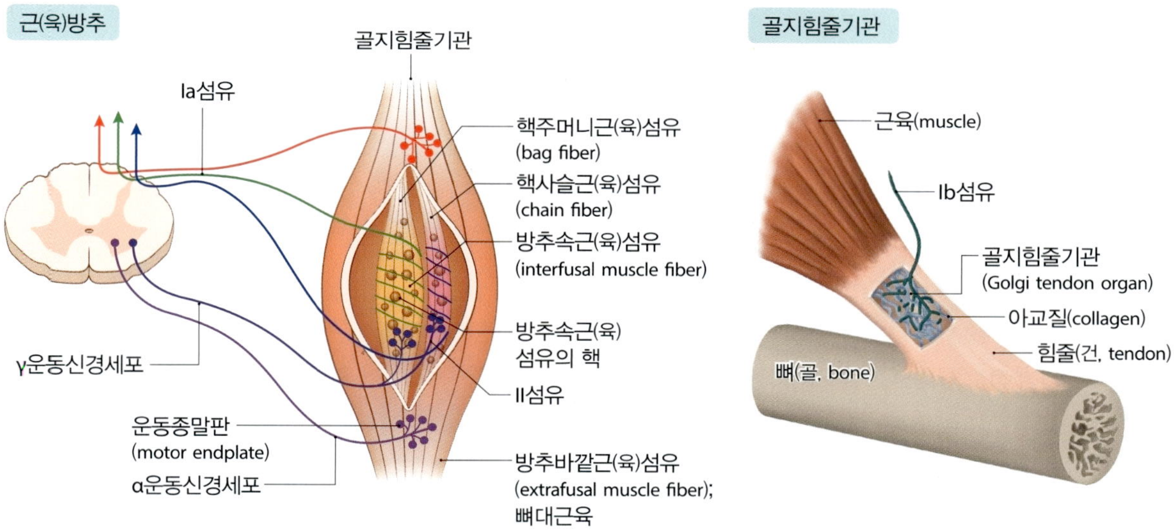

그림 7-21 **고유감각기**

2) 심부통증(deep pain)

심부통증에는 근육, 힘줄, 관절, 골막에서 유래하는 이른바 심부의 통증과 주로 혈관에 원인이 있는 머리 안팎의 통각, 즉 두통 등이 있다. 근육뼈대계통에서 오는 심부통증은 둔하고 퍼지는 경향이 있기 때문에 국소성의 불쾌한 통증으로 느껴진다.

4 내장감각

내장에도 여러 종류의 수용체가 있어 내부 환경의 변화에 따라 각 기관의 반사적 조절에 도움이 된다. 내장감각은 내장에 분포한 신경을 통해 전달되는 감각이며, **장기감각**과 **내장통증**의 2가지로 나뉜다.

1. 장기감각

장기감각(organ sensation)은 혈압이나 혈당치, 혈액의 삼투압이나 pH, PO_2, PCO_2의 감지 등 생명활동이나 항상성 유지에 필요한 자율기능의 조절에 관여한다. 이들 정보의 대부분은 대뇌피질까지 전달되지 않고 척수나 뇌줄기에서 날신경과 정보를 주고받으며 자율신경계통의 반사를 일으키기 때문에 인체는 보통 지각하지 못한다. 장기감각의 정보가 대뇌피질이나 시상하부, 편도체 등으로 도달하면 공복감, 구갈감, 성감, 오심, 요의, 변의 등의 감각이 생긴다.

2. 내장통증

내장은 기계적 자극이나 열 자극 등을 가해도 일반적으로 통증으로서 인식하지 않는다. 그러나 소화관과 같은 속이 빈 장기의 경우 민무늬근육이 급격하게 수축하거나 늘어나면 강한 통증을 일으키는데, 이는 민무늬근육의 강축과 순환장애 및 그로 인해 생산되는 통각 유발 물질에 의해 발생한다. 또 내장에는 몸감각에 비해 밀도는 낮지만, 통각수용기(자유신경종말)가 분포해 있으며 내장에서 발생한 통증 정보를 전달한다.

내장통증(visceral pain)은 흔히 통증부위가 명확하지 않으며 불쾌감을 일으켜 구역질이나 자율신경증상을 동반하지만, 때로 이환부위와 떨어진 피부의 통증으로서 느껴지기도 한다. 이처럼 통증원과 같은 척수분절의 신경지배를 받는 피부 위에 통증으로서 나타나는 것을 **연관통**(방사통, referred pain)이라고 한다. 연관통의 대표적인 예로 협심증이나 심근경색증의 통증이 왼쪽 어깨나 왼쪽 위팔에 나타나는 것을 들 수 있다(그림 7-22).

연관통의 발생기전

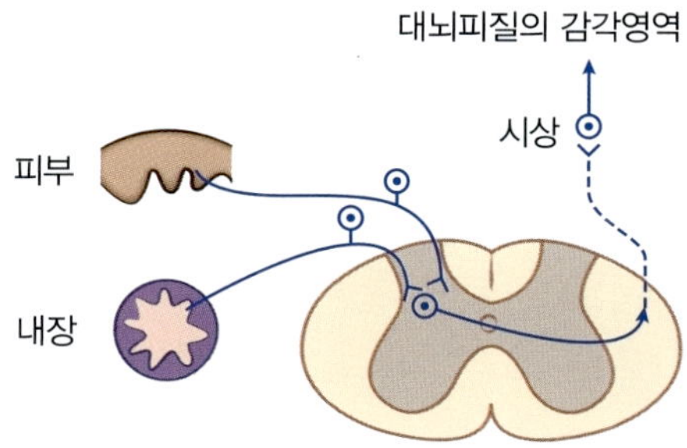

연관통을 일으키는 부위

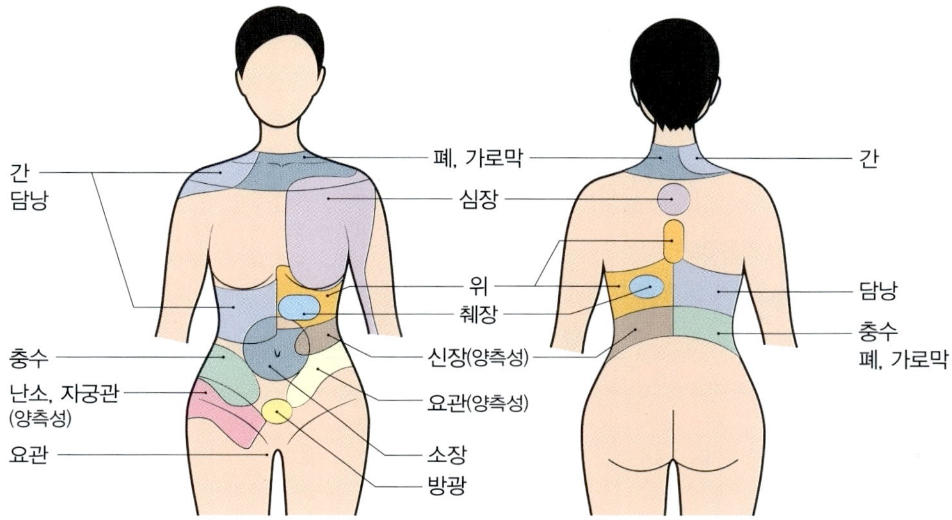

그림 7-22 **연관통**

확인문제

01. 감각수용기와 관련 감각을 잘못 연결한 것은?

① 후각세포 - 후각 ② 막대세포 - 시각
③ 반고리관 - 촉각 ④ 맛봉오리 - 미각
⑤ 코르티기관 - 청각

02. 감각기(관)에 대한 설명으로 옳지 않은 것은?

① 감각기(관)는 원격감각기(관)라고도 한다.
② 미각기관은 화학수용기로 시각과 유사하다.
③ 감각기(관)로 분화된 것에는 코, 눈, 귀가 있다.
④ 후각신경은 감각세포 자체의 돌기가 뇌로 들어온다.
⑤ 감각기(관)는 자극을 중추신경계통에 전달하는 말초신경계통의 수용체이다.

03. 시각에 대한 설명으로 옳지 않은 것은?

① 사람의 눈은 400~750nm 사이의 빛을 볼 수 있다.
② 상처 입기 쉬운 각막은 눈꺼풀에 의해 보호받는다.
③ 시각계통은 안구, 시(각)신경, 시각중추로 이루어진다.
④ 가시광선보다 짧은 파장 쪽은 적외선, 긴 파장 쪽은 자외선이다.
⑤ 눈은 원뿔세포에 다른 파장의 빛을 흡수하는 3종류의 물질이 있기 때문에 색깔을 느낀다.

04. 막대세포의 기능 약화로 밤에 물체를 잘 보지 못하며 비타민 A가 부족할 때 나타나는 질환은?

① 색맹 ② 백내장 ③ 야맹증
④ 녹내장 ⑤ 반맹증

05. 시각기관 중 수정체가 혼탁해져서 발생하는 질환은?

① 근시 ② 난시 ③ 원시
④ 백내장 ⑤ 녹내장

06. 청각기관과 평형기관에 대한 설명으로 옳지 않은 것은?

① 반고리관은 머리의 회전을 느낀다.
② 외이와 내이를 연결하는 중이에는 고실이 있다.
③ 이석기관은 직선운동과 중력에 대한 기울기를 느낀다.
④ 내이는 앞쪽의 평형기관과 뒤쪽의 청각기관으로 이루어진다.
⑤ 귓바퀴는 소리를 모으고, 외이도는 음파를 고막까지 유도한다.

07. 다음 중 소리의 전달과정을 올바르게 연결한 것은?

① 고막 - 모루뼈 - 망치뼈 - 등자뼈 - 안뜰창
② 고막 - 망치뼈 - 모루뼈 - 등자뼈 - 안뜰창
③ 고막 - 망치뼈 - 등자뼈 - 모루뼈 - 달팽이창
④ 고막 - 모루뼈 - 망치뼈 - 등자뼈 - 달팽이창
⑤ 고막 - 망치뼈 - 모루뼈 - 등자뼈 - 달팽이창

08. 후각신경의 신경전달경로가 올바르게 연결된 것은?

① 후각수용기 - 후각로 - 후각망울 - 후각신경 - 전두엽피질
② 후각수용기 - 후각망울 - 후각로 - 후각신경 - 측두엽피질
③ 후각수용기 - 후각신경 - 후각망울 - 후각로 - 측두엽피질
④ 후각수용기 - 후각신경 - 후각로 - 후각망울 - 전두엽피질
⑤ 후각수용기 - 후각신경 - 후각망울 - 후각로 - 후두엽피질

09. 미각에 대한 설명으로 옳은 것은?

① 미각은 맛봉오리를 통해서만 전달된다.
② 맛봉오리는 주로 혀의 실모양유두에 존재한다.
③ 미맹은 단순히 맛을 못 느낀다는 의미이다.
④ 물에 녹은 화학물질이 자극이 되는 감각이다.
⑤ 맛봉오리 안의 미각세포는 1종류의 미각자극에 반응한다.

10. 몸감각에는 피부와 점막에서 느끼는 ( )감각과 근육 · 힘줄 · 골막 등의 운동기관 수용체에서 느끼는 ( )감각이 있다.

정답 01. ③ 02. ② 03. ④ 04. ③ 05. ④ 06. ④ 07. ② 08. ③ 09. ④ 10. 피부, 심부

HUMAN PHYSIOLOGY

Chapter 08

내분비

학습목표

1. 내분비의 개념을 설명할 수 있다.
2. 호르몬의 생리적 특성과 주요 작용을 설명할 수 있다.
3. 내분비샘의 위치와 종류를 구분할 수 있다.
4. 내분비샘에서 분비되는 호르몬의 생리작용을 설명할 수 있다.
5. 각 호르몬의 분비조절기전을 설명할 수 있다.

핵심용어해설

- **내분비**(endocrine) : 세포에서 분비된 화학물질인 호르몬이 혈액 속으로 직접 방출되어 혈액의 흐름에 따라 멀리 떨어진 기관에 작용하는 현상을 말한다.
- **내분비샘**(endocrine gland; 내분비기관) : 호르몬을 분비하는 기관을 말하며, 시상하부, 뇌하수체, 갑상샘(갑상선), 부갑상샘(부갑상선), 췌장(이자), 부신, 생식샘, 솔방울샘(송과체) 등이 있다.
- **되먹임조절**(feedback regulation) : 항상성을 유지하기 위한 조절기전이다. 몸 상태를 모니터하여 판단하며 변화가 일어나면 그것을 모니터해서 다시 판단하는, 항상 반복되는 일련의 주기이다. 신경계통과 내분비계통이 단독 또는 공동으로 수용체, 조절중추, 효과기의 3가지를 구성요소로 하는 고리를 형성하여 내부 환경을 본래의 균형 잡힌 상태로 되돌리도록 제어한다. 음성되먹임기전(negative feedback mechanism)과 양성되먹임기전(positive feedback mechanism)이 있다. 보통은 음성되먹임기전을 통해 체내의 상태가 장기간에 걸쳐 매우 안정적으로 유지된다.
- **수용체**(receptor) : 세포막이나 세포 내에 존재하며 호르몬, 항원, 빛 등의 외부인자와 반응하여 세포 기능에 변화를 일으키는 구조를 말한다.
- **표적장기**(target organ) : 특정한 호르몬의 작용을 받는 특정한 기관을 말한다. 예를 들어 부신피질의 경우 부신피질자극호르몬의 작용을 받는다.
- **항상성**(homeostasis) : 신체가 다양한 환경의 변화에 대응하여 내부 환경을 일정하게 조절하여 생존을 유지하는 현상이다. 혈액이나 사이질액의 성질과 상태가 일정한 것이나 체온조절 등이 그 예이다. 신경이나 호르몬에 의한 되먹임기전이 중요한 역할을 한다.
- **호르몬**(hormone) : 혈액 속으로 분비되어 특정한 표적장기의 수용체와 결합하여 반응하는 물질로 내분비샘에서 생산된다. 대사의 항상성 유지, 외부의 스트레스에 적응하기 위한 생리변화, 개체의 발달과 성장, 종의 유지와 번식, 섭식과 음수행동 등에 중요한 작용을 한다.

내분비(endocrine)는 세포로부터 분비된 화학물질(호르몬)이 혈액 속으로 직접 방출되어 혈액의 흐름을 따라 멀리 떨어진 기관에 작용하는 현상이다. 이에 반해 **외분비**(exocrine)는 소화액의 분비샘(침샘 등)이나 땀샘처럼 (도)관을 통해 분비기관 밖으로 방출되는 현상이다(그림 8-1). 일반적으로 내분비가 일어나는 화학물질을 **호르몬**(hormone)이라고 하며 분비하는 샘이나 장기를 내분비샘 또는 내분비기관이라고 일컫는다.

내분비계통은 신경계통과 함께 생체의 항상성을 조절하는 계통이다. 내분비계통에서는 생체의 요구에 따라 내분비세포에서 호르몬이 분비되어 다양한 세포기능의 조절에 관여하고, 신경계통에서는 신경세포가 흥분되면 신경전달물질이 방출되어 다양한 세포기능의 조절에 관여하며 국소적인 작용을 한다(표 8-1).

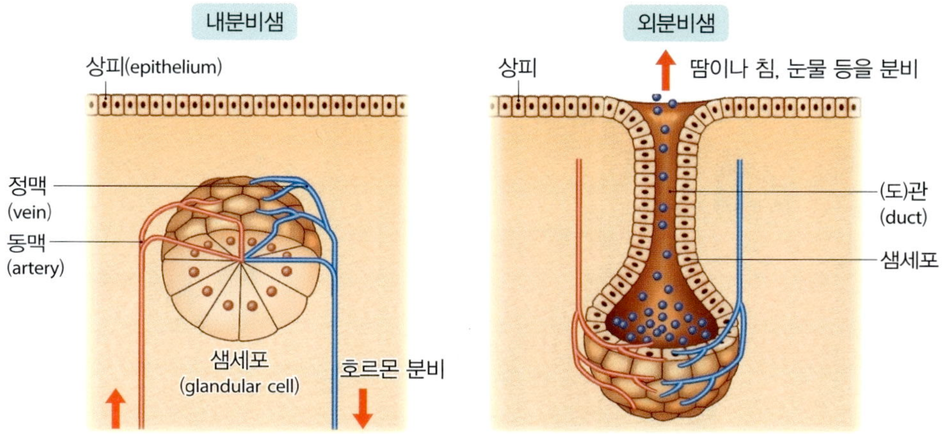

그림 8-1 내분비와 외분비

표 8-1 내분비계통과 신경계통의 비교

	내분비계통	신경계통
기전	혈액 속으로 분비된 호르몬이 혈액을 통해 전신의 표적세포에 도달	자극신호에 의해 신경세포가 신경전달물질을 연접틈새로 분비
대상	해당 호르몬에 대한 수용체가 있는 체내의 모든 세포	다른 신경세포, 근(육)세포, 샘세포
작용범위	광범위	국소적
반응시간	비교적 느림(수초, 수분, 수 시간)	신속(수 밀리초 또는 수초)
반응지속시간	지속(자극이 사라져도 지속)	짧음(자극이 사라지면 반응이 끝남)
효과	표적세포의 대사활동 변화를 유도	다른 신경세포의 자극 또는 억제, 근육의 수축 또는 이완, 샘분비의 변화

1 호르몬

호르몬(hormone)은 특정 **내분비샘**(endocrine gland)에서 생산되는 **생리활성**을 가진 물질로, 혈액으로 분비된다. 혈액으로 분비된 호르몬은 혈액을 따라 **표적세포**(target cell)로 운반되어 그 세포의 기능을 조절하는데, 이러한 표적세포는 각각의 호르몬과 결합하는 특정 **수용체**(receptor)를 가지며 신체 어느 곳에서나 존재할 수 있기 때문에 하나의 호르몬이 동시에 여러 조직과 기관의 대사활동을 변화시킬 수 있다(그림 8-2).

호르몬의 작용은 호르몬의 생산, 분비, 혈중농도, 표적세포에서의 수용 등에 의해 조절된다.

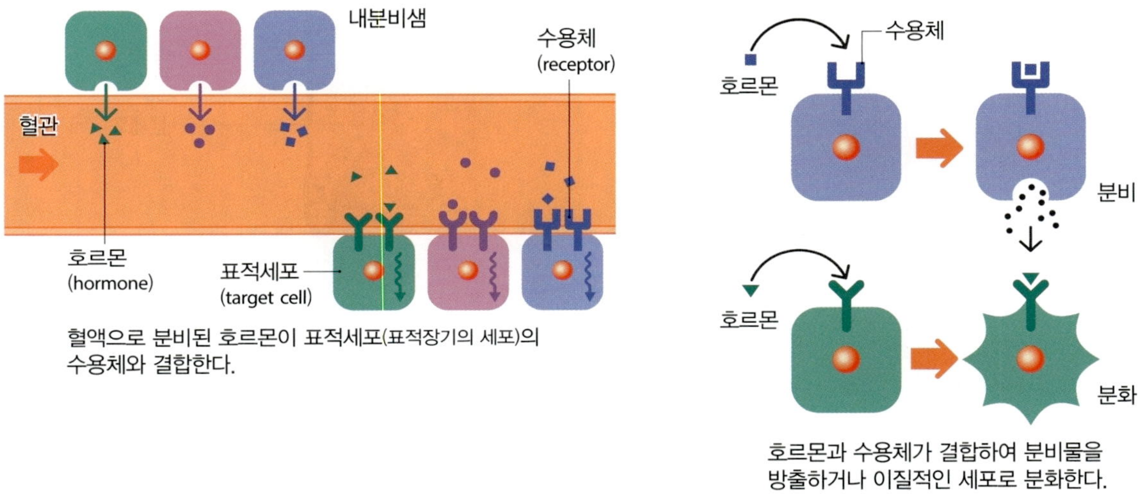

그림 8-2 **호르몬과 표적장기**

1. 호르몬의 분류와 기능

1) 호르몬의 분류

호르몬은 화학적 구조에 따라 펩타이드호르몬, 스테로이드호르몬, 아민 · 아미노산호르몬의 3종류로 분류된다. 또한 기능에 따라 분류하면 표 8-2와 같다.

(1) 펩타이드호르몬(peptide hormone)

여러 개부터 수백 개의 아미노산이 **펩타이드결합**(peptide bond)으로 연결된 호르몬으로, 수용성이며 수용체는 세포막에 있기 때문에 세포막을 통과하지 못한다. 시상하부호르몬, 뇌하수체호르몬, 인슐린이나 부갑상샘호르몬 등 많은 호르몬이 여기에 속한다.

(2) 스테로이드호르몬(steroid hormone)

콜레스테롤(cholesterol)을 원료로 합성되는 호르몬으로, 지용성이며 세포막을 통과할 수 있어서 수용체는 핵이나 세포질에 있다. 부신피질호르몬, 성호르몬, 활성형 비타민 D_3가 여기에 속한다.

(3) 아민 · 아미노산호르몬(amine·amino acid hormone)

아미노산(amino acid)에서 합성되는 호르몬으로 아민호르몬과 아미노산호르몬이 있다.

아민호르몬에는 에피네프린(epinephrine), 노르에피네프린(norepinephrine), 도파민(dopamine) 등의 카테콜아민(catecholamine)이 있다. 카테콜아민은 수용성을 띠며 펩타이드호르몬과 마찬가지로 세포막에 있는 수용체와 결합한다.

아미노산호르몬에는 갑상샘호르몬(thyroid hormone; T_3, T_4)이 있다. 아미노산은 본래 수용성이지만 갑상샘호르몬은 벤젠고리를 2개 가진 화합물이어서 지용성을 띤다. 따라서 스테로이드호르몬과 마찬가지로 세포막을 통과하며 수용체는 핵에 있다.

표 8-2 기능에 따른 호르몬의 종류

기능	종류
당대사 조절	인슐린, 글루카곤, 에피네프린, 당질부신피질호르몬
체액량 조절	항이뇨호르몬(ADH), 알도스테론
칼슘대사 조절	부갑상샘호르몬, 칼시토닌
소화기능 조절	가스트린, 세크레틴, 콜레시스토키닌, 위산억제폴리펩타이드

2) 호르몬의 기능

생체를 구성하는 많은 기관은 각각 독자적인 기능을 가지며 서로 긴밀한 연대를 유지하며 활동한다. 호르몬 또한 인체 안팎의 다양한 변화에 적응하도록 서로 협조하여 **생체의 항상성**을 유지하는데, 다음과 같은 특징과 기능을 가진다(표 8-3).

● 종에 대한 특이성이 없다.	● 표적장기가 있다.
● 미량으로 큰 효과를 나타낸다.	● 항체를 형성하지 않는다.
● 결핍증과 과다증이 있다.	● 내분비샘에서 분비되어 효과가 지속적이다.

표 8-3 호르몬의 기능

기능	설명
대사조절	탄수화물대사, 지질대사, 단백질대사, 전해질대사 등 대사의 항상성 유지는 생체의 기능 유지에 매우 중요한데, 이러한 대사의 조절은 호르몬에 의해 균형 있게 이루어진다.
스트레스 적응	갑작스럽게 외부로부터 가해지는 스트레스에 적응하기 위해 인체는 생체반응을 일으키며 이때 분비가 촉진되는 호르몬으로 부신피질호르몬이 대표적이다.
개체의 발달과 성장	태생기부터 성숙한 개체로 성장할 때까지 호르몬은 중요한 역할을 한다.
종의 유지와 번식	생식기능에 깊이 관여하며 종의 유지와 번식에 중요한 역할을 한다.
섭식과 음수행동	섭식이나 음수행동에도 뇌 내에서 호르몬이 작용한다.

2. 호르몬의 작용기전

호르몬 생산 세포에서 생산된 호르몬은 자극에 의해 분비된다. 분비된 호르몬은 **표적세포**에서 **생리작용**을 발휘하는데 표적이 되는 세포에는 호르몬에 특이적인 결합단백질 수용체가 존재한다. 수용체에 호르몬이 결합하는 것이 생리작용을 일으키는 최초의 단계이며, 수용체와 결합한 후에는 세포 내에서 신호의 활성화가 일어나 생리작용으로 이어진다(그림 8-2 참조).

호르몬은 그 종류에 따라 작용기전이 다양한데, 크게 효소 유도에 직접 작용하는 경우와 이차전령을 통해 작용하는 경우의 2가지로 나눌 수 있다.

1) 효소 유도에 직접 작용

스테로이드호르몬과 아미노산호르몬과 같은 **지용성 호르몬**은 혈장에 녹지 않기 때문에 수송단백질에 의해 운반되며 세포막을 쉽게 통과할 수 있어서 세포막수용체의 도움 없이 표적세포의 세포질로 들어갈 수 있다. 표적세포 안으로 들어간 호르몬은 세포 내의 수용체와 결합하여 유전자발현을 통해 새로운 단백질을 합성하여 생리작용을 나타낸다.

이때 스테로이드호르몬은 세포질에 위치한 수용체와 결합하여 핵 안으로 들어가는 반면, 아미노산호르몬은 핵 안에 있는 수용체와 결합한다. 이 **호르몬-수용체 복합체**(hormone-receptor complex)는 핵 안에서 특정 과정을 통해 mRNA를 합성하고, 합성된 mRNA는 핵막 구멍을 통해 세포질로 나와 효소나 수송단백질과 같은 특정 단백질을 합성한다. 새롭게 합성된 단백질에 의해 표적세포에서 해당 호르몬 작용이 나타난다(그림 8-3).

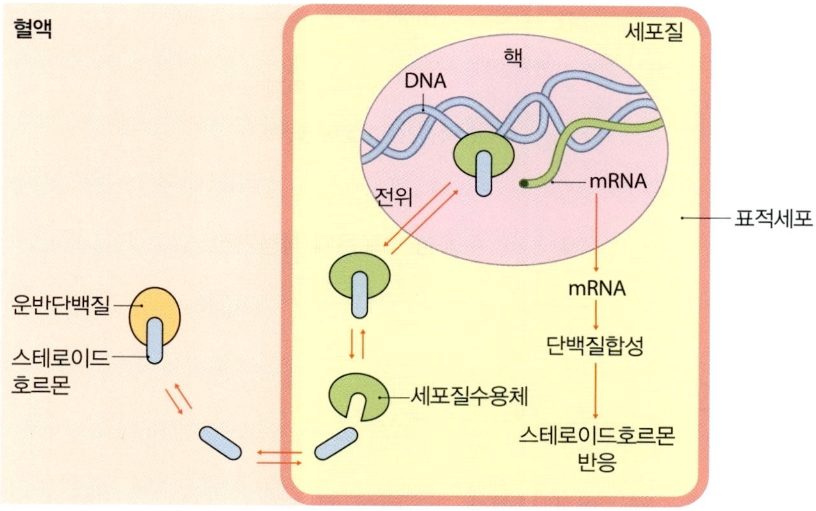

그림 8-3 **지용성 호르몬의 작용기전**

2) 이차전령을 통한 작용

펩타이드호르몬과 아민호르몬과 같은 **수용성 호르몬**은 혈장에 용해되어 순환하지만 세포막을 통과하여 세포 안으로 들어가지 못하기 때문에 세포막 위에 존재하는 특정 수용체와 결합하여 세포 안으로 신호를 전달한다. 세포막수용체와 결합한 호르몬은 세포 내 **이차전령**(second messenger)인 cAMP와 **칼슘이온**(Ca^{2+}) 등의 농도를 증가시켜 기존 단백질의 인산화를 통한 활성화로 세포반응을 일으킨다. 즉, 호르몬-세포막수용체의 결합은 세포막단백질인 **아데닐산고리화효소**(adenyl cyclase)를 활성화시켜 이차전령인 세포 내 cAMP 농도를 증가시킴으로써 호르몬 작용을 매개하는 일련의 반응을 유발하거나 인지질분해효소(phospholipase)를 활성화시켜 세포 내의 칼슘이온 농도를 증가시킴으로써 작용을 나타내기도 한다. 세포 내의 증가된 이차전령은 다양한 단백질인산화효소(protein kinase)를 활성화시켜 이미 존재하는 단백질의 기능을 조절하여 효과를 나타낸다(그림 8-4).

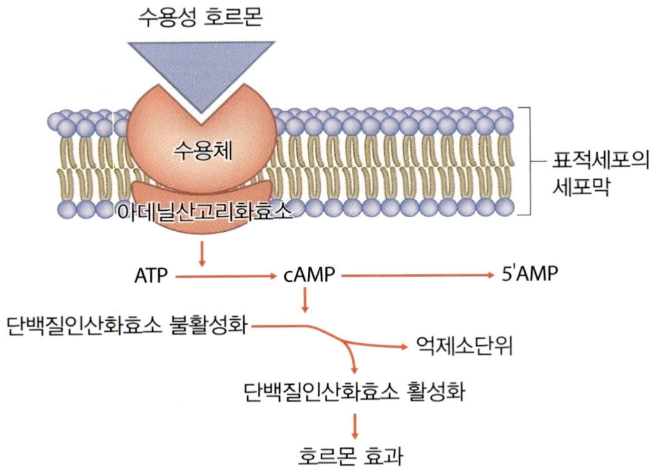

그림 8-4 **수용성 호르몬의 작용기전**

3. 호르몬의 분비조절

생체가 시시각각 변화하는 내 · 외부 환경에 적응하여 개체의 **항상성**을 유지하기 위해서는 내분비샘 또한 그에 맞게 호르몬의 분비상황을 변화시킬 필요가 있다. 이러한 호르몬의 분비는 기본적으로 신경계통에 의한 조절과 되먹임기전에 의한 조절을 받으며, 이 상호작용을 통해 안정된 내부 환경을 유지할 수 있다(그림 8-5).

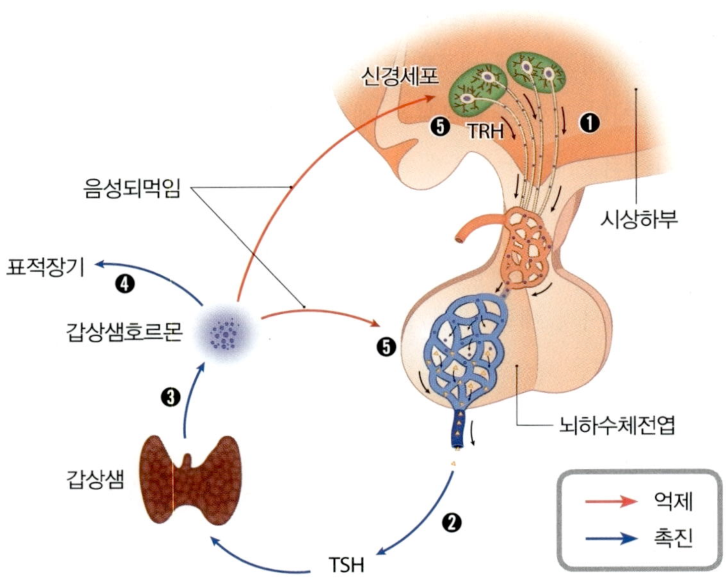

그림 8-5 **호르몬의 분비조절(갑상샘호르몬의 예)**

내분비의 중추는 **시상하부**(hypothalamus)에 있다. 시상하부에서 분비되는 시상하부호르몬(분비호르몬)은 뇌하수체전엽에 작용하여 뇌하수체전엽호르몬(자극호르몬)을 분비하고, 이 자극호르몬은 각 내분비샘에 작용하여 각각의 호르몬을 분비한다. 이렇게 분비된 호르몬은 각각의 표적장기에 작용하여 생리작용을 발휘한다.

호르몬의 혈중농도가 잘 유지될 때는 호르몬 자체의 작용으로 분비가 조절된다. 그러나 특정 호르몬이 과잉이 되면 그 호르몬이 시상하부 또는 뇌하수체전엽에 작용하여 분비호르몬 또는 자극호르몬의 분비가 억제된다. 이처럼 분비 억제에 작용하는 경우를 **음성되먹임기전**(negative feedback mechanism)이라고 한다. 반면, 호르몬 자신이 호르몬 분비를 촉진하는 경우도 있는데 이를 **양성되먹임기전**(positive feedback mechanism)이라고 한다. 내분비 조절에서는 일반적으로 음성되먹임기전이 작용하지만, 예외적으로 에스트로젠(estrogen)에 의한 황체형성호르몬의 대량분비(LH surge)는 양성되먹임기전에 의한 조절 예이다.

2 내분비샘과 분비 호르몬

호르몬을 분비하는 기관을 **내분비샘**(endocrine gland) 또는 내분비기관이라고 한다. 외분비샘에는 분비물을 도출하는 (도)관이 있지만, 내분비샘은 (도)관이 없다. 따라서 호르몬은 혈액 중으로 분비되어 혈액순환을 통해 그 호르몬의 작용 대상이 되는 기관이나 조직, 표적장기나 표적세포에 도달한다.

내분비샘에는 **시상하부**, **뇌하수체**, **갑상샘**, **부갑상샘**, **부신**, **췌장**(이자), **부신**, **솔방울샘**(송과체), **생식샘** 등이 있다(그림 8–6).

1. 시상하부

시상하부(hypothalamus)는 시상(thalamus) 아래쪽에 위치하여 셋째뇌실의 바닥을 이룬다. 시상하부에는 신경세포와 내분비세포의 형태와 기능을 모두 갖춘 **신경분비세포**(neurosecretory cell)라는 세포무리가 있으며 이것이 신경계통(중추신경계통)과 내분비계통(뇌하수체)을 형태적 · 기능적으로 연결한다. 이들 세포는 내 · 외부 환경에 대해 신경성 정보뿐만 아니라 내분비성 정보도 받아들여서 호르몬을 분비함으로써 반응한다. 이들 호르몬 대부분은 신경분비세포의 긴 축삭 말단부위에서 혈관 안으로 직접 방출되어 표적세포에 특이적으로 작용한다.

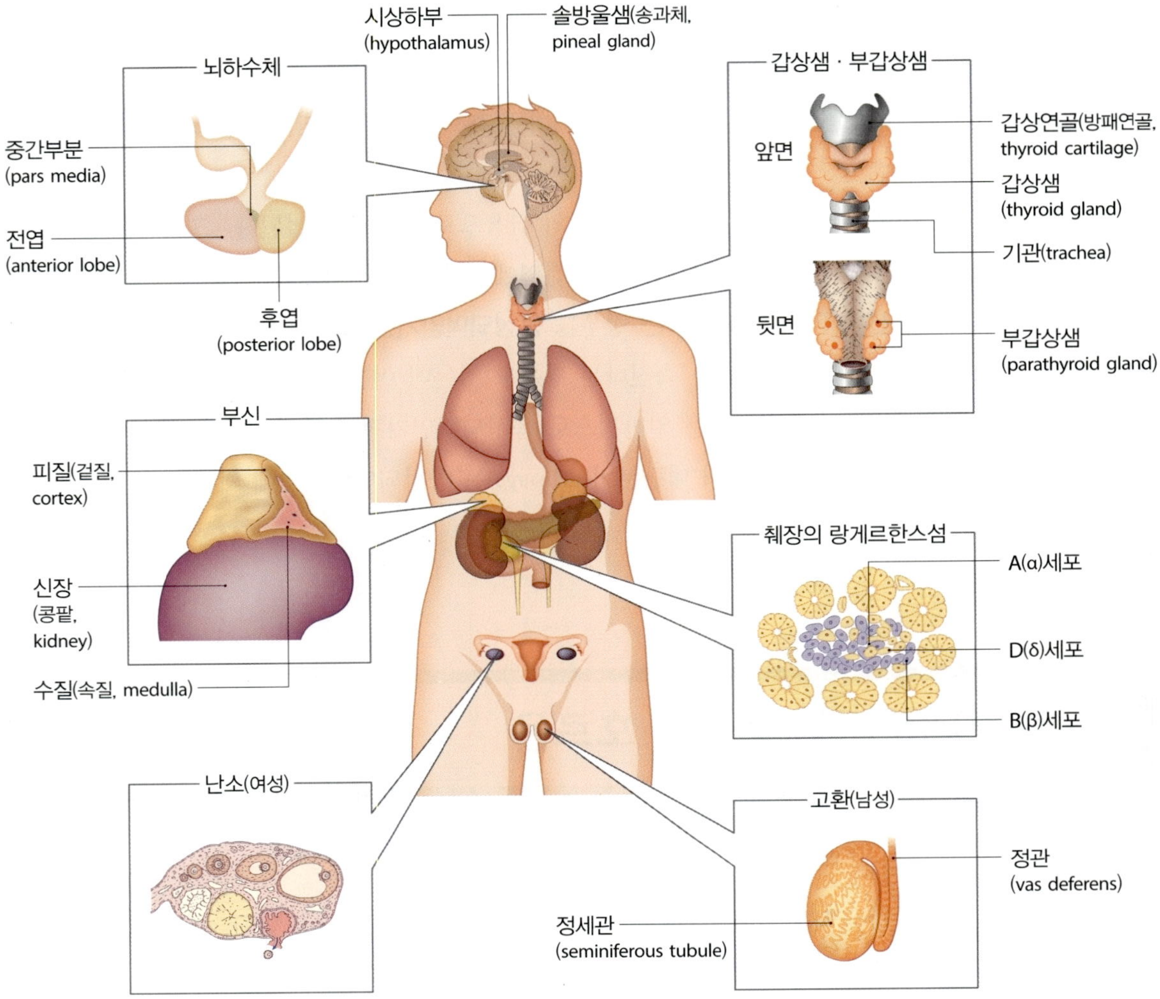

그림 8-6 **인체의 주요 내분비샘**

특히 시상하부와 뇌하수체전엽은 **뇌하수체문맥계**(hypophyseal portal system)라는 특수한 혈관계통으로 연결되며, 세포체에서 합성된 호르몬이 축삭을 통해 혈관 안으로 방출되어 뇌하수체전엽으로 유입되면 뇌하수체전엽호르몬의 분비를 촉진하거나 억제는데 이러한 호르몬을 **시상하부호르몬**이라고 한다(표 8-4).

표 8-4 시상하부호르몬의 종류와 생리작용

종류		표적장기	생리작용
방출 호르몬	갑상샘자극호르몬방출호르몬 (thyrotropin-releasing hormone, TRH)	뇌하수체전엽	TSH의 분비자극
	부신피질자극호르몬방출호르몬 (corticotropin-releasing hormone, CRH)	뇌하수체전엽	ACTH의 분비자극
	생식샘자극호르몬방출호르몬 (gonadotropin-releasing hormone, GnRH)	뇌하수체전엽	FSH 및 LH의 분비자극
	성장호르몬방출호르몬 (growth hormone-releasing hormone, GHRH)	뇌하수체전엽	GH의 분비자극
	프로락틴방출호르몬(prolactin-releasing hormone, PRH)	뇌하수체전엽	PRL의 분비자극
억제 호르몬	프로락틴억제호르몬 (prolactin release-inhibiting hormone, dopamine)	뇌하수체전엽	PRL의 분비억제
	성장호르몬억제호르몬 (growth hormone-inhibiting hormone, somatostatin)	뇌하수체전엽	GH의 분비억제

2. 뇌하수체

뇌하수체(hypophysis)는 뇌바닥에 매달린 지름 약 1cm, 무게 약 0.5~1g의 작은 분비샘으로, 머리뼈바닥(두개저) 중앙의 안장(뇌하수체오목)에 위치한다.

샘조직인 **전엽**(앞엽, anterior lobe)과 신경조직인 **후엽**(뒤엽, posterior lobe)으로 구성되며, 전엽은 시상하부와 뇌하수체문맥계를 통해 긴밀하게 연락하고 후엽은 신경회로에 의해 시상하부와 직접 연결된다(표 8-5).

뇌하수체는 여러 종류의 호르몬을 분비하여 갑상샘, 부신 등 다른 내분비샘의 호르몬 생산을 조절하며(그림 8-7, 표 8-6), 뇌하수체 자체는 시상하부에서 분비되는 시상하부호르몬의 조절을 받는다.

표 8-5 뇌하수체전엽과 후엽의 비교

	뇌하수체전엽	뇌하수체후엽
구조	뇌하수체 부피의 3/4(샘조직)	뇌하수체 부피의 1/4(신경조직)
통제기전	호르몬	신경
시상하부에서 합성되는 호르몬	합성된 후 시상하부-뇌하수체문맥계로 분비 (TRH, PRH, GnRH, CRH, GHRH, PIH, GIH)	합성된 후 뇌하수체후엽으로 운반 (옥시토신, 항이뇨호르몬)
뇌하수체에서 분비되거나 합성되는 호르몬	자극호르몬이 합성되고 분비 (TSH, PRL, FSH, LH, ACTH, GH)	분비되기만 함(옥시토신, 항이뇨호르몬)

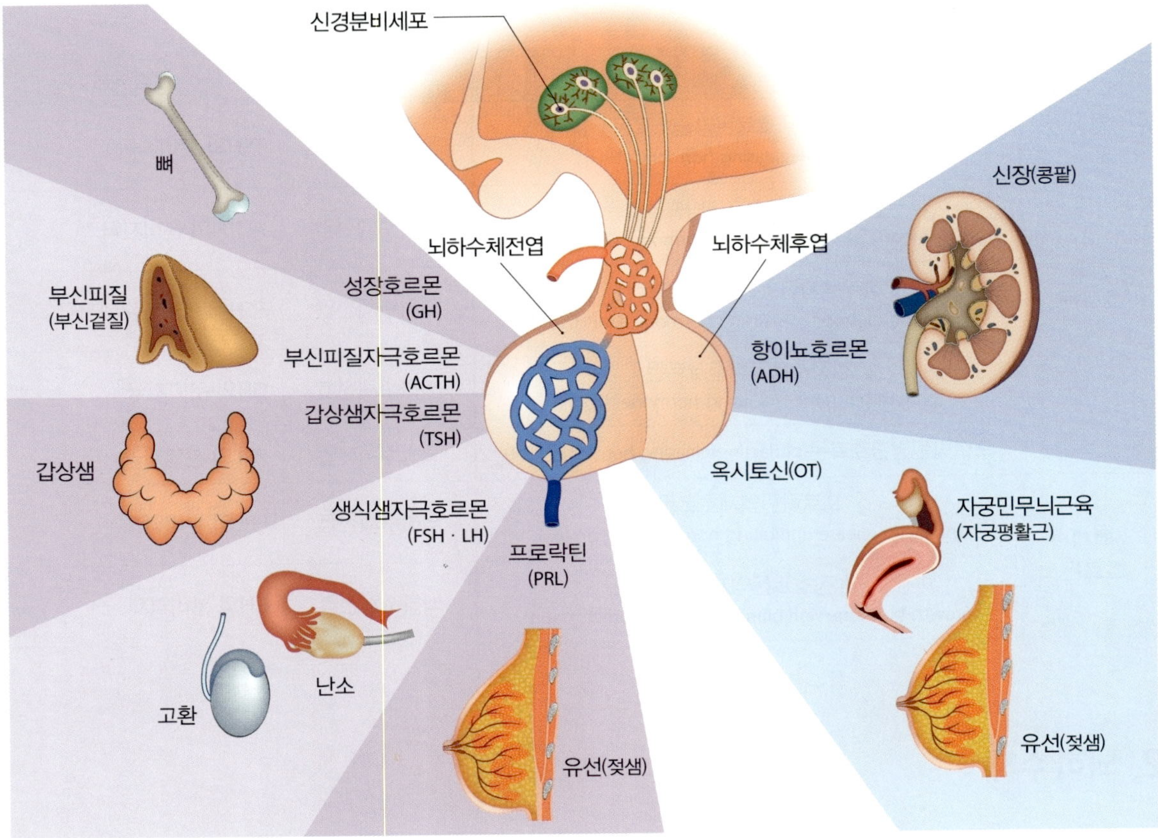

그림 8-7 뇌하수체호르몬과 표적장기

표 8-6 뇌하수체호르몬의 종류와 생리작용

내분비샘	종류		표적장기	생리작용
뇌하수체 전엽	성장호르몬(growth hormone, GH)		전신	성장촉진
	생식샘자극호르몬 (gonadotropic hormone)	난포자극호르몬 (follicle-stimulating hormone, FSH)	난소, 고환	난소 : 난포의 발육을 자극 고환 : 정자형성 촉진
		황체형성호르몬 (luteinizing hormone, LH)	난소, 고환	난소 : 배란 유도(LH 대량분비), 황체형성 고환 : 남성호르몬의 분비자극
	갑상샘자극호르몬(thyroid-stimulating hormone, TSH)		갑상샘	갑상샘호르몬의 분비자극
	부신피질자극호르몬 (adrenocorticotropic hormone, ACTH)		부신피질	부신피질호르몬의 분비자극
	프로락틴(젖분비호르몬, prolactin, PRL)		유선	젖(유즙) 분비
뇌하수체 후엽	항이뇨호르몬 [antidiuretic hormone, ADH; = 바소프레신(vasopressin)]		신장	먼쪽세관, 집합관의 수분 삼투성 항진 → 소변량 감소(ADH의 기능저하 : 요붕증)
	옥시토신(oxytocin)		자궁, 유선	• 자궁민무늬근육의 수축작용 • 젖분비작용

1) 뇌하수체전엽호르몬

(1) 성장호르몬(growth hormone, GH)

체세포의 크기와 수를 증가시킴으로써 신체의 성장을 촉진한다. 이러한 성장 효과는 성장호르몬이 간에서 **소마토메딘**(somatomedin; 성장호르몬 촉진인자)을 분비시켜 이를 통해 간접적으로 매개한다. 또한 직접 에너지대사를 조절하여 지질 분해작용, 단백질 동화작용, 혈당 상승작용을 한다(그림 8-8).

(2) 생식샘자극호르몬(성선자극호르몬, gonadotropic hormone)

생식샘자극호르몬에는 **난포자극호르몬**(follicle-stimulating hormone, FSH)과 **황체형성호르몬**(luteinizing hormone, LH)이 있다. FSH는 여성의 난소를 자극하여 에스트로겐 분비와 난소를 성숙시키고, 남성의 고환을 자극하여 정자를 성숙시킨다. LH는 정자의 테스토스테론(testosterone) 분비를 촉진한다. 여성의 경우 FSH와 LH의 주기적 증가가 관찰되며 이에 따라 배란이 일어난다.

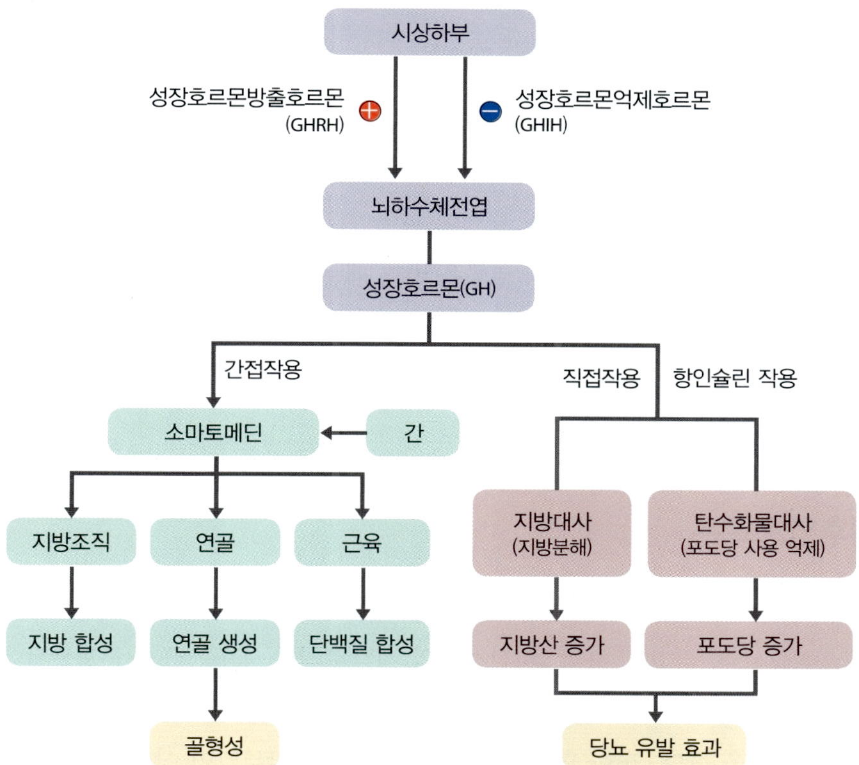

그림 8-8 성장호르몬의 기능

(3) 갑상샘자극호르몬(thyroid-stimulating hormone, TSH)

갑상샘을 자극하여 갑생샘호르몬의 분비를 조절하는 호르몬이다. 이 호르몬은 시상하부에서 분비되는 호르몬(TRH)에 의해 음성되먹임기전으로 조절된다. 즉, 혈중의 갑상샘호르몬 농도가 높으면 시상하부에서 이를 감지하여 TRH 분비를 감소시켜 TSH 분비량을 감소시키고, 혈중의 갑상샘호르몬 농도가 낮으면 TRH 분비를 증가시켜 TSH 분비량을 증가시킨다(그림 8-5 참조).

(4) 부신피질자극호르몬(adrenocorticotropic hormone, ACTH)

부신피질을 자극하여 당질부신피질호르몬(glucocorticoid)의 분비를 촉진한다. 부신피질호르몬의 분비는 시상하부에서 신경분비세포가 부신피질자극호르몬방출호르몬(corticotropin-releasing hormone, CRH)을 분비하여 뇌하수체전엽을 자극함으로써 일어난다.

ACTH는 주로 신체가 스트레스를 받는 상황에서 교감신경에 의해 분비가 촉진되며 스트레스에 대한 저항성을 높여준다.

(5) 프로락틴(젖분비호르몬, prolactin, PRL)

유선(젖샘) 발달에 영향을 미치며, 젖(유즙)의 생성 및 분비를 촉진한다. 프로락틴은 임신 초기에 분비량이 증가하여 유선 발달을 촉진시키고, 임신 후기에 더욱 증가한다. 또한 에스트로젠(estrogen)과 황체호르몬(프로제스테론, progesterone)이 젖 생성에 관여하는데, 임신 중에는 모유가 나오지 않고 출산 이후 모유가 나오는 것은 이러한 호르몬의 영향을 받기 때문이다.

임신 중에는 이들 호르몬이 젖의 분비를 억제하지만 출산 후 이 호르몬의 분비가 현저히 저하되면 젖이 분비된다. 프로락틴의 분비는 옥시토신(oxytocin)에 의해 촉진되고 아기의 젖을 빠는 흡인자극에 의해 분비가 더욱 증가하게 된다(그림 8-9).

2) 뇌하수체후엽호르몬

(1) 항이뇨호르몬(antidiuretic hormone, ADH)

바소프레신(vasopressin)이라고도 하며, 시상하부의 시각로위핵(시삭상핵)에서 생산된다. 바소프레신의 주요 표적장기는 신장(콩팥)이며 신장의 집합세관과 먼쪽곱슬세관(원위곱슬세관)에서 수분의 재흡수를 촉진시키는 작용을 한다. 또한 혈압이 저하되거나 혈액 삼투압이 상승하면 바소프레신 분비가 증가하여 말초혈관을 수축함으로써 혈압을 유지시키는 작용을 한다. 바소프레신 분비는 시상하부의 혈중 삼투압 농도에 의해 조절된다.

(2) 옥시토신(oxytocin)

시상하부에서 생산되며 임신 말기의 자궁수축이나 진통 및 분만 후의 젖분비에 작용한다. 이 호르몬은 **양성되먹임기전**으로 조절된다. 즉, 출산 시 태아가 모체의 자궁경부를 자극하면 그 자극이 뇌하수체후엽으로 전달되어 옥시토신의 분비량을 늘리고 이는 자궁수축을 더욱 유도하여 분만을 촉진시키는 작용을 한다(그림 8-9).

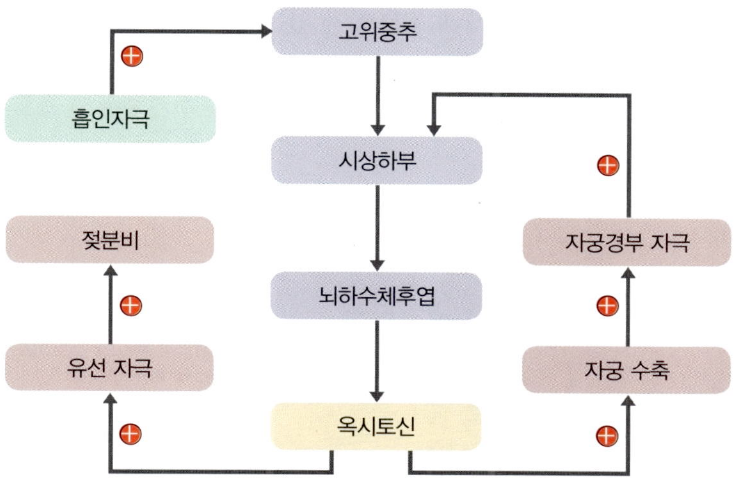

그림 8-9 옥시토신의 기능

3) 뇌하수체호르몬의 분비이상

(1) 왜소증(dwarfism), 거인증(gigantism), 말단비대증(acromegaly)

성장호르몬의 분비가 적으면 왜소증이 되고, 과도하게 분비되면 거인증(성장기의 과다분비)이나 말단비대증(성인기의 과다분비)을 일으킨다.

(2) 요붕증(diabetes insipidus)

뇌하수체후엽의 손상으로 바소프레신 분비가 감소되면 신장 요세관에서의 수분 재흡수가 감소하여 소변량이 증가하거나 심하면 요붕증을 일으킬 수 있다. 옅은 소변이 다량으로 나오는 질환으로 하루 소변량이 8~10L에 이르는 경우도 있다.

3. 갑상샘

갑상샘(thyroid gland)은 목의 앞쪽 아래에 위치하는 나비 모양의 기관으로(그림 8-6 참조), 무게는 15~20g이며 혈관이 풍부하고 인체에서 가장 큰 내분비샘이다.

갑상샘의 실질은 내부에 콜로이드물질을 함유한 **소포**(follicle)로 구성되며, 소포 주위에는 그물 모양의 모세혈관이 주행한다. 소포벽은 단층의 상피세포이며, 이 세포에서 갑상샘호르몬이 생산된다. 소포 주위의 사이질에는 **소포곁세포**(parafollicular cell; C세포)가 있는데 이곳에서 골형성을 촉진하는 칼시토닌을 생산하고 분비한다. 또한 갑상샘은 요오드를 흡수하여 갑상샘호르몬의 재료로 사용하기 때문에 요오드 대사의 중심을 이룬다(그림 8-10, 표 8-7).

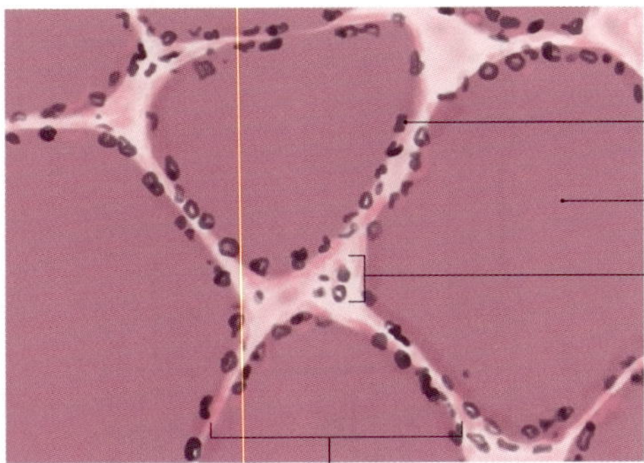

그림 8-10 **갑상샘의 실질**

표 8-7 **갑상샘호르몬의 종류와 생리작용**

내분비샘	종류	표적장기	생리작용
갑상샘 소포세포	트라이아이오도타이로닌 (triiodothyronine, T_3)	전신	에너지대사, 산소소비, 성장 및 발육촉진
	타이록신(thyroxin, T_4)		
갑상샘 소포곁세포	칼시토닌(calcitonin)	뼈, 신장, 부갑상샘	혈중 칼슘이온 농도 저하

1) 갑상샘호르몬

(1) 갑상샘호르몬의 종류

갑상샘 소포세포에서 분비되는 호르몬으로 **트라이아이오도타이로닌**(triiodothyronine, T_3)과 **타이록신**

(thyroxin, T_4)이 있다. T_3 및 T_4는 모두 아미노산호르몬이지만, 벤젠고리를 2개 가지기 때문에 지용성이다. 갑상샘호르몬 합성에는 요오드가 필요하며, 합성된 호르몬은 소포 내에 저장된다. 요오드 원자(iodine, I)를 3개 가지는 화합물이 T_3, 4개 가지는 화합물이 T_4이며, 갑상샘에서 분비되는 호르몬 대부분(99%)은 T_4이다. T_4는 말초조직에 있는 탈요오드효소의 작용으로 요오드 원자가 1개 제거되어 T_3이 되면 생리작용을 발휘한다. T_3, T_4 모두 혈중에서는 타이록신결합단백질[thyroxine-binding protein; 타이록신결합글로불린(thyroxine-binding globulin), 앞알부민(prealbumin), 알부민(albumin)]과 결합하여 존재하며, 호르몬 작용은 단백질에서 떨어진 유리형일 때 발현한다.

(2) 갑상샘호르몬의 분비조절

갑상샘호르몬은 뇌하수체전엽호르몬인 **갑상샘자극호르몬**(TSH)에 의해 분비조절되며, TSH는 시상하부호르몬인 갑상샘자극호르몬방출호르몬(TRH)에 의해 분비조절된다(그림 8-5 참조). TSH와 TRH의 분비는 트라이아이오도타이로닌(T_3)과 타이록신(T_4)의 **혈중 농도**에 의해 조절되는데 혈중 농도가 낮으면 분비가 촉진되고 혈중 농도가 높으면 분비가 억제된다(**음성되먹임기전**).

(3) 갑상샘호르몬의 생리작용

갑상샘호르몬의 표적조직은 광범위하며 그 생리작용은 전신의 여러 장기와 기관에 미친다(표 8-8). 또 신체의 성장과 성숙을 촉진하거나 기초대사율을 유지 및 촉진한다.

표 8-8 갑상샘호르몬의 생리작용

생리작용	설명
열생산, 산소소비 증가	거의 모든 조직에서 이 생리작용을 하지만, 그 예외 기관으로서 성인의 뇌, 고환, 자궁, 림프절, 비장(지라), 뇌하수체전엽(앞엽)이 있다. 그리고 산소소비의 증가는 기초대사율을 상승시킨다.
단백질대사	갑상샘호르몬의 기본적인 생리작용으로 세포의 핵 내 수용체와 결합해서 세포기능을 조절한다. 단백질의 합성과 분해를 증가시키는데 이는 신체의 성장과 발달에 필수이다.
탄수화물대사	탄수화물의 흡수를 촉진시킨다.
지질대사	지질의 합성과 분해도 촉진하는데, 보통은 분해를 더 강력하게 촉진하여 혈중 유리지방산 증가, 글리세롤 증가, 콜레스테롤 감소를 일으킨다.
심혈관계통 작용	조직의 β-아드레날린수용체 수를 증가시켜 에피네프린에 의한 수축력 증강과 심장박동수 증가작용을 강화한다.

(4) 갑상샘호르몬의 분비이상

① 갑상샘항진증(hyperthyroidism)

혈액 중에 T_3, T_4가 증가하여 발생하는 질환으로, 갑상샘의 기능이 항진되며 갑상샘비대, 빈맥(빠른맥), 안구돌출, 기초대사율 항진, 손발 떨림, 땀과다증 등의 증상이 나타난다. 또 식욕이 왕성해져 많은 양의 식사를 하는데도 몸무게는 감소하게 된다. 대표적인 질환으로 그레이브스병(Graves disease)이 있다.

② 갑상샘저하증(hypothyroidism)

혈액 중에 T_3, T_4가 부족하여 발생하는 질환으로, 갑상샘의 기능이 저하되며 기초대사율 저하, 무기력, 피부건조, 저체온, 서맥(느린맥), 변비, 정신활동 둔화, 발한감소 등의 증상이 나타난다. 중년 여성에게서 많이 발생하며, 대표적인 질환으로 성인의 점액부종(myxedema), 소아의 크레틴병(cretinism)이 있다.

2) 칼시토닌(calcitonin)

갑상샘의 소포곁세포(parafollicular cell, C세포)에서 분비되는 칼슘 조절 호르몬이다. 뼈의 형성을 촉진함과 동시에 신장에서 칼슘이온(Ca^{2+}) 등의 배출을 촉진하여 체액 삼투압을 조절한다. 칼시토닌은 부갑상샘에서 분비되는 부갑상샘호르몬(PTH)에 대항적으로 작용하여 혈중 **칼슘이온 농도를 저하**시키고 칼슘이 뼈에 침착하도록 한다.

혈중 칼슘이온 농도는 항상 일정하게 조절되어야 하는데, 정상치는 10mg/dL이다. 즉, 혈액에서 칼슘이온 농도가 정상치 이하로 감소하면 칼시토닌의 분비도 감소하며, 혈액에서 칼슘이온 농도가 정상치보다 증가하면 칼시토닌의 분비도 증가한다(그림 8-11).

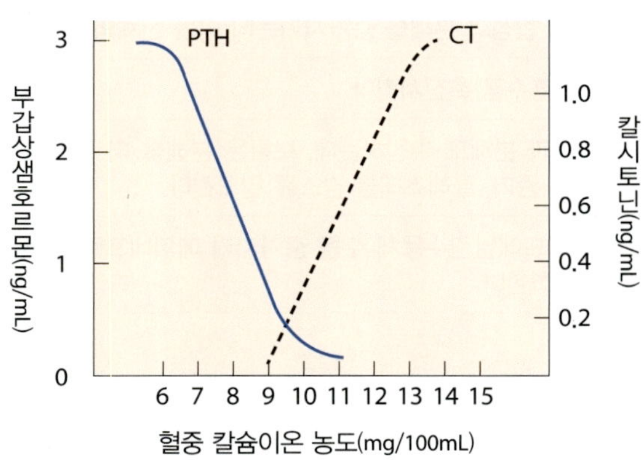

그림 8-11 **혈중 칼슘이온 농도와 부갑상샘호르몬(PTH) 및 칼시토닌(CT)의 관계**

4. 부갑상샘

부갑상샘(parathyroid gland)은 갑상샘 좌우 양엽의 뒷면에 붙어 있는 쌀알 크기(무게 100mg)의 다갈색 기관으로, 보통은 위아래 2쌍, 총 4개가 있다(그림 8-6 참조). 부갑상샘세포의 세포막에는 칼슘수용체라는 혈장 속 칼슘이온 농도를 감지하는 단백질이 존재하는데, 혈장 속 칼슘이온 농도가 저하되면 칼슘수용체가 이를 감지해서 부갑상샘호르몬(PTH)을 분비한다.

1) 부갑상샘호르몬의 생리작용

부갑상샘호르몬(parathormone, PTH)은 혈액 내 **칼슘이온**(Ca^{2+}) **농도를 조절**하며, 표적장기는 뼈, 신장(콩팥), 장이다. 뼈에서의 칼슘이온 흡수, 신장에서의 칼슘이온 재흡수, 장의 칼슘이온 흡수를 촉진하여 혈중 칼슘이온 농도 증가에 작용한다(그림 8-12). 즉, 혈액 내 칼슘이온 농도가 낮으면 부갑상샘호르몬이 분비되는데, 이 호르몬은 뼈를 자극하여 칼슘이온을 혈액으로 방출시키며, 동시에 신장 요세관에서 칼슘이온 재흡수를 증가시켜 혈액 내 칼슘이온 농도를 증가시킨다. 뼈에 대한 직접 작용 외에도 신장에서 비활성 비타민 D를 활성형 비타민 D로 전환시키는 효소 작용을 촉진한다. 활성 비타민 D는 장에서 칼슘 흡수를 증가시킨다.

부갑상샘호르몬이 부족하여 혈중 칼슘이온이 저하되면 신장과 근육의 흥분성이 높아진다. 신경이나 근육은 세포막에서의 소듐이온(Na^+)이나 포타슘이온(K^+) 출입에 의해 흥분을 일으키는데, 칼슘이온은 이를 억제하는 작용(막 안정화작용)을 하기 때문이다. 저칼슘혈증에서 근육경직이 일어나는 이유는 신경이나 근육이 과민상태에 있기 때문이다.

2) 부갑상샘호르몬의 분비이상

(1) 골다공증(osteoporosis)

부갑상샘호르몬의 분비가 과도하게 증가함으로써 뼈에서 칼슘이 과다하게 방출되어 발생하는 질환이다.

(2) 테타니(tetany)

부갑상샘호르몬의 분비가 감소함으로써 혈중 칼슘이온 농도가 저하되면 근육이 저절로 수축하며 심할 경우 호흡곤란으로 사망에 이를 수 있다.

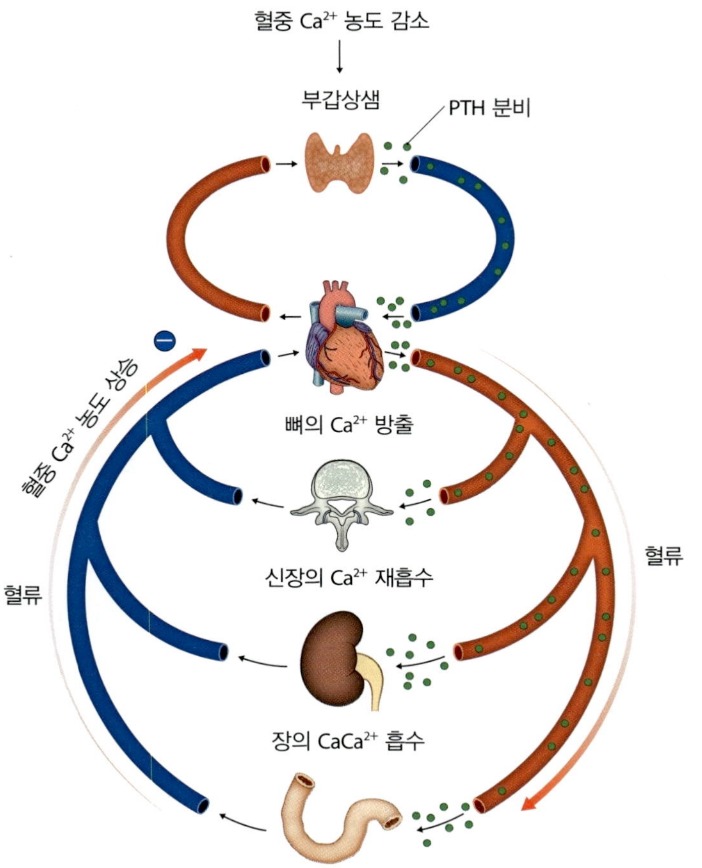

그림 8-12 **부갑상샘호르몬의 작용**

5. 부신

부신(adrenal gland)은 좌우 신장 위에 위치한 내분비샘으로, 중량은 7~8g이고 황백색을 띠며, 거의 삼각형을 이룬다. 부신은 바깥쪽의 **피질**(겉질, cortex)과 안쪽의 **수질**(속질, medulla)로 명확하게 구분되는데, 뇌하수체의 전엽과 후엽처럼 부신의 피질과 수질은 조직학적, 발생학적, 기능적으로 완전히 다르다. 피질은 샘조직, 수질은 신경조직이며, 부신피질에서는 알도스테론(aldosterone), 당질부신피질호르몬(glucocorticoid), 안드로젠(androgen) 등의 **스테로이드호르몬**(steroid hormone)을 분비하고, 부신수질에서는 **카테콜아민**(catecholamine; 에피네프린, 노르에피네프린)을 분비한다(그림 8-13, 표 8-9).

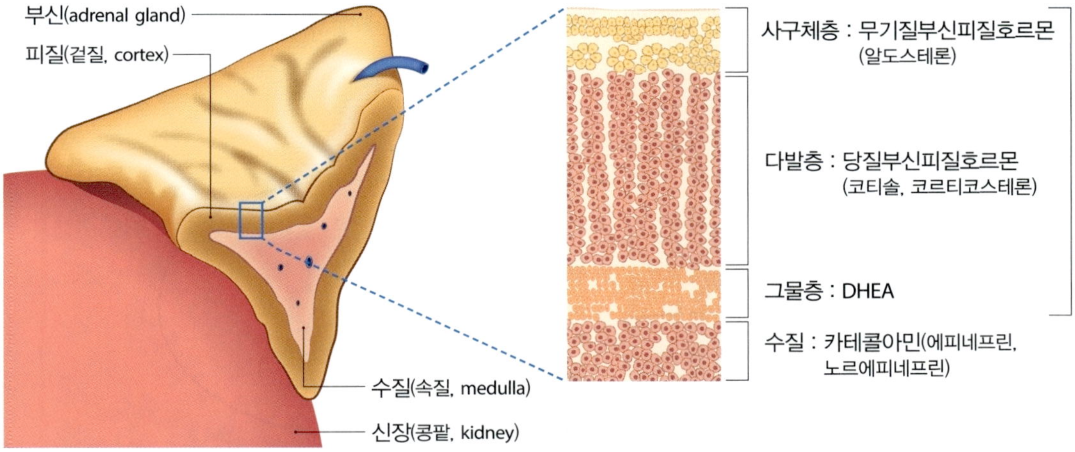

그림 8-13 부신의 구조

표 8-9 부신호르몬의 종류와 생리작용

내분비샘		종류	표적장기	생리작용
부신 피질	사구체층	무기질부신피질호르몬(mineralocorticoid)	신장	신장에서의 Na^+ 재흡수와 K^+ 배설을 촉진
	다발층	당질부신피질호르몬(glucocorticoid)	전신	당신생, 항염증작용
	그물층	성호르몬(sex hormone)	전신	남성의 이차성징 발현
부신수질		카테콜아민(catecholamine; 에피네프린, 노르에피네프린)	뼈대근육, 심장근육, 혈관, 지방세포 등	심장활동 촉진, 혈압 상승, 당원 분해 및 혈당 상승, 지방분해 촉진

1) 부신피질호르몬

부신피질은 바깥층에서부터 사구체층(토리층, zona glomerulosa), 다발층(zona fasciculata), 그물층(zona reticularis)으로 구성되며, 층에 따라 분비되는 스테로이드호르몬의 종류가 다르다. 가장 바깥쪽의 토리층에서는 **무기질부신피질호르몬**, 다발층에서는 **당질부신피질호르몬**, 가장 안쪽의 그물층에서는 **성호르몬**이 각각 분비된다.

(1) 무기질부신피질호르몬(미네랄코티코이드, mineralocorticoid)

전해질대사를 조절하는 스테로이드호르몬으로, 대표적인 물질은 **알도스테론**(aldosterone)이다. 특히 **소듐이온**(Na^+)과 **포타슘이온**(K^+)의 **균형조절**에 관여한다. 알도스테론은 신장의 집합관에 작용하여 소듐의 재흡수를 촉진하고 포타슘의 소변 중 배설을 증가시키는 작용을 한다.

알도스테론은 신장에서 생성된 레닌(renin)이 작용하여 만들어진 안지오텐신에 의해 분비가 항진된다(그림 8-14).

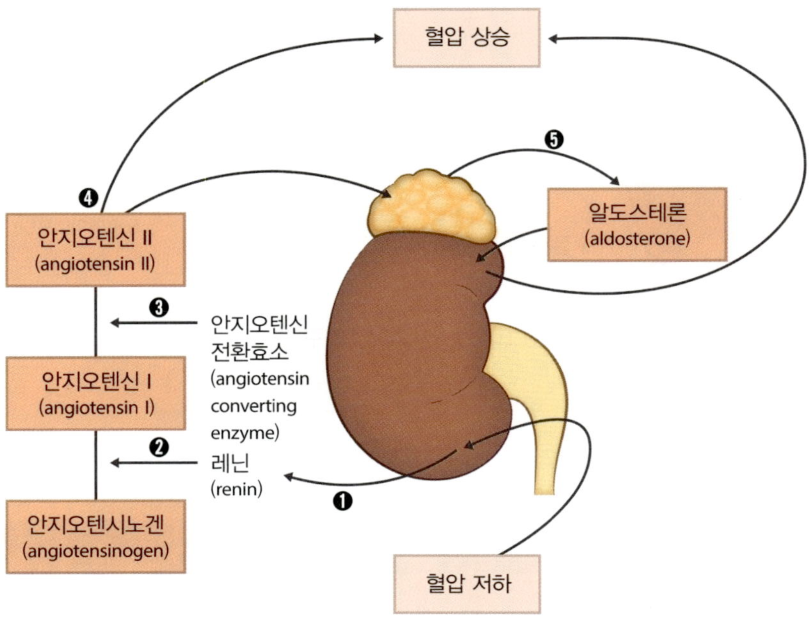

그림 8-14 **알도스테론의 작용**

(2) 당질부신피질호르몬(글루코코티코이드, glucocorticoid)

다발층에서 분비되는 스테로이드호르몬으로, **코티손**(cortisone), **코티솔**(cortisol), **코티코스테론**(corticosterone) 등이 있다. 당신생을 촉진시켜 혈당을 높여주는 작용을 한다. 즉, 체내에 저장된 당원(glycogen)을 당으로 전환시켜 혈중 포도당, 지방산, 아미노산의 양을 증가시킨다. 이 호르몬은 특히 기아상태나 장시간 운동 중에 분비가 많이 증가하여 인체가 비상상황 시 혈당을 높여 에너지를 제공해주는 역할을 한다. 당질부신피질호르몬은 그 밖에도 항염증작용, 이뇨작용 등에 관여한다. 그러나 신체가 장기간 과도한 당질부신피질호르몬의 자극을 받으면 **쿠싱증후군**(Cushing syndrome)이 나타날 수 있다.

당질부신피질호르몬은 혈중 당질부신피질호르몬의 양에 따라 **음성되먹임기전**으로 분비조절된다. 즉, 혈중 당질부신피질호르몬의 농도를 시상하부가 인지하여 부신피질자극호르몬방출호르몬(CRH)이 분비되고 뇌하수체전엽에 작용해서 부신피질자극호르몬(ACTH)의 분비를 촉진하며 다시 부신피질에 작용해서 혈중으로 당질부신피질호르몬을 분비하게 된다. 반대로 혈중 농도가 높으면 분비가 억제된다(그림 8-15).

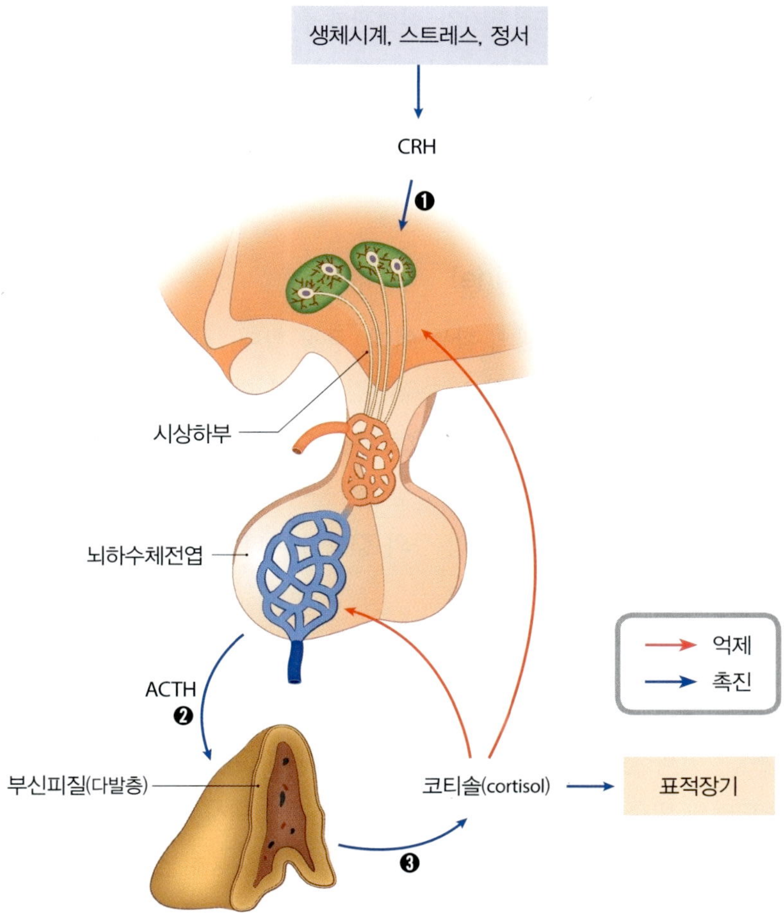

그림 8-15 당질부신피질호르몬의 분비조절

(3) 성호르몬(sex hormone)

부신피질에서 분비되는 대표적인 남성호르몬으로, **데하이드로에피안드로스테론**(dehydroepiandrosterone, DHEA)이 있다. 고환에서 분비되는 남성호르몬(안드로젠)과 동일한 작용을 하지만 정상 상태에서는 활성이 낮아 생리작용이 미약하다. DHEA는 여성의 부신에서도 생산되며 과잉 분비되면 남성화 징후가 나타난다.

2) 부신수질호르몬

부신수질호르몬은 부신수질의 주요 세포인 크롬친화세포(pheochromocyte)에서 분비되며, **노르에피네프린**과 **에피네프린** 두 종류의 **카테콜아민**(catecholamine)을 분비한다. 부신수질에는 교감신경에서 다량의 신경섬유가 들어와 있어 교감신경 자극과 유사한 작용을 나타낸다.

노르에피네프린과 에피네프린은 표적장기가 심혈관계통, 호흡계통, 근육 및 지방조직 등 신체의 대부분에 작용한다. 이들 호르몬은 화학구조는 다르지만 신체에 작용하는 기능은 비슷하며 신체적, 정신적 스트레스를 받을 때 분비되므로 '스트레스호르몬'이라고 한다. 즉, 노르에피네프린과 에피네프린은 인체의 비상상황에 대응하기 위해 분비되는 호르몬이다.

(1) 노르에피네프린(norepinephrine)

피부와 내장의 세동맥 수축, 위장관의 활동 억제, 동공 확대, 심장박동수 증가 등의 효과를 나타내며, 특히 말초혈관에 작용하여 말초혈관을 수축시킴으로써 혈압을 상승시키는 작용을 한다. 혈압이 강하할 때 노르에피네프린이 분비되는데, 이 호르몬은 강력한 혈관수축작용을 하기 때문에 임상에서 혈압 상승과 쇼크 방지를 위해 사용한다. 혈압상승작용이 강력해서 과잉 분비되면 고혈압, 두통, 땀남(발한), 고혈압 외에 두근거림, 기립저혈압 등의 증상이 나타날 수 있다.

(2) 에피네프린(epinephrine)

노르에피네프린과 거의 동일하게 작용하며 여기에 혈중 포도당 상승 및 기관지 확장작용도 있다. 지방조직에서 중성지방의 분해를 가속화시켜 유리지방산의 동원을 돕고, 췌장의 인슐린 분비를 억제하며, 간에서 포도당의 방출을 늘여 혈당을 증가시킴으로써 대사작용을 항진하는 역할을 한다. 이로 인해 저혈당 시는 에피네프린만 분비된다. 또한 에피네프린은 특히 심장의 경우 노르에피네프린보다 약 20배 정도 강력하게 작용하여 심장박동수 증가 및 심장활동을 증가시킨다.

3) 부신피질호르몬의 분비이상

(1) 쿠싱증후군(Cushing syndrome)

당질부신피질호르몬의 과다분비 시 관찰되는 임상증상으로, 당질부신피질호르몬 분비성 부신피질 종양이나 뇌하수체종양에 의한 ACTH의 과다분비 시에도 일어난다. 만성적으로 과도한 당질부신피질호르몬의 작용으로 인해 **중심비만**, **피부선조**, 골다공증, 단백질 이화항진, 당뇨병 등의 여러 증상이 나타난다. 또한 **달덩이얼굴**(moon face), 고혈압도 발생한다. 당질부신피질호르몬 분비 증가에 종종 동반되는 부신안드로젠의 분비증가는 털과다증, 여드름 등을 발현시키며 남성화인 **부신생식기증후군**(adrenogenital syndrome)의 원인이 된다.

(2) 애디슨병(Addison disease)

당질부신피질호르몬이나 무기질부신피질호르몬의 분비저하로 발생하며, 피부의 현저한 색소침착,

만성 저혈압, 심장의 크기 감소 등의 여러 증상을 나타낸다. 보통은 건강하게 생활할 수 있으나 약간의 스트레스에도 쇼크증상을 일으킬 수 있다.

(3) 일차알도스테론증(primary aldosteronism)

부신피질의 샘종 등에서 알도스테론이 과잉으로 분비되는 질환으로, 소듐이온 및 수분의 체내 저류와 포타슘이온 및 수소이온의 상실이 일어난 결과 고혈압, 저칼륨혈증, 알칼리증에 이어서 이들이 원인이 되어 근력저하, 팔다리마비, 다음, 다뇨 등이 발생한다.

6. 췌장

췌장(이자, pancreas)은 위의 등쪽 아래에서 뒤복벽에 접하여 위치하는 무게 200g 정도의 실질장기로, 소화액인 췌장액을 분비하는 외분비 부분과 호르몬을 분비하는 내분비 부분이 있다. 내분비 부분에는 100~200μm 크기의 내분비세포가 집합체를 만들고 있는데 이를 **랑게르한스섬**(islands of Langerhans)이라고 한다. 랑게르한스섬은 췌장 전체에 100만 개 정도 있으며, 췌장 체적의 약 2%를 차지한다.

랑게르한스섬의 주요 구성세포는 글루카곤(glucagon)을 분비하는 **A(α)세포**, 인슐린(insulin)을 분비하는 **B(β)세포**, 성장호르몬억제인자인 소마토스타틴(somatostatin)을 분비하는 **D(δ)세포**이며, 그 비율은 A세포 15~20%, B세포 75~80%, D세포 5% 정도이다. 즉, 랑게르한스섬에는 인슐린을 분비하는 B세포가 가장 많아 혈당치를 낮추는 중요한 구조임을 알 수 있다(그림 8-16, 표 8-10).

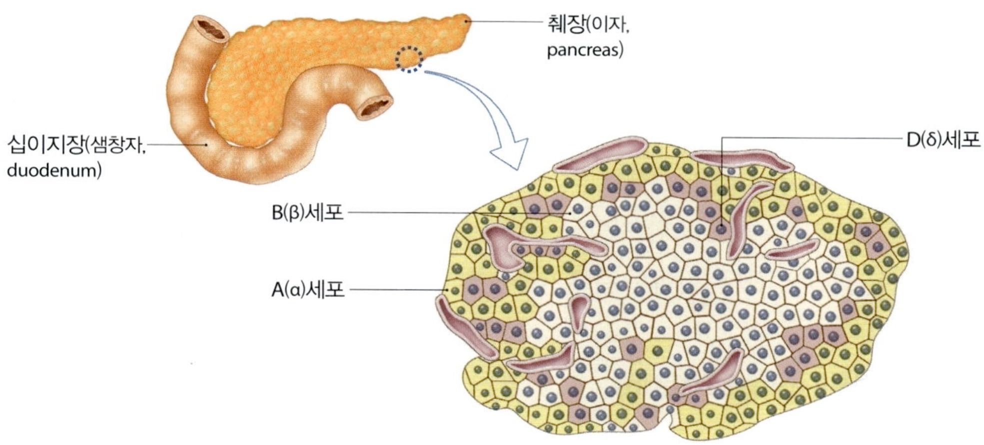

그림 8-16 **췌장의 랑게르한스섬**

표 8-10 췌장호르몬의 종류와 생리작용

내분비샘		종류	표적장기	생리작용
랑게르한스섬	A(α)세포	글루카곤(glucagon)	간, 지방세포	당원 분해 촉진, 혈당치 상승
	B(β)세포	인슐린(insulin)	간, 근육, 지방세포	당원 합성 촉진, 지방조직의 당흡수 촉진
	D(δ)세포	소마토스타틴(somatostatin)	랑게르한스섬	성장호르몬 분비 억제, 인슐린과 글루카곤 분비 억제

1) 췌장호르몬

(1) 인슐린(insulin)

췌장 **랑게르한스섬**의 B(β)**세포**에서 분비되며 **혈당치를 저하**시키는 유일한 호르몬이다.

인슐린은 포도당의 흡수 촉진(뼈대근육, 심장근육, 지방조직 등)과 당원의 합성 촉진(간), 포타슘이온(K^+)의 흡수 촉진(간, 뼈대근육) 등 다양한 장기에 작용하여 성장과 기능을 촉진한다. 주요 표적장기는 뼈대근육(골격근), 심장근육, 지방조직, 간이다.

인슐린의 분비는 혈당농도에 의해 조절되는데, 고혈당에서는 분비가 촉진된다(그림 8-17). 혈액 중의 생화학적인 조절인자로서 탄수화물(특히 포도당과 과당), 아미노산(특히 아르기닌과 류신), 지방산은 모두 인슐린의 방출을 자극한다. 호르몬성 조절로서 랑게르한스섬 A세포에서 분비되는 글루카곤은 인슐린 방출을 자극하고, D세포에서 분비되는 소마토스타틴은 인슐린 방출을 억제한다. 또 소화관호르몬 중에도 인크레틴(incretin)은 인슐린 방출을 자극하는 작용을 한다. 신경성 조절로서 미주신경은 아세틸콜린의 무스카린작용을 통해 인슐린 방출을 자극한다.

(2) 글루카곤(glucagon)

랑게르한스섬의 약 20%를 차지하는 **A(α)세포**에서 분비되는 호르몬이다. 글루카곤은 주로 간에 작용하여 당신생(glyconeogenesis)을 통해 간의 당원을 포도당으로 만들어 혈액으로 방출하여 **혈당치를 높이는 작용**을 한다(그림 8-17). 또한 지방조직에도 작용하여 중성지방을 분해함으로써 지방산을 혈액으로 방출시키는 역할도 한다. 따라서 글루카곤은 혈당이 낮을 때 분비되어 혈당을 높인다.

(3) 소마토스타틴(somatostatin)

랑게르한스섬의 **D(δ)세포**에서 분비되는 호르몬으로, A(α)세포와 B(β)세포에 작용해서 **인슐린이나 글루카곤의 분비를 억제**한다. 이 호르몬은 혈액 내 포도당과 아미노산이 다량 있을 때 분비된다.

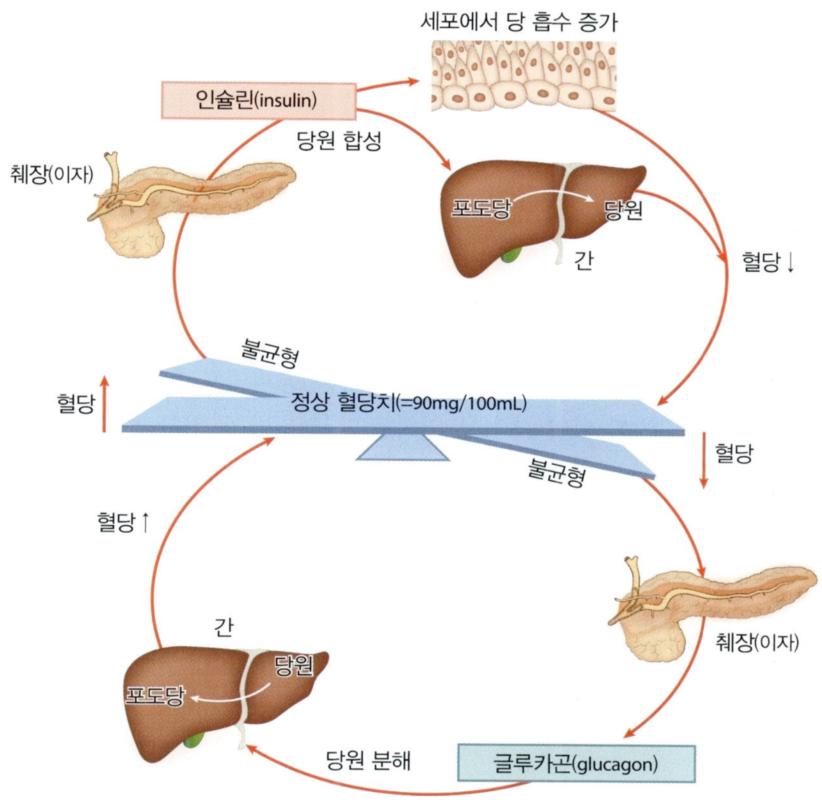

그림 8-17 **인슐린과 글루카곤에 의한 혈당조절**

2) 췌장호르몬의 분비이상

(1) 당뇨병(diabetes mellitus)

만성적인 **인슐린의 작용 부족**으로 인해 포도당 이용 장애와 혈당치(혈중 포도당 농도) 상승을 일으키는 질환이다. 당뇨병 자체의 전형적인 증상은 다식, 다음, 다뇨인데, 고혈당 등의 대사이상이 계속되면 온몸에 동맥경화 등을 일으키기 때문에 시력장애, 저림, 현기증 등의 증상이 나타난다.

인슐린의 분비기능이 저하됨으로써 혈중 인슐린 농도가 저하되는 **1형 당뇨병**과 혈중 인슐린 농도는 저하되지 않지만 인슐린이 효과적으로 작용하지 못하는 **2형 당뇨병**이 있다.

(2) 저혈당(hypoglycemia)

인슐린의 분비 과다로 저혈당 상태가 된다. 저혈당이 발생하면 뇌와 신경에 공급되는 포도당이 부족해지고, 뇌신경계통은 에너지 부족을 느끼게 되어 신체의 자율신경계통을 작동시키게 된다. 그 결과 현기증, 피로감이 나타나고, 심해지면 뇌전증발작과 의식소실이 일어날 수 있으며 사망에 이르기도 한다. 또 저혈당을 극복하기 위해 교감신경이 항진되어 혈압 상승, 두근거림, 떨림이 발생하고, 부교감신경의 작용으로 식은땀, 공복감 등이 발생할 수 있다.

MEMO

혈당 조절에 관여하는 호르몬

췌장 랑게르한스섬에서 분비되는 인슐린(insulin)과 글루카곤(glucagon), 뇌하수체에서 분비되는 성장호르몬(growth hormon), 부신에서 분비되는 에피네프린(ephinephrine)과 당질부신피질호르몬(glucocorticoid)이 혈당 조절에 관여한다. 혈당치가 정상일 때는 혈당치를 높이는 호르몬과 혈당치를 낮추는 호르몬의 분비가 균형을 이루지만, 인슐린(insulin)이 부족해지면 혈당치가 상승하고 호르몬의 균형도 파괴된다.

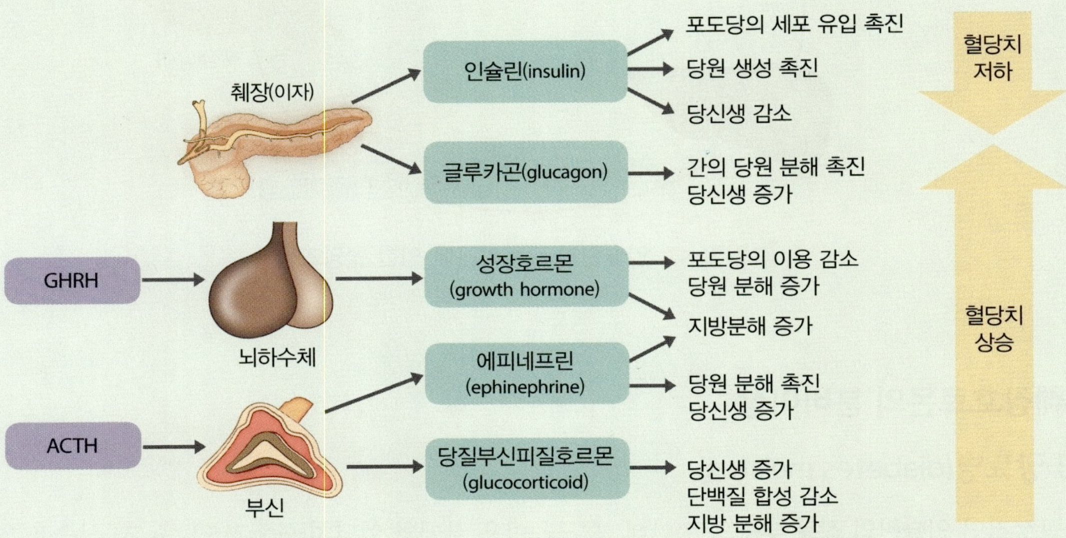

7. 솔방울샘

솔방울샘(송과체, pineal gland)은 사이뇌(간뇌, diencephalon)의 시상상부(epithalamus) 뒤쪽에 위치하는 솔방울 모양의 작은 기관으로 무게는 160mg이다. 이곳에서는 **멜라토닌**이라는 호르몬이 분비되며 생식샘에 대한 억제와 생체리듬 조절에 관여한다.

(1) 멜라토닌(melatonin)

솔방울샘에서 분비되는 호르몬으로 **세로토닌**(serotonin) **유도체**이다. 멜라토닌은 생식샘자극호르몬(gonadotropin)의 분비를 억제하여 간접적으로 생식계통에 작용한다.

피부를 통과하여 들어오는 빛을 받아들여 밤과 낮의 길이나 계절에 따른 일조시간의 변화와 같은 빛주기를 감지하여 생식활동의 하루주기성(circadian periodicity) 등 **생체리듬**에 관여한다. 멜라토닌의 농도가 높을 때는 생식세포의 발달을 억제하고 농도가 낮을 때는 촉진하는 작용을 한다. 또 생체리듬을 조절해 신체가 밤에 잠들게 해주는 역할을 한다. 합성량이 너무 많거나 오랜 시간 생체 내에 작용하면 **우울증**이 발생하고, 반대로 합성량이 적으면 **불면증**을 유발하는 것으로 알려져 있다.

8. 생식샘

생식샘(gonad)은 생식과 관련된 기관으로 여성에서는 난소, 남성에서는 고환을 말한다(그림 8-6 참조). 난소와 고환은 각각 난자와 정자를 생산하여 성숙시키고 호르몬을 분비하여 생식을 준비한다(표 8-11).

표 8-11 **생식샘호르몬의 종류와 생리작용**

내분비샘	종류	표적장기	생리작용
난소	에스트로젠(estrogen)	생식기관	난포 발육, 이차성징 촉진, 자궁점막 증식
	황체호르몬 (프로제스테론, progesterone)	생식기관	기초체온 상승
고환	테스토스테론(testosterone)	생식기관	근육의 발달과 뼈의 성장, 체모 증가 등 이차성징 발현 촉진

1) 난소호르몬

난소(ovary)는 난자를 생성하고 호르몬을 분비하는 생식샘이다. 내분비 기능을 하는 곳은 주로 난포와 황체이며 이곳에서 **에스트로젠**(estrogen)과 **황체호르몬**(프로제스테론, progesterone)이 분비된다.

(1) 에스트로젠(estrogen)

에스트라다이올(estradiol), **에스트론**(estrone), **에스트리올**(estriol)이 있으며 주로 성숙난포에서 분비되어 여성의 이차성징에 관여한다. 난포기 후기에는 난포자극호르몬(FSH)이나 황체형성호르몬(LH)의 일과성 증가를 일으켜 배란을 유발시킴과 동시에 자궁경관점액의 점성 저하 등에 작용하여 정자가 통과하기 쉬운 환경을 만든다.

에스트로젠은 황체호르몬과 함께 자궁내막의 착상준비에 관여하는데 착상이 성립되지 않으면 내막을 박리시켜 월경을 일으킨다. 임신 중에는 태반에서도 에스트로젠이 분비되는데 임신 유지, 분만 시의 자궁수축, 유선발육 등에 관여한다.

(2) 황체호르몬(프로제스테론, progesterone)

임신호르몬이라고도 하며, 수정된 난자가 자궁에 착상하여 발육할 수 있도록 하여 임신 상태를 유지하는 기능을 한다. 즉, 두꺼워진 자궁내막의 증식을 억제하고 자궁샘의 분비촉진이나 자궁근육의 긴장저하에 작용해서 유산을 방지하며, 시상하부의 황체형성호르몬방출호르몬(LH-RH) 분비를 억제하여 임신 중 배란을 방지한다.

또한 시상하부의 체온중추를 자극하여 기초체온을 상승시키는 작용도 한다. 배란 후에 기초체온이 상승하는 것은 황체호르몬의 작용 때문이다. 그 밖에도 유선세포의 발육을 촉진하고, 출산 이후 프로락틴의 분비를 촉진하여 젖분비를 도와주는 역할을 한다.

2) 고환호르몬

고환(testis)은 정자를 형성하는 생식샘이면서 **테스토스테론**(testosterone)이라는 남성호르몬을 분비하는 내분비샘이기도 하다. 고환의 기능은 뇌하수체에서 분비되는 생식샘자극호르몬(난포자극호르몬, 황체형성호르몬)에 의해 사춘기에 활발해지는데, 사춘기 이전에는 고환의 활동이 거의 없다. 난포자극호르몬(FSH)은 정자형성을 촉진하고, 황체형성호르몬(LH)은 테스토스테론 생성을 촉진한다.

(1) 테스토스테론(testosterone)

고환의 라이디히세포(Leydig cell)라고도 불리는 사이질세포에서 분비되며 정자형성, 이차성징(바깥생식기관 발육, 남자다운 체형, 발모, 목소리 변화 등)의 발현 촉진, 합성대사작용(뼈대나 근육 성장)을 한다.

9. 가슴샘

가슴샘(흉선, thymus)은 심장 위쪽에 있으며, 사춘기 이후에는 점차 퇴화되어 성인이 되면 대부분 지방으로 변성되는데 가슴샘 조직이 완전히 없어지지는 않는다.

면역에 관여하는 림프구의 생산과 관계가 있으나 내분비샘으로서의 기능은 명확하지 않다. **타이모포이에틴**(thymopoietin), **타이모신**(thymosin), **타이물린**(thymulin) 등의 호르몬이 분비된다.

10. 기타 호르몬 분비기관

인체에는 내분비샘은 아니지만 호르몬을 분비하는 기관이나 조직이 있는데, 신장, 심장, 소화관, 태반, 지방조직, 종양조직 등이 여기에 속한다. 신장은 적혈구형성호르몬, 레닌, 활성형 비타민 D_3을 분비하고, 심장은 심방나트륨배설펩타이드(ANP)를 분비하며, 소화관은 가스트린, 세크레틴, 콜레시스토키닌(CCK) 등을 분비한다. 또 태반은 사람융모생식샘자극호르몬(hCG)을 분비하고, 지방조직은 렙틴(leptin)을 분비하며, 폐암 등의 종양조직은 부신피질자극호르몬(ACTH)을 분비한다(표 8-12).

표 8-12 기타 기관 및 조직에서 분비되는 호르몬

장기 · 조직	호르몬	생리작용
신장	적혈구형성호르몬(erythropoietin)	적혈구 생산 촉진
	레닌(renin)	안지오텐시노젠 활성화
	활성형 비타민 D_3	소장의 칼슘이온(Ca^{2+}) 흡수 촉진
심장	심방나트륨배설펩타이드(atrial natriuretic peptide, ANP)	신장의 소듐이온(Na^+) 재흡수 억제에 의한 이뇨
소화관	가스트린(gastrin)	위산 분비 촉진
	세크레틴(secretin)	췌장액 분비 촉진
	콜레시스토키닌(cholecystokinin, CCK)	담낭 수축 및 췌장효소 분비 촉진
태반	사람융모생식샘자극호르몬(human chorionic gonadotropin, hCG)	자궁 수축 억제
지방조직	렙틴(leptin)	포만중추 자극(식욕억제), 혈당 저하
종양조직	부신피질자극호르몬(adrenocorticotropic hormone, ACTH)	코티솔 분비 자극

1) 신장의 호르몬

(1) 적혈구형성호르몬(erythropoietin)

체내에 산소가 부족하거나 신장의 혈류량이 감소되면 신장의 사구체옆세포에서 분비되는 펩타이드호르몬으로, 골수에 작용하여 적혈구의 생성을 촉진하고 세포를 세포자멸사(apoptosis)로부터 보호한다. 또 간에서 생성되는 체내 철분조절호르몬인 헵시딘(hepcidin)의 흡수를 억제하여 철이온 흡수를 증가시키는 기능이 있어 혈관수축에 의한 고혈압과 관련이 있다(그림 8-18).

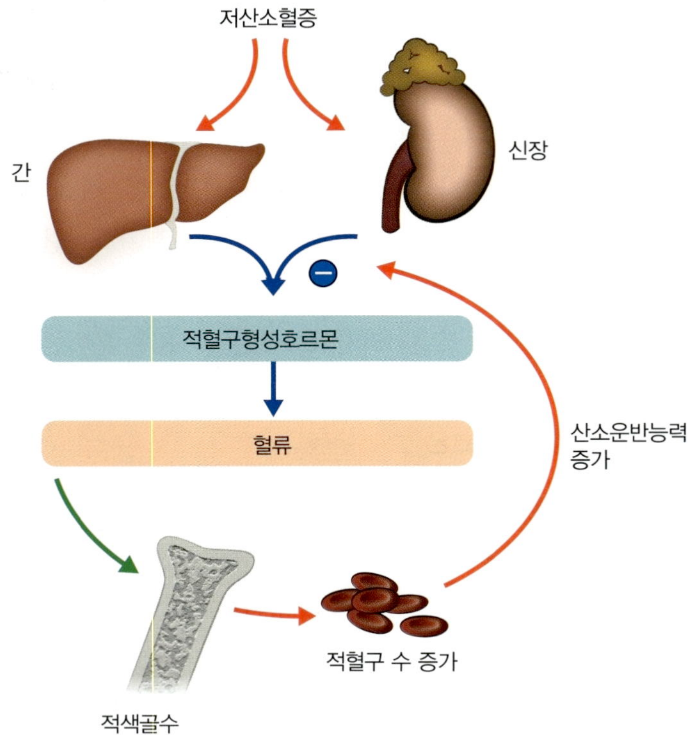

그림 8–18 **적혈구형성호르몬의 기능**

(2) 레닌(renin)

신장의 사구체옆세포에서 분비되어 혈압조절에 관여하는 **안지오텐신**(angiotensin)을 활성화하는 단백질분해효소이다. 신장의 사구체옆세포가 신장의 혈류량 변화를 감지해서 혈류량이 감소하면 레닌의 분비를 촉진하고 증가하면 억제한다(그림 8–14 참조). 신장혈류량에 따라 레닌의 분비량이 결정되므로, 신장혈류량이 감소하면 신(장)혈관성고혈압(renovascular hypertension)을 일으키는 원인이 된다.

(3) 활성형 비타민 D_3

피부에 축적되어 있는 전구비타민 D_3는 자외선의 작용으로 비타민 D_3(콜레칼시페롤, cholecalciferol)로 변화한다. 이 비타민 D_3가 간과 신장에서 수산화되어 **활성형 비타민 D_3(칼시트라이올**, calcitriol)가 되면 비로소 생리작용을 발휘한다. 활성형 비타민 D_3는 부갑상샘호르몬, 칼시토닌과 함께 생체 내 칼슘 대사를 조절하는 중요한 호르몬이다. 신장에서 칼슘과 인의 흡수를 촉진하고, 요세관에서 칼슘과 인의 재흡수를 촉진하여 뼈의 생성을 촉진한다.

2) 심장의 호르몬

(1) 심방나트륨배설펩타이드(atrial natriuretic peptide, ANP)

심방에서 분비되는 펩타이드호르몬으로, 혈중 소듐이온(Na^+) 농도를 낮추고 동맥압을 줄여 체액과 순환계통의 항상성 조절에 기여한다. ANP는 레닌-안지오텐신계통과 대항작용을 하는데, 레닌의 분비를 억제하여 사구체의 여과를 촉진하고 신장의 소듐이온(Na^+)을 배출시켜 순환혈액량을 감소시킨다(그림 8-19).

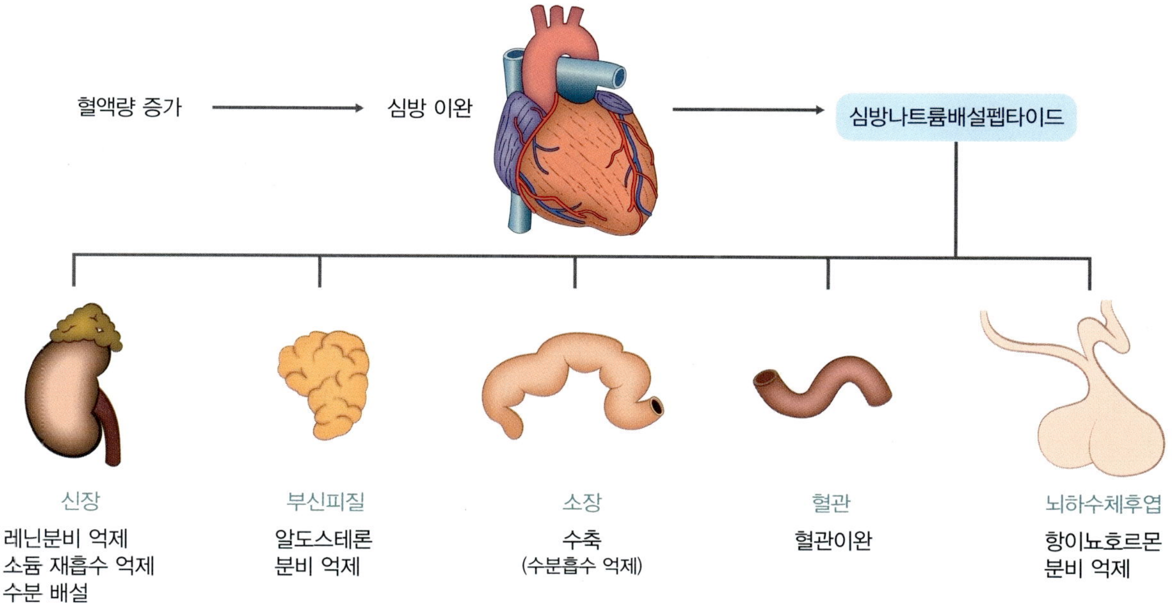

그림 8-19 **심방나트륨배설펩타이드의 기능**

3) 소화관의 호르몬

(1) 가스트린(gastrin)

위 안으로 음식물이 들어오면 날문(유문) 부위의 pH가 알칼리로 기운다. 가스트린은 이것이 분비자극이 되어 위 날문샘(pyloric gland)의 G세포에서 분비되며, 펩타이드, 아미노산, 알코올 등에 의해 분비가 촉진된다(그림 12-11 참조). 주로 **위산 분비를 촉진**하며 펩시노젠 분비 촉진, 위운동 촉진, 아래식도 조임근 수축, 위점막 성장촉진, 날문조임근 이완 등의 작용을 한다.

(2) 세크레틴(secretin)

위에서 십이지장(샘창자)으로 운반된 산성(pH 3 이하)의 죽상액이 분비자극이 되어 십이지장의 S세포에서 분비된다(그림 12-16 참조). 췌장액의 대량분비 촉진과 위산분비 억제, 아래식도조임근 수축 억제, 위 · 십이지장운동 억제, 날문조임근 수축 등의 작용을 한다.

(3) 콜레시스토키닌(cholecystokinin, CCK)

아미노산 중 하나인 트립토판(tryptophan)이나 펩톤(peptone)이 분비자극이 되어 소장(작은창자) 상부의 I세포에서 분비된다(그림 12-16 참조). 췌장의 소화효소 분비를 촉진하고, 담낭을 수축시키며, 오디조임근을 이완시켜 담즙을 십이지장 안으로 배출한다.

4) 지방조직의 호르몬

(1) 렙틴(leptin)

지방조직에서 분비되는 렙틴은 아미노산 186개로 이루어진 단백질로, ①식욕 억제, ②에너지 소비(열생산), ③혈당저하 등의 작용을 한다. 지방세포가 비대해지면 렙틴이 분비되어 시상하부에 있는 섭식중추(feeding center)에 작용하여 식욕을 억제함과 동시에 갈색지방조직(brown fat tissue, BAT)에 작용하여 에너지대사의 증가를 촉진한다. 또 지방조직에 혈당을 흡수하여 지방합성을 촉진시킨 결과 혈당을 저하시키는 인슐린 유사작용도 나타낸다.

비만한 사람은 시상하부의 렙틴수용체에 이상이 있거나 렙틴 자체에 이상이 있어 렙틴이 증가해도 섭취 억제가 되지 않아(렙틴 저항성) 비만해진다고 보고 있다.

확인문제

01. 호르몬과 내분비샘에 관한 설명 중 옳은 것은?

① 호르몬은 (도)관을 통해 방출된다.
② 췌장과 솔방울샘은 내분비샘이 아니다.
③ 호르몬이 작용하는 기관을 수용체라고 한다.
④ 호르몬은 혈액 중으로 분비되어 기관과 조직에 도달한다.
⑤ 호르몬은 체내의 항상성 유지에 관여하는 다량의 분비 화학물질이다.

02. 요오드를 이용하여 호르몬을 생산하고 합성하는 내분비샘은?

① 부신 ② 갑상샘 ③ 가슴샘
④ 부갑상샘 ⑤ 뇌하수체

03. 혈압 조절에 관여하는 호르몬으로 올바르게 짝지어진 것은?

가. 알도스테론	나. 안드로겐
다. 바소프레신	라. 칼시토닌

① 가, 다 ② 나, 라
③ 가, 나, 다 ④ 나, 다, 라
⑤ 가, 나, 다, 라

04. 혈중 칼슘 대사를 조절하며 갑상샘에서 분비되는 호르몬은?

① 타이록신(T_4) ② 칼시토닌
③ 칼시트라이올 ④ 부갑상샘호르몬(PTH)
⑤ 트라이아이오도타이로닌(T_3)

05. 부신피질에서 분비되는 호르몬으로만 짝지어진 것은?

① 타이모신 – 멜라토닌
② 타이록신(T_4) – 칼시토닌
③ 에피네프린 – 노르에피네프린
④ 옥시토신 – 항이뇨호르몬(ADH)
⑤ 미네랄코티코이드 – 글루코코티코이드

06. 혈당치가 정상보다 상승될 때 췌장에서 분비되는 호르몬은?

① 인슐린 ② 옥시토신 ③ 멜라토닌
④ 글루카곤 ⑤ 프로락틴

07. 에피네프린이 분비되는 기관은?

① 신장 ② 갑상샘 ③ 부갑상샘
④ 부신피질 ⑤ 부신수질

08. 랑게르한스섬에서 분비되며 혈당을 상승시키는 호르몬은?

① 글루카곤 ② 칼시토닌
③ 프로제스테론 ④ 갑상샘호르몬
⑤ 부갑상샘호르몬

09. 부갑상샘호르몬에 대한 설명으로 올바른 것은?

가. 혈중 칼슘이온 농도를 높인다.
나. 장에서의 칼슘이온 흡수를 감소시킨다.
다. 칼시토닌과 대항작용을 한다.
라. 과다 분비되면 경련성 강직이 나타난다.

① 가, 다 ② 나, 라
③ 가, 나, 다 ④ 나, 다, 라
⑤ 가, 나, 다, 라

10. 내분비샘과 분비 호르몬이 <u>잘못</u> 짝지어진 것은?

① 췌장 – 인슐린, 글루카곤
② 부신피질 – 코티솔, 알도스테론
③ 뇌하수체후엽 – 항이뇨호르몬, 옥시토신
④ 생식샘 – 난포자극호르몬, 황체형성호르몬
⑤ 뇌하수체전엽 – 성장호르몬, 부신피질자극호르몬

정답 01. ④ 02. ② 03. ① 04. ② 05. ⑤ 06. ① 07. ⑤ 08. ① 09. ① 10. ④

HUMAN PHYSIOLOGY

Chapter 09

심장과 순환

학습목표

1. 심장의 구조와 심장근육의 기능적 특징을 설명할 수 있다.
2. 심장주기에 대하여 설명할 수 있다.
3. 심전도 파형의 특징을 설명할 수 있다.
4. 심장과 주요 기관의 혈액순환에 대하여 설명할 수 있다.
5. 혈압의 분류와 기준치를 설명할 수 있다.
6. 림프순환계통의 주요 기능을 설명할 수 있다.

핵심용어해설

- **맥박압**(맥압, pulse pressure) : 수축기혈압(최고혈압)과 확장기혈압(최저혈압)의 차이를 말한다.
- **문맥순환**(portal circulation) : 소화계통의 특수한 순환으로, 식도 아래끝, 위, 장, 췌장, 비장에서 나온 정맥이 아래대정맥으로 들어가지 않고 모여서 문맥을 형성하여 간으로 유입되는 경로를 말한다.
- **불응기**(refractory period) : 근(육)세포에 가해진 맨 처음 자극에는 반응하여 활동전위가 일어나지만, 이후 일정 기간의 자극에는 상응하는 활동전위의 발생이 관찰되지 않는 기간을 말한다.
- **심음**(cardiac sound) : 심장에서 발생하는 정상적인 소리로 심장근육의 수축과 판막의 폐쇄 및 혈액의 흐름 등에 의해 발생한다. 심장주기의 한 주기마다 제1심음과 제2심음의 2가지 소리가 발생하는데 제2음에 이어서 제3심음이 들리는 경우도 있다.
- **심장박동수**(heart rate) : 1분 동안 심장이 뛰는 횟수를 말하며, 정상 성인의 안정 시 평균 심장박동수는 약 70회이다.
- **심(장)박출량**(cardiac output) : 심장이 1분 동안 동맥 내로 밀어내는 혈액량을 말한다. 심실이 1번 수축해서 대동맥과 폐동맥으로 박출하는 혈액량을 일회박출량(stroke volume)이라고 하며, 정상 성인에서는 약 70mL이다.
- **심장주기**(cardiac cycle) : 심장은 주기적으로 수축과 이완을 반복하는데 이 수축과 이완이 1회 경과하는 것을 말한다. 좌심실내압의 변화와 판막의 개폐를 기준으로 수축기와 확장기로 나뉜다.
- **심전도**(electrocardiogram, ECG, EKG) : 심장근육이 활동할 때는 전기적 흥분이 발생하고 여기에 동반해서 활동전위가 발생하여 신체 표면으로 전달되는데, 이것을 신체의 특정 부위에 전극을 부착해서 유도하여 기록하는 것을 말한다.
- **온몸순환**(전신순환, systemic circulation) : 폐를 제외한 인체의 모든 동·정맥을 포함하는 순환으로, 좌심실에서 시작되어 대동맥, 동맥, 세동맥을 지나 온몸 조직의 모세혈관에 이르러 산소와 영양분을 조직세포에 공급하고, 조직세포에서 생긴 노폐물을 받아 다시 세정맥, 정맥, 대정맥을 지나 우심방에 이르는 경로를 말한다.
- **자극전도계통**(impulse conducting system) : 심장에 있는 특수심장근육으로 이루어진 전도계통으로, 굴심방결절, 방실결절, 히스다발(방실다발), 푸르키네섬유로 구성된다.
- **태아순환**(fetal circulation) : 태아에게서 일어나는 순환을 말한다. 태아는 폐가 기능하지 않기 때문에 폐순환이 필요 없으며 대신 태반(placenta)을 통해 순환이 일어난다.
- **폐순환**(pulmonary circulation) : 우심실에서 나온 혈액이 폐동맥을 통해 좌우의 폐로 가서 폐포(허파꽈리) 내에서 산소와 이산화탄소를 교환한 후 폐정맥을 통해 좌심방에 이르는 경로를 말한다.
- **혈압**(blood pressure, BP) : 심장에서 박출된 혈액이 혈관벽에 가하는 압력을 말한다. 대동맥에서 가장 높고 동맥, 세동맥, 모세혈관으로 말초로 갈수록 낮아진다.

혈액 및 림프액을 인체의 조직에 공급하기 위한 기관계통을 **순환계통**(circulatory system)이라고 하는데, 임상에서는 특히 심장과 혈관계통을 순환기라고도 부른다. 순환계통은 혈액을 통해 산소나 이산화탄소, 대사산물, 열, 호르몬 등을 운반하는 역할을 하며, 혈액은 혈관이라는 혈관계통의 회로 안을 심장의 펌프작용에 의해 흐른다. 림프계통은 림프액의 순환을 담당한다.

심장에는 자극전도계통이라는 특수심장근육이 심장박동조율기의 역할을 하여 고유심장근육이 일정한 간격으로 수축 및 이완을 반복함으로써 심장박동을 만든다. 또한 심장에서 나온 혈액은 압력이 높은 쪽에서 낮은 쪽으로 혈관 안(동맥, 모세혈관, 정맥의 순)을 흐르며, 심장과 혈관 모두 자율신경의 지배를 받아 순환이 조절된다.

1 심장

혈액을 온몸으로 내보내는 **심장**(heart)은 가슴 중앙에서 다소 왼쪽으로 치우쳐 위치해 있다. 심장은 수축해서 심장 내의 혈액을 동맥으로 밀어내고, 이완해서 정맥으로부터 혈액을 받아들이는 펌프의 역할을 한다. 펌프작용은 심장벽을 구성하는 심근(심장근육, myocardium)에 의해 이루어지며, 그 운동은 일정한 박자에 따라 자동으로 수축과 이완을 반복한다.

1. 심장의 구조와 기능적 특성

1) 심장의 구조와 기능

심장은 왼쪽(좌심방과 좌심실)과 오른쪽(우심방과 우심실)의 2가지 펌프가 합체한 구조이다. 왼쪽 심장은 온몸에 혈액을 공급하는 온몸순환(전신순환, systemic circulation)을 담당하고, 오른쪽 심장은 폐에 혈액을 공급하는 폐순환(pulmonary circulation)을 담당한다. 왼쪽 심장이 더 넓은 영역을 담당하고 더 높은 동맥압을 견디며 혈액을 내보내야 하기 때문에 오른쪽 심장보다 크기가 크다.

심장 내부에는 **좌심방**(왼심방, left atrium), **좌심실**(왼심실, left ventricle), **우심방**(오른심방, right atrium), **우심실**(오른심실, right ventricle)의 4개 공간이 있는데, 왼쪽과 오른쪽은 중격(사이벽, septum)으로 나뉘어 있으며 심방과 심실 사이, 좌우의 각 출구(대동맥구멍과 폐동맥구멍)에는 판막(valve)이 있어서 혈액의 역류를 방지한다. 우심방과 우심실 사이에는 3장의 판막으로 이루어진 **삼첨판(막)**(tricuspid valve; 우방실판)이 있고, 좌심방과 좌심실 사이에는 2장의 판막으로 이루어진 **승모판(막)**(mitral valve; 좌방실판)이 있다. 또한 좌심실과 대동맥 사이에는 **대동맥판(막)**(aortic valve), 좌심실과 폐동맥 사이에는 **폐동맥판**(허파동맥판, pulmonary valve)이 있다(그림 9-1).

심장은 **혈액**을 **박출**해서 몸 전체에 흐르게 하여 다양한 기관으로 보내는 역할을 한다. 가장 먼저 심방이 수축하고 약 0.16초 늦게 심실이 수축한다. 각각의 판막은 한 방향으로만 열리기 때문에 혈액의 역류를 방지한다. 온몸의 정맥을 통해 되돌아온 혈액은 우심방으로 들어가 우심실, 폐동맥을 거쳐 폐로 간다. 폐에서 기체교환이 이루어진 신선한 혈액은 폐정맥을 거쳐 좌심방으로 들어가며 좌심실에서 대동맥으로 박출되어 온몸으로 보내진다.

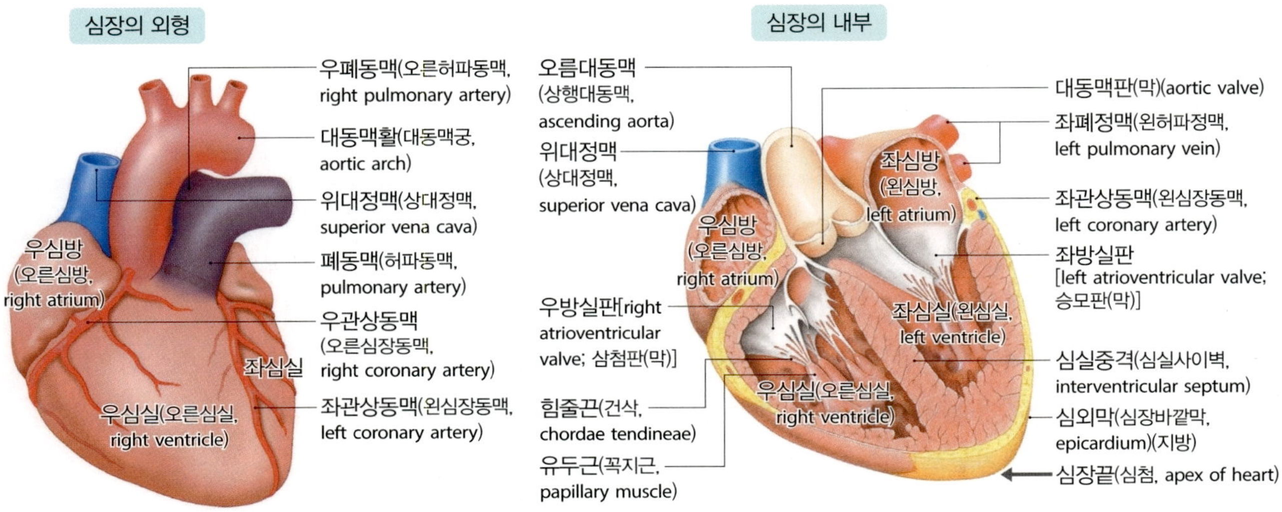

그림 9-1 심장의 구조

2) 심장의 기능적 특성

(1) 자동능(automaticity)

심장은 자발적으로 흥분하고 율동적으로 수축을 일으킨다. 이처럼 심장이 스스로 흥분하는 능력을 **자동능**이라고 한다. 이 자동능은 **특수심장근육**에 특히 잘 발달해 있으며, 고유심장근육에는 거의 없다. 또한 자동능은 신경지배를 받지 않아 신경이 절단되어도 자동적으로 흥분해서 박동을 계속한다.

(2) 실무율(all or none law)

심장근육을 전기로 자극할 때 문턱값(역치) 이상이면 자극의 세기와 관계없이 근육수축의 크기는 항상 최대로 일정한데, 이를 **실무율**이라고 한다. 뼈대근육과 달리 심장근육은 세포집단으로서 항상 실무율에 따르는데, 이는 심장근육은 하나하나의 세포가 나뉘고 서로 틈새이음(gap junction)을 통해 **기능적 융합체**를 형성하기 때문이다.

(3) 불응기(refractory period)

심장근육은 뼈대근육과 달리 강축을 일으키지 않는다. 이는 심장근육은 불응기가 긴 특성에 기인한다. 신경세포나 근(육)세포에 문턱자극을 수msec 이내의 간격으로 반복해서 가하면 맨 처음 자극에는 반응하여 활동전위가 일어나지만, 이후 일정 기간의 자극에는 상응하는 활동전위의 발생이 관찰되지 않는데, 이 기간을 **불응기**라고 한다.

뼈대근육의 불응기는 수msec 정도인 데 비해 심장근육은 절대불응기가 200~250msec, 상대불응기가 50msec이다. 따라서 심장근육은 빈번하게 자극을 가해도 뼈대근육에서 관찰되는 수축의 가중이나 강축은 관찰되지 않는다.

(4) 흥분성(excitability)과 전도성(conductivity)

흥분성은 어떠한 자극에 대하여 반응할 수 있는 특성으로 활동전위를 형성할 수 있는 능력을 말하고, 전도성은 세포막을 따라 전기적 충격을 전달하는 심장근육세포의 능력을 말한다.

(5) 수축성(contractility)

굴심방결절에서 발생한 흥분이 심장의 자극전도계통을 따라 심장근육 전체로 파급되면 심방과 심실은 각각 하나의 근(육)섬유처럼 동시에 수축하게 된다. 심장근육의 수축력은 일정한 범위 내에서는 심장근육섬유의 길이에 비례하는데, 이를 **스탈링의 심장법칙**(Starling law of heart)이라고 한다.

2. 심장의 주기적 활동

1) 심장근육의 수축기전

심장근육은 뼈대근육과는 형태가 다른 가로무늬근육으로, 그물 모양으로 연결된 심장근육섬유(심장근육세포)로 이루어진다. 심장근육섬유 사이의 연결면을 **사이원반**(개재원반, intercalated disc)이라고 하며, 접착영역이나 부착반점 등의 세포사이 결합장치가 풍부하여 심장근육 사이를 강력하게 결합한다. 사이원반에는 매끄럽고 이온이나 신호물질의 이동이 가능한 **틈새이음**(gap junction)이라는 결합장치가 있어서 심장근육세포 사이의 흥분전달에 작용한다.

심장근육섬유에 포함된 근(육)원섬유는 규칙적으로 배열되는 액틴잔섬유(가는근육잔섬유, actin filament)와 마이오신잔섬유(굵은근육잔섬유, myosin filament)로 구성되며, 이들 근육잔섬유가 미끄러짐으로써 근(육)섬유의 수축이 일어난다. 이 수축을 일으키는 것은 신경이나 자극전도계통을 통해 보내오는 전기자극이다. 즉, 전기자극이 심장근육에 도달하면 심근의 세포막에 탈분극(depolarization)이 일어나 세포막에서 이어지는 T세관을 따라 전달된다. T세관 양 끝에는 근육세포질그물(근육형질그물, sarcoplasmic reticulum)의 종말수조가 있으며, 탈분극 자극에 의해 근육세포질그물에 함유된 칼슘이온(Ca^{2+})이 방출된다. 방출된 칼슘이온은 근육잔섬유의 미끄럼기전에 작용함으로써 수축이 일어난다(그림 3-14 참조).

2) 자극전도계통(impulse conducting system)

심장은 수축기능을 가진 **고유심장근육**과 이와는 형태나 기능이 다른 **특수심장근육**으로 구성된다. 고유심장근육의 주요 기능은 혈액의 박출이고, 특수심장근육의 주요 기능은 자극전도계통을 구성하여 자발적 흥분의 발생(자동능)과 흥분전도를 일으키는 것이다.

(1) 구성

자극전도계통은 **굴심방결절**[동(심)방결절, sinoatrial node, SA node], **방실결절**(atrioventricular node, AV node), **방실다발**(atrioventricular bundle; 히스다발), **푸르키네섬유**(조롱박섬유, Purkinje fiber)의 4가지 구조로 구성된다(그림 9-2). 자극전도계통의 기원이 되는 부분은 우심방의 위대정맥구멍 부근에 있는 굴심방결절이다. 굴심방결절은 1분에 약 70회의 리듬으로 흥분하며, 심장박동 리듬의 기원이 되기 때문에 박동조율기(pacemaker)라고도 불린다. 굴심방결절에서 나온 흥분은 좌우의 심방을 지나 우심방의 심실중격 부근 방실결절에 이른다. 방실결절 자체도 자율적으로 흥분하는 성질이 있지만, 그 리듬은 매분 40회 정도로 보통은 굴심방결절의 리듬에 가려져 있다. 방실결절은 심실로 퍼지는 자극전도계통의 시작부분을 이루며 그 흥분은 방실다발에서 심실로 보내지고, **오른다발갈래**(우각, right bundle branch)와 **왼다발갈래**(좌각, left bundle branch)로 나뉜 후 푸르키네섬유(Purkinje fiber)로 전달되어 심실 전체에 퍼져나간다. 이렇게 퍼진 흥분이 심장근육을 수축시켜서 심장박동을 일으킨다.

심방과 심실은 경계부분에 있는 결합조직(섬유고리)에 의해 전기적으로 나뉜다. 심방근육과 심실근육은 방실다발 한 곳에서만 연결되며, 흥분은 이곳을 지나 심실로 전달되는 기전을 갖추고 있다. 이 기전은 과잉의 흥분이 심실의 수축리듬을 교란시키는 것을 방지하는 데 도움이 된다.

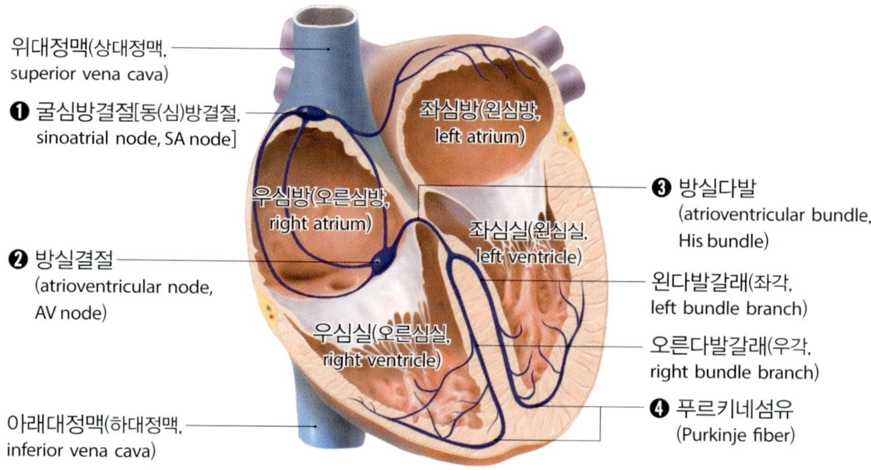

❶ 굴심방결절 [동(심)방결절, sinoatrial node, SA node]	• 위대정맥이 우심방과 만나는 부분으로 특수한 심장근육섬유의 덩어리 • 심장박동은 이곳의 흥분으로 시작
❷ 방실결절 (atrioventricular node, AV node)	• 우심방의 심실중격에 위치 • 우심방으로부터 전도되어 온 흥분을 방실다발로 전달
❸ 방실다발 (atrioventricular bundle, His bundle)	• 심방과 심실 사이를 연락하는 유일한 자극전도 • 신경섬유의 집합
❹ 푸르키네섬유(Purkinje fiber)	• 좌우 심실의 수축을 일으키기 위해 자극을 전달하는 심실에 위치한 섬유

그림 9–2 **심장의 자극전도계통**

전도속도	
심방	1m/초
방실결절 (AV node)	0.01~0.05m/초
푸르키네섬유	2~4m/초

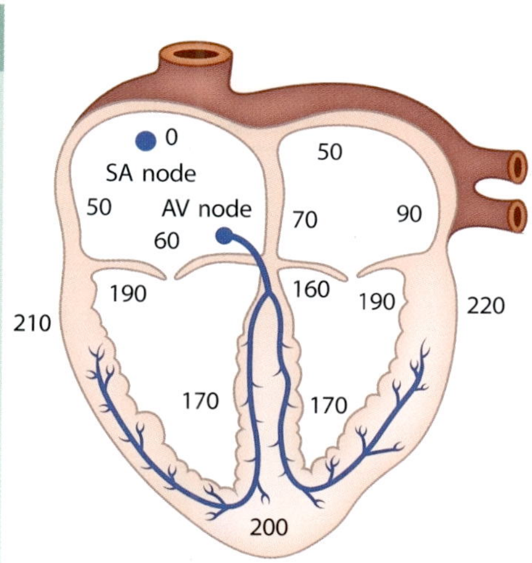

그림 9–3 **자극전도계통의 전도속도**

심장 위의 숫자는 0으로 시작된 굴심방결절의 활동전위가 진행되는 시간을 0.001초(msec)로 표시한 것이다.

(2) 전도속도

자극전도계통에서의 전도속도는 방실결절이 0.01~0.05m/초로 가장 늦고, 푸르키네섬유가 2~4m/초로 가장 빠르다(그림 9-3).

활동전위가 굴심방결절에서 0(zero)으로 시작해서 심방으로 전달되어 방실결절, 방실다발, 푸르키네섬유, 심실까지 전달되는 총시간은 0.22초(220msec)이다. 방실결절을 통과하는 전도속도는 총전도속도의 1/2인데 이는 방실결절의 전도속도가 가장 느리기 때문이다. 굴심방결절에서 시작된 심장의 활동전위가 심방을 먼저 탈분극시킨 후 방실결절에서 잠시 쉬어간 후(방실지연이라 함) 심실을 탈분극시키므로 심방과 심실이 동시에 수축하지 않게 된다.

(3) 심장의 활동전위

심장근육세포의 안정막전위(resting membrane potential)는 −90mV이며, 심장근육이 자극되면 활동전위를 발생시킨다. 세포 내의 활동전위 파형을 곡선으로 나타낸 것을 **활동전위곡선**이라고 하며, Phase 0~4로 구분한다(그림 9-4).

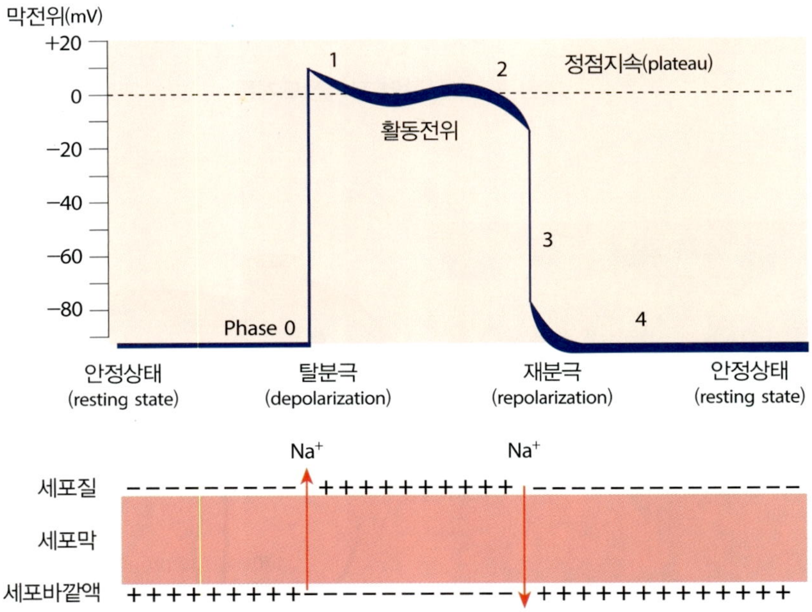

그림 9-4 활동전위곡선

① Phase 0(빠른탈분극기)

심방, 심실, 푸르키네섬유의 활동전위는 매우 빠른 탈분극으로 시작된다(가시파, upstroke). 심장근육세포막이 자극을 받아 어느 정도 탈분극되면 소듐이온(Na^+)에 대한 막의 투과도가 일시적으로 증가하여 0mV를 지나서 가시전압을 형성한다.

② Phase 1(초기재분극기)

심실, 심방, 푸르키네섬유가 재분극을 일으키는 단계로, 가시파가 일어난 직후 나타난다. 막의 탈분극이 진행되면 높아진 소듐이온의 투과도가 낮아진다. 포타슘이온(K^+)의 투과도가 높아져 세포 바깥으로 유출되며 재분극 상태가 나타난다.

③ Phase 2(정점지속기)

수백 msec(1/1,000초) 동안 전압이 길게 이어져 막전위가 일정하게 유지되는 기간으로, 심장근육세포 활동전위의 특성을 나타내는 시기이다. 칼슘이온(Ca^{2+}) 통로가 느리게 활성화되고, 칼슘이온의 세포 내 유입량과 포타슘이온의 세포 바깥 유출량이 평형을 이룬다.

④ Phase 3(재분극기)

막전위가 안정막전위까지 급속히 재분극되는 시기이다. 정점지속기 후 칼슘이온의 세포 내 유입이 차단되고 포타슘이온의 세포바깥 유출이 증가한다.

⑤ Phase 4(안정막전위기)

막전위가 재분극되어 약 −90mV로 되돌아가는 시기이다. 심장근육세포의 활동전위는 신경이나 뼈대근육섬유에 비해 100배 이상 길게 나타나는데(그림 9–5), 이는 활동전위가 끝날 때까지는 새로운 활동전위를 형성할 수 없어 불응기가 길어짐을 의미하며, 뼈대근육과 달리 가중(summation)이나 강축(tetanization)이 일어날 수 없어 결과적으로 심장근육은 펌프로서 기능할 수 있게 된다.

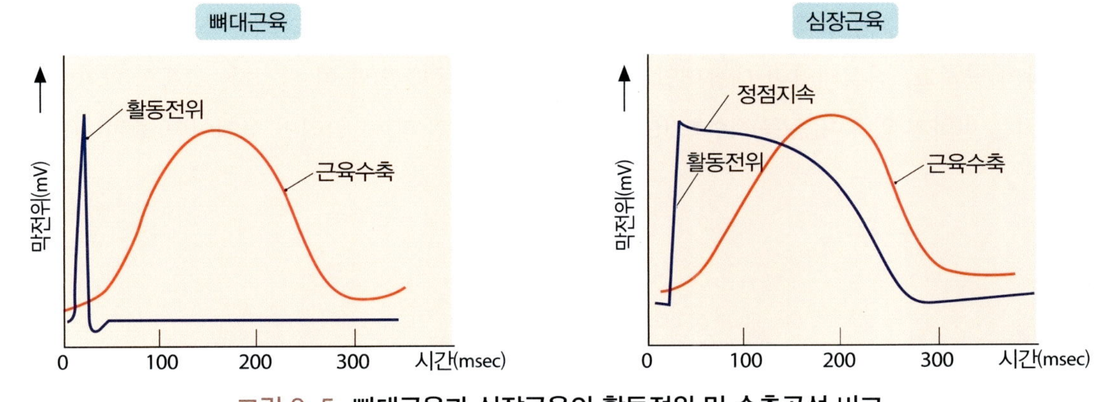

그림 9–5 뼈대근육과 심장근육의 활동전위 및 수축곡선 비교

3) 심장주기(cardiac cycle)

심장은 주기적으로 **수축**과 **이완**을 반복하는데 이 수축과 이완이 1회 경과하는 것을 **심장주기**라고 한다. 심장의 수축은 우심방의 굴심방결절에서 시작된다. 이어서 좌우 심방이 거의 동시에 수축하고 그 다음에 좌우 심실이 수축한다. 안정 시 심장박동수가 분당 75회일 경우 심장주기는 0.8초가 된다.

심장주기는 좌심실내압의 변화와 판막의 개폐를 기준으로 크게 **수축기**와 **확장기**로 나뉜다. 수축기는 다시 등(용)적수축기(isovolumic contraction phase), 박출기(ejection phase)로 나뉘고, 확장기는 등(용)적이완기(isovolumic relaxation phase), 충만기(filling phase), 심방수축기(atrial systole)로 나뉜다(표 9-1, 그림 9-6).

표 9-1 각 주기의 심장 움직임과 혈류

심실 주기	수축기		확장기		
	❶ 등(용)적수축기	❷ 박출기	❸ 등(용)적이완기	❹ 충만기	❺ 심방수축기
심장의 움직임과 혈류	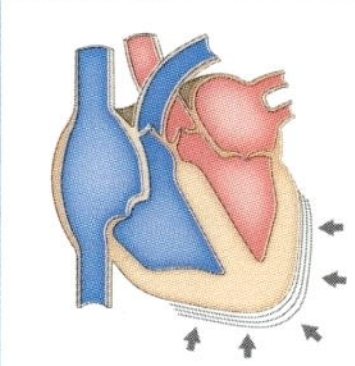	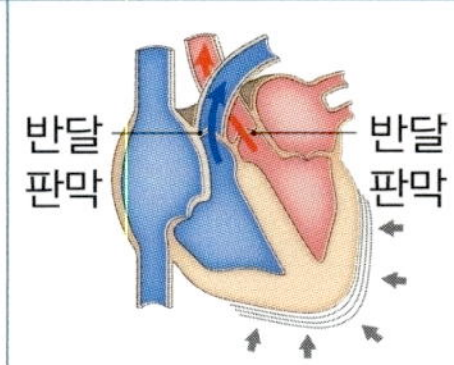	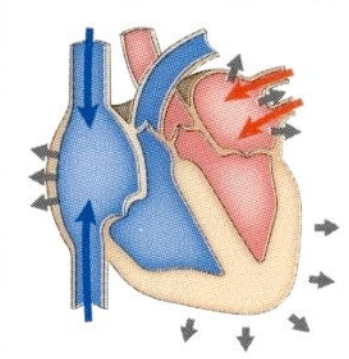	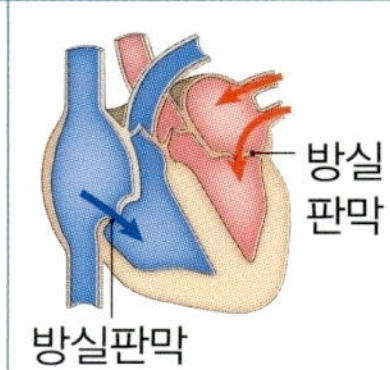	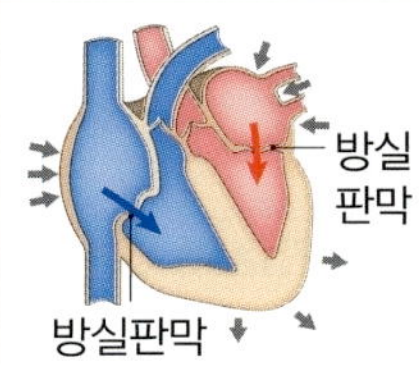
	심실의 수축이 시작된다. 심실내압이 심방내압보다 높아지면 방실판막이 닫힌다. 반달판막도 닫혀 있다.	심실내압이 대동맥압보다 높아지면 반달판막이 열려 혈액이 심실에서 동맥으로 보내진다. 방실판막은 닫혀 있다.	심실내압이 대동맥압보다 낮아지면 반달판막이 닫힌다. 심실근육이 이완하여 내압이 저하한다. 혈액은 심방으로 들어온다.	심실내압이 감소하면서 순간적으로 방실판막이 열리고 심방으로부터 심실로 혈액이 흘러들어 심실 용적이 커진다.	심방이 수축한다. 좌우의 방실판막이 열리고 심방에 모여 있던 혈액이 심실로 흘러들어 간다. 반달판막은 닫혀 있다.

(1) 수축기(systole)

심실수축이 시작되어 대동맥판막이 닫힐 때까지를 **수축기**라고 한다. 심실에 혈액이 가득 차고 심실로 탈분극파가 전달되어 빠르고 강하게 수축하게 된다. 심실수축이 시작되면 심실내압이 상승하여 방실판막이 닫히고, 심실내압이 대동맥압보다 높아지면 대동맥판(막)이 열린다. 그동안(약 0.05초) 심실의 용적은 변하지 않으며[**등(용)적수축기**], 계속해서 대동맥판(막)이 열리면 혈액이 박출된다(**박출기**).

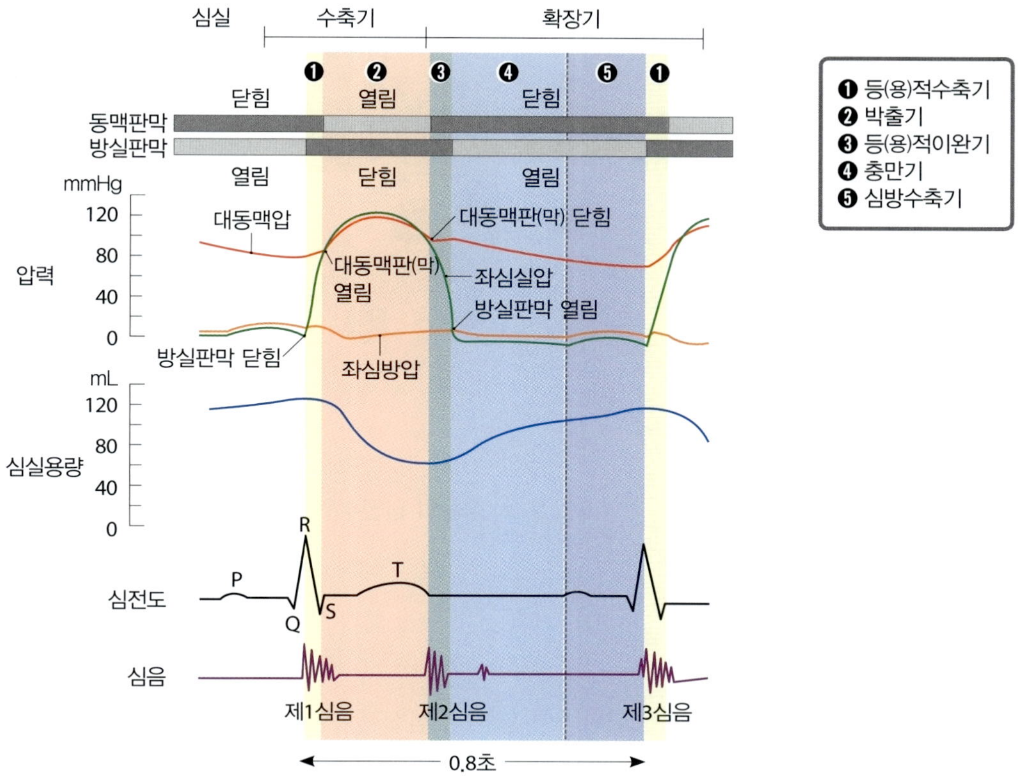

그림 9-6 심장주기에 동반하는 여러 변화

(2) 확장기(diastole)

대동맥판(막)이 닫힌 후 심실수축이 시작될 때까지를 **확장기**라고 한다. 심실의 재분극파가 전달되면서 심실이 이완되는 시기이다. 처음 0.1초 정도는 동맥판막과 방실판막이 모두 닫혀 있으며 심실용적도 변하지 않는다[**등(용)적이완기**]. 심실내압이 심방내압보다 낮아지면 방실판막이 열리고 혈액은 심방에서 심실로 유입된다(**충만기**). 확장기 후반에 심방이 수축하며 심방의 혈액을 조금이라도 더 심실로 보내려고 한다(**심방수축기**). 심실혈액 유입량의 10~40% 정도가 심방수축기에 일어나며, 심방의 수축은 심방의 탈분극이 진행되면서 이루어진다.

4) 심음(cardiac sound)

심음은 심장에서 발생하는 정상적인 소리로 심장근육의 수축과 판막의 폐쇄 및 혈액의 흐름 등에 의해 발생한다. 심장주기의 한 주기마다 **제1심음**과 **제2심음**의 2가지 소리가 발생하는데 제2음에 이어서 **제3심음**이 들리는 경우도 있다(그림 9-7).

병적 상태에서는 혈류의 장애나 역류가 일어나 정상 시에는 들리지 않아야 하는 소리가 들리게 되는데, 이를 **심(장)잡음**(cardiac murmur)이라고 한다.

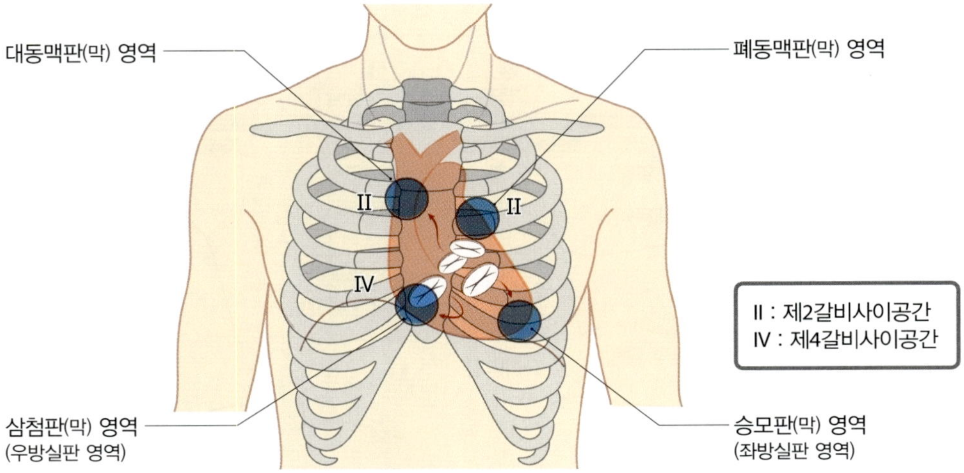

그림 9-7 심음의 청진부위

(1) 제1심음

심실수축 초기에 발생하는데 방실판막이 닫히고 심실근육이 수축함으로써 발생하는 음으로, 비교적 길고 낮으며 둔탁하다.

(2) 제2심음

수축기가 끝나고 심실이 이완할 때 동맥판막이 닫히면서 발생하는 음으로, 약간 높은 주파수의 짧고 지속성 있다.

(3) 제3심음

보통은 들리지 않으나 소아나 젊은이에게서 운동 후 제2심음 뒤에 희미하게 들리기도 한다. 저주파수의 작은 음으로 혈액이 심실로 급격하게 유입됨으로써 발생한다.

5) 심장박동수와 심(장)박출량

(1) 심장박동수(heart rate)

1분 동안 심장이 뛰는 횟수를 말하며, 정상 성인의 안정 시 평균심장박동수는 약 70회이다. 성인 남성이 62~72회인 데 비해 여성은 70~80회로 약간 많다. 고령자는 심장박동수가 적고 소아는 많다. 태아와 신생아는 130~145회, 영유아는 110~130회, 소아는 80~90회이다.

(2) 심(장)박출량(cardiac output)

① 일회박출량(stroke volume)

심실이 1번 수축해서 대동맥과 폐동맥으로 박출하는 혈액량을 말하며, 정상 성인에서는 약 70mL 이고 운동 시에는 교감신경에 의한 심장기능의 활성화로 150mL로 증가한다.

② 박출률(박출분율, ejection fraction, EF)

심실 내에서 박출되는 혈액의 효과 즉, 박출하는 능력을 말하며, 심실 이완기말혈액량에 대한 일회박출량의 비로 구한다.

$$\text{박출률}(\%) = \frac{\text{일회박출량(약 70mL)}}{\text{이완기말혈액량(약 120mL)}} \times 100$$

심실근육의 수축력을 나타내는 지표이며 안정 시 정상치는 약 60% 정도이다. 박출률의 증가는 수축력의 증가를 반영하고 박출률의 저하는 수축력의 저하를 반영하는데, 심부전(heart failure)인 경우 심실의 수축력이 약화됨으로써 충분히 박출되지 않아 박출률이 40% 미만으로 떨어진다.

③ 심(장)박출량(cardiac output)

좌심실 또는 우심실에서 1분당 박출되는 총혈액량을 말하며, 일회박출량과 1분간 심장박동수에 의존한다.

$$\text{심(장)박출량} = \text{일회박출량} \times \text{심장박동수}$$

안정 시 성인 남성의 심(장)박출량은 약 4,900mL/분(70mL×70회) 정도이고, 여성은 남성보다 5~10% 정도 적게 박출된다.

6) 박동리듬의 이상

특수심장근육은 자동적으로 흥분하는 능력이 있는데, 굴심방결절[동(심)방결절]에서 그 빈도가 가장 높으므로 이것이 박동조율기(pacemaker)의 역할을 한다. 병적인 상태가 되면 방실결절이나 자극전도계통에서 흥분이 일어나 박동은 불규칙해진다.

(1) 방실차단(auriculoventricular block)

심방과 심실 사이에서 흥분전도가 차단되는 경우가 있다. 이러한 경우 대부분은 자극전도계통의 방실다발에서 흥분이 자동으로 발생하여 심방의 수축과 독립해서 심실의 주기적 수축(20~50회/분)이 일어난다.

(2) (주)기외수축(extrasystole)

병적인 상태에서 방실다발-푸르키네섬유 무리 또는 기타 심실근육이 자발적으로 흥분하는 경우가 있다. 이러한 때는 정상적인 활동전위가 전도해 오기에 앞서 수축이 시작되어 버리는데, 이를 (주)기외수축이라고 한다.

(3) 조동(된떨림, flutter)

심장근육은 협조적으로 움직여야 혈액을 효과적으로 내보낼 수 있는데, 심장질환으로 인해 이 동조가 무너지면 위험한 상태에 빠지기도 한다. 예를 들어 심장근육의 허혈에서 오는 산소 부족, 푸르키네섬유계통의 차단, 고칼륨혈증, 기타 원인으로 이러한 상황이 된다. 자극전도계통에 의한 정상적인 흥분이 아니라 다양한 부분에서 흥분이 발생하여 그것이 각 방향으로 전도되는 상태이다. 매분 200~300회의 빈도로 수축하는 경우를 말한다.

(4) 심실세동(심실잔떨림, ventricular fibrillation)

심장정지 시 적어도 그 1/4에서 심실세동이 일어난다고 한다. 세동이 시작되면 심실근육은 동조해서 수축하지 않게 되므로 심장은 결국 혈액을 내보내지 못하게 된다. 뇌로 가는 혈액이 5~10분간 중단하면 뇌조직에 심각한 변화를 일으키므로 조속한 대응이 필요하다.

3. 심전도

심장근육이 활동할 때는 전기적 흥분이 발생하고 여기에 동반해서 활동전위가 발생하여 신체 표면으로 전달되는데, 신체의 특정 부위에 전극을 부착해서 이 활동전위를 유도하여 기록하는 것을 **심전도**(electrocardiogram, ECG, EKG)라고 한다. 심전도에는 **P파**(P wave), **QRS복합**(QRS complex), **T파**(T wave) 등이 있으며, 각 방향에서의 파형이나 시간적 경과를 관찰하면 **병적 변화**를 파악할 수 있다.

1) 유도법

심전도를 측정하는 방법에는 표준사지유도법(3유도), 증폭단극유도법(3유도), 가슴앞단극유도법(6유도) 등이 있으며, 심장의 흥분을 다양한 방향에서 입체적으로 관찰할 수 있다(그림 9-8).

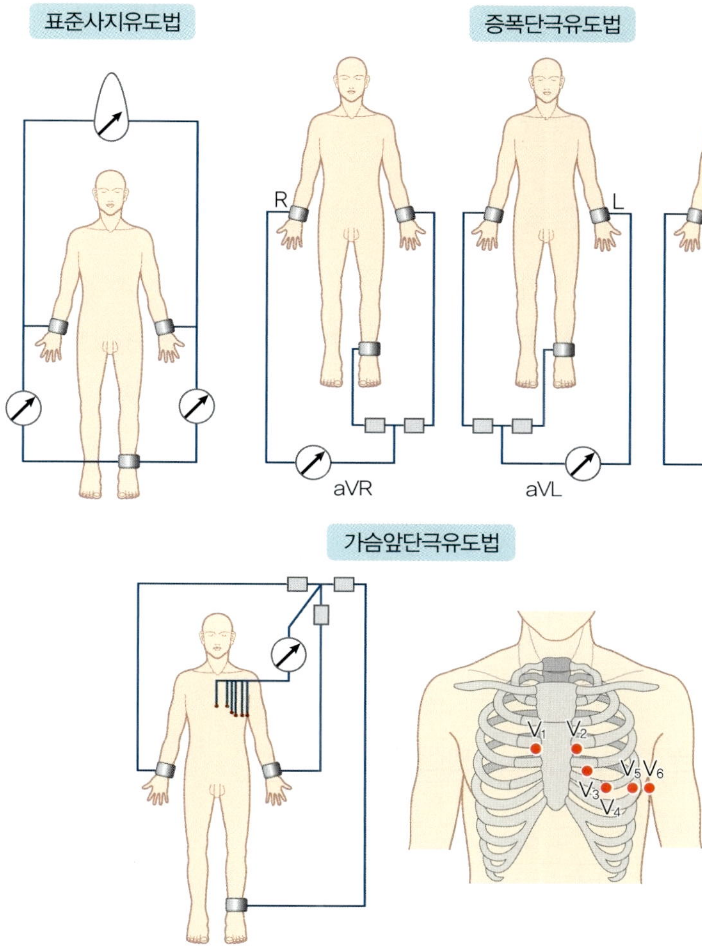

그림 9-8 **심전도 유도법**

(1) 표준사지유도법

전극을 오른쪽 손목, 왼쪽 손목, 왼쪽 발목에 부착하고 2점 사이의 전위차를 기록하는 방법으로, 쌍극유도법이라고도 불린다. 오른쪽 손목과 왼쪽 손몬 사이의 전위변동을 기록한 제1유도, 오른쪽 손목과 왼쪽 발목의 전위변동을 기록한 제2유도, 왼쪽 손목과 왼쪽 발목의 전위변동을 기록한 제3유도의 세 가지 조합이 있다.

(2) 증폭단극유도법(aVR, aVL, aVF)

전극을 부착하는 지점은 표준사지유도법과 같다. 오른쪽 손목의 전위변동을 다른 2곳(왼쪽 손목과 왼쪽 발목)의 전위 평균치를 기준으로서 기록한다. 마찬가지로 왼쪽 손목의 전위변동, 왼쪽 발목의 전위변동을 다른 2곳의 전위 평균치를 기준으로서 기록한다(a : augmented, R : right, L : left, F : foot).

aVR은 오른쪽 손목과 기준전극(왼쪽 손목과 왼쪽 발목으로부터의 유도도선을 합한 것), aVL은 왼쪽 손목과 기준전극(오른쪽 손목과 왼쪽 발목으로부터의 유도도선을 합한 것), aVF는 왼쪽 발목과 기준전극(오른쪽 손목과 왼쪽 손목으로부터의 유도도선을 합한 것)을 각각 측정하여 기록한다.

(3) 가슴앞단극유도법(V_1~V_6)

심장 근처 가슴벽의 6곳에 전극을 부착한다. 각 부위의 전위변동을 오른쪽 손목, 왼쪽 손목, 왼쪽 발목의 전위 평균치(거의 0전위가 됨)를 기준으로서 기록한다. 심장의 각 전위 상태를 직접적으로 파악할 수 있다. 주로 V_1과 V_2는 우심실, V_3과 V_4는 심실중격, V_5와 V_6은 좌심실의 전위를 반영한다.

2) 파형의 의미

심전도에는 P파, Q파, R파, S파, T파라고 불리는 파가 관찰되는데, 표준사지유도법으로 얻은 정상곡선의 기본형을 나타내면 그림 9–9와 같다.

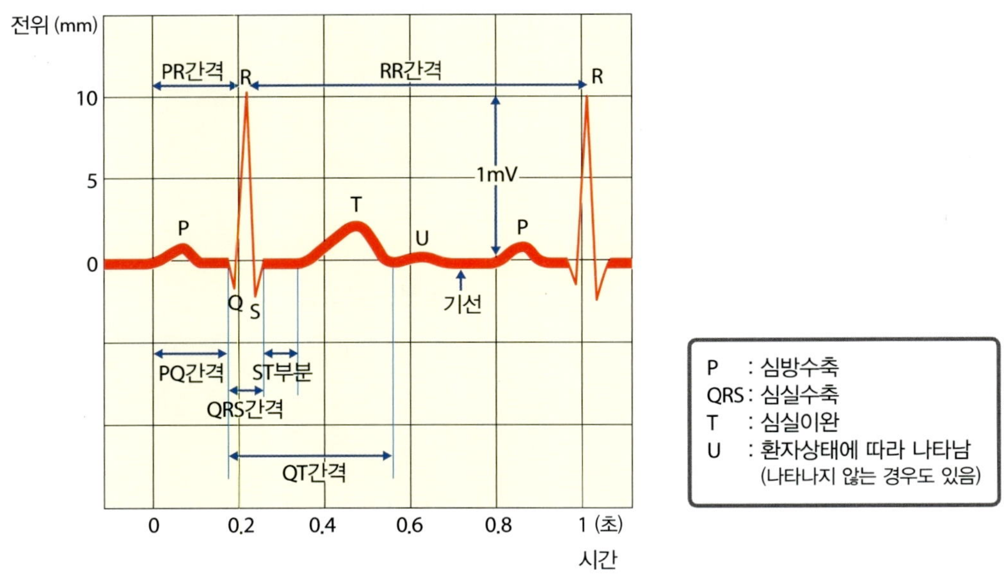

그림 9–9 정상 심전도의 파형(1mm가 0.1mV)

P파는 심방, PQ간격은 방실다발(히스다발), QRS복합은 심실의 흥분을 나타내고, T파는 심실흥분의 회복을 나타낸다. 그러므로 인접한 RR간격으로는 심장박동수를, QRS의 폭으로는 심실흥분의 전달 모습을, QT간격으로는 심실수축시간을 측정할 수 있다. 뿐만 아니라 파형이나 리듬의 변화를 통해 경색이나 심부전, 부정맥, 전해질(K나 Ca 등) 이상도 진단할 수 있다. 특히 경색 등의 허혈심장질환에서는 ST 부분에 특징적인 변화가 나타나므로 어느 유도로 출현했는지 파악하여 병소 부위를 추정할 수도 있다.

(1) P파(P wave)

심방의 탈분극을 유발한다. 굴심방결절에 흥분이 일어났을 때 시작되며 심방 전체로 전달된 시점에 끝난다. 지속시간은 약 0.06~0.1초, 진폭은 0.1~0.2mV이다. 흥분 뒤 심방근육의 수축이 일어난다. 실제 심방의 수축은 P파 시작 후 약 0.02초 이내에 일어난다.

(2) PQ간격(PQ interval)

굴심방결절에서 발생한 흥분이 방실결절을 거쳐 방실다발로 전달될 때까지의 시간을 말하며, 지속시간은 약 0.1~0.2초이다. Q파가 때로 불명확한데다가 Q파와 R파가 근접해 있기 때문에 실제로 PR 간격을 측정하는 경우가 많다. PQ간격이 0.2초보다 길 때는 심방 내의 흥분전도에 이상이 있음을 나타낸다.

(3) QRS복합(QRS complex)

심실의 탈분극기로 심실의 수축을 유발한다. 심방에서 발생한 전기적 흥분이 방실결절에서 푸르키네섬유를 경유하여 심실근육에 도달하여 심실근육이 흥분하면 QRS복합이 관찰되며 심실 전체로 전달되었을 때 끝난다. 심실근육의 활동전위 발생 후 심실근육의 수축이 일어난다. 지속시간은 약 0.06~0.1초, 진폭은 1~1.5mV이다.

(4) T파(T wave)

심실의 재분극기로 심실의 이완을 유발한다. 지속시간은 약 0.1~0.2초, 진폭은 0.2~0.4mV이다. T파의 끝은 반달판막이 닫힐 때와 거의 일치한다.

(5) ST부분(ST segment)

S파의 끝에서 T파의 시작으로, 지속시간은 약 0.1~0.15초이다. 심실근육 활동전위가 편평한 시기에 상당하며 심장근육이 흥분해 있으면서 수축기에 상당하는 시기이기도 하다. 심근경색 시에는 ST 부분의 상승이 관찰된다.

(6) RR간격(RR interval)

R파와 다음 R파와의 간격을 말하며 심장박동수를 반영한다.

(7) U파(U wave)

T파 후에 생기는 느린 파로, 심실 재분극의 마지막 단계에서 나타난다. 기본선에서 점차적으로 또는 갑자기 시작되거나 T파의 후반 경사 부위에서 시작한다.

(8) PR간격(PR interval)

심방의 탈분극 초기에서 심실의 탈분극 초기 즉, P파 시작부터 QRS복합의 시작 직전까지의 시간을 말하며, 정상 PR간격은 0.12~0.20초 사이이다. 방실결절의 흥분전도시간을 나타낸다.

PR간격이 0.20초보다 길 때는 방실결절의 전도장애를 의미하고, 0.12초보다 짧을 때는 심장수축이 굴심방결절이 아닌 심방 하부 또는 방실결절에서 시작되었음을 의미한다. 또한 방실결절을 통과하는 전도속도가 빠르면 PR간격은 감소하고(예 : 교감신경 흥분), 방실결절을 통과하는 전도속도가 느리면 PR간격은 증가하며(예 : 부교감신경 흥분), 심장박동수가 빨라지면 심장박동수가 느릴 때보다 PR간격이 짧아진다.

(9) QT간격(QT interval)

QRS복합 처음부터 ST부분, T파를 포함한다. 첫 심실 탈분극에서 마지막 심실 재분극까지의 시간을 말하며, QT간격의 지연은 심실의 재분극이 느려졌음을 의미한다. 심장박동수가 빨라지면 심장박동수가 느릴 때보다 QT간격이 짧아진다.

3) 파형의 이상 (그림 9-10)

PQ간격은 심방의 흥분시간을 나타내므로 이것이 연장되거나 비정상적인 파형을 나타내면 심방에 병변이 있는 것이다. 심방조동일 때는 P파에 상당하는 파가 다수 나타난다. ST간격은 심실이 흥분해 있는 시간이므로 심실근육에 이상이 있으면 이 부분에 특징적인 비정상 파형이 나타난다. 디기탈리스(digitalis)는 심장근육의 수축력을 증강시키는데, 심장근육의 탈분극 시간경과를 길게 하므로 과잉 투여하면 T파의 이상을 일으킨다.

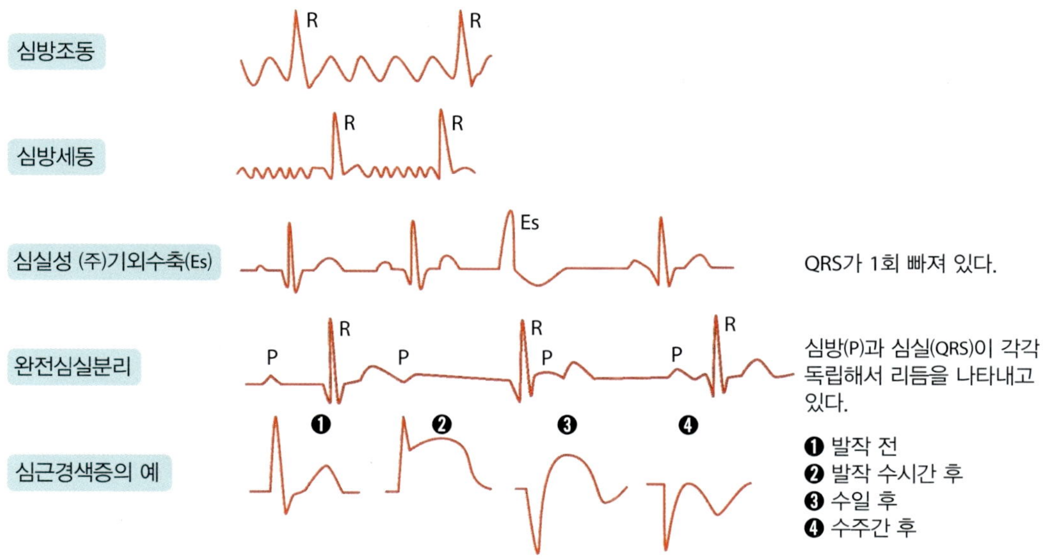

그림 9-10 **파형의 이상**

4. 심장기능의 조절

신체 각 부위를 순환하여 심장으로 되돌아오는 혈액량, 즉 정맥환류량이 심장의 박출량을 결정한다. 안정 시 매분 5L 정도인 박출량은 격렬한 운동 시에는 5배가 될 필요가 있다. 이 조절에 대해서는 심장 근육 자체가 가진 조절작용과 자율신경에 의한 조절의 2가지가 중요하다.

1) 신경조절(neuroregulation)

심장에는 교감신경(sympathetic nerve)과 부교감신경(parasympathetic nerve)이 분포한다. 둘 모두 굴심방결절과 방실결절에 작용하며, 교감신경은 심장박동수를 높이고 부교감신경은 심장박동수를 낮춘다. 심실근육에는 교감신경이 밀접하게 분포하고 있어 교감신경이 흥분하면 수축력(일회박출량)이 증가한다.

2) 심장반사(cardiac reflex)

(1) 압력수용기반사(baroreceptor reflex)

동맥압이 상승하면 대동맥활(대동맥궁, aortic arch)의 혈관벽이나 목동맥팽대(경동맥동, carotid sinus)에 있는 압력수용기(baroreceptor)가 흥분하고, 그 신호가 감압신경(대동맥벽에 분포하는 신경)이나 목동맥팽대신경(혀인두신경)을 지나 숨뇌의 심장중추에 전달된다. 그 결과 심장박동수는 감소된다. 각각 **대동맥소체반사**(aortic body reflex), **목동맥팽대반사**(경동맥동반사, carotid sinus reflex)라고 한다(그림 9-11). 목동맥팽대를 손가락으로 압박해도 같은 반사가 일어난다.

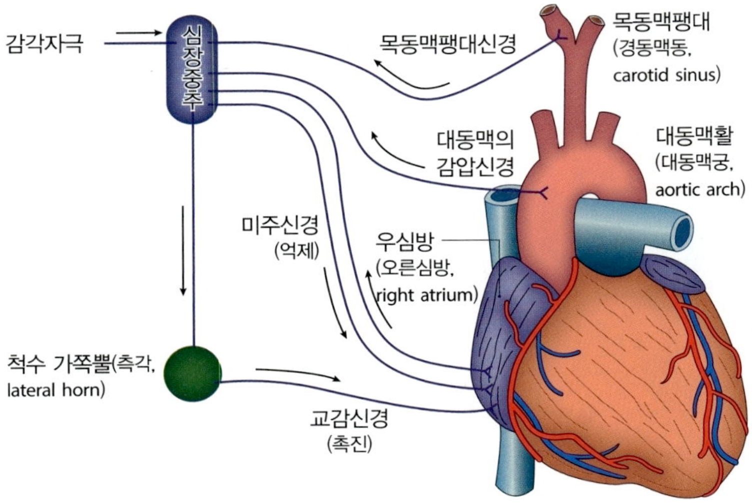

그림 9-11 심장반사

(2) 베인브릿지반사(Bainbridge reflex)

심장으로 되돌아오는 정맥혈이 증가하거나 폐에 울혈이 있으면 우심방이 확장한다. 이로 인해 우심방의 혈압상승수용체가 흥분하고 이 신호가 미주신경 중 승압신경을 통해 심장중추로 전달되어 심장박동수가 증가한다.

(3) 감각자극에 의한 심장반사

통증이나 냉각자극도 심장박동수를 변화시킨다. 눈을 압박하면 심장박동수는 감소하는데(눈심장반사, oculocardiac reflex), 이는 삼차신경을 통한 것이다.

(4) 목동맥토리반사(경동맥소체반사, carotid body reflex)

혈중 이산화탄소(CO_2) 농도를 감지하여 심장중추로 보내 심장박동수를 증가 또는 감소시킨다.

(5) 호흡에 의한 반사

들숨 시 심장박동이 빨라지고(심장박동 증가), 날숨 시 심장박동이 느려진다. 심호흡 때는 현저하게 나타나는데, 이를 호흡부정맥이라고 한다.

2 혈액순환

혈액이 다양한 기능을 수행하려면 일정한 통로를 통해 인체의 모든 기관과 조직 안을 순환해야 한다. 따라서 혈액순환계통의 주체는 **혈액**(blood)이고, 혈액이 온몸을 흐르게 하는 통로가 **혈관**(blood vessel)이며, 혈관 속을 혈액이 흐를 수 있도록 압력을 가해주는 곳이 **심장**(heart)이다. 혈액순환계통이 시작되는 심장에서 박출된 혈액은 혈관 안을 압력이 높은 곳에서 낮은 곳을 향해 흐르는데 이를 **혈류**(blood flow)라고 하며, 혈관 내에 생긴 압력을 **혈압**(blood pressure)이라고 한다. 혈압은 대동맥에서 가장 높고 그 다음이 동맥, 세동맥, 모세혈관으로 말초로 갈수록 낮아진다.

1. 혈관의 구조와 기능

혈관은 심장에서 박출되는 혈액을 말초로 내보내는 **동맥**(artery), 말초에서 심장으로 혈액을 되돌리는 **정맥**(vein), 동맥과 정맥 사이에 있어 동맥혈 속의 산소와 영양소를 각 조직에 공급하는 **모세혈관**(capillary)의 3종류로 나눌 수 있다(표 9-2).

표 9-2 혈관의 구조와 특징

혈관	대동맥	세동맥	모세혈관	세정맥	대정맥
	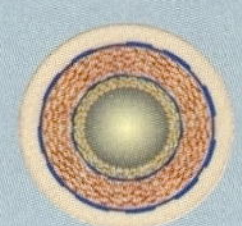	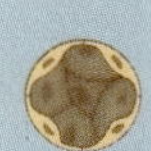		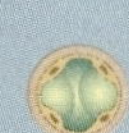	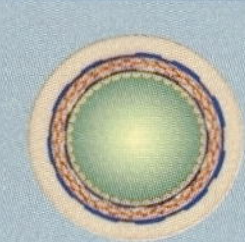
속지름	25mm	30μm	8μm	20μm	30mm
벽두께	2mm	20μm	1μm	1μm	1.5mm
내피	++	++	+	+	+
탄력조직	+++	+			++
민무늬근육	++	+++			++
섬유조직	+++	+		+	++
기능	탄력혈관 (박동적인 혈류를 연속적인 혈류로 변경)	저항혈관 (혈관저항을 바꾸어 혈류량 조절)	교환혈관 (물질교환, 기체교환)		용량혈관 (순환혈액의 저장작용)

혈관의 면적비율은 동맥 : 모세혈관 : 정맥에서 약 1 : 700 : 2이고, 온몸의 혈액량 분포는 동맥 20%, 모세혈관 5%, 정맥 75%이다.

1) 동맥계통(대동맥, 동맥, 세동맥)

동맥의 벽은 내피세포와 소량의 결합조직으로 된 **속막**(내막, intima), 민무늬근육과 탄력섬유를 함유하는 **중(간)막**(tunica media), 성긴결합조직인 **바깥막**(외막, adventitia)의 3층으로 구성된다(그림 9-12). 정맥보다 벽이 두껍고 튼튼하여 신축성과 탄력이 풍부하다. 동맥계통은 어디에서든 탄력섬유(elastic fiber)가 잘 발달해 있으나 대동맥에서 가장 잘 발달해 있고 신축성이 뛰어나 심장근육의 수축에 의한 높은 압력에 대응한다.

동맥 가운데 대동맥(aorta)은 **탄력동맥**(elastic artery)이라고 불리는데 중(간)막에 풍부한 탄력섬유를 가진다. 따라서 대동맥은 강한 탄력성을 나타내며 심장에서 박출되는 혈액이 지속적인 혈류가 되어 말초로 보내진다. 심장에서는 거의 0인 확장기혈압이 동맥에서는 일정한 수준으로 유지되는 것도 바로 이 탄력성 때문이다. 대동맥에 이어지는 굵은 동맥은 민무늬근육이 발달해 있어 **근육동맥**(muscular artery)이라고 불린다. 이러한 유형의 동맥은 민무늬근육이 말초혈류의 조절에 관여하기 때문에 분배동맥이라고도 한다. **세동맥**(arteriole)은 교감신경의 지배를 받으며 혈압에 가장 많은 영향을 미치는 부위로, 저항혈관이라고도 불린다.

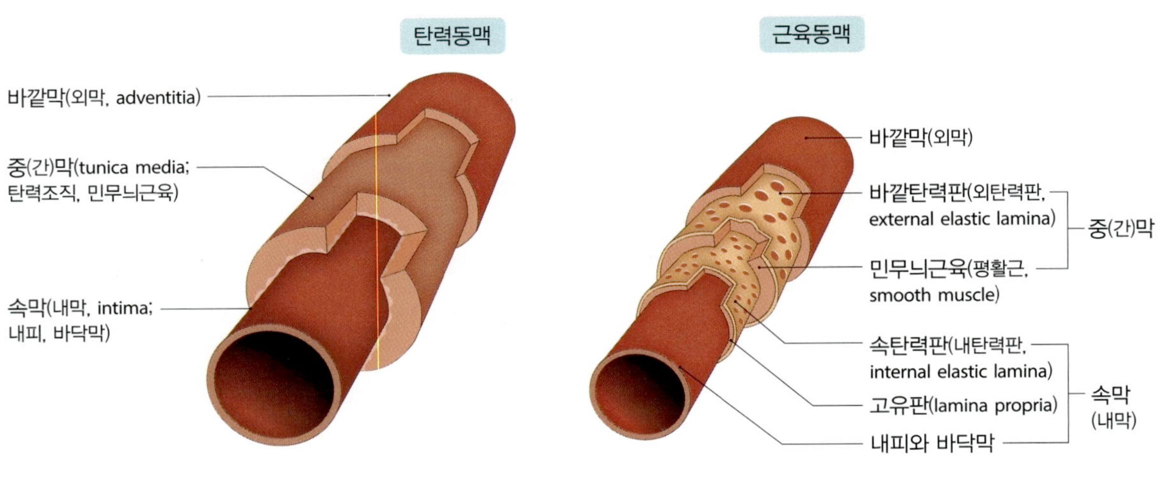

그림 9-12 동맥의 구조

2) 정맥계통(대정맥, 정맥, 세정맥)

정맥의 벽은 동맥과 마찬가지로 3층으로 구성되지만, 높은 압력을 받는 일이 없어서 중(간)막이 얇고 근육이나 탄력섬유가 적다. 정맥의 압력은 낮기 때문에 혈액의 역류를 막기 위한 **판막**(valve)을 가진다(그림 9-13). 판막은 다리의 정맥에 많고 근육수축을 이용하는 근육펌프의 판막으로서 작용하여 정맥혈이 심장에 되돌아오는 것을 돕는다(그림 9-14).

정맥은 온몸의 혈액을 저장하므로(75%) 용량혈관(capacitance vessel)이라고도 불린다. 문맥(portal vein)은 소화관(위, 장) 및 비장에서의 혈액을 모아 간으로 운반하는 정맥이다.

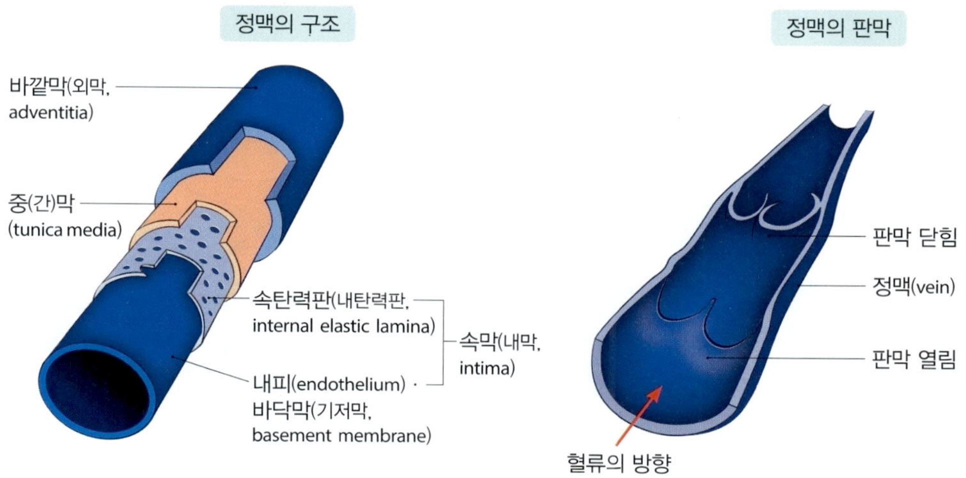

그림 9-13 **정맥의 구조**

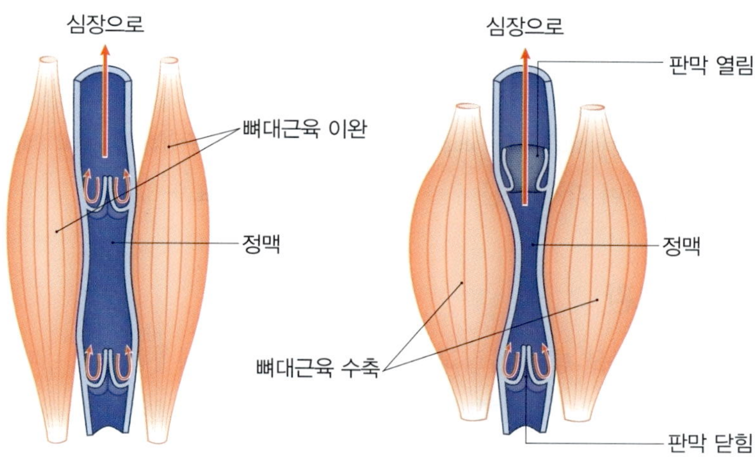

그림 9-14 **근육수축에 의한 정맥순환**

3) 모세혈관(capillary)

분지한 세동맥과 세정맥이 연결되어 지름 7~8μm의 가는 **모세혈관**을 형성한다. 세포 곳곳에 산소와 영양소를 공급하고 대사산물을 회수할 수 있도록 조직 깊은 곳까지 그물 모양으로 분포해 있다. 다른 혈관벽과 달리 단층의 **내피세포**(endothelial cell), **혈관주위세포**(pericyte), **모세혈관전조임근**(precapillary sphincter)으로 구성된다(그림 9-15). 따라서 물질 투과성이 높아 물질교환에 매우 유리하다.

모세혈관의 혈류속도는 일반적으로 매우 느리며 약 0.2~0.5mm/초이다. 길이는 부위에 따라 다르지만 약 0.3~0.8mm이며, 혈액이 통과하는 시간은 약 0.6~4.0초이다. 혈류가 느리면 혈액과 조직 사이의 기체교환이나 물질교환이 잘 이루어진다. 혈관의 표면적은 모세혈관이 가장 크다.

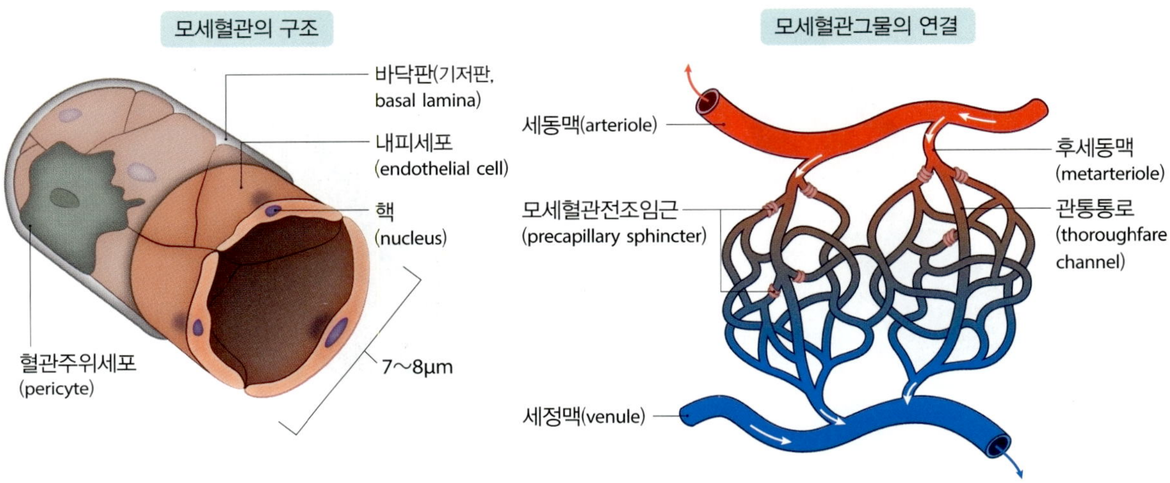

그림 9-15 **모세혈관의 구조**

(1) 모세혈관의 유형

모세혈관은 연속모세혈관(continuous capillary), 창(문)모세혈관(fenestrated capillary), 굴모세혈관(sinusoidal capillary)으로 나뉘며 각각 다른 구조와 기능을 가진다(표 9-3).

(2) 모세혈관의 물질교환

모세혈관에서는 **확산**과 **삼투**를 통해 물질교환이 이루어진다. 모세혈관벽의 내피세포에는 작은 구멍(틈새)이 있는데 이곳을 통해 산소, 이산화탄소 등의 가스는 각각의 분압차에 의한 확산으로 이동하고 물, 이온, 포도당, 아미노산과 같은 수용성 물질은 대부분 삼투로 이동한다(그림 9-16).

모세혈관막은 수분과 일부 전해질에 대한 투과성이 있으나 혈장단백질에 대해서는 입자가 커서 투과성이 없다.

표 9-3 모세혈관의 유형

유형	연속모세혈관 (continuous capillary)	창(문)모세혈관 (fenestrated capillary)	굴모세혈관 (sinusoidal capillary)
구조	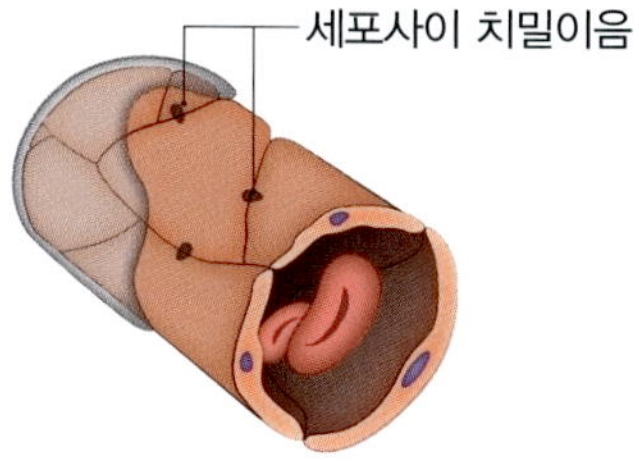	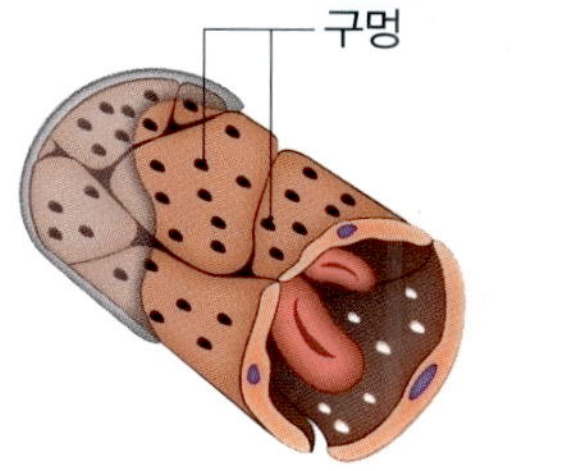	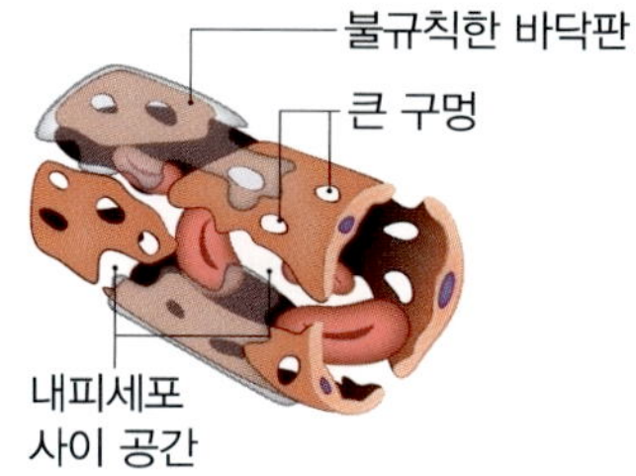
위치	근육, 피부 및 대부분의 신경조직과 결합조직	내분비기관과 소장, 신장	간, 비장(지라), 림프기관, 골수
기능	최소한의 물질교환을 허용	많은 양의 체액과 입자가 큰 물질이 모세혈관벽을 통과하도록 허용	세포와 같은 큰 물질이 모세혈관벽을 통과하도록 허용

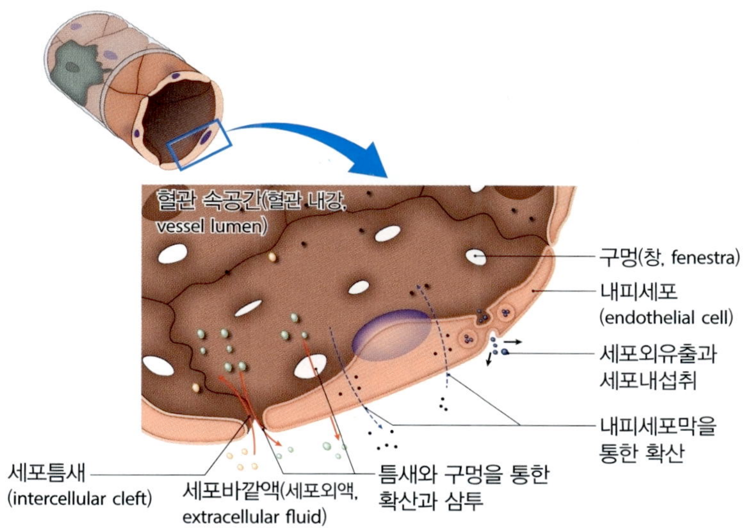

그림 9-16 **모세혈관의 물질교환**

2. 혈액순환의 종류

혈액순환은 크게 좌심실에서 시작되어 온몸의 조직을 돌아 우심실로 되돌아오는 **온몸순환**(전신순환, systemic circulation; **대순환**)과 우심실에서 시작하여 폐를 거쳐 좌심방에 이르는 **폐순환**(pulmonary circulation; **소순환**)으로 나뉜다(그림 9-17). 그 밖에도 인체에는 문맥순환, 관상동맥순환, 뇌순환, 태아순환 등의 특수한 혈액순환계통이 있다.

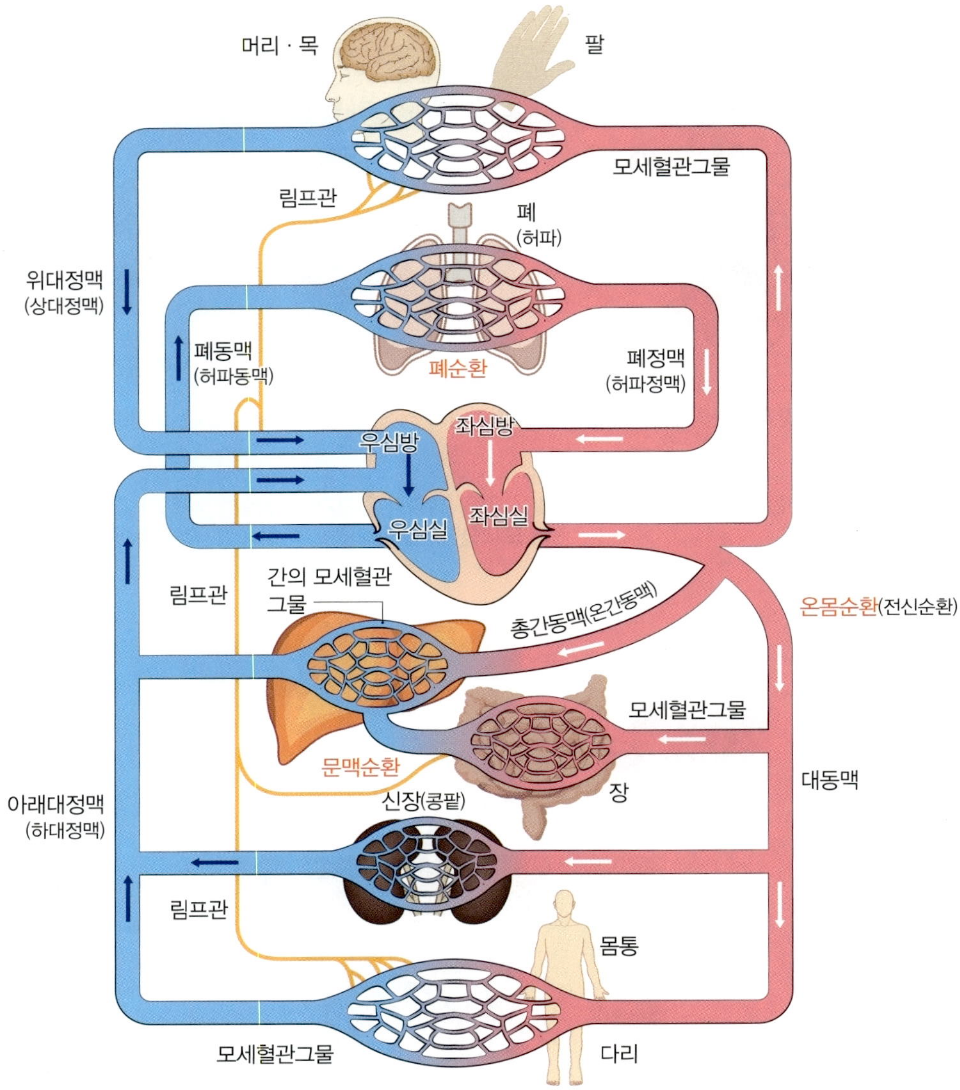

그림 9-17 **혈액순환**

1) 온몸순환(전신순환, systemic circulation)

온몸순환은 폐를 제외한 인체의 모든 동 · 정맥을 포함하는 순환으로, 좌심실에서 시작되어 대동맥, 동맥, 세동맥을 지나 온몸 조직의 모세혈관에 이르러 산소와 영양분을 조직세포에 공급하고, 조직세포에서 생긴 노폐물을 받아 다시 세정맥, 정맥, 대정맥을 지나 우심방에 이르는 경로를 말한다.

온몸순환의 주요 목적은 온몸의 조직에 산소, 영양소 등을 공급하는 것이다.

2) 폐순환(pulmonary circulation)

폐순환은 우심실에서 나온 혈액이 폐동맥을 통해 좌우의 폐로 가서 폐포(허파꽈리) 내에서 산소와 이산화탄소를 교환한 후 폐정맥을 통해 좌심방에 이르는 경로를 말한다. 폐순환의 목적은 온몸순환에 의해 전신을 순환하고 심장으로 되돌아온 정맥혈을 폐로 보내 이산화탄소를 배출하고 산소를 보충하여 다시 동맥혈로 만드는 것이다.

순환시간은 약 4초이며, 폐동맥에는 산소가 결핍된 혈액이 흐르고 폐정맥에는 산소가 풍부한 혈액이 흐른다.

3) 문맥순환(portal circulation)

특수한 순환으로서 소화계통의 **문맥순환**이 있다. 식도 아래끝, 위, 장, 췌장, 비장에서 나온 정맥은 아래대정맥으로 들어가지 않고 모여서 **문맥**(portal vein)을 형성하여 간으로 유입한다. 이곳에서 모세혈관으로 나뉘었다가 다시 모여서 간정맥이 되며 아래대정맥으로 들어간다. 소화관에서 나온 혈액은 간을 통과하기 때문에 간에서 먼저 처리된다.

4) 관상동맥순환(coronary circulation)

관상동맥순환은 심장 자체의 조직을 관류하는 순환을 말하는데, 좌우 1쌍의 **관상동맥**(심장동맥, coronary artery)이 대동맥판(막) 가까이에서 주행을 시작하여 심장근육 전체에 혈액을 공급한다.

심장동맥의 혈류가 감소해서 심장근육이 저산소증에 빠지면 협심증(angina pectoris)이 발생하며, 이것이 지속되면 심장근육에 비가역적인 변화가 일어나 심근경색증(myocardial infarction)이 발생한다.

5) 뇌순환(cerebral circulation)

뇌의 산소소비량은 많아서 온몸 산소소비량의 약 15%를 차지한다. 뇌는 산소 부족에 매우 민감해서 혈류가 정지되면 10초 이내에 의식을 잃게 된다. 대뇌피질은 뇌줄기에 있는 호흡이나 순환 등의 식물성 기능 중추보다 훨씬 산소 부족에 민감하여 일시적인 혈류정지에서 회복된 후에도 식물성 기능은 되돌아와도 정신기능에는 결함이 남는 경우가 있다.

뇌의 모세혈관은 산소, 이산화탄소, 물 등은 쉽게 통과하지만, 다른 물질은 통과하기 어려운 성질이 있는데, 이를 **혈액뇌장벽**(blood brain barrier, BBB)이라고 한다. 뇌신경세포는 각종 이온농도에 매우 민감하며 혈액뇌장벽이 뇌의 환경을 일정하게 유지해준다.

6) 태아순환(fetal circulation)

온몸순환과 폐순환은 출생 후 완전히 분리된다. 태아는 폐가 기능하지 않기 때문에 폐순환이 필요 없으며 그 대신 **태반**(placenta)을 통해 순환이 일어난다. 이처럼 태반을 통해 태아에게서 일어나는 순환을 **태아순환**이라고 한다(그림 9–18).

태아는 필요한 영양분과 산소를 모체를 통해 얻기 때문에 태아와 모체의 물질교환장소인 태반과의 연결로가 필요하다. 또 가능한 한 혈액순환로를 짧게 해야 하는 단축순환로가 중심이 되고 있어서 생후의 혈액순환계통과는 매우 다른 구조물이 필요하다. 대표적인 구조물에 배꼽정맥(umbilical vein), 배꼽동맥(umbilical artery), 정맥관(ductus venosus), 타원구멍(타원공, foramen ovale), 동맥관(ductus arteriosus) 등이 있다.

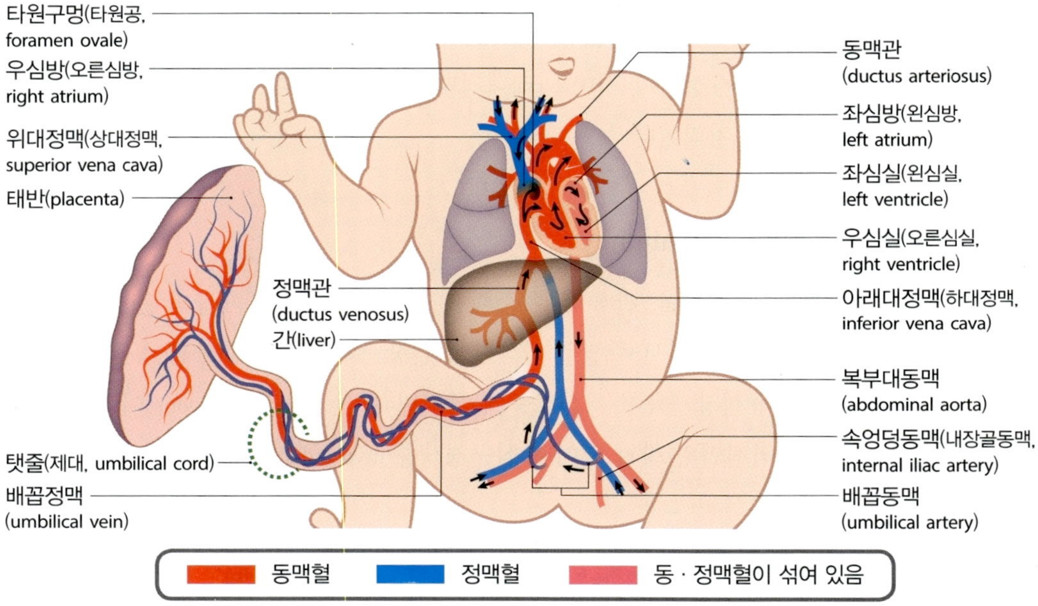

그림 9–20 태아순환

3. 혈액순환의 기능

인체의 혈액순환은 기본적으로 온몸으로 영양소와 산소를 공급하고 이산화탄소와 노폐물을 배출하는 운반작용을 하는데, 그 밖에도 호르몬과 체온을 조절하는 조절작용과 혈액응고, 면역에 관여하는 방어작용도 한다(표 9–4).

표 9-4 혈액순환의 기능

기능		설명
운반	호흡 관련 물질의 운반	들숨을 통해 흡수한 산소는 적혈구의 혈색소와 결합하여 세포로 운반되고, 세포호흡과정에서 생성된 이산화탄소는 혈액을 통해 폐로 운반되어 날숨으로 배출된다.
	영양물질의 운반	소화관에서 흡수한 영양소는 장벽을 통해 혈관 속으로 흡수되고 혈액은 이들을 온몸의 각 조직으로 운반한다.
	배설물질의 운반	요소와 같은 대사 노폐물, 수분과 이온 등은 혈액을 통해 신장으로 운반되어 소변으로 배설된다.
조절	호르몬 조절	혈액은 호르몬을 표적조직으로 운반하며, 운반된 호르몬은 다양한 조절기능을 수행한다.
	체온 조절	혈액은 온도정보를 체온중추로 전달하여 체온조절반응을 하며, 체열운반에 의해 온몸의 체온을 평균화시킨다.
방어	혈액응고	혈액응고기전은 혈관손상에 의한 혈액손실을 막아준다.
	면역	혈액 속 백혈구는 다양한 병원체에 대항해서 신체를 보호하는 역할을 한다.

4. 혈액순환의 조절

혈액순환은 심장, 혈관, 혈액량의 3가지 요소를 조절함으로써 유지되는데, 여기에는 신경조절과 체액조절이 중요하다.

1) 신경조절(neuroregulation)

자율신경, 특히 교감신경에 의한 조절을 말한다. 다리뇌 및 숨뇌 그물체에 있는 혈관운동중추(vasomotor center)의 지배로 혈관지름이 바뀌면서 초단위의 속도로 혈류량이 조절된다(그림 9-19).

부교감신경의 경우 주로 심장박동수 조절에 관여한다.

2) 체액조절(humoral regulation)

체액 중 호르몬, 이온 등의 물질에 의한 혈액량 증감을 통해 조절하는 것을 말한다. 신경조절에 비해 장기 간 조절이 가능하고 작용시간이 지속적이다(그림 9-20).

(1) 레닌-안지오텐신-알도스테론 기전에 의한 조절

주로 신장에 작용한다. 출혈 등으로 동맥압이 저하되면 신장에서 레닌(renin)이 분비되어 혈중에 **안지오텐신**(angiotensin) **II**가 생성된다. 강력한 혈관수축물질인 안지오텐신 II는 신장 세동맥을 수축시키므로 수분과 염분이 고이고 체액량이 증가하여 동맥압이 상승한다.

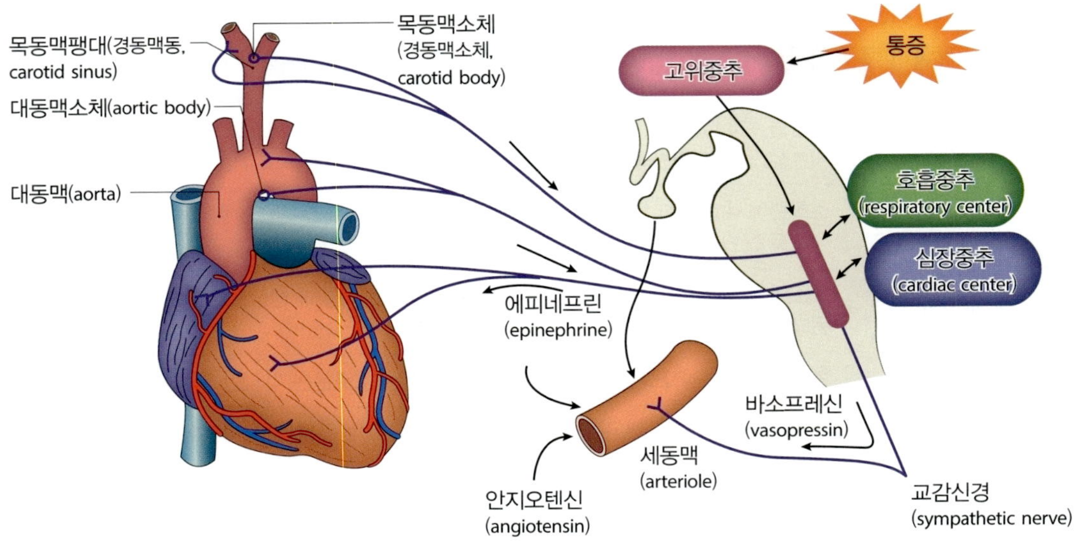

그림 9-19 **혈액순환의 신경조절**

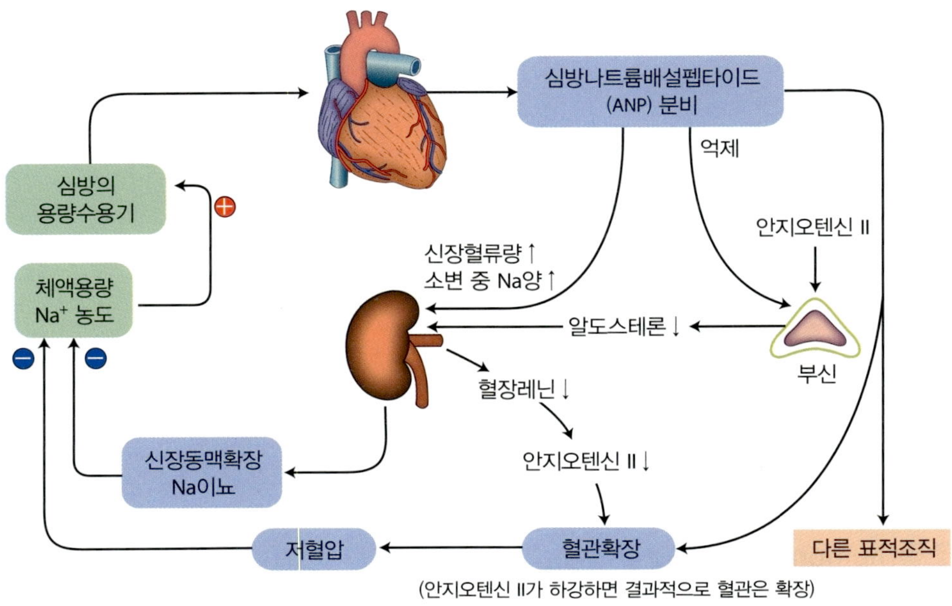

그림 9-22 **혈액순환의 체액조절**

(2) 호르몬에 의한 조절

사람은 긴장하면 부신수질에서 에피네프린(epinephrine)과 **노에피네프린**(norepinephrine)이 분비되는데, 특히 노르에피네프린은 혈관수축작용이 강해서 혈압을 상승시킨다.

또한 혈액량의 부족으로 혈압이 하강하면 뇌하수체후엽에서 **항이뇨호르몬**(antidiuretic hormone, ADH; 바소프레신)을 분비한다. ADH는 신장 집합관에서 수분 재흡수를 촉진하여 혈액량 및 혈압을 정상으로 회복시키는 작용을 한다.

5. 혈압

혈압(blood pressure, BP)이란 심장에서 박출된 혈액이 **혈관벽**에 가하는 **압력**을 말한다. 압력 단위는 mmHg로 나타내는데, 압력이 낮은 정맥에서는 cmH_2O가 이용된다(1mmHg=1.36cmH_2O). 혈압에는 동맥압(arterial pressure), 정맥압(venous pressure), 모세혈관압(capillary pressure) 등이 있으나 일반적으로 혈압이라고 하면 동맥압을 의미한다.

혈압은 **심(장)박출량**(cardiac output, CO)과 **말초혈관저항**(peripheral vascular resistance, PVR)에 따라 결정된다. 심(장)박출량과 말초혈관저항을 곱한 값으로 표현하며 즉, 혈압은 심(장)박출량과 말초혈관저항에 비례한다. 예를 들어 말초혈관저항이 일정할 때 심(장)박출량이 증가하면 혈압이 증가하고, 심(장)박출량이 정상일 때 말초혈관저항이 증가하면 혈압이 증가한다.

$$\text{혈압} = \text{심(장)박출량(CO)} \times \text{말초혈관저항(PVR)}$$

혈압은 좌심실이 수축 및 이완할 때마다 변동하는데, 좌심실이 수축할 때 가장 혈압이 높아서 **수축기혈압**(systolic blood pressure; 최고혈압), 좌심실이 확장(이완)할 때 가장 낮아서 **확장기혈압**(이완기혈압, diastolic blood pressure; 최저혈압)이라고 한다. 또한 수축기혈압과 확장기혈압의 차이를 **맥박압**(맥압, pulse pressure)이라고 한다. 혈압이 변동하는 경우에는 그 평균치가 혈액을 흘려보내는 실제 혈압이 되며, 이를 **평균혈압**(mean blood pressure)이라고 한다. 성인의 혈압은 수축기혈압 약 120mmHg, 확장기혈압 약 70mmHg, 맥박압 50mmHg 정도가 정상이다.

혈압의 세기는 대동맥, 동맥, 세동맥, 모세혈관, 세정맥, 정맥, 대정맥 순으로 낮아진다(그림 9-21, 표 9-5).

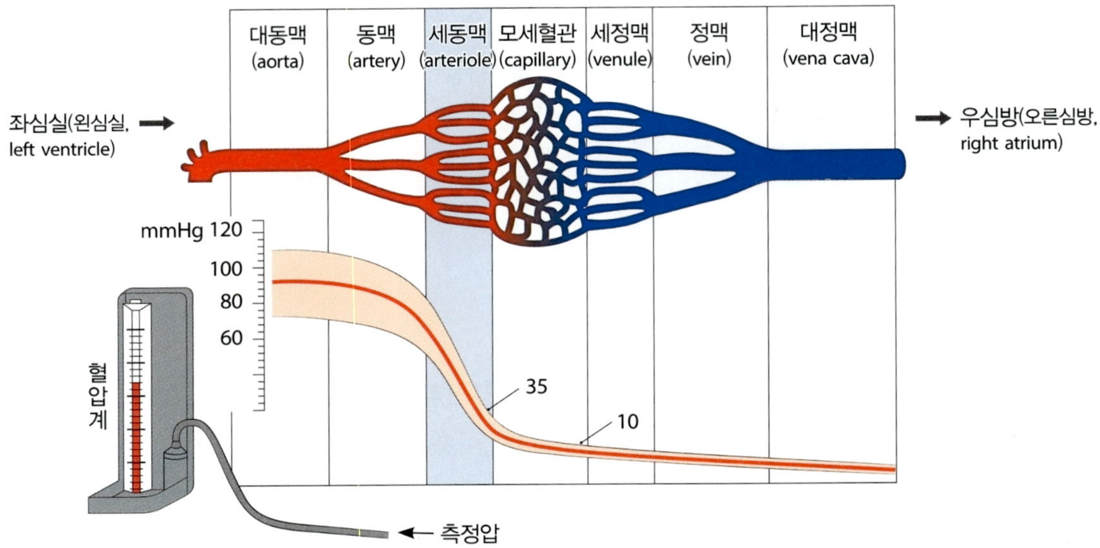

그림 9–21 혈관 부위에 따른 혈압

표 9–5 심장혈관계통의 압력

위치		평균혈압(mmHg)
온몸순환	대동맥	100
	동맥	100 (수축기혈압 120, 확장기혈압 70)
	세동맥	30~50
	모세혈관	10~20
	대정맥	4~5
	우심방	0~2
폐순환	폐동맥	15 (수축기혈압 25, 확장기혈압 8)
	모세혈관	10
	폐정맥	8
	좌심방	2~5

1) 혈압측정법

혈압은 부위에 따라 달라진다. 혈압이 가장 높은 곳은 좌심실의 출구이며, 좌심실에서 멀어질수록 점점 낮아진다. 일반적으로 혈압은 **위팔동맥**(상완동맥, brachial artery) 부위에서 측정한다.

수은압력계와 연결된 혈압측정띠를 위팔에 감고 펌프로 혈압측정띠에 공기를 보낸다. 실제 혈압보다 높아지도록 공기를 흘려보낸 후 위팔동맥 위에 댄 청진기를 통해 혈액이 흐르는 소리를 주의 깊게 들으면서 압력을 서서히 낮춘다. 그러면 혈압측정띠의 압력이 혈압보다 낮아진 순간에 혈액은 흐르기 시작하여 박동음(코로트코프음, Korotkoff sound)이 들리는데, 이 순간의 압력이 수축기혈압이다. 계속해서 공기를 빼면 박동음이 갑자기 들리지 않게 되는데, 이 순간의 압력이 확장기혈압이다. 혈압측정띠는 심장 높이로 할 필요가 있다(그림 9-22).

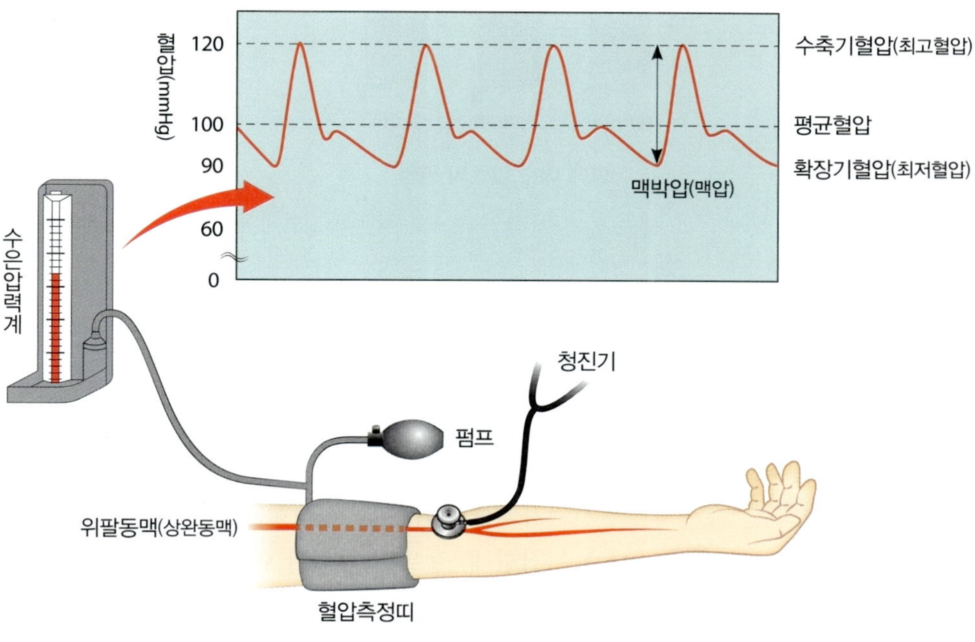

그림 9-22 **혈압측정법**

2) 혈압에 영향을 미치는 요인

혈압은 다양한 요인에 따라 결정되는데, 가장 중요한 것은 ①심장에서의 박출량과 ②세동맥의 혈관저항이다. 혈관이 수축(혈관운동)하면 저항은 높아진다. 그 밖에도 ③동맥경화에 따른 동맥벽의 탄성 저하, ④동맥 내 혈액량, ⑤혈액의 점성 등이 관여한다.

MEMO

혈압과 혈류량

단위시간당 한 부분을 흐르는 혈액의 양을 혈류량(blood flow)이라고 하는데 혈류량은 압력기울기(압력차, pressure gradient)의 크기에 비례한다. 여기서 압력기울기는 혈액이 혈압이 높은 곳에서 낮은 곳으로 흐를 때의 혈압차를 말한다.

정수압(액체에 미치는 중력의 크기)이 2배가 되면 유량도 2배가 된다.

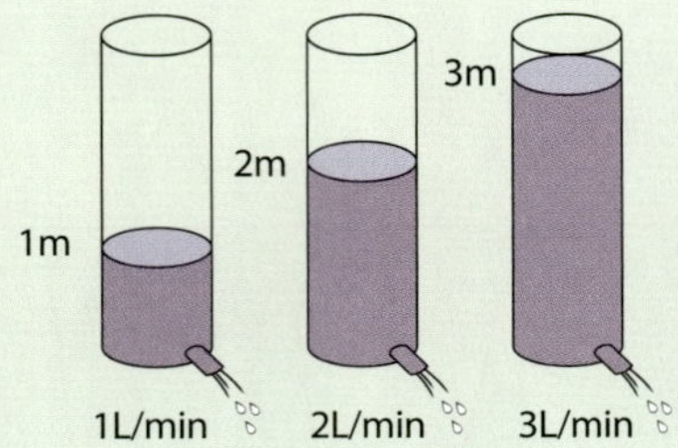

유량에 대한 압력의 영향

혈관저항과 혈류량

혈관저항(vascular resistance)은 혈관에 혈액이 흐를 때 흐름의 반대방향으로 작용하는 힘으로, 혈관에 의해 나타나는 일종의 마찰력을 말한다. 저항의 크기는 혈관의 길이, 지름, 혈액 점성도와 관계가 있는데, 혈관의 길이가 길수록 저항이 커진다(길이와 저항은 비례). 혈류량은 반대로 혈관의 길이에 반비례한다. 따라서 혈관의 길이가 2배가 되면 저항도 2배가 되어 혈액의 흐름은 1/2이 되고, 길이가 4배가 되면 혈액의 흐름은 1/4이 된다.

혈관의 지름과 혈류량의 관계는 다소 복잡한데, 혈류량은 혈관 반지름의 4제곱에 비례하고, 저항은 혈관 반지름의 4제곱에 반비례한다.

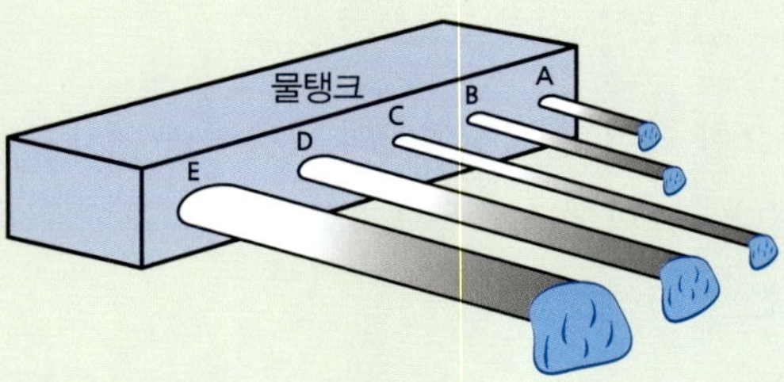

관(Tube)			유량(mL/min)
길이	A	1	4
	B	2배	2
	C	4배	1
반지름	C	1	1
	D	2	16
	E	4	256

유량에 대한 관의 길이와 지름의 영향

3) 정상 혈압과 비정상 혈압

혈압의 정상치는 연령과 성별에 따른 차이를 고려해야 하는데, 일반 성인의 수축기혈압(최고혈압)은 120+(Y−20)÷2, 확장기혈압(최저혈압)은 70~85mmHg가 표준치이다(Y는 연령). 또 혈압은 다양한 생리적 요인으로 변하는데, 예를 들어 혈액량과 혈액의 점도, 측정 시의 자세, 시각, 기온, 운동, 식사, 정신적인 동요, 발열, 혈관저항, 혈관의 지름 등에 따라 달라진다. 혈압은 일중변동(하루변이, diurnal variation)을 나타낸다.

(1) 고혈압(hypertension)

수축기혈압이 140mmHg 이상 또는 확장기혈압이 90mmHg 이상인 경우를 말한다(표 9-6).

고혈압의 원인은 다양한데 특정 원인이 밝혀지지 않은 본태고혈압(essential hypertension)이 가장 많고, 그 다음으로 신장질환에 따른 신(장)성고혈압(renal hypertension)이 많다.

표 9-6 고혈압의 분류

Ⅰ. 본태고혈압 고혈압의 90%를 차지, 원인 불명
Ⅱ. 이차고혈압 1. 신(장)성고혈압(급성 · 만성 신장염 등) 2. 내분비성 고혈압(갈색세포종, 일차알도스테론증, 쿠싱증후군 등) 3. 심혈관성 고혈압(혈관폐색 등) 4. 신경성 고혈압(중추성 및 말초성)

(2) 저혈압(hypotension)

수축기혈압이 100mmHg 이하인 경우를 말한다. 특별한 증상이 없으면 걱정할 필요가 없지만 손발 차가움, 피로감 증가, 현기증, 어깨결림 등의 증상이 나타나기도 한다. 규칙적인 생활, 충분한 영양섭취, 운동 등이 권장된다.

병적인 요인에는 자율신경계통의 불안정, 내분비계통 질환, 소화 · 호흡계통의 기능저하 등이 있으며, 출혈, 외상쇼크, 마취, 급성신부전, 혈압강하제 사용 시에는 급성저혈압이 나타난다.

4) 혈압의 조절

신체의 상황에 따라 신속하고 강력한 조절이 이루어진다. 심장의 기능을 촉진 및 억제시키거나 말초혈관을 확장 및 수축시켜 혈압이 조절된다. 심장의 조절은 교감신경이 작용을 촉진하고, 부교감신경은 작용을 억제한다. 혈관의 축소 조절은 교감신경에 의해 이루어지고, 대동맥활의 압력수용기반사는 미주신경에 의해 조절된다(그림 9-23).

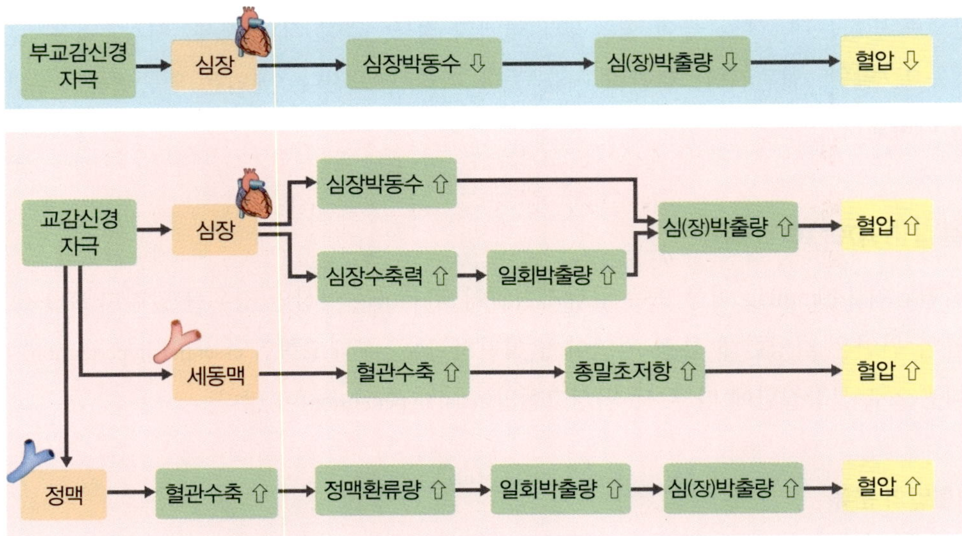

그림 9-23 **혈압의 조절**

6. 맥박

신체 표면과 가까운 동맥에서는 심장의 수축기와 일치하여 주기적인 **맥박**(pulse)이 만져지는 경우가 있다. 보통은 검지, 중지, 약지 3개의 손가락을 **노동맥**(요골동맥, radial artery)에 대어 측정하는데, 맥박수, 속도, 팽창, 주기성 등을 본다.

맥박수의 정상치는 성인에서 1분간 60~80회, 초 · 중학생에서 70~90회, 영아에서 120회, 신생아에서 130회 전후이다. 체위를 바꾸면 맥박도 바뀌며 누운 자세에서 65회인 사람이 선 자세에서 80회가 되는 경우가 있다. 그 밖에 운동, 식사, 목욕이나 통증 등은 맥박수를 상승시킨다.

성인에서 1분간 100회 이상인 경우를 **빈맥**(빠른맥, tachycardia), 60회 이하를 **서맥**(느린맥, bradysphygmia)이라고 한다. 발열 시 맥박이 빨라지는 것을 종종 경험하게 되는데, 40℃까지는 1℃ 상승할 때마다 약 20회의 비율로 증가한다.

갑상샘항진증(thyrotoxicosis)에서는 지속성의 빈맥이 관찰된다. 또 대량의 출혈로 쇼크상태가 될 때는 교감신경이 흥분해서 평소 2배 이상의 빈맥이 되기도 한다. 서맥은 운동선수에게서 생리적으로도 관찰된다. 1회 심(장)박출량이 많은 경우의 **운동성서맥**이다. 안정 시 매분 박출량을 일정하게 유지하기 위해서라고 판단된다. 임상에서는 두개내압이 항진되거나 디기탈리스를 사용할 때에 관찰된다. 또한 맥박이 불규칙해지는 것을 **부정맥**(arrhythmia)이라고 한다.

3 림프순환

림프계통(lymphatic system)은 모세혈관에서 조직으로 유출된 **림프액**(lymph)을 정맥과 비슷한 구조의 **림프관**(lymphatic vessel)을 통해 혈액으로 다시 되돌려 보내는 일련의 순환계통으로, 림프액, 림프관, 림프절, 가슴샘(흉선), 비장(지라) 등으로 구성된다.

모세혈관에서 조직으로 삼출한 액체는 많은 단백질 성분을 함유한다. 일부는 다시 모세혈관으로 되돌아가지만, 대부분은 림프관을 통해 정맥으로 보내진다. 림프관으로 수송되는 액체의 양은 혈액수송량에 비하면 거의 문제가 되지 않는 소량(0.03%)이다. 그러나 여기에는 상당한 예비력이 있어 조직의 상태에 따라 림프관에서의 환류가 정맥계통 환류의 안전밸브가 되어 혈액순환계통에서 손실되는 체액의 재순환 기능을 수행한다.

림프계통은 혈액에서 유출된 액체를 되돌리는 작용 이외에도 림프절을 비롯한 림프기관의 림프구 생산에 의한 인체방어작용, 장에서 흡수한 지방성분의 운반통로작용, 단백질 회수작용을 한다.

1. 림프계통의 구조와 기능

림프계통은 림프액(lymph), 림프관(lymphatic vessel), 림프절(lymphatic node), 가슴샘(흉선, thoracic duct), 비장(지라, spleen), 편도(tonsil) 등으로 구성된다(표 9-7, 그림 9-24).

표 9-7 림프계통의 구성

구성	구조	특징 및 역할
액체(fluid)	림프액(lymph)	림프관을 흐르는 액체로, 혈장과 비슷하다.
세포(cell)	림프구(lymphocyte)	특이방어 기능을 수행한다.
관(vessel)	림프관(lymphatic vessel)	말초에서 시작해서 정맥에 연결된다.
조직(tissue)	림프소절(lymphoid nodule), 점막관련림프조직(MALT), 편도(tonsil)	성긴결합조직과 림프구로 구성된다.
기관(organ)	림프절(lymph node), 가슴샘(흉선, thymus), 비장(지라, spleen)	섬유결합조직으로 둘러싸인 림프조직 덩어리이다.

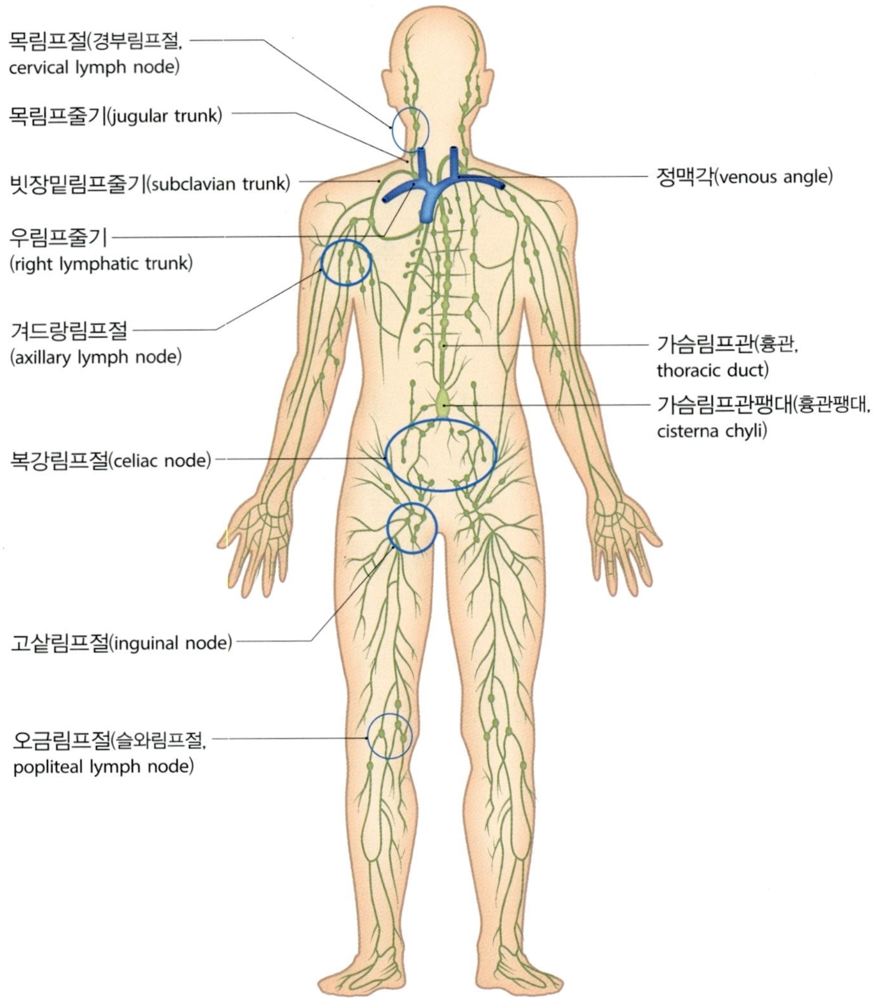

그림 9-24 온몸의 림프계통

1) 림프액(lymph)

림프액의 주요 세포성분은 **림프구**(lymphocyte)이며, 적색골수와 가슴샘(흉선, thymus)에서 생산된다. 림프액에는 면역에 관여하는 **T세포**(T cell)와 **B세포**(B cell), **자연살해세포**(NK세포, natural killer cell) 등이 있다. 림프구는 림프절을 경유하는 림프액 안에서 수가 증가한다. 즉, 림프구는 림프절에서 림프액으로 방출된다. 또 림프절은 침입한 이물질이나 세균을 포획하고 림프절 내의 세포가 이를 탐식하여 면역반응을 작동시킨다.

순환하는 림프구의 대부분은 T세포이며 가슴샘에서 분화된 세포이다. B세포는 형질세포(plasma cell)로 분화하여 항체를 생산한다. 자연살해세포는 바이러스에 감염된 세포, 암세포를 공격한다.

2) 림프관(lymphatic vessel)

림프관은 말초조직에서 정맥계통으로 림프액을 운반한다. 막힌 주머니 형태로 시작되는 **림프모세관**(lymphatic capillary)은 모세혈관처럼 1층의 내피세포로 구성되는데, 바닥막이 결여된 경우가 많아 조직액, 세균 등이 림프모세관으로 유입될 수 있다. 림프모세관은 더 큰 림프관을 통해 몸통 쪽으로 흘러들어가 **집합림프관**(collecting lymphatic vessel)으로 옮겨간다. 집합림프관의 벽에는 내피세포와 바닥막, 수축성 세포가 존재한다.

림프관에는 다수의 판막(valve)이 있어 압력이 낮은 림프관에서의 림프액 역류를 억제하며, 판막과 판막 사이가 한 단위가 되어 관벽의 박동, 정맥벽의 민무늬근육 수축과 주변 근육의 움직임이 액체 수송을 돕는다. 림프관은 일반적으로 판막이 존재하기 때문에 염주 같은 모양을 나타낸다. 또 굵은 림프관의 관벽은 정맥과 매우 비슷한 3층 구조를 나타내는데, 각 층은 정맥보다 얇다. 림프관은 정맥과 달리 도중에 많은 림프절이 존재한다(그림 9-25).

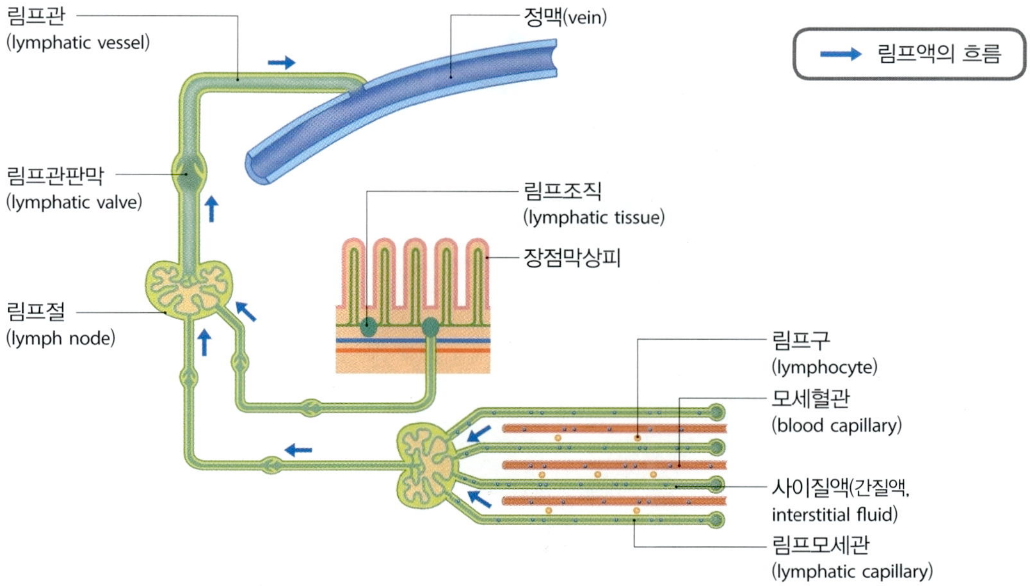

그림 9-25 **림프관과 림프절**

3) 림프절(lymph node)

림프절은 섬유피막으로 둘러싸인 지름 1~25mm 정도의 작은 콩알 모양 림프기관으로, 림프액의 필터로서 기능한다. 수많은 **들림프관**(afferent lymphatic vessel)이 림프절로 림프액을 운반한다. **날림프관**(efferent lymphatic vessel)은 일반적으로 하나이며, 림프절의 나선형 부분인 문(hilum)에서 시작된다. 림프절의 피막은 림프절을 감싸고 속으로 돌출된 결합조직인데, 이 돌출부를 **잔기둥**(trabecula)이라고 한다.

잔기둥은 림프절을 여러 구획으로 나눈다. 림프절에서 피막의 심부는 피질(겉질, cortex)과 수질(속질, medulla)로 나뉜다. 피질은 여러 개의 **림프소절**(lymphatic nodule) 중 일부로 이루어지고, 림프소절은 **림프굴**(림프동, lymph sinus)에 의해 구분된다. 내피세포로 덮인 림프굴은 피막과 잔기둥 사이에 형성된 좁은 통로이며, 이곳을 림프구 등의 면역세포가 흐른다(그림 9-26).

림프액은 정맥으로 유입될 때까지 여러 개의 림프절을 경유하게 된다. 어떤 기관이나 주변 영역에서 오는 림프액이 먼저 유입되는 림프절을 국소림프절(regional lymph node)이라고 한다. 림프절은 신체의 특정 부위에 집합하는 경향이 있는데, 큰 혈관 주위, 겨드랑이, 고샅부위, 뒤복막, 목부위, 세로칸 등이다.

림프절은 ①림프액으로 들어온 세균이나 이물질을 여과, 탐식, 제거하는 등의 필터 역할과 ②면역에 관여하는 γ-글로불린을 만들어 온몸으로 보내는 역할을 한다. 다치거나 질병에 걸리면 림프절이 빨갛게 부어오르는데, 이는 그 림프절에서 세균이나 이물질과 싸움이 벌어진 증거이며, 그 잔해가 고인 결과이다.

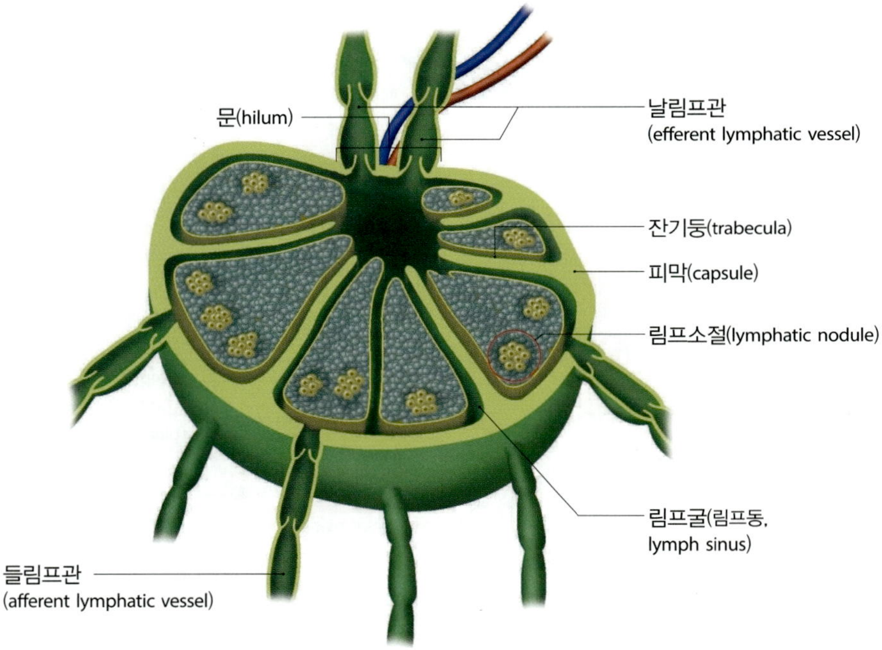

그림 9-26 **림프절의 단면**

4) 가슴샘(흉선, thymus)

가슴샘은 복장뼈 뒤쪽과 심장막 사이의 공간인 앞세로칸(전종격, anterior mediastinum)에 위치한 기관이다. 가슴샘의 겉은 결합조직으로 된 피막(capsule)으로 둘러싸이고, 속은 피막에서 연속된 중격(사이벽, septum)에 의해 작은 **소엽**(lobule)으로 나뉜다. 각각의 소엽은 다시 피질(겉질, cortex)과 수질(속질, medulla)

로 나뉜다. 피질에는 림프구가 밀집되어 있고, 수질에는 림프구가 적다. 가슴샘 수질에는 상피그물세포가 퇴화 변성된 가슴샘소체(thymic corpuscle)가 있는데, 상피그물세포가 동심원상으로 배열된 모양이다. 가슴샘은 출생 후부터 사춘기까지 점차로 커지다가 그 이후에는 나이가 들면서 서서히 퇴화하여 대부분 지방조직으로 바뀐다.

가슴샘은 T세포의 생성과 성숙이 일어나는 장소이며, 피질에서 림프줄기세포의 분열과 T세포의 성숙을 촉진시키는 호르몬인 **타이모신**(thymosin)을 분비한다.

5) 비장(지라, spleen)

비장은 복강의 왼쪽 위에 있는 실질기관으로, 본래 위에 소속된 혈액림프절(hemolymph node)이다. 바깥둘레는 두꺼운 결합조직의 피막으로 둘러싸이며, 실질 안으로 들어가 **비장잔기둥**(trabecula of spleen)이 된다. 비장잔기둥 사이에는 그물조직으로 혈액을 채우는 **비장수질**(지라속질, splenic pulp)이 있다. 비장수질에는 적혈구가 가득 차서 붉게 보이는 적색속질(red pulp)과 비장림프소절로 이루어진 백색속질(white pulp)이 있다. 적수에는 모세혈관이 확장된 비장동(지라굴, splenic sinus)이 그물 모양으로 연결되어 비장잔기둥 내의 정맥과 연결된다(그림 9-27).

적색속질 안에서 노화한 적혈구가 파괴되고, 비장을 통과하는 사이에 혈액 중의 이물질은 포식되며, 비장림프소절에서 림프구를 생산하여 보충한다. 이처럼 비장은 림프절이나 림프관과 마찬가지로 림프계통 기관으로서 면역기능을 담당한다.

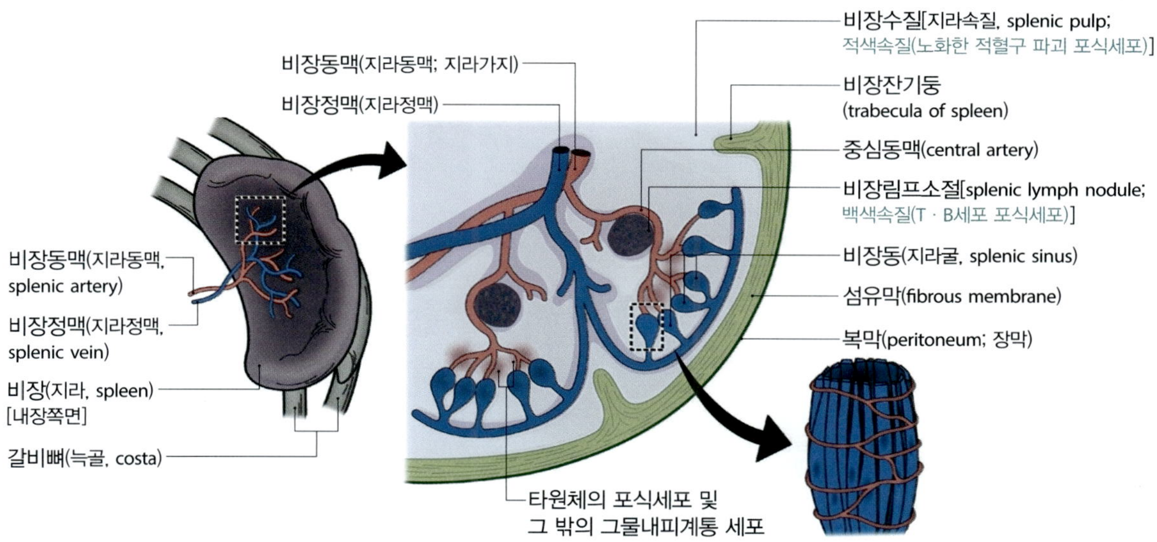

그림 9-27 **비장의 구조**

6) 편도(tonsil)와 무리림프소절(파이어반, Peyer patch)

림프소절은 섬유피막으로 싸여있지 않은 림프조직 덩어리로, 림프구 수에 따라 크기가 커지기도 작아지기도 한다. 편도는 입안과 인두의 경계에 있는 림프소절이며, 위치에 따라 목구멍편도(palatine tonsil), 인두편도(pharyngeal tonsil), 혀편도(lingual tonsil)로 나뉜다. 편도는 코나 입을 통해 들어오는 독소, 병원체로부터 보호하는 역할을 한다.

무리림프소절은 소장의 상피 아래에 무리지어 있는 림프소절이며, 세균이 장벽을 통하여 복강으로 이동하는 것을 막는 역할을 한다.

2. 림프순환의 경로

림프순환은 **림프모세관**(lymphatic capillary)에서 시작해서 **집합림프관**(collecting lymphatic vessel)을 거쳐 좌우 2개의 굵은 줄기인 **가슴림프관**(흉관, thoracic duct)과 **우림프줄기**(right lymphatic trunk)가 된 후 최종적으로는 **정맥**으로 합류한다.

다리, 배, 왼쪽 상반신의 림프순환은 모두 몸의 왼쪽에 있는 가슴림프관으로 합류하고, 왼쪽 빗장밑정맥과 속목정맥의 합류점인 왼쪽 **정맥각**(venous angle)에서 정맥으로 이어진다. 반면, 오른쪽 상반신의 림프순환은 우림프줄기로 들어가고, 우빗장밑정맥과 속목정맥의 합류점인 오른쪽 정맥각에서 정맥으로 이어진다(그림 9–28).

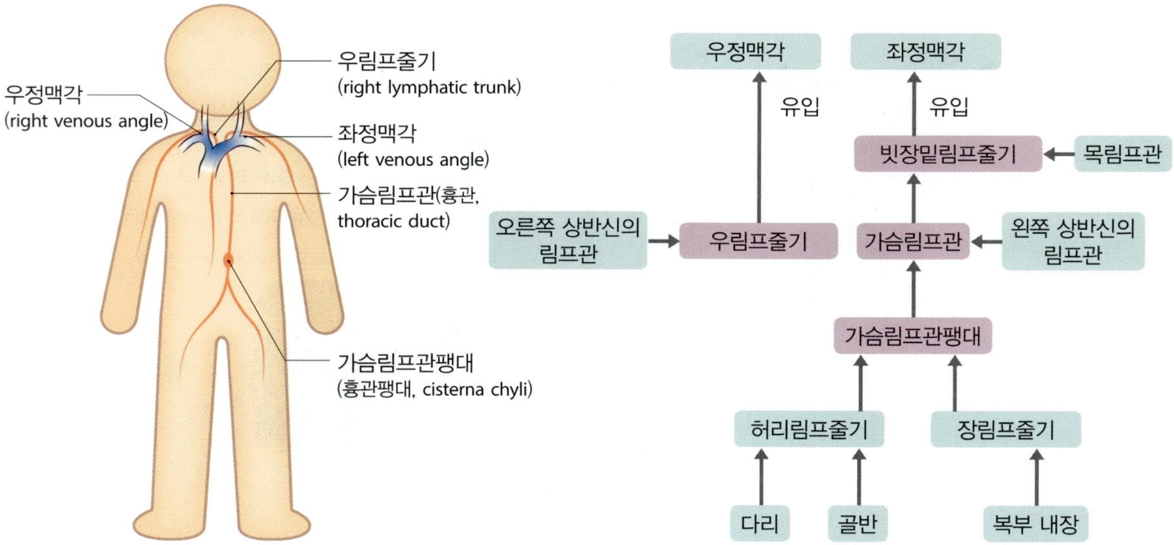

그림 9–28 **림프순환의 경로**

확인문제

01. 심장박동을 일으키는 박동조율기의 역할을 하는 곳은?

① 방실다발 ② 방실결절 ③ 오른갈래
④ 굴심방결절 ⑤ 푸르키네섬유

02. 온몸순환의 과정을 올바르게 나타낸 것?

① 좌심실 → 대동맥 → 온몸의 모세혈관 → 대정맥 → 우심방
② 우심실 → 대동맥 → 온몸의 모세혈관 → 대정맥 → 좌심실
③ 좌심실 → 대정맥 → 온몸의 모세혈관 → 대동맥 → 우심방
④ 우심실 → 폐동맥 → 폐의 모세혈관 → 폐정맥 → 좌심방
⑤ 좌심방 → 폐동맥 → 폐의 모세혈관 → 폐정맥 → 우심실

03. 심장의 구조에 관한 설명 중 올바른 것은?

> 가. 우심방과 우심실 사이에 삼첨판(막)이 있다.
> 나. 우심실과 폐동맥 사이에 반달판막이 있다
> 다. 좌심방과 좌심실 사이에 이첨판(막)이 있다.
> 라. 좌심실과 대동맥 사이에 대동맥판(막)이 있다.

① 가, 다 ② 나, 라
③ 가, 나, 다 ④ 나, 다, 라
⑤ 가, 나, 다, 라

04. 다음 중 폐순환에 속하지 않는 혈관은?

① 우심실 ② 우심방
③ 폐동맥 ④ 폐정맥
⑤ 폐모세혈관

05. 심전도에서 PR간격이 뜻하는 것은?

① 심실 수축
② 심방 재분극
③ 심실 재분극
④ 심실 탈분극
⑤ 심방 탈분극 및 방실결절로의 흥분전도시간

06. 심음에 대한 설명으로 옳은 것은?

> 가. 제3심음은 소아나 젊은이에게서 들리기도 한다.
> 나. 제1심음은 소리가 비교적 길고 낮으며 둔탁하다.
> 다. 제2심음은 약간 높은 주파수의 짧고 지속성이 있다.
> 라. 정상 성인은 제1, 제2, 제3심음이 모두 들리는 것이 정상이다.

① 가, 나 ② 다, 라
③ 가, 나, 다 ④ 나, 다, 라
⑤ 가, 나, 다, 라

07. 혈액순환계통에 대한 설명으로 틀린 것은?

① 모세혈관에서는 기체교환이 일어난다.
② 폐정맥에는 산소가 많이 함유되어 있다.
③ 폐동맥에는 이산화탄소가 함유되어 있다.
④ 심장에 영양을 공급하는 주요 혈관은 대동맥이다.
⑤ 대정맥을 통해 들어오는 혈액은 이산화탄소가 많다.

08. 심장에 직접적인 영향을 미치는 요인이 아닌 것은?

① 말초저항 ② 칼슘이온
③ 성장호르몬 ④ 에피네프린
⑤ 혈액의 점성도

09. 림프기관이 아닌 것은?

① 간 ② 편도 ③ 비장
④ 가슴샘 ⑤ 적색골수

10. 림프계통의 기능에 관한 설명으로 틀린 것은?

① 단백질의 회수작용을 한다.
② 온몸의 구석구석에 산소가 많은 혈액을 운반한다.
③ 림프구를 생산하여 인체를 방어하는 작용을 한다.
④ 혈액에서 손실되는 체액을 재순환시키는 작용을 한다.
⑤ 장에서 흡수한 지방성분을 운반하는 통로작용을 한다.

정답 01. ④ 02. ① 03. ⑤ 04. ② 05. ⑤ 06. ③ 07. ④ 08. ③ 09. ① 10. ②

Chapter 10 혈액과 면역

학습목표

1. 혈액의 성분과 기능을 설명할 수 있다.
2. 적혈구, 백혈구, 혈소판, 혈장의 기능을 설명할 수 있다.
3. 지혈과 혈액응고기전을 설명할 수 있다.
4. 혈액형과 수혈에 대하여 설명할 수 있다.
5. 특이방어기전과 비특이방어기전에 대하여 설명할 수 있다.
6. 면역을 담당하는 주요 세포와 각각의 역할을 설명할 수 있다.
7. 체액면역과 세포면역의 기전에 대하여 설명할 수 있다.

핵심용어해설

- **보체**(complement) : 병원체나 이물질의 제거를 매개하는 혈청단백질의 한 무리로, 면역반응이나 염증 발현에 중요한 각종 생물학적 기능을 발휘한다. 보체는 약 30종의 단백질로 구성된다.
- **세포면역**(cellular immunity) : 항체(체액면역)가 아닌 항원 특이적인 T세포나 포식세포에 의해 야기되는 면역반응이다. 바이러스 감염, 결핵균이나 나병균, 진균 감염 등 세포 내에 기생하는 미생물에 대한 방어반응, 이식장기에 대한 거부반응, IV형(지연형) 알레르기 등에서 중심적 역할을 한다.
- **알레르기**(allergy) : 항원에 두 번째로 접촉했을 때 나타나는 비정상적인 면역반응으로, 생체에 불리한 반응이 되는 경우를 가리킨다. 보통 4가지 유형으로 나뉘는데 그 가운데 I, II, III형은 체액면역, IV형은 세포면역에 의해 발병한다. I형 알레르기를 단순히 알레르기라고 하는 경우도 많다.
- **적혈구형성호르몬**(erythropoietin) : 체내로 산소 공급이 부족할 때 신장에서 방출되는 폴리펩타이드로, 골수에서 적혈구계 선조세포의 분화와 증식을 촉진하여 적혈구를 증가시키는 작용을 한다.
- **조혈**(혈구형성, hemopoiesis) : 새로운 혈구가 생성되는 과정을 말한다.
- **지혈**(hemostasis) : 혈관벽이 손상을 받아 출혈이 일어나면 혈액의 외부 유출을 막아 생명을 보호하려고 일어나는 능동적 작용을 말한다.
- **체액면역**(humoral immunity) : 항원(비자기인 이물질)에 특이적으로 작용하는 항체를 생산하여 항체가 항원에 작용함으로써 항원을 제거 및 무독화하는 면역반응을 말한다.
- **항원**(antigen, Ag) : 항체의 생산을 유도하고 항체와 특이적으로 반응하는 분자를 말한다.
- **혈색소**(헤모글로빈, hemoglobin, Hb) : 철을 함유하는 붉은 색소인 헴과 단백질인 글로빈의 화합물로, 적혈구 속에 있다. 주로 산소와 이산화탄소를 운반한다.
- **혈액응고**(blood clotting) : 혈장 속에 녹아 있는 섬유소원이 불용성의 섬유소로 변화하는 과정인데, 혈장 속에 혈액응고인자가 존재해야 가능하다. 프로트롬빈을 트롬빈으로 전환시키는 단계, 섬유소원을 섬유소로 전환시키는 단계로 진행된다.
- **혈장**(plasma) : 혈액에서 세포성분을 제거한 부분으로 약 90%의 물과 다양한 단백질로 구성되며, 혈액의 산염기평형을 유지하는 완충작용과 혈장삼투압을 유지하는 작용을 한다.
- **혈청**(serum) : 혈장에서 섬유소원을 제거한 액체성분을 말한다.

혈액(blood)은 생체의 중요한 세포바깥액(세포외액)으로, 혈관 안을 순환하면서 체내의 모든 기관에 분배되며 물질(O_2나 CO_2, 영양소, 대사산물)이나 열운반, 체액량 조절, 체온유지 등 생체의 생리적 조절과 생체방어 및 지혈에 작용한다.

혈액은 적혈구, 백혈구, 혈소판과 같은 **혈구**(hemocyte)의 세포성분과 **혈장**(plasma)의 액체성분으로 구성되며, 세포성분이나 액체성분에는 각각 독자적인 기능이 있어 **항상성**이 유지된다.

인체를 구성하는 세포는 정상적으로 기능할 때에는 아무 일도 일어나지 않지만, 병원체에 감염되거나 암세포가 생기면 자신의 세포가 아니라고 식별해서 그 식별된 세포를 죽여서 질병으로부터 자신을 보호하려는 기전이 갖추어져 있다. 이처럼 이물질의 침입으로부터 자신을 지키려는 방어기전을 **면역**(immunity)이라고 한다.

1 혈액

1. 혈액의 조성

체중의 7~8%(약 1/13~1/14)를 차지하는 혈액은 총량이 5~8L 정도이다. 비중은 1.05~1.06, pH는 약 7.4로 약알칼리성이며, 세포성분인 **혈구**(hemocyte)와 액체성분인 **혈장**(plasma)으로 구성된다. 전체 혈액의 45%가 혈구이고, 혈장은 55%이기 때문에 높은 점조도를 나타낸다.

혈액에 항응고제(헤파린이나 소듐시트레이트 등)를 첨가한 후 원심분리하면 비중이 큰 적혈구는 무거워서 아래로 내려앉고 담황색의 점성이 있는 액체(상층액)는 위로 뜨는데 이 상층액을 **혈장**(plasma)이라고 한다. 혈장에는 알부민, 면역글로불린 등의 중요 성분이 있으며, 혈장에서 혈장단백질인 섬유소원(fibrinogen)을 제거한 부분을 **혈청**(serum)이라고 한다. 침전 부분은 **적혈구**(erythrocyte), **백혈구**(leukocyte), **혈소판**(platelet)으로 구성된다. 이 중에서 가장 무겁고 많은 것이 적혈구이며, 그 상층에 백혈구와 혈소판이 모여 하얗고 얇은 백혈구연층(buffy coat)을 형성한다.

한편, 혈액에 항응고제를 첨가하지 않고 응고시키면 **핏덩이**(피떡, blood clot)와 **혈청**(serum)으로 나뉜다(그림 10-1, 표 10-1).

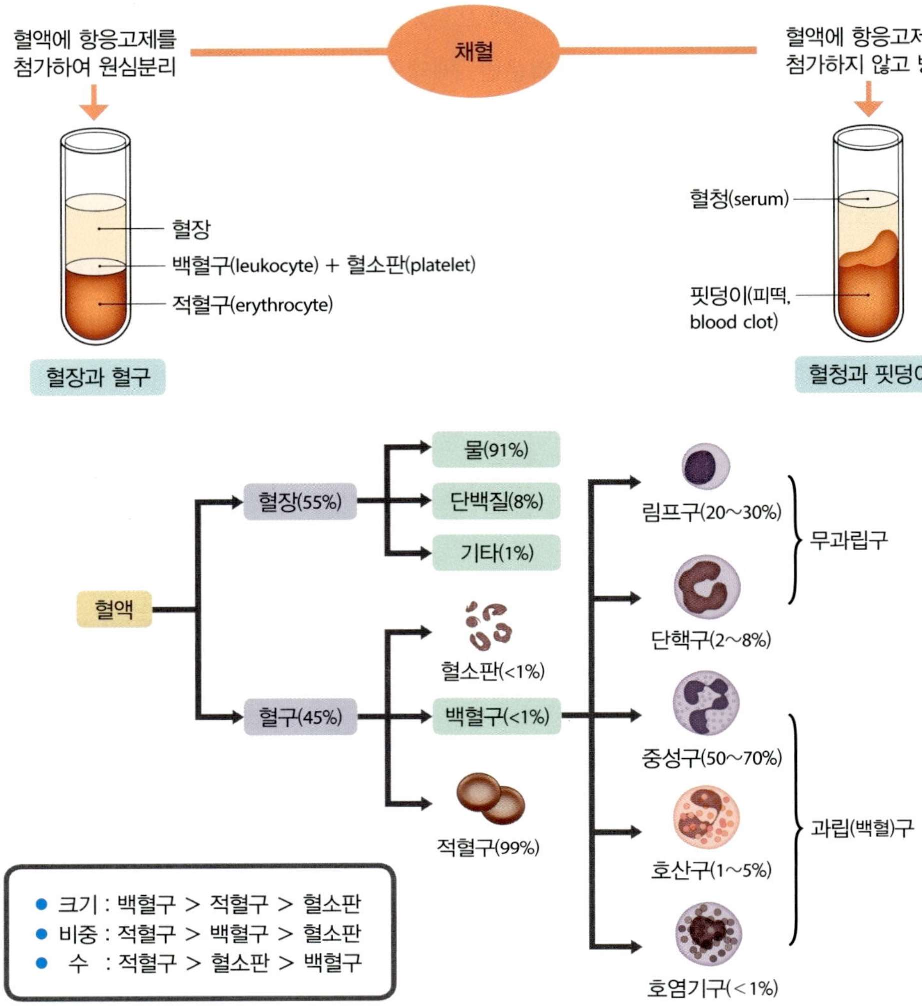

그림 10-1 **혈액의 조성**

표 10-1 **혈구의 특징**

	적혈구	백혈구	혈소판
형태	가운데가 오목한 원반형	부정형	부정형
핵의 유무	없음	있음	없음
지름	7~8μm	10~15μm	2~4μm
수	450~550만 개/mm^3	4,000~10,000개/mm^3	20~40만 개/mm^3
수명	100~120일	수시간~수백일	7일
생성장소	골수	골수, 림프절, 비장	골수
파괴장소	비장, 간	비장, 골수	비장
주요 기능	산소와 이산화탄소 운반	생체방어, 식균작용	혈액응고, 지혈반응

2. 혈액의 일반적 기능

혈액은 신체 안을 순환하면서 체내의 항상성을 유지하고 다양한 물질과 에너지를 운반한다. 또한 전해질 및 수분조절, 체온조절, 혈액응고, 생체방어 등 생명유지를 위한 다양한 작용을 한다.

(1) 운반작용

혈액은 산소와 이산화탄소 등을 폐와 조직세포 사이로 운반하고, 장벽에서 흡수된 영양소를 간이나 온몸의 각 부위 조직으로 운반하며, 내분비샘에서 분비된 호르몬을 표적장기까지 운반한다. 또 요소, 크레아티닌, 요산이나 노폐물, 여분의 수분을 배설을 위해 신장으로 운반하는 등의 운반작용을 한다.

(2) 조절 · 유지작용

혈액의 산염기평형 완충작용을 통해 체액의 pH를 일정 수치로 유지하고, 온몸을 순환하여 체온을 균일하게 하며, 체표의 혈관에서 열을 발산하는 등의 체온조절작용을 한다.

(3) 방어 · 보호작용

혈액 속의 면역체나 백혈구 등이 세균, 독소 등을 처리하여 감염이나 그 밖의 장애로부터 신체를 보호하고(면역, 식균작용), 혈액 속에 함유된 응고인자에 의해 출혈 시 혈액 자체가 응고하여 지혈작용을 한다.

3. 혈액의 성분

1) 적혈구(erythrocyte)

(1) 적혈구의 형태

적혈구는 양면의 가운데가 오목하게 들어간 지름 7~8μm, 두께 2.5μm의 원반 모양 세포이다(그림 10-2). 이러한 형태 때문에 표면적이 커져 산소교환에 매우 효과적일 뿐만 아니라 변형성이 높아 적혈구보다 지름이 작은 혈관도 통과할 수 있다. 좁은 혈관을 통과함으로써 모세혈관에서의 순환을 높이는 기능도 한다. 적혈구에는 사립체가 없어 당분해(해당)작용으로 에너지를 생산한다.

또한 적혈구는 핵을 갖지 않기 때문에 분열할 수 없어 수명이 다하면 비장이나 간에서 파괴되는데, 하루에 2,000억 개의 적혈구가 생산되고 같은 수의 적혈구가 파괴된다. 적혈구의 수명은 약 120일로 항상 새로운 적혈구를 보충해야 해서 골수에서는 쉬지 않고 조혈줄기세포의 분열이 반복된다.

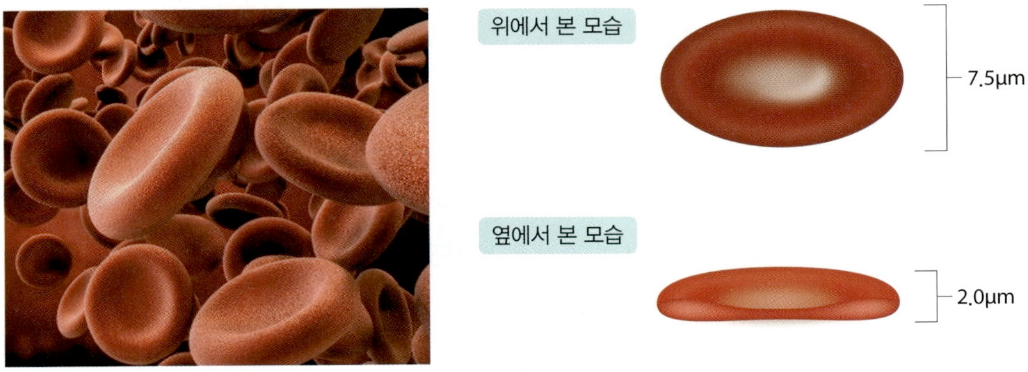

그림 10-2 **적혈구의 형태**

(2) 적혈구의 성분

적혈구는 혈액 $1mm^3$(1μL)당 성인 남성에서 약 500만 개(410만~530만 개), 성인 여성에서 약 450만 개(380만~480만 개)가 존재한다. 남성호르몬(안드로젠)은 적혈구의 생성을 촉진하고, 여성호르몬(에스트로젠)은 반대로 억제하기 때문에 남성이 여성보다 적혈구가 많다.

적혈구의 주요 성분은 **혈색소**(헤모글로빈, hemoglobin, Hb)라는 단백질이 약 30%를 차지하며, 그 밖에 약 70%의 수분과 산소, 염류 등이 함유되어 있다.

① 혈색소(hemoglobin, Hb)

철(iron)을 함유한 **헴단백질**(hemoprotein)로 붉은색을 띠는데, **글로빈**(globin)이라는 단백질에 **헴**(heme; 철원자 포함)이라는 색소가 결합한 것이다. 성인의 혈색소는 α사슬과 β사슬 2종류의 글로빈사슬이 2개씩 집합한 사량체이며, 각 글로빈사슬마다 헴이 1개씩 붙는다. 헴 중심에 철이온(Fe^{2+})이 있고 철이온에 산소(O_2) 1분자가 결합한다. 즉, 1개의 혈색소에는 헴이 4개 있으므로 산소를 4분자까지 결합할 수 있다(그림 10-3).

$$1Hb + 4O_2 \rightleftarrows Hb(O_2)_4$$

반면, 이산화탄소(CO_2)는 철이온이 아닌 글로빈의 아미노기 말단에 결합하여 카르바미노화합물($Hb-NHCOO^-$)을 형성한다.

혈색소는 혈액 100mL당 성인 남성에서 약 16g(14~18g), 성인 여성에서 약 14g(12~16g) 함유되어 있으며 단백질로서는 혈액 중에서 가장 많다.

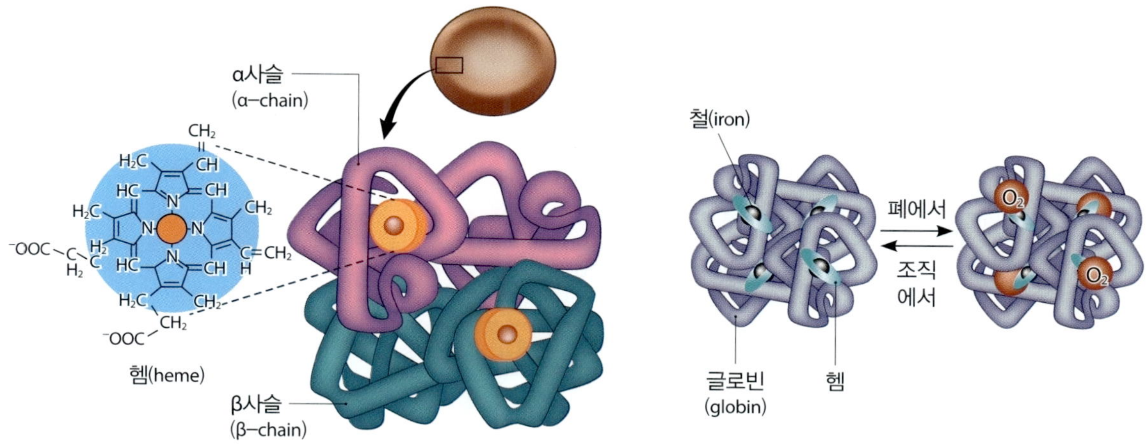

그림 10-3 **혈색소의 구조**

(3) 적혈구의 기능

적혈구는 산소와 결합하여 온몸의 조직이나 폐로 산소를 공급하고, 조직에서 발생한 노폐물(이산화탄소)을 다시 폐로 운반하여 날숨 형태로 배출한다. 특히, 산소운반의 중심은 혈색소이며, 단순확산과 비교하여 70배나 되는 **산소운반능력**을 가진다.

그 뿐만 아니라 탄산탈수효소(carbonic anhydrase)를 함유하여 이산화탄소(CO_2)와 물(H_2O)의 가역적 반응을 수천 배로 증감시키는데, 혈액 내 수분은 중탄산이온(HCO_3^-) 형태로 변환시켜 조직에서 폐로 대량 운반한다. 또한 산염기평형의 완충역할을 한다.

(4) 적혈구의 생성과 파괴

적혈구는 다른 혈구와 마찬가지로 골수의 **조혈줄기세포**에서 분화된다(그림 10-6 참조). 적혈구 생성에 특히 필요한 것은 철과 비타민 B_{12}, 엽산, 적혈구형성호르몬 등이다.

철은 혈색소의 소재로 반드시 필요하며, 부족하면 혈색소가 만들어지지 않아 철결핍빈혈을 일으킨다. 위절제술이나 심한 위궤양 등의 원인으로 **비타민 B_{12}**가 부족해지면 DNA 합성이 진행되지 않아 핵분열이 억제된다. 그 결과 적혈모구(적혈모세포)는 거대적혈모구가 되어 악성빈혈을 일으킨다. **적혈구**

형성호르몬(erythropoietin)은 체내로 산소 공급이 부족할 때 신장에서 방출되는 폴리펩타이드로, 골수에서 적혈구계 선조세포의 분화와 증식을 촉진하여 적혈구를 증가시키는 작용을 한다.

골수에서 생성된 적혈구가 성숙하여 순환혈액에서 기능하다가 수명이 다하면(약 120일) 하루 1% 정도의 적혈구가 비장에서 파괴된다. 적혈구가 노화하면 변형 능력이 저하되어 비장이나 간의 그물구조를 통과할 수 없게 되고, 이들 조직에 붙들려 대식세포(큰포식세포)에 의해 처리된다.

혈색소는 헴과 글로빈으로 분리되고, 헴은 다시 **철**(iron)과 **빌리루빈**(bilirubin)으로 분리된다. 철은 혈장단백질인 철결합글로불린(transferrin)과 결합해서 골수로 보내지고 헴의 합성에 재이용되거나 간에 저장된다. 유리된 빌리루빈은 간으로 운반되었다가 담즙으로 배설되고 장에서 화학적 변화를 일으켜 스터코빌린(stercobilin)이 된 후 대변으로 배설된다(그림 10-4). 대변이 황갈색인 이유는 이 스터코빌린이 띠는 색상 때문이다.

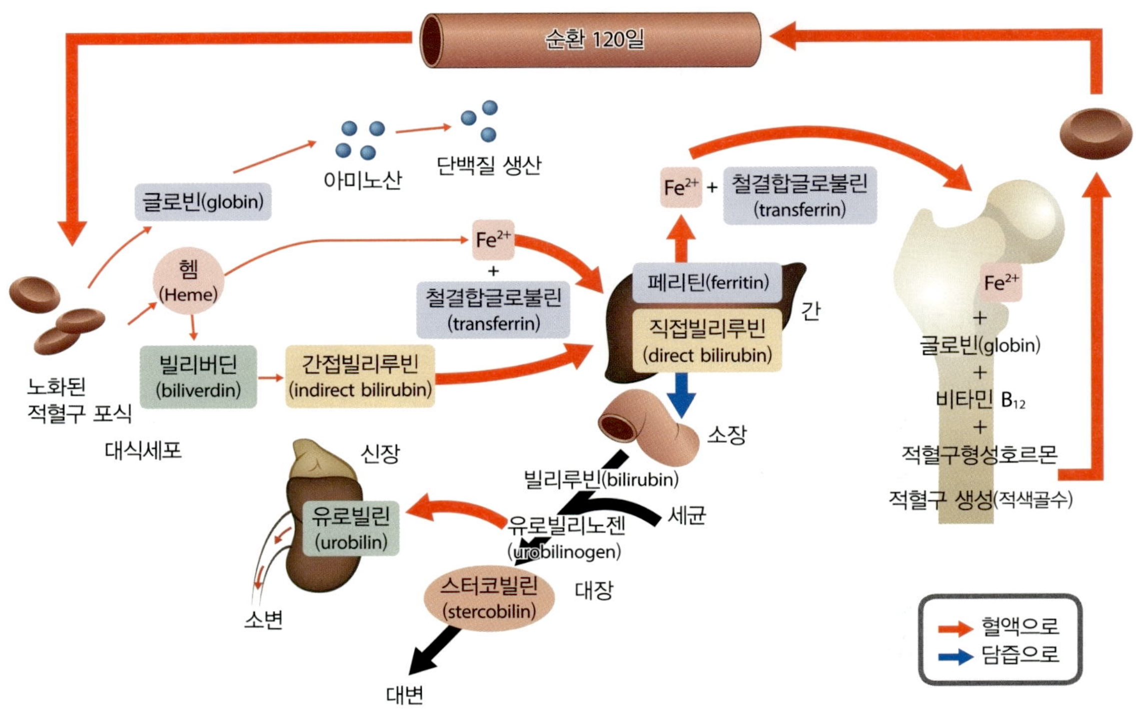

그림 10-4 **적혈구의 생성과 파괴**

MEMO

적혈구용적률(hematocrit, Hct)

전체 혈액량 중에 적혈구가 차지하는 부피를 백분율로 표시한 것으로, 빈혈 진단에 이용하는 지표이다. 혈액을 원심분리하여 전체 부피 중에 가라앉은 적혈구가 차지하는 부피를 측정하여 구하며, 성인 남성은 45~52%이고, 성인 여성은 37~47%이다. 심한 설사, 발한 등으로 수분 소실이 많아지면 수치가 증가하고, 수분 섭취가 대량으로 증가하면 수치가 감소하며, 고산지대와 같은 산소가 부족한 환경에서는 적혈구 생성이 증가하여 수치도 증가한다.

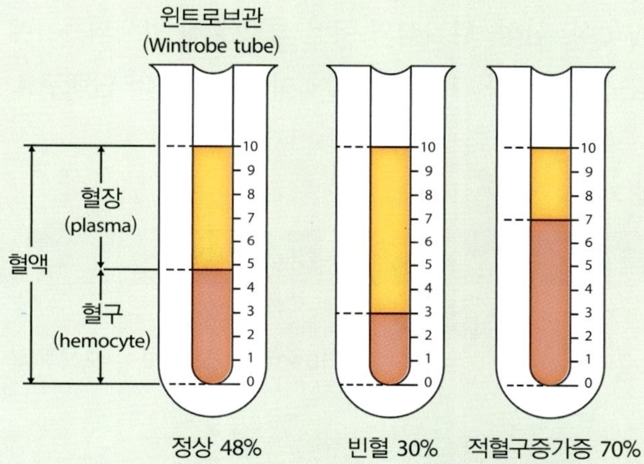

$$적혈구용적률(\%) = \frac{적혈구\ 세포용량}{전혈량} \times 100$$

적혈구침강속도(혈침속도, erythrocyte sedimentation rate, ESR)

체내에 존재하는 염증 정도를 간접적으로 측정하는 방법으로, 항응고제를 첨가한 시험관에 혈액을 떨어뜨려 실제 적혈구가 침강하는 속도를 측정한다.

정상치는 여성 4~7mm/시간, 남성 1~3mm/시간, 소아 0.5mm/시간이며, 임신 중에는 35mm/시간까지 증가한다. 결핵, 패혈증, 암과 같은 병적 상태 시에는 혈구가 잘 뭉쳐지므로 침강속도가 빨라져 65~100mm/시간까지 상승한다.

2) 백혈구(leukocyte)

(1) 백혈구의 형태

백혈구는 **핵**을 가진 세포이며 크기는 8~12μm로 적혈구보다 크다. 적혈구와 달리 아메바처럼 형태를 바꾸며 이동한다.

남녀 모두 혈액 1mm³ 중 약 7,000개(4,000~10,000개)가 존재하는데, 소아에게 더 많다. 신체에 염증이 있거나 심한 스트레스를 받거나 특정 약물을 복용하면 백혈구 수가 급격히 증가한다.

(2) 백혈구의 종류와 기능

백혈구는 색소에 잘 염색되는 **과립(백혈)구**(granulocyte)와 그 외의 **무과립구**(agranulocyte)로 크게 나뉜다.

과립(백혈)구는 다시 중성, 산성, 염기성의 어떤 색소에 잘 염색되는가에 따라 **중성구**, **호산구**, **호염기구**로 나뉘고, 무과립구는 형태와 기능의 차이에 따라 **림프구**와 **단핵구**로 나뉜다(표 10-2).

표 10-2 **백혈구의 종류와 기능**

종류			지름(μm)	비율(%)	기능
과립(백혈)구	중성구	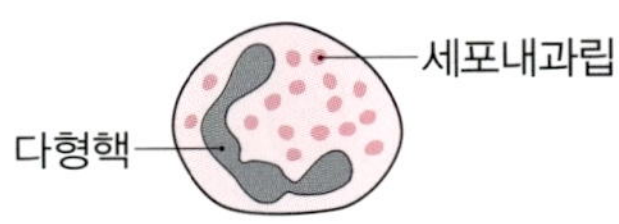	10~16	55~70	포식작용(세균 등을 포식하여 분해)
	호산구	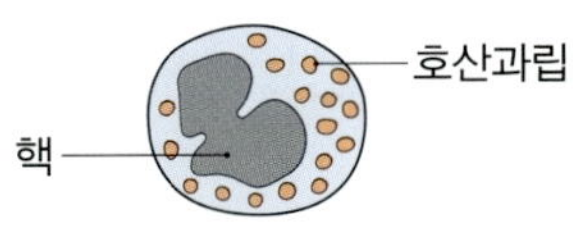	12~18	1~3	알레르기반응(알레르기질환에서 증가하여 알레르기를 억제하도록 작용)
	호염기구	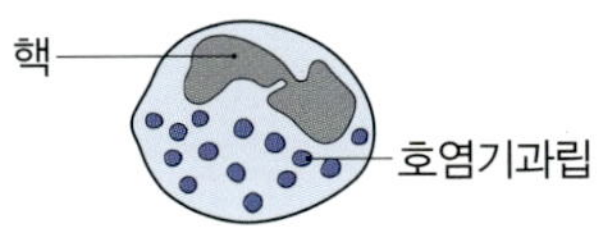	10~16	0.3~0.5	알레르기반응(호염기구 과립에 포함된 히스타민이 염증부위의 혈관을 확장하고, 헤파린이 혈액응고를 억제하여 중성구의 작용을 지원)
무과립구	림프구	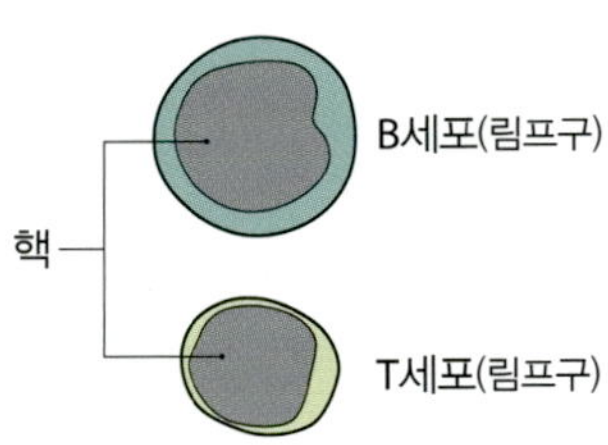	6~10	20~40	면역반응[T세포(T림프구)와 B세포(B림프구)]
	단핵구	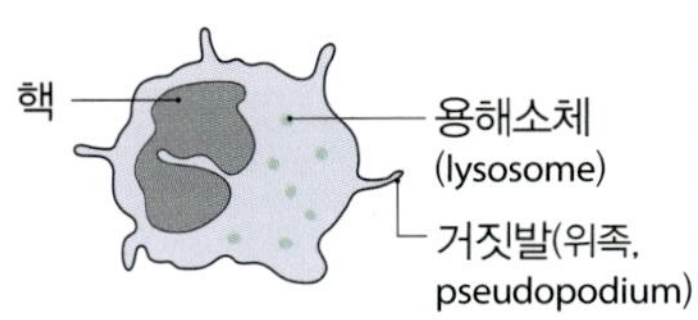	15~20	2~9	식세포작용(중성구보다 많은 세균을 포식, 죽은 중성구 처리)

① 중성구(neutrophil)

백혈구 전체의 55~70% 이상을 차지하며 가장 많다. 선천면역과 인체의 1차 방어선을 담당한다. 또한 세균감염, 이물질 등에 대항해서 가장 활발한 **포식(식균)작용**을 한다. 세균독소 등으로 인한 염증부위의 화학쏠림인자(chemotactic factor)가 중성구 수용체와 결합하여 혈관 밖으로 이동해서 세균 등의 이물질을 포식해서 파괴한다.

② 호산구(eosinophil)

백혈구 전체의 1~3% 정도를 차지하며 장점막에 많이 존재한다. 호산구의 성숙과정은 중성구와 비슷하며 성숙 호산구는 핵의 과립이 2개로만 분엽되는 것이 성숙 중성구와 다르다. 성숙 호산구의 정착지는 소화기관, 호흡기관, 비뇨생식기관의 원주상피세포 표면이다. 호산구는 중성구나 단핵구보다 포식작용은 약하지만 이물질에 대한 해독작용이 강하다. 위장관의 기생충감염이나 알레르기질환 시 그 수가 증가한다. 과립 중의 물질은 기생충 알을 손상시키고, 또 히스타민을 중화하여 **알레르기반응을 억제**한다.

③ 호염기구(basophil)

백혈구 전체의 0.3~0.5% 이하로 가장 적게 존재하는 과립(백혈)구로, **히스타민**(histamine)과 **헤파린**(heparin)을 함유한다. 히스타민은 혈관을 확장하고 모세혈관 투과성을 높여서 중성구의 유출이 쉽게 일어나도록 유도하여 염증반응을 일으키고, 헤파린은 혈액응고를 저지한다. 특수한 경우를 제외하고 포식작용이 없는 것으로 알려졌다.

④ 림프구(lymphocyte)

백혈구 전체의 20~40% 정도를 차지하며, 백혈구 중에서 크기가 가장 작다. 인체에서 일어나는 **면역반응**에 매우 중요한 역할을 한다. 세균 등의 외부 침입체에 대해 특이적인 면역반응을 나타내며, 이들을 인식하여 항체를 생성한다. 림프구는 크게 T세포(T cell; =T림프구)와 B세포(B cell; =B림프구)로 나뉘는데, T세포는 세포면역반응에 관여하고 B세포는 체액면역반응에 관여한다. 그 밖에도 특정 항원에 구속되지 않고 바이러스 감염 세포나 종양세포를 공격하는 자연살해세포(NK세포, natural killer cell)가 있다.

⑤ 단핵구(monocyte)

백혈구 전체의 2~9% 정도를 차지하며, 지름 15~20μm로 백혈구 중에서 가장 크며 골수에서 생산되고 **식세포작용**이 가장 강력하다. 또한 **생체방어능력**이 강해 체내 각 조직으로 들어가 대식세포(큰포식세포), 파골세포(뼈파괴세포)나 가지돌기세포(수상돌기세포)로 성숙하여 세균 등의 외부 침입체에 대한 방어에 중추적인 역할을 한다.

(3) 백혈구의 생성과 파괴

태아의 탯줄혈액(제대혈, cord blood)에는 백혈구뿐만 아니라 모든 혈액세포로 분화할 수 있는 세포가 있다. 골수에도 동일한 세포가 존재하는데, 이를 **다능성세포**(pluripotential cell)라고 한다. 골수의 다능성세포는 우선 골수계 줄기세포와 림프계 줄기세포로 분화된다(그림 10-6 참조). 림프구 이외의 백혈구는 적혈구나 거대핵세포와 함께 골수계 줄기세포에서 분화하며 골수 내에서 분화 및 증식한다. 림프구는 림프계 줄기세포가 가슴샘(흉선) 또는 골수에서 분화 및 성숙하며 이들 장소나 림프절, 비장에서 증식한다.

백혈구의 수명은 종류에 따라 다르지만 과립(백혈)구의 수명은 1~2주일이며, 간과 비장의 대식세포에 의해 처리된다. 무과립구의 수명은 조금 더 길어 림프구의 경우 100~200일 정도이다.

3) 혈소판(platelet)

(1) 혈소판의 형태

혈소판은 지름 2~4μm의 핵이 없는 세포로, 불규칙한 원판 조각 모양이며 혈구 중에 가장 작다.

골수에 있는 거대핵세포(megakarycyte)의 세포질 조각들이 떨어져서 형성된 것으로, 혈액 $1mm^3$당 약 30만 개(13만~40만 개)가 존재하며 평균적으로 여성이 남성보다 많다. 혈소판의 수명은 평균 5~10일 정도이고 간, 폐, 비장에서 파괴된다.

(2) 혈소판의 기능

혈소판의 주요 기능은 **혈액응고**와 **지혈작용**이다. 혈소판은 세포질 내에 과립이 있어 ADP(아데노신이인산, adenosine diphosphate)나 트롬복세인 A_2(thromboxane A_2), 세로토닌(serotonin), 에피네프린(epinephrine), 히스타민(histamine), 그 밖의 혈소판인자(platelet factor), 칼슘이온(Ca^{2+}), 포타슘이온(K^+)과 효소를 함유하며, 혈액응고인자가 있어 혈액응고에 일차적으로 작용한다.

손상된 혈관벽의 아교질섬유(collagen fiber)에 혈소판이 부착하면서 지혈작용이 시작되며 혈소판에서 유리된 세로토닌 등에 의해 혈소판끼리 응집되어 출혈을 막게 된다.

한편, 피부 모세혈관에서 발생한 출혈이 자연적으로 멈출 때까지의 시간을 **지혈시간**이라고 하는데, 정상에서 약 1~3분이다. 혈소판에 이상이 있거나 감소되면 지혈시간이 연장된다.

4) 혈장(plasma)

혈장은 혈액에서 세포성분(혈구)을 제거한 부분으로, 혈액 전체의 55%를 차지한다. 약 90%는 물이며 알부민(albumin), 글로불린(globulin), 섬유소원(fibrinogen) 등의 단백질이 7~9%, 당질이 0.1%, 아미노산, 지질 등의 영양소, 무기이온이 0.9%이다. 그 밖에 요소, 요산, 크레아티닌 등의 노폐물을 함유한다(표 10-3).

표 10-3 혈장의 구성

성분	구성
수분	
혈장단백질	알부민, 글로불린, 섬유소원, 프로트롬빈
무기염	Na^+, K^+, Ca^{2+}, Mg^{2+}, Cl^-, HCO_3^-, HPO_4^{2-}, SO_4^{2-}
유기영양분	포도당, 지방, 인지질, 아미노산 등
질소화합물	요소, 요산, 암모니아
기타	호르몬, 효소, 용해된 기체, 비타민, 그 외 대사산물

(1) 혈장단백질의 성분

혈장단백질(plasma protein)은 주로 간에서 만들어지며, 전기영동법(electrophoresis method; 단백질 사이즈에 따른 분류법)에 따라 몇 가지 그룹으로 분리할 수 있다(표 10-4).

표 10-4 혈장단백질의 주요 성분

	알부민	글로불린		섬유소원
비율	60%	36%		4%
생성장소	간	α, β	γ	간
		간	림프조직	
기능	혈액의 점도와 교질삼투압 유지	지질과 지용성 비타민 운반	항체 및 면역글로불린의 구성 성분	생체방어 및 핏덩이수축 형성, 혈소판 보조

① 알부민(albumin)

간에서 생산되며 전체 혈장단백질의 약 60%를 차지한다. 세포의 아미노산 공급원으로서 작용하는 외에(영양작용), 그 양이 많아서 **혈장교질삼투압**의 80%를 담당한다. 혈장교질삼투압(약

25mmHg)은 수분을 사이질액에서 혈장으로 끌어들여 적정한 혈액수분량을 유지시켜준다.

혈중의 호르몬, 비타민, 지방산, 철, 빌리루빈 등 다양한 물질이 알부민이나 글로불린에 결합되어 운반된다.

② 글로불린(globulin)

림프구에서 생산되며 혈장단백질의 약 36%를 차지한다. α, β, γ의 3종류가 있는데, α 및 β-글로불린에는 다양한 물질을 운반하는 단백질이 함유되어 있고, **γ-글로불린**은 항체의 대부분을 함유하기 때문에 특히 **생체방어**에 중요한 역할을 하여 **면역글로불린**(immunoglobulin, Ig)이라고도 불린다. 면역글로불린에는 IgG, IgA, IgM, IgD, IgE의 5종류가 있다(표 10-8 참조).

③ 섬유소원(fibrinogen)

간에서 생산되며 혈장에서 얻을 수 있다. 섬유소원은 섬유소(fibrin)가 되어 **핏덩이**(피떡, blood clot)를 형성한다. 혈장에서 섬유소원을 제거하면 혈청이 된다.

(2) 혈장의 기능

혈장의 중요한 기능 중 하나는 **완충작용**(buffer action)이다. 완충작용이란 혈액의 **산염기평형**(acid base equilibrium)을 유지하려는 작용을 말하며, 이 기전에 의해 사람의 정상 혈액은 pH 7.4 전후로 유지된다. 또 혈장교질삼투압을 유지하는 중요한 기능을 하며, 그 밖에도 영양소, 노폐물, 호르몬 등을 운반하고 체온조절에도 관여한다.

5) 혈청(serum)

혈청은 혈장에서 섬유소원을 제거한 액체성분을 말한다. 따라서 혈청에서는 응고작용이 일어나지 않는다.

4. 혈구의 생성과 성숙

1) 조혈(혈구형성, hemopoiesis)

혈액에 있는 혈구(적혈구, 백혈구, 혈소판)는 수명이 짧아서 수일에서 수개월이면 새로운 세포로 바뀌는데, 새로운 혈구가 생성되는 과정을 **조혈**이라고 한다. 혈구가 생성되는 장소는 출생 전후에 따라 그 부위가 달라 태아기 5개월 전에는 간, 비장, 난황주머니 등에서 이루어지지만, 뼈가 형성되는 태아기 5

개월 이후부터는 **골수**(bone marrow)에서 이루어진다(그림 10-5).

유아기에는 모든 뼈에 골수가 존재하지만 성인이 되면 대개 긴뼈나 골반뼈, 복장뼈, 척추 등의 납작뼈 내부에만 존재한다. 혈구를 왕성하게 생성하는 골수는 적색을 띠기 때문에 **적색골수**(red marrow)라고 하고, 혈구를 생성하지 않는 골수는 그곳에 지방질 침착이 일어나 황색으로 변색되기 때문에 **황색골수**(yellow marrow)라고 한다. 성인의 경우 몇몇 뼈를 제외하고 거의 전부 적색골수가 황색골수로 대치되어 있다.

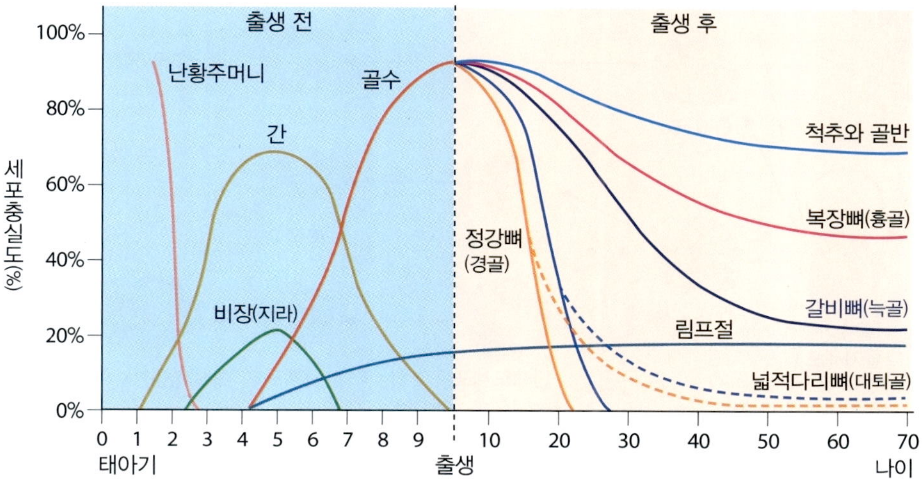

그림 10-5 **시기에 따른 조혈부위**

2) 혈구의 성숙

모든 혈구는 골수에 있는 **조혈줄기세포**에서 형성된다. 조혈줄기세포에서 림프계와 골수계의 줄기세포(stem cell)가 생성되고 이것이 각 계통별로 분화 및 증식한 후 성숙 혈구가 되어 혈액 안으로 나가게 된다(그림 10-6).

세 종류의 혈구는 같은 조혈줄기세포에서 만들어지지만, 혈구가 만들어질 때 관여하는 호르몬은 각각 다르다. 적혈구 생성에는 신장에서 생산되는 적혈구형성호르몬(erythropoietin)이 관여한다.

(1) 적혈구의 분화와 성숙

적혈구는 골수계 줄기세포에서 풋적혈구모세포(전적혈모구, proerythroblast), 호염기적혈모구(basophilic erythroblast), 다염(색)적혈모구(polychromatophilic erythroblast), 정염(색)적혈모구(orthochromatic erythroblast)로 차례로 성숙하고 탈핵하여 그물적혈구(reticulocyte)가 된 후 성숙 적혈구가 된다. 그물적혈구라는 명칭은 그물 모양으로 보이는 리보소체(ribosome)에서 유래한다(그림 10-7).

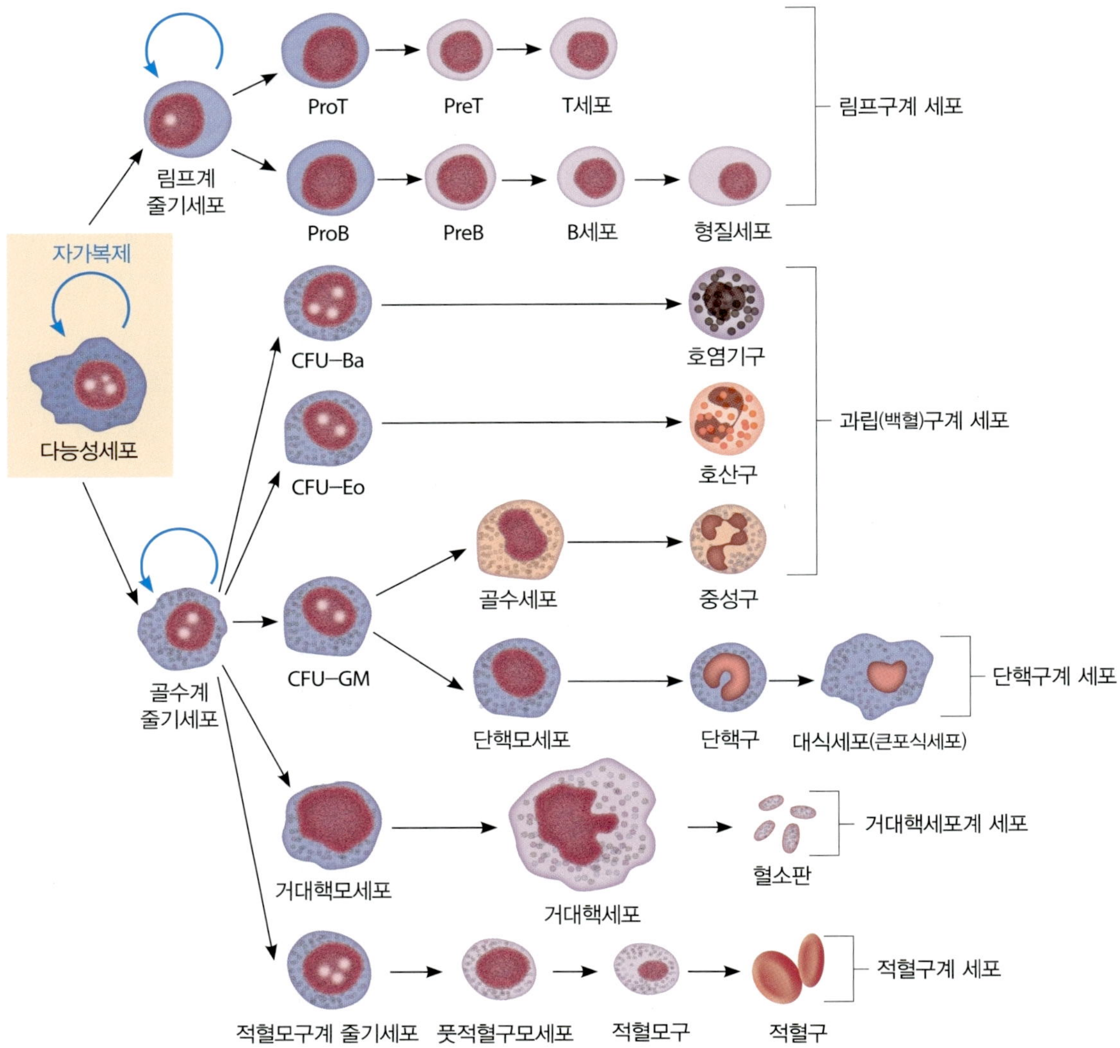

그림 10–6 **혈구의 분화**

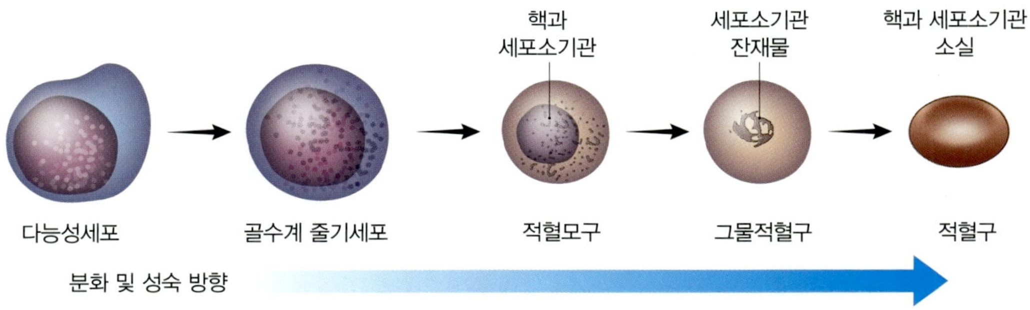

그림 10–7 **적혈구의 분화과정**

(2) 과립(백혈)구의 분화와 성숙

과립(백혈)구는 골수계 줄기세포에서 골수모세포(myeloblast), 전골수세포(풋골수세포, promyelocyte), 골수세포(myelocyte), 늦골수세포(후골수구, metamyelocyte)로 차례로 분화 및 성숙한 후 분엽핵을 가진 과립(백혈)구가 된다. 과립(백혈)구의 특수과립(중성구, 호산구, 호염기구)이 출현하는 것은 골수세포 단계이다.

(3) 혈소판의 분화와 성숙

혈소판을 만드는 거대핵세포는 골수계 줄기세포에서 거대핵모세포(megakaryoblast), 풋거대핵세포(전거핵구, promegakaryocyte)로 차례로 성숙하며, 지름 100μm에 이르는 성숙 거대핵세포의 세포질이 갈라짐으로써 혈소판이 생성된다(그림 10-8).

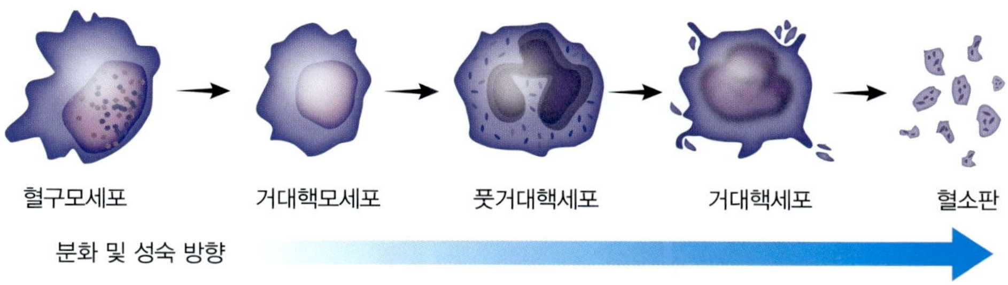

그림 10-8 **혈소판의 분화과정**

5. 지혈과 혈액응고

1) 지혈(hemostasis)

혈관벽이 손상을 받아 출혈이 일어나면 인체는 혈액의 외부 유출을 막아 생명을 보호하는 능동적 작용이 일어나는데 이 과정을 **지혈**이라고 한다.

지혈은 일차 지혈과 이차 지혈로 나눌 수 있다. **일차 지혈**은 혈관의 상처부위에 혈소판이 모여 그 상처를 덮음으로써 일단 출혈을 막는 것을 말하고, **이차 지혈**은 그 혈소판으로 형성된 마개를 견고하게 하여 완전히 지혈하는 것을 말한다. 따라서 일차 지혈에서는 혈소판이, 이차 지혈에서는 응고인자와 섬유소가 중심이 되어 진행된다. 여기서 이차 지혈과정을 **혈액응고**(blood clotting)라고 한다.

지혈과정은 다음과 같이 3단계로 진행된다(그림 10-9).

① 우선 작은 혈관이 파열되면 혈관은 수축된다.
② 손상 부위를 흐르는 혈류가 느려지면서 파열된 혈관벽으로 노출된 아교질섬유 등에 혈소판이 점착 및 응집해서 신속하게 혈소판 덩어리가 형성된다.
③ 이것만으로는 혈류에 씻겨 내려가 불안정하므로 계속해서 혈액응고계통이 활성화되어 섬유소(fibrin)가 생성됨으로써 안정적인 핏덩이(피떡, blood clot)가 형성된다.

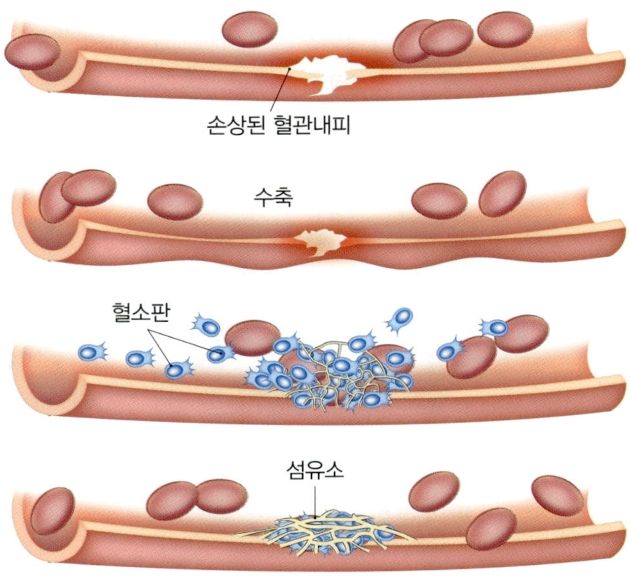

그림 10-9 **지혈과정**

2) 혈액응고(blood clotting)

(1) 응고인자(clotting factor)

혈액응고는 혈장 속에 녹아 있는 **섬유소원**(fibrinogen)이 불용성의 **섬유소**(fibrin)로 변화하는 과정인데, 혈장 속에 **응고인자**가 존재해야 정상적으로 진행된다.

혈장 속에서 불활성 상태로 존재하던 응고인자가 어떠한 자극으로 활성화하면 활성인자가 다른 인자를 활성화하는 **연속단계반응**(cascade reaction)을 일으켜 혈액응고가 이루어진다. 응고인자는 발견된 순서에 따라 각각 로마숫자가 부여되어 I인자부터 XIII인자까지 있으며(VI인자는 없음), 그 명칭과 기능은 표 10-5와 같다.

응고인자는 선천적 또는 후천적으로 결핍될 수 있는데, VIII인자가 선천적으로 결핍된 경우를 혈우병 A, IX인자가 결핍된 경우를 혈우병 B라고 한다. **혈우병**(hemophilia)은 X염색체에 위치한 유전자의 돌연변이로 인해 응고인자가 결핍되어 발생하는 출혈성 질환으로, 작은 상처에도 혈액이 응고되지 않거나 응고에 오랜 시간이 걸린다.

표 10-5 응고인자의 종류

번호	인자명	생성부위	존재부위	기능
I	섬유소원(fibrinogen)	간	혈장	섬유소의 전구체
II	프로트롬빈(prothrombin)	간	혈장	트롬빈의 전구체
III	트롬보플라스틴 (thromboplastin)	혈장, 조직		혈액 중 여러 응고인자가 조직과 혈소판에 유래하는 인지질과 복잡한 반응으로 생성되는 최종산물로, II인자를 IIa인자로 활성화
IV	칼슘이온(Ca^{2+})		혈장	대부분의 응고인자가 활성화되거나 전환하는 데 필요
V	프로액셀레린(proaccelerin)	간	혈장	IIa로의 전환을 촉진, 트롬빈과 칼슘이온에 의해 활성화
VII	프로콘버틴(proconvertin)	간	혈장	칼슘이온 존재 하에 X인자를 활성화하여 트롬빈 형성을 촉진
VIII	항혈우병인자 (antihemophilic factor, AHF)	간, 신장, 비장	혈장	혈장응고 초기단계에서 내인성 트롬보플라스틴 생성에 중요, IXa인자와 칼슘이온에 의해 활성화
IX	크리스마스인자(Christmas factor)	간	혈청	VIII인자처럼 작용, XIa인자와 칼슘이온 존재 하에 활동
X	스튜어트인자 (Stuart factor)	간	혈청	III인자의 촉진물, VII인자, 칼슘이온 및 VIIIa인자에 의해 활성화
XI	혈장트롬보플라스틴 전구물질 (plasma thromboplastin antecedent, TPA)	간	혈청	접촉, 감수성 단백질분해효소, 응고 초기에 XIIa인자에 의해 활성화
XII	하게만인자(Hageman factor)	간	혈청	접촉, 감수성 단백질분해효소
XIII	섬유소안정인자 (fibrin stabilizing factor)	간, 골수	혈청	칼슘이온 존재 하에 섬유소를 안정화, 트롬빈에 의해 활성화

(2) 혈액응고과정

혈액이 응고되는 과정은 혈액 속에서 시작되는 **내인경로**, 혈관벽에서 시작되는 **외인경로**, 그리고 이 두 경로가 합류하는 **공통경로**로 나눌 수 있다(그림 10-10).

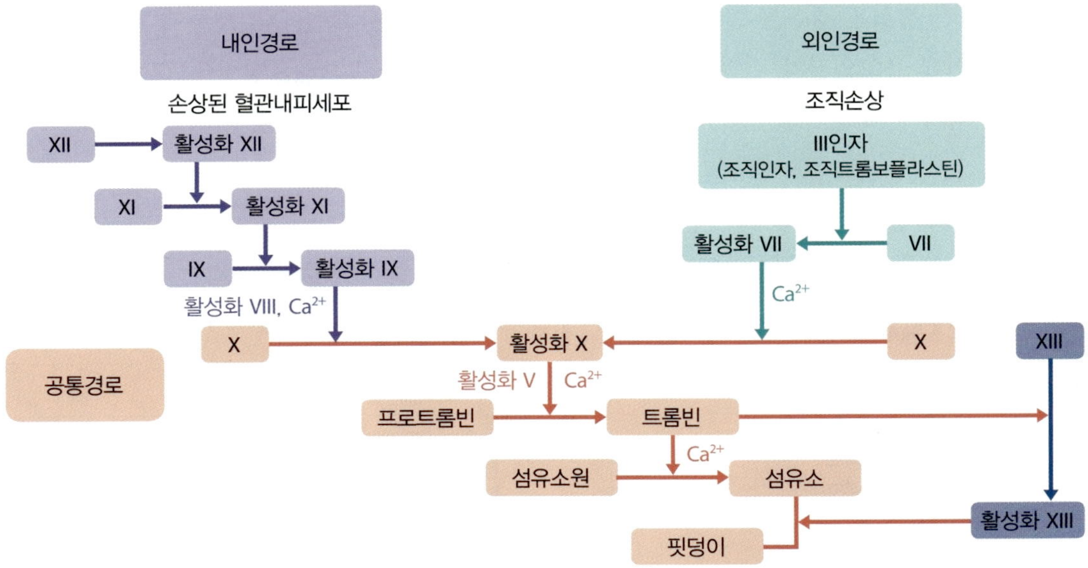

그림 10-10 **혈액응고과정**

① 내인경로(intrinsic pathway)

혈액 내에서 **응고인자**만으로 진행되는 경로를 말한다. 손상된 혈관벽에서 노출된 아교질섬유에 XII인자가 접촉하면 XII인자가 활성화함으로써 시작되며, 반응이 계속 진행되어 X인자가 활성화한다.

② 외인경로(extrinsic pathway)

혈관벽에서 시작되는 경로를 말한다. 손상된 조직에서 **조직트롬보플라스틴**(조직인자)이 방출되어 혈액 중의 VII인자를 활성화하면 이 활성화된 VII인자는 다시 X인자를 활성화한다. 내인경로보다 빠르게 진행된다.

③ 공통경로(common pathway)

내인경로 또는 외인경로는 도중에 합류하여 활성화한 X인자가 프로트롬빈(prothrombin)에서 트롬빈(thrombin)을 생성한다. 트롬빈은 혈소판을 활성화함과 동시에 혈장 속에 있는 **섬유소원**(fibrinogen)을 불용성 **섬유소**(fibrin)로 변환시킨다. 섬유소는 칼슘이온(Ca^{2+})의 작용과 활성화한 XIII인자의 작용으로 섬유 사이를 그물처럼 얽히게 하여 핏덩이를 단단하고 안정적으로 만든다.

(3) 혈액응고시간(blood coagulation time)

혈액응고시간은 혈액응고에 필요한 시간을 말하며 기준치는 5~8분이다.

외인경로의 검사에 이용되는 **프로트롬빈시간**(prothrombin time)은 채혈한 혈액에 조직트롬보플라스틴과 염화칼슘($CaCl_2$)을 첨가하여 측정하며, 12~15초가 기준치이다.

또 내인경로의 검사에 사용되는 **활성화부분트롬보플라스틴시간**(activated partial thromboplastin time, aPTT)은 채혈한 혈액에 인지질을 첨가하여 측정한다. 기준치는 측정치를 안정시키기 위해 첨가하는 물질에 따라 다른데 대략적으로 30~40초이다.

3) 섬유소용해(fibrinolysis)

혈관이 회복되면 손상부위에 형성되었던 핏덩이가 분해되어 제거되는데, 이 현상을 **섬유소용해**라고 한다. 섬유소용해 또한 생체에 갖추어진 생리기전인데, 응고한 혈액이 액체화하면 두 번 다시 응고하는 일은 없다.

섬유소를 분해하는 것은 **섬유소분해효소**(플라스민, plasmin)라는 단백질분해효소이다. 혈장 중에는 섬유소분해효소전구체(플라스미노젠, plasminogen)가 존재하며 혈관벽이나 조직에서 분비되는 조직플라스미노젠활성제(tissue plasminogen activator, t-PA) 등에 의해 섬유소분해효소로 변환된다(그림 10-11). 혈액 중에서는 응고계통과 섬유소용해계통의 균형이 유지되는데, 이 균형이 무너지면 내출혈이나 혈전이 형성된다.

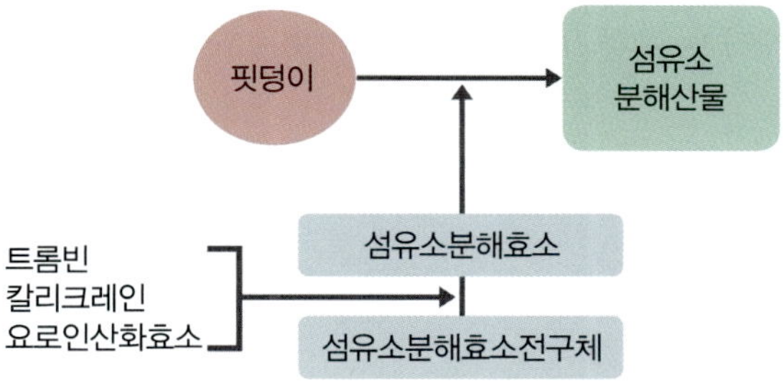

그림 10-11 **섬유소용해**

4) 혈액응고억제제(anticoagulant drug)

혈액응고를 저지하는 작용을 하는 물질을 **혈액응고억제제** 또는 **항응고제**라고 한다. 항응고제는 작용기전에 따라 크게 3종류로 나눌 수 있다.

(1) 칼슘이온 제거제

소듐시트레이트(구연산나트륨, sodium citrate), 소듐옥살레이트(옥살산나트륨, sodium oxalate), EDTA(에틸렌디아민사아세트산, ethylenediamine tetraacetic acid) 등이 여기에 속한다. 이들 물질은 혈액응고에 필수적인 칼슘이온(Ca^{2+})을 제거함으로써 응고 과정을 억제한다. 주로 혈액검사를 위한 채혈 시 혈액이 응고되는 것을 방지하기 위해 유리관에 첨가되며, 정맥 내로 직접 투여해서는 안 된다.

(2) 트롬빈 작용 억제제

헤파린(heparin)과 히루딘(hirudin) 등이 여기에 속한다. 헤파린은 생체 내에서 히스타민(histamine)과 결합해서 비만세포에 존재하는 점액다당(류)(mucopolysaccharide)이다. 다양한 단계에서 응고인자의 기능을 억제함으로써 혈액응고를 억제하는데, 생체 내에 투여하든 생체 외에서든(채혈 등) 응고억제작용을 발휘한다. 다만, 간에서 파괴되므로 경구투여(복용)는 효과가 없다.

(3) 비타민 K 작용 억제제

다이쿠마롤(dicumarol), 와파린(warfarin) 등의 쿠마린 유도체가 여기에 속한다. II인자, VII인자, IX인자, X인자가 간에서 합성될 때 비타민 K를 필요로 한다. 쿠마린 유도체는 구조 상 비타민 K와 비슷해서 간의 비타민 K 이용 시 대항제로서 작용한다. 따라서 이 약물을 복용하면 이들 응고인자가 합성되지 않아 혈액응고가 억제된다. 헤파린과는 달리 경구투여할 수 있는 장점은 있지만, 작용발현이 늦고 시험관 내에서 응고억제작용을 하지 않는 단점이 있다.

6. 혈액형

혈액응고가 일어나지 않도록 처리한 두 사람의 혈액을 혼합하면 적혈구가 응집하는 경우(적혈구응집반응)와 응집하지 않는 경우가 있다. 응집하는 것은 적혈구의 막에 **응집원**(agglutinogen; 항원에 상당), 혈장에 **응집소**(agglutinin; 항체에 상당)가 있기 때문이며, 응집은 항원항체반응의 결과이다. 면역의 경우는 어떤 병원체 등(항원)에 감염되어야 비로소 항체가 생산되기 시작하지만(따라서 첫 감염에서는 항원항체반응이 일어나지 않음), 혈액의 경우는 이미 혈장에 항체를 갖고 있으므로 즉시 항원항체반응(응집반응)이 일어난다.

혈액형은 ABO식, Rh식, MN식 등으로 분류되며, ABO식이 가장 기본이다.

1) ABO식 혈액형

ABO식 혈액형은 1901년 오스트리아의 카를 란트슈타이너(Karl Landsteiner)에 의해 발견되었으며 응집원의 종류에 따라 **A형**, **B형**, **AB형**, **O형**의 4가지로 분류된다. 적혈구막의 응집원(A, B)과 혈장(혈청)의 응집소인 항체가 반응하여 일어나는 적혈구의 응집 여부에 따라 혈액형을 구분한다(표 10-6, 10-7).

표 10–6 응집원과 응집소

혈액형	유전자형	응집원(적혈구막)	응집소(혈청 중)
A	AA, AO	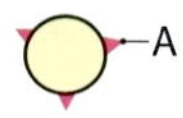	항B (β)
B	BB, BO	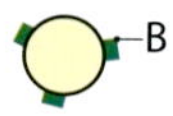	항A (α)
AB	AB	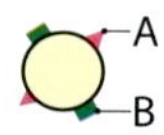	없음
O	OO	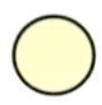 없음	항A 항B

표 10–7 적혈구응집반응

헌혈자 \ 수혈자	A형	B형	AB형	O형
A형	−	+	−	+
B형	+	−	−	+
AB형	+	+	−	+
O형	−	−	−	−

(1) 응집원(agglutinogen)

적혈구막에 존재하는 당단백질 항원에 따라 **응집원** A가 존재하는 A형, **응집원** B가 존재하는 B형, 응집원 A와 B가 모두 존재하는 AB형, 응집원이 존재하지 않는 O형으로 나뉜다.

(2) 응집소(agglutinin)

사람의 혈장(혈청)에는 응집원 A 또는 B 중에서 자신에게 없는 응집원에 대응하는 응집소가 존재한다. A형 혈액을 B형인 사람에게 수혈하면 **A형 적혈구**는 B형 혈청 중의 항A응집소(α응집소)에 의해 응집되며, B형 혈액을 A형인 사람에게 수혈하면 **B형 적혈구**는 A형 혈청 중의 항B응집소(β응집소)에 의해 응집된다.

생체 내에서는 응집물에 혈장 중의 용혈소와 보체가 반응하여 **용혈**(적혈구 파괴)이 일어난다. **O형 혈액**은 적혈구응집반응이 일어나지 않는 경우로 적혈구의 막에 응집원 A, B가 모두 없으며, 혈청에는 응집소 α, β를 모두 가지고 있다. **AB형 혈액**은 적혈구막에는 응집원 A, B가 모두 있지만 혈청에는 응집소 α, β가 모두 없다.

2) Rh식 혈액형

1940년 카를 란트슈타이너(Karl Landsteiner)는 사람과 붉은털원숭이의 적혈구에 공통으로 존재하는 항원을 **Rh항원**(적혈구의 특이한 단백질 성질)이라고 하였다. Rh항원은 40종류 이상이 알려져 있지만, 일반적으로는 이 가운데 항원성이 가장 강한 **D항원**이 확인되는 혈액형을 **Rh(+)**(우성), 확인되지 않는 것을 **Rh(−)**(열성)라고 한다.

Rh(−)인 사람이 Rh(+)의 혈액을 수혈받으면 **항Rh항체**가 생산된다. 또 Rh(−)인 모친이 Rh(+)인 태아를 임신하여 태반손상 등으로 인해 태아의 혈액이 모체로 들어간 경우에도 항Rh항체가 생산된다. 이때 첫 번째의 수혈이나 임신에서는 생산되는 항체가 소량이지만, 두 번째의 수혈이나 임신에서는 림프구가 항원을 기억하고 있기 때문에 다량의 항Rh항체가 신속하게 생산되어 수혈받은 혈액이나 태아의 적혈구를 응집시킬 위험이 있어 태아적혈모구증(erythroblastosis fetalis)의 발생 또는 유산이나 사산의 가능성이 높아진다(그림 10–12).

이러한 상태에서 태어난 신생아에게 기존에는 교환수혈을 시행했지만, 최근에는 면역글로불린요법을 이용하여 Rh 부적합에 의한 유산은 줄어들고 있다. **면역글로불린요법**이란 Rh(−)인 모친이 Rh(+)인 태아를 분만한 후 72시간 이내에 Rh(+) 항체인 Rh 사람면역글로불린을 투여 받음으로써 항체가 생산되지 않게 하는 것이다. 즉, 모체에는 항체가 없는 상태이므로 다음 번 Rh(+)인 태아를 임신해도 처음 임신 때와 같은 조건이 된다.

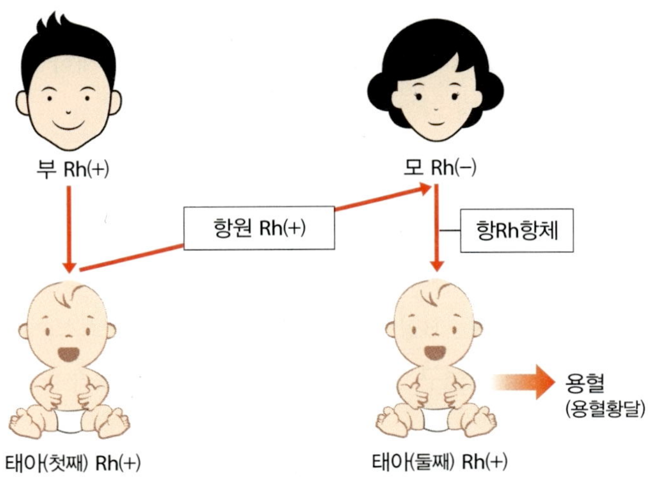

그림 10–12 Rh식 혈액형 부적합 시의 항체생산

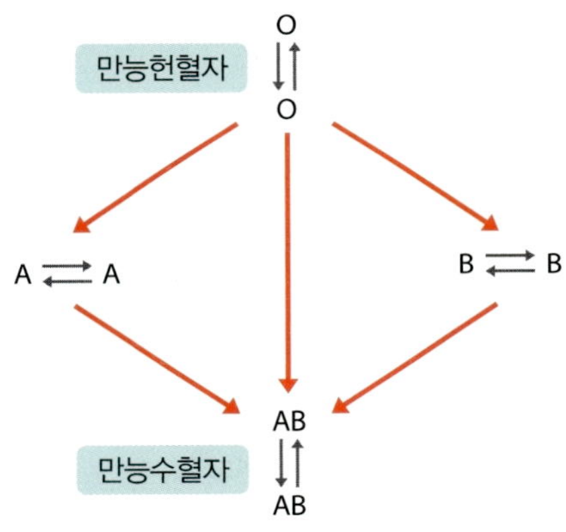

그림 10–13 혈액형과 수혈 방향

3) 수혈(transfusion)

수혈은 외상이나 수술로 인해 혈액이 부족해진 사람에게 건강한 사람의 혈액을 주입하는 치료법으로, 혈액을 주는 사람(**헌혈자**)의 응집원과 받는 사람(**수혈자**)의 응집소 사이에서 응집반응이 일어나지 않아야 한다. 만일 응집반응이 일어난다면 수혈을 받을 수가 없다.

ABO식 혈액형에서 AB형인 사람은 응집소를 갖고 있지 않기 때문에 다른 형의 혈액을 받을 수 있다.

O형인 사람은 응집원을 갖고 있지 않기 때문에 다른 형의 사람에게 혈액을 줄 수 있다. 이 경우 소량의 수혈이라면 헌혈자 쪽의 응집소는 옅어져서 수혈자의 적혈구를 응집시키지 못한다. 이러한 개념에서 **AB형**인 사람을 **만능수혈자**(universal recipient), **O형**인 사람을 **만능헌혈자**(universal donor)라고 한다(그림 10-13). 그러나 O형 수혈이나 동형 수혈이라도 ABO식 이외의 인자로 인해 응집반응이 일어나는 경우가 있다. 따라서 수혈 시에는 우선 헌혈자의 혈액형이 수혈자의 혈액형과 같은지 확인하고, 같은 혈액형이더라도 ABO식 이외의 인자에 의해 응집하는 경우가 있으므로 반드시 **교차적합검사**(cross-matching test)를 시행해야 한다.

수혈은 반드시 같은 혈액형끼리 이루어지는 것이 원칙이다. 수혈량이 실혈량보다 많아야 하고, 수혈 속도는 위급한 상황인 경우 1분에 50~100mL 정도, 일반적인 상황인 경우 1시간에 100~200mL 정도이어야 한다. 또한 질환이나 증상에 따라서는 혈액의 전성분이 필요하지는 않다. 그래서 채혈한 혈액을 성분에 따라 나누어 어떤 환자에게는 적혈구만, 어떤 환자에게는 혈소판만 수혈하는 경우가 많은데, 이러한 수혈을 **성분수혈**(component transfusion)이라고 한다. 일반적으로 수술이나 외상 등의 출혈에는 적혈구만 수혈해도 충분하다고 한다.

MEMO

- **교차적합검사(cross-matching test)**

수혈자의 혈액과 헌혈자의 혈액이 적합한지의 여부를 조사하는 시험을 말한다. 수혈 전에 수혈자의 혈액과 헌혈자의 혈액을 채취하여 혈구와 혈청으로 나눈 후 시험관 속에서 각각 반응시킨다. 이 시험에서 응집반응이 보이지 않는 혈액이면 수혈 부작용이 일어나지 않는다.
수혈자의 혈청과 헌혈자의 혈구 사이에 실시하는 것을 **주교차시험**(major cross-matching)이라고 하고, 수혈자의 혈구와 헌혈자의 혈청 사이에 실시하는 것을 **부교차시험**(minor cross-matching)이라고 한다. 몇몇 국가에서는 헌혈자의 혈청 속에 포함된 혈액형 항체를 사전에 조사해두고, 헌혈자의 혈구에 대응하는 항체를 함유하지 않는 것을 골라 공급하므로 부교차시험을 생략하는 경우가 많다.

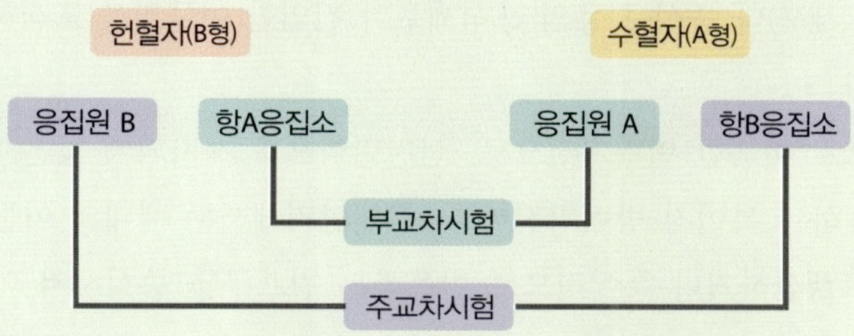

2 면역

인체를 구성하는 세포는 정상적으로 기능할 때는 아무 일도 일어나지 않지만, 병원체에 감염되거나 암세포가 생기면 자신의 세포가 아니라고 식별해서 그 식별된 세포를 죽여서 질병으로부터 인체를 보호하는 기전이 갖추어져 있다. 이는 이물질(바이러스, 세균, 기생충 등의 병원체나 자신의 것이 아닌 단백질 등)의 침입으로부터 자신을 지키려는 방어기전이며, 감염과 질병에 대항하는 능력으로 **면역**(immunity)이라고 한다.

면역은 생체를 방어하는 기전 중에서 가장 중심이 되며, 자기 몸의 구성성분(**자기**)인지 아닌지(**비자기**)를 인식해서 비자기 성분이 침입한 경우 이를 특이적으로 제거하고 기억함으로써 인체를 방어하는 **면역반응**(immune reaction)을 일으킨다. 이러한 면역반응의 특징을 요약하면 ①자기와 비자기의 구별능력, ②특이성, ③면역학적 기억이라고 할 수 있다.

1. 면역의 분류

인체의 방어기전은 크게 **비특이방어기전**(nonspecific defense)과 **특이방어기전**(specific defence)으로 나뉜다(그림 10-14). 비특이방어기전은 세균이나 이물질 등을 무차별적으로 제거하는 기전으로 선천적으로 체내에 갖추어져 있고, 특이적 방어기전은 한 번 감염되면 같은 병원체에 다시는 감염되지 않도록 작용하는 기전으로 침입한 병원체를 인식하여 특이적으로 처리한다.

1) 선천면역(고유면역, innate immunity)과 후천면역(획득면역, acquired immunity) (그림 10-15)

선천면역은 태어날 때부터 생체가 가지고 있는 면역기전으로, 병원미생물 등의 이물질이 체내에 침입하면 대식세포(큰포식세포)나 중성구 등의 포식세포가 침입한 이물질을 포식하여 제거하는 생체의 비특이적인 방어기전이다.

후천면역은 후천적으로 획득한 면역기전으로, 선천면역으로 제거되지 않은 병원미생물 등의 이물질을 제거하기 위해 작용하는 특이적 방어기전이다. 후천면역에서는 체내의 이물질(항원)에 대해 특이적으로 결합하는 항체를 생산하거나 특이적으로 반응하는 림프구를 증식시켜 이물질을 제거한다. 후천면역은 다시 인체가 직접 면역을 획득하는 **능동면역**과 항체나 림프구를 외부로부터 공급받아 형성되는 **수동면역**으로 나뉜다.

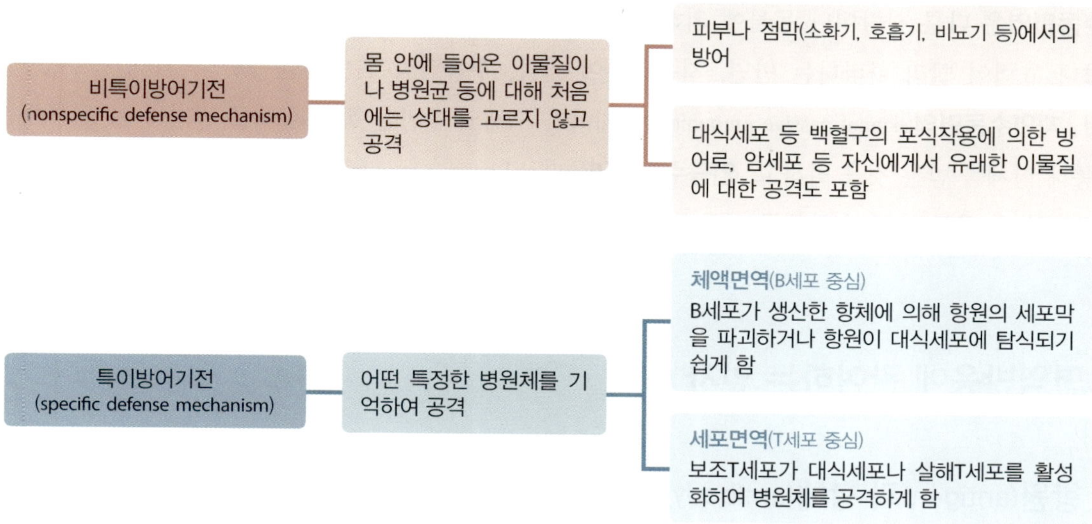

그림 10–14 **인체의 방어기전**

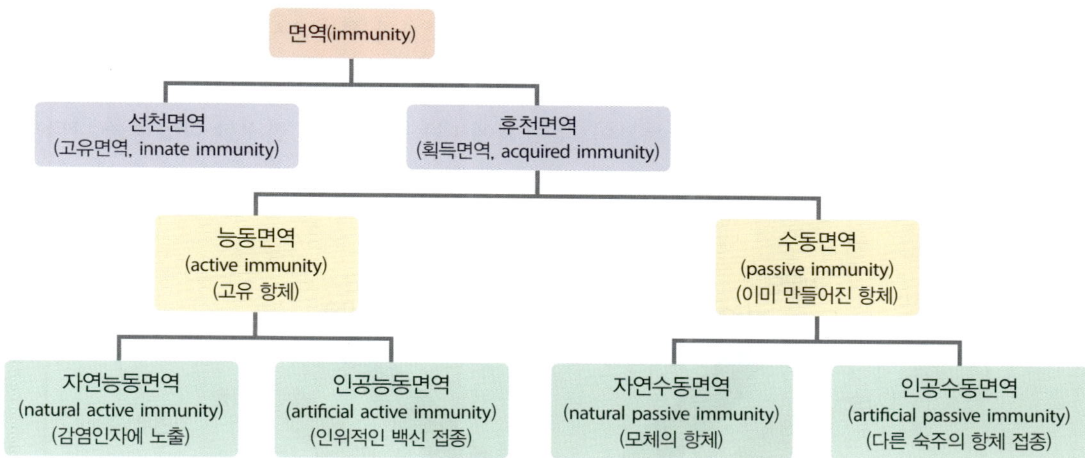

그림 10–15 **면역의 분류**

2) 능동면역(active immunity)과 수동면역(passive immunity) (그림 10–15)

능동면역은 병원체 자체나 병원체가 분비하는 독소에 의해 체내의 조직세포에서 항체가 만들어지는 것으로 자연능동면역과 인공능동면역이 있다. **자연능동면역**(natural active immunity)은 질병 이환 후 획득한 면역으로 어떤 질병을 앓은 후 형성되고, **인공능동면역**(artificial active immunity)은 인공적으로 항원을 투여해서 면역체를 얻는 방법으로 비교적 영구히 지속되며 항원으로 백신이나 변성독소 등을 예방접종하는 것이다.

수동면역은 다른 사람이나 동물에 의해 이미 형성된 면역원(항체)을 체내에 주입하는 것으로 능동면역보다 효력이 빨리 나타나는 반면, 지속시간이 짧다. 수동면역에는 자연수동면역과 인공수동면역이 있다. **자연수동면역**(natural passive immunity)은 태아가 모체의 태반을 통해 항체를 받거나 출생 후에 모유를 통해 항체를 받는 것을 말하고, **인공수동면역**(artificial passive immunity)은 회복기 혈청으로 면역혈청과 γ-글로불린, 항독소 등의 항체를 사람이나 동물에게서 얻어 체내에 주사하는 것을 말한다.

2. 면역반응에 관여하는 인자

1) 항원(antigen)과 항체(antibody)

외부에서 침입한 병원미생물을 포함해 체내의 암세포, 이식된 조직 등의 비자기 물질을 **항원**(Ag)이라고 한다.

항체(Ab)는 항원에 대응하여 생체에서 만들어지는 당단백질로, 항원과 특이적으로 반응하며 B세포가 분화한 형질세포(plasma cell)에서 만들어진다. 기본적으로는 2개의 무거운사슬(중쇄, **H사슬**, heavy chain)과 2개의 가벼운사슬(경쇄, **L사슬**, light chain)이 이황결합(disulfide bond)을 통해 결합하여 1개의 항체 분자를 형성한다. H사슬, L사슬 모두 N말단 부분이 각 항원에 대응하여 매우 현저한 다양성을 나타내는 가변부분으로 되어 있으며, 대응하는 항원과 그 부분에서 결합한다(그림 10-16).

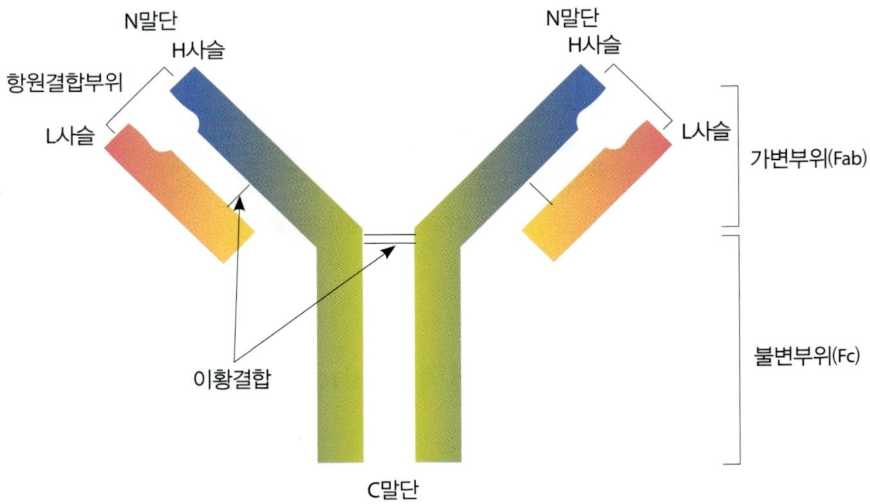

그림 10-16 항체의 구조

항체는 항원과 결합함으로써 **중화반응**(neutralization reaction)을 일으켜 항원을 무독화시키거나 **옵소닌화**(opsonization)를 통해 대식세포 등에 쉽게 포식되도록 한다. 여기서 옵소닌화란 미생물이나 이물질 등에 옵소닌이라는 물질이 흡착하여 식세포작용을 촉진하는 과정을 말한다.

항체는 혈청단백질 속의 γ-글로불린 분획에 있으며 **면역글로불린**(immunoglobulin, Ig)이라고도 불린다. 면역글로불린은 IgG, IgM, IgA, IgE, IgD의 5가지로 분류된다(표 10-8).

표 10-8 **면역글로불린의 종류와 기능**

분류	구조	비율(%)	기능
IgG	단량체	80	혈액 중에 많이 분포한다. 분자량이 작아서 모체에서 태반을 통해 태아에게 면역을 전달할 수 있다.
IgM	오량체	5	분자량이 가장 크고 혈액 중에 존재하며 항원이 침입했을 때에는 초기에 생산된다.
IgA	단량체(혈청형) 이량체(분비형)	14	침, 눈물, 기도나 소화관에서 분비되는 점액, 모유 등에 많이 분포한다.
IgE	단량체	1 이하	호염기구나 비만세포와 결합하여 알레르기반응을 일으킨다.
IgD	단량체	1	가장 수가 적으며 주로 림프구 표면에 존재한다. 정확한 기능에 대해서는 잘 알려지지 않았다.

(1) IgG

분자량 150~160kDa 정도이며 혈청 중에 가장 많이 함유되어 있는 항체로, 개체가 처음 접하는 항원이 체내로 침입하면 IgM 다음으로 혈중에 출현한다. IgG 항체는 체내에서는 장기간 유지된다. 그래서 같은 항원이 다시 체내에 침입하면 즉시 대량으로 생산되어 재침입한 항원(바이러스 등)과 결합해서 항원을 불활성화한다. 태반을 통과할 수 있어서 신생아는 모체 유래의 IgG를 가진다(생후 3~6개월에 소실).

(2) IgM

분자량 100kDa으로 가장 큰 항체이며, 항원이 체내에 침입하면 맨 처음 생산되어 감염 초기의 방어에 중요한 역할을 한다. IgG보다 빨리 출현하여 조기에 최고에 도달하지만, 감염 후 2~3개월 후에는 소실된다. 오량체로 존재하며 대량의 항원과 결합할 수 있어서 적혈구 응집능력, 세균 응집능력 등이 좋다. 큰 분자량으로 인해 거대글로불린이라고 불리기도 한다.

(3) IgA

분자량 180kDa이며 단량체의 혈청형 IgA와 이량체의 분비형 IgA가 있다. 분비형 IgA는 외분비액(모유, 눈물, 침, 기도 분비액, 전립샘액, 질 분비액, 장 분비액 등)에 함유되어 있으며, 각각의 점막에서 감염방어를 맡고 있다.

(4) IgE

분자량 200kDa으로 면역글로불린 가운데 혈중농도가 가장 낮다. 비만세포와 호염기구 표면의 IgE 수용체와 결합하여 존재하며, 항원과 결합하여 비만세포나 호염기구를 자극해서 히스타민 등의 화학매개체를 분비하여 염증반응을 촉진한다. 즉시과민성의 원인이 된다.

(5) IgD

분자량 150kDa으로 정확한 기능에 대해서는 알려지지 않았다. B세포의 막 표면에 존재하며, B세포가 항원과 반응하여 항체생산세포로 분화되는 데 중요한 작용을 한다고 보고 있다.

2) 면역에 관여하는 세포

면역에 관여하는 주요 세포는 림프구와 단핵구이지만, 골수계통의 다른 혈액세포[과립(백혈)구, 대식세포 등]도 이 세포의 제어를 받아 각종 면역반응에 직·간접적으로 작용한다. 림프구는 면역기능의 중심을 이루는 세포로, ①항체를 생산하는 **B세포**, ②그 자신이 특이적으로 이물질을 공격하는 **세포독성T세포**, ③다른 림프구의 기능을 도와 면역반응을 높이는 **보조T세포**, ④어떤 종류의 종양세포나 감염 세포를 공격하는 **자연살해세포**(NK세포), ⑤면역반응을 억제하는 **억제T세포**가 있다(그림 10-17).

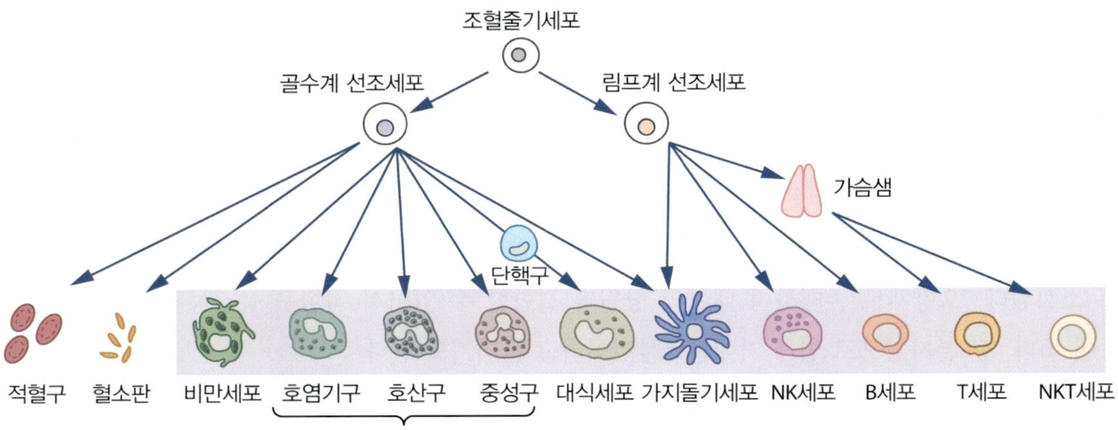

그림 10-17 면역에 관여하는 세포의 분화

(1) B세포(B cell)

항체를 생산하는 림프구이며, 골수 안에서 조혈줄기세포로부터 분화되어 만들어지기 때문에 골수(bone marrow)에서 유래되었다고 해서 **B세포**(=B림프구)라고 불린다. B세포는 말초 림프조직에서 항원의 자극을 받고, 또 보조T세포의 도움을 받아 활성화됨으로써 항체생산세포(형질세포)가 되어 항체를 분비한다. B세포는 말초 림프구의 10~20%를 차지한다.

(2) T세포(T cell)

조혈줄기세포의 일부는 골수를 나와 가슴샘(흉선, thymus)으로 들어간 후 가슴샘 내에서 분화되어 만들어지는데, 가슴샘에서 유래되었다고 해서 **T세포**(=T림프구)라고 불린다. 이 분화과정에서 항체와 마찬가지로 각 항원에 대응하는 T세포수용체(T cell receptor)나 CD3, CD4, CD8 등의 분화항원(표면 표지분자)이 T세포 표면으로 나타난다. 이 중 $CD4^+$ T세포는 주로 항원과 반응하여 활성화되면 **보조T세포**(Th세포)가 되어 **사이토카인**(cytokine)이라는 각종 생리활성물질을 분비해 면역반응을 촉진하는 작용을 한다. 또 $CD8^+$ T세포는 활성화되면 **세포독성T세포**(Tc세포)가 되어 표면에 대응 항원을 가진 세포를 직접 공격하는 세포면역(cellular immunity)을 일으킨다.

(3) 자연살해세포(NK세포, natural killer cell)

특정 항원에 면역되어 있지 않은데도 어떤 종류의 종양세포나 감염 세포를 죽일 수 있는 세포로, 미숙한 T세포의 한 형태로 보고 있다. T세포수용체는 발현되지 않으며 손상을 입히는 상대방의 인식기전도 아직 밝혀지지 않았지만, 일부 종양면역이나 조기의 감염방어에 중요한 역할을 한다. 또한 최근 T세포수용체를 가진 NK세포로서 **NKT세포**(natural killer T cell)가 발견되어 면역반응에서의 역할이 주목을 받고 있다.

(4) 대식세포(큰포식세포, macrophage)

골수 유래 세포로 말초혈액에서는 **단핵구**(monocyte), 조직 속에서는 **대식세포**, 간에서는 **쿠퍼세포**(Kupffer cell), 뇌에서는 **미세(아)교세포**(소교세포, microglia)라고 불린다. 이 세포는 포식작용을 통해 선천면역을 담당할 뿐만 아니라 후천면역반응에서 항원을 림프구(Th세포)에 제시하는 **항원제시세포**(antigen−presenting cell, APC)로서 중요한 역할을 한다.

(5) 과립(백혈)구(granulocyte)

과립(백혈)구 가운데 **중성구**(neutrophil)와 **호산구**(eosinophil)에는 포식작용이 있어 선천면역으로서 감염방어에 도움이 된다. 중성구는 주로 세포 바깥의 증식성 세균 등 소형 미생물을 포식하여 소화하는

데 비해 호산구는 기생충 등의 큰 미생물을 공격한다. **호염기구**(basophil)나 조직 속의 **비만세포**(mast cell)는 그 과립 안에 히스타민(histamine)이나 세로토닌(serotonin) 등의 화학전달물질을 가지고 있어 세포 표면에 결합한 항체에 항원자극이 가해지면 탈과립을 일으켜 주위에 염증을 파급시켜 I형 알레르기를 일으킨다.

3) 보체(complement)

보체는 항체의 작용을 보조하는 혈청단백질로서 발견되었다. 현재는 30종류 이상의 단백질이 보체성분으로서 알려져 있으며, 항체에 의존하는 고전경로와 항체에 의존하지 않는 제2경로(대체경로) 및 제3경로(렉틴경로)에 의해 연쇄반응으로 활성화된다.

활성화한 보체는 ①침입해온 미생물이나 이물질을 **옵소닌화**(opsonization)함으로써 포식세포가 이물질이나 면역복합체(항원항체보체복합체)를 포식하여 파괴하게 하고, ②보체활성화 과정에서 생성되는 저분자 보체성분(C5a, C3a, C4a 등)이 백혈구를 국소부위로 동원하고 활성화하며, ③보체활성화에 동반하여 **막공격복합체**(membrane attack complex, MAC)를 형성함으로써 미생물이나 이물질을 직접 공격하여 파괴한다(그림 10-18).

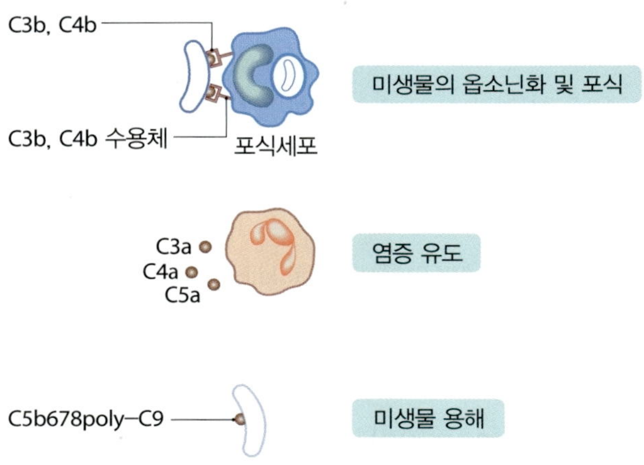

그림 10-18 **활성화 보체의 기능**

3. 면역반응

생체 내에 병원미생물이 침입하면 우선 포식세포(중성구, 대식세포)가 출동하여 이를 포식한다. 대식세포는 포식한 미생물을 세포 내에서 살균하고 동시에 소화 및 절편화하여 그것을 세포 표면에 항원으로서 제시한다. 대식세포 이외에도 항원제시세포인 가지돌기세포도 병원미생물의 항원을 세포 표면에 제시하여 T세포가 그 항원을 인식하면 **면역반응**(immune response)이 일어난다. CD4^{+} T세포가 사이토카인을 방출하여 B세포를 활성화해서 항체 생산을 촉진하며, CD8^{+} T세포가 세포독성T세포를 활성화하여 감염 세포의 처리를 촉진하여 그 병원미생물을 제거한다.

이렇게 해서 면역이 성립되면 T세포나 B세포의 일부가 그 항원을 기억하여 다음 감염에 대비한다. 또다시 같은 항원이 침입하면 첫 번째 면역반응(**일차 면역반응**, primary immune response)보다 항체가 빨리 더 많이 생산되고 더 오래 지속되는 면역반응(**이차 면역반응**, secondary immune response)이 일어난다. 같은 감염병에 두 번 다시 걸리지 않거나 걸리더라도 가벼운 증상만 나타나는 이유는 이러한 이차 면역반응 때문이다(그림 10-19, 10-20).

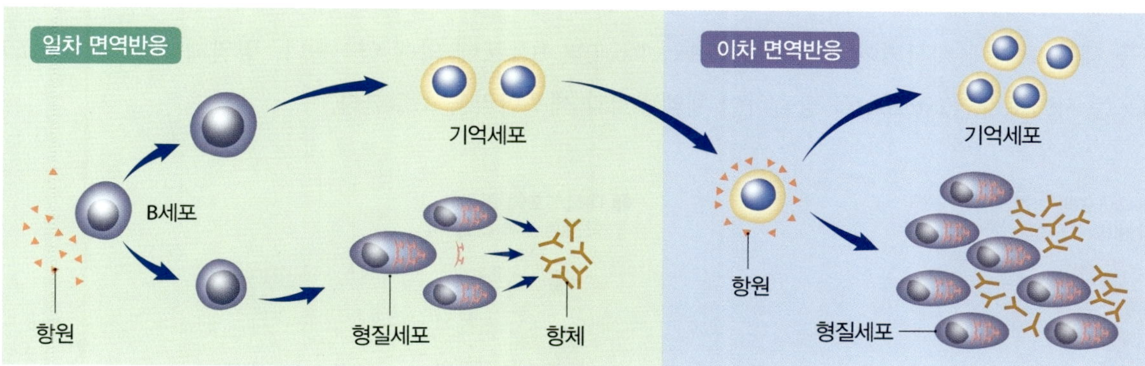

그림 10-19 **일차 면역반응과 이차 면역반응**

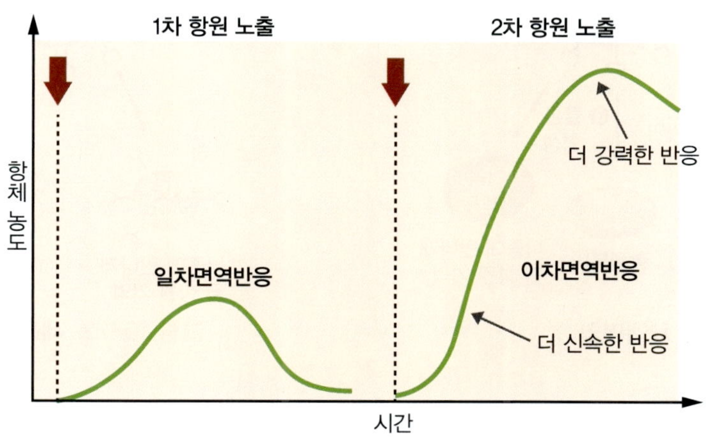

그림 10-20 **항원 노출 후의 항체 생산**

1) 체액면역(humoral immunity)

체액면역은 항체가 항원과 결합하여 일어나는 면역반응으로, 인체에 항원이 침입하면 **B세포**에서 분화한 형질세포가 항체를 생산하여 항원을 제거한다(그림 10-21). 항체는 혈액이나 다른 조직액(체액)을 통해 운반되기 때문에 체액면역이라고 하며, 항체가 관여하므로 **항체매개면역**이라고도 한다.

2) 세포면역(cellular immunity)

세포면역은 항체는 관여하지 않고 **T세포**가 중심을 이루는 면역반응으로, 세포독성T세포나 대식세포, 자연살해세포(NK세포) 등의 세포가 직접적으로 항원(결핵균이나 바이러스에 감염된 세포 등)을 제거한다(그림 10-22). **세포매개면역**이라고도 한다.

인체에 침입한 병원체(항원)는 대식세포나 가지돌기세포 등의 항원제시세포에 포식되어 처리된 후에 이들 세포 표면에 제시되어 보조T세포(helper T cell)나 B세포에 의해 인식된다. 병원체를 인식한 보조T세포는 사이토카인(cytokine)을 방출하여 체액면역과 세포면역을 조절한다.

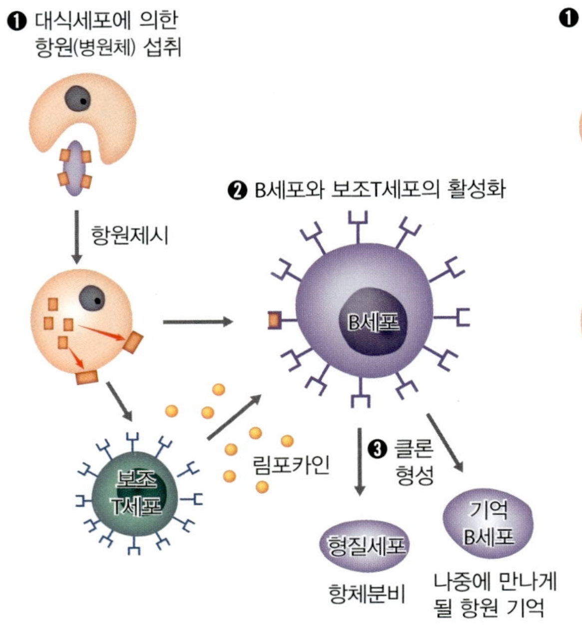

그림 10-21 **체액면역**

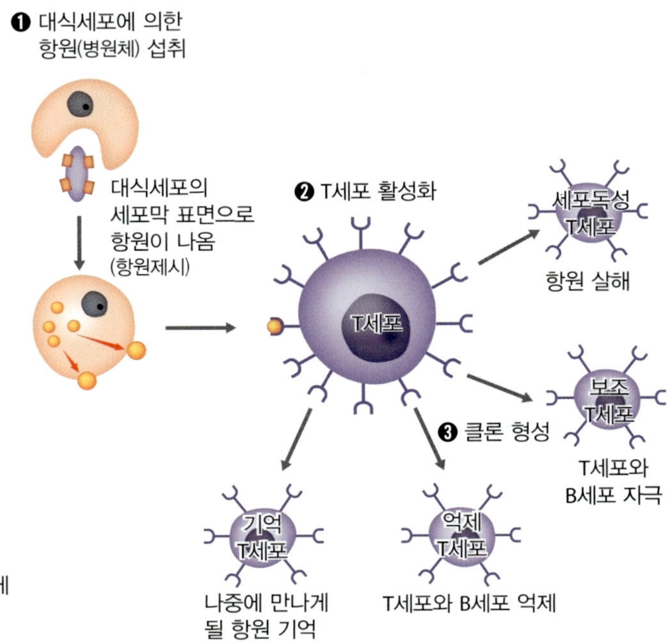

그림 10-22 **세포면역**

4. 이식면역

기능이 상실된 장기를 다른 개체의 건강한 장기 또는 자신의 다른 부위와 교환하는 치료를 장기이식이라고 한다. 이때 장기를 제공하는 사람을 **기증자**(주는이, donor), 이식 받는 사람을 **수용자**(받는이, recipient), 이식된 장기를 **이식편**(graft)이라고 한다.

1) 동종항원(alloantigen)

인체를 구성하는 세포 표면에는 ABO식 혈액형 항원이나 HLA 항원과 같이 개체 간에 차이가 있는 항원이 여러 개 존재한다. 이러한 항원을 **동종항원**이라고 하며, 각각의 개체가 가진 항원의 유형은 유전적으로 규정되어 있다.

우리나라에서도 장기이식이 본격적으로 시행되고 있는데, 기증자로부터 이식받은 장기에 존재하는 이러한 동종항원을 이식받은 수용자의 면역계통이 '비자기(non-self)'라고 인식한 경우에 이식된 장기를 제거하려고 하는 면역반응이 일어난다. 이것을 **거부반응**(rejection reaction)이라고 하며, 이식된 장기가 생착할 수 있는지의 여부는 모두 거부반응의 유무와 그 정도에 달려 있다.

2) 이식항원(transplantation antigen)

ABO식 혈액형 항원이나 HLA 항원과 같이 이식 시 문제가 되는 동종항원을 **이식항원**이라고 하는데, 이식 시에는 기증자와 수용자 사이에 이 이식항원을 가능한 한 일치하는 것이 중요하다. 즉, 기증자와 수용자의 HLA 항원형이 완전하게 일치하거나 기증자의 HLA가 수용자의 HLA에 완전히 포함될 때 이식 장기의 생착률이 높다. 일부 장기의 경우 이식항원이 일부 불일치하더라도 면역억제제를 투여하여 거부반응을 억제하는 방법으로 장기이식을 시행하고 있다.

3) 이식편대숙주반응(graft-versus-host reaction, GVHR)

골수이식으로 골수 기증자의 림프구가 숙주에 침입하면 보통은 거부반응으로 제거된다. 하지만 숙주의 면역기능이 저하되어 거부반응이 일어나지 않는 경우에는 골수 기증자의 림프구가 숙주의 조직을 손상시키는데 이를 **이식편대숙주반응**이라고 한다. 골수이식 시뿐만 아니라 일반 수혈 시에도 림프구 등의 면역세포가 살아 있는 상태로 이식될 때 일어날 수 있다.

확인문제

01. 혈액에 관한 설명으로 틀린 것은?

① 적혈구는 120일 생존 후 비장에서 파괴된다.
② 혈장단백질 중 알부민은 혈장의 삼투압에 관여한다.
③ 백혈구 중 과립(백혈)구에 속하는 것은 단핵구와 림프구이다.
④ 지혈과정에서 혈액응고에 최종적으로 관여하는 것은 섬유소이다.
⑤ 혈액 중 백혈구, 적혈구, 혈소판을 제거하고 남는 것을 혈장이라고 한다.

02. 다음의 보기에서 ( ) 안에 들어갈 단어는?

혈액은 세포성분인 혈구와 액체성분인 ( )(으)로 분리된다.

① 혈장 ② 혈소판 ③ 트롬빈
④ 혈색소 ⑤ 프로트롬빈

03. 적혈구에 관한 설명으로 올바른 것을 모두 고르면?

가. 평균수명은 120일 정도이다.
나. 기체교환을 주관하는 혈색소를 함유하고 있다.
다. 비장이나 간의 대식세포에 의하여 포식되어 파괴된다.
라. 지름은 7.7μm 정도이며 발생 도중 핵을 소실한 무핵세포가 된다.

① 가, 다 ② 나, 라
③ 가, 나, 다 ④ 나, 다, 라
⑤ 가, 나, 다, 라

04. 백혈구 중 기생충 감염이나 알레르기질환이 있을 때 수치가 올라가는 것은?

① 림프구 ② 단핵구 ③ 호산구
④ 중성구 ⑤ 호염기구

05. 가장 활발하게 식균작용을 하는 것은?

① 중성구 ② 호염구 ③ 림프구
④ 단핵구 ⑤ 호산구

06. 혈구에 관한 설명 중 틀린 것은?

① 림프구는 골수에서 유래한다.
② 호산구는 백혈구 중 가장 수가 많다.
③ 중성구는 주로 급성염증에 관여한다.
④ 호염기구는 백혈구 중 수가 가장 많다.
⑤ 혈중의 단핵구가 조직으로 나오면 대식세포가 된다.

07. 혈색소에 가장 많은 성분은?

① 철(Fe) ② 구리(Cu)
③ 칼슘(Ca) ④ 소듐(Na)
⑤ 마그네슘(Mg)

08. 항원제시세포에 해당하는 것은?

① 호산구 ② 중성구
③ 형질세포 ④ 대식세포
⑤ 자연살해세포

09. 면역에 관한 설명으로 올바른 것은?

① 능동면역 – 모유를 통해 획득되는 것이다.
② 능동면역 – 감마글로불린 주사를 맞는 것이다.
③ 고유면역 – 항체가 태반을 통해 전달되는 것이다.
④ 수동면역 – 특정 항체를 직접 체내에 투여하는 것이다.
⑤ 인공면역 – 염증반응에 의한 비특이적 저항력을 말한다.

10. 세포면역에 관한 설명으로 올바른 것을 모두 고르면?

가. T세포가 관여한다.
나. 항체를 형성하여 항원을 제거한다.
다. 체액면역을 잘할 수 있도록 보조한다.
라. 사이토카인을 방출하여 세포면역을 조절한다.

① 가, 다 ② 나, 라
③ 가, 나, 다 ④ 가, 다, 라
⑤ 가, 나, 다, 라

정답 01. ③ 02. ① 03. ⑤ 04. ③ 05. ① 06. ② 07. ① 08. ④ 09. ④ 10. ④

Chapter 11

호흡

학습목표

1. 호흡계통의 구조와 기능을 설명할 수 있다.
2. 호흡운동과 기체교환기전을 설명할 수 있다.
3. 폐포와 조직의 기체교환에 대하여 설명할 수 있다.
4. 혈액 속 산소와 이산화탄소의 운반에 대하여 설명할 수 있다.
5. 호흡의 조절기전을 설명할 수 있다.

핵심용어해설

- **가슴호흡**(흉식호흡, thoracic respiration) : 등뼈(흉추)를 축으로 갈비뼈, 복장뼈, 빗장뼈에 의해 구성되는 가슴우리(흉곽)의 용적을 갈비사이근의 운동으로 변화시키는 호흡패턴이다.
- **기체교환**(gas exchange) : 폐포에 이른 들숨 속의 산소는 폐포벽을 사이에 두고 위치한 모세혈관 안의 적혈구로 보내지고, 반대로 혈액 속의 이산화탄소는 폐포로 보내지는 과정을 말한다.
- **내호흡**(internal respiration) : 모세혈관과 조직세포 사이에서 일어나는 기체교환을 말하며, 세포호흡이라고도 한다.
- **배호흡**(복식호흡, abdominal respiration) : 가로막(횡격막) 근육의 수축으로 상하운동을 일으켜서 가슴우리의 용적 변화를 일으키는 호흡패턴이다.
- **외호흡**(external respiration) : 기도를 따라 들어온 바깥공기와 혈액 사이에서 일어나는 기체교환을 말하며, 폐호흡이라고도 한다.
- **폐활량**(vital capacity, VC) : 최대로 숨을 들이마신 상태에서 최대로 내쉬는 공기의 부피 또는 반대로 최대로 내쉰 상태에서 최대로 들이마신 공기의 부피로, 폐의 활동능력을 나타내는 지표로 매우 중요하다.
- **호흡**(respiration) : 외부로부터 산소(O_2)를 받아들여 세포로 운반하고 세포에서 생성된 이산화탄소(CO_2)를 몸 밖으로 배출하는 과정이다.
- **호흡운동**(respiratory excursion) : 폐포로 공기가 출입하는 즉, 환기를 반복하여 행하는 것을 말한다. 숨을 들이마시는 들숨과 숨을 내쉬는 날숨으로 구성되며, 가로막이나 갈비사이근이 작용하여 가슴안을 확대 및 축소함으로써 이루어진다.

인체는 섭취한 탄수화물, 지방, 단백질 등의 영양소를 산화시켜 생성되는 에너지를 이용하여 생명활동을 유지하는데, 이 영양소의 산화과정에는 산소(O_2)가 필요하며 세포에서 에너지를 만들어내는 과정에서 이산화탄소(CO_2)가 발생한다. 즉, 외부로부터 산소를 받아들여 세포로 운반하고 세포에서 생성된 이산화탄소를 몸 밖으로 배출하는 과정이 **호흡**(respiration)이다.

호흡은 **외호흡**(external respiration)과 **내호흡**(internal respiration)으로 구분할 수 있다(그림 11-1). 외호흡은 기도를 따라 들어온 공기와 폐포의 혈관 사이에서 일어나는 기체교환과정으로 폐에서 이루어지기 때문에 **폐호흡**(pulmonary respiration)이라고도 한다. 내호흡은 모세혈관과 조직세포 사이에서 일어나는 기체교환과정으로 세포 내에서 일어나기 때문에 **세포호흡**(cell respiration)이라고도 한다.

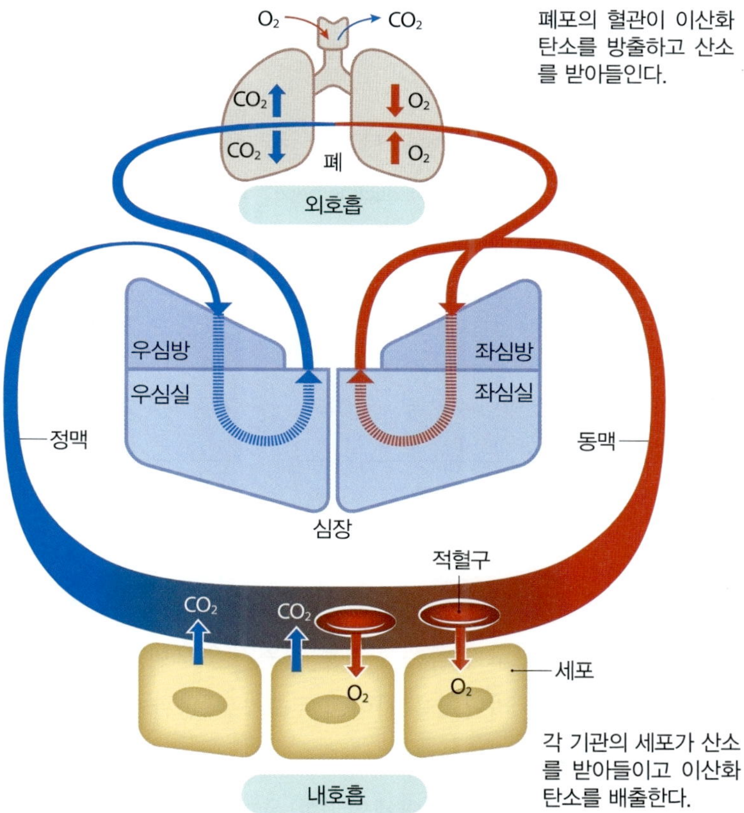

그림 11-1 **외호흡과 내호흡**

1 호흡계통의 구조와 기능

1. 호흡계통의 구조

호흡계통은 **코안**(비강, nasal cavity)에서 시작되어 **인두**(pharynx), **후두**(larynx), **기관**(trachea)을 거쳐 **기관지**(bronchus), **폐**(허파, lung)에 이르는 기관계통이다. 기관은 좌우 기관지로 나뉘어 폐로 들어가며 그 후 종말세기관지(terminal bronchiole), 호흡세기관지(respiratory bronchiole)로 나뉜 다음 **폐포**(허파꽈리, alveolar)가 된다(그림 11-2).

호흡계통은 위치에 따라 **상기도**(upper airway; 바깥코-코안-인두-후두)와 **하기도**(lower airway; 기관-기관지-폐)로 구분하고, 기능에 따라 **전도영역**(conducting zone; 코안-인두-후두-기관-종말세기관지)과 **호흡영역**(respiratory zone; 호흡세기관지-폐포관-폐포)으로 구분한다. 전도영역은 공기의 통로가 되는 부분으로 기체교환은 일어나지 않고, 호흡영역에서 실제로 기체교환이 이루어진다.

바깥코 → 코안 → 인두 → 후두 → 기관 → 기관지 → 폐

상기도(upper airway): 바깥코 → 코안 → 인두 → 후두

하기도(lower airway): 기관 → 기관지 → 폐

폐는 기관지와 동 · 정맥의 출입구(폐문)를 제외하고 전체적으로 내장가슴막(visceral pleura)으로 덮여 있다. **폐포**는 반구형의 얇은 주머니로 안쪽은 공기로 채워져 있으며, 호흡기관지 끝부분에 포도알 모양으로 밀집해 있다. **폐포상피세포**는 바닥막을 사이에 두고 모세혈관 내피세포막과 접해 있으며, 이곳에서 폐포와 혈액 사이의 **기체교환**이 이루어진다.

폐포의 벽은 편평한 I형 상피세포와 정육면체의 II형 상피세포로 구성되며, 그 주위를 모세혈관이 그물 모양으로 둘러싸고 있다. I형 상피세포가 폐포 면적의 90% 이상을 차지하며, II형 상피세포에서는 표면활성물질(surfactant)을 분비한다.

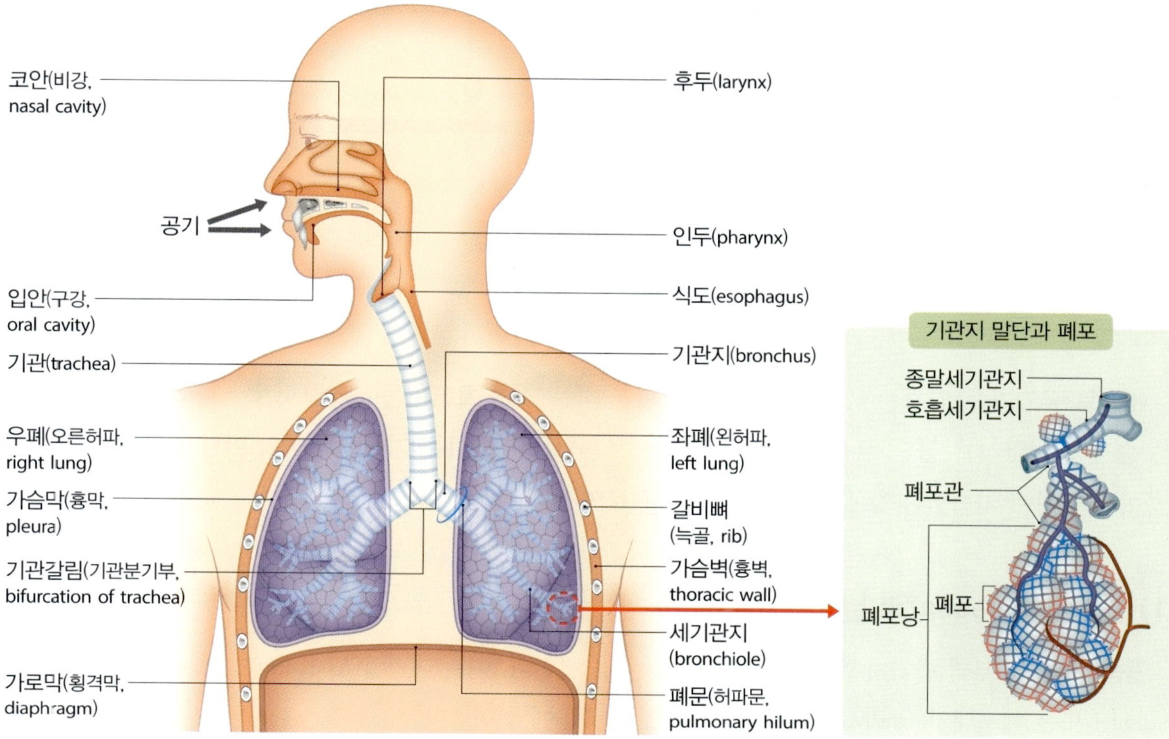

그림 11-2 **호흡계통**

2. 호흡계통의 기능

호흡계통은 대사에 필요한 산소를 외부로부터 받아들이고 대사 결과 생긴 여분의 이산화탄소를 외부로 방출하는 기능을 한다. 기체교환은 보통 ①각 조직의 모세혈관과 세포 사이(내호흡), ②폐포 안의 공기와 폐의 모세혈관 사이(외호흡)에서 일어나는데, 호흡계통은 오로지 외호흡에 관여하는 기관계통이며, 기체교환을 위해서는 모세혈관을 중심으로 하는 순환계통이 매우 중요한 역할을 한다는 점에 유의할 필요가 있다.

폐는 기체교환 이외에 필터로서도 기능한다. 순환혈액은 심장에 이상이 없는 한 반드시 폐혈관을 지나므로 폐는 혈액 중의 세균 또는 종양 절편이나 혈전을 걸러내는 중요한 역할도 한다. 공기의 출입과 발성에 관여하는 **기도**는 단순한 통로가 아니라 흡입한 공기에 온도와 습기를 부여하며, 점액이나 기도 점막세포의 섬모운동으로 공기 중으로 들어온 먼지나 세균을 제거한다.

한편, 폐포 표면에 있는 II형 상피세포에서는 **표면활성물질**(surfactant)이라는 중요한 화학물질이 분비되는데, 이는 폐포의 표면장력을 감소시켜 기체교환 시 폐포가 열려 있게 한다.

2 호흡운동

1. 호흡기전

폐포로 공기가 출입하는 즉, 환기를 반복하여 행하는 것이 **호흡운동**(respiratory excursion)이며, 이 운동은 숨을 들이마시는 들숨과 숨을 내쉬는 날숨으로 구성된다. 이는 가로막(횡격막)이나 갈비사이근(늑간근)이 작용하여 가슴안(흉강)을 확대 및 축소함으로써 이루어진다.

1) 들숨(inspiration)과 날숨(expiration)

들숨은 대기로부터 공기가 폐 안으로 들어오는 것을 말한다. 이는 대기압(760mmHg)이 폐내압(intrapulmonary pressure) 또는 폐포내압(intraalveolar pressure)보다 높기 때문에 일어난다. 들숨에는 가로막(횡격막, diaphragm)과 바깥갈비사이근(외늑간근, external intercostal muscle)이 작용한다. 가슴우리(흉곽, thorax)의 아래입구를 막는 가로막은 보통 돔 상태이지만 수축되면 편평해지기 때문에 가슴안(흉강)은 아래로 확장된다. 또 바깥갈비사이근이 수축되면 갈비뼈(늑골)와 복장뼈(흉골)가 가쪽과 위쪽으로 들려 올라가기 때문에 가슴안은 앞뒤와 왼쪽과 오른쪽으로 확장된다. 이에 따라 가슴안이 확대되어 내압이 내려가고 폐가 확장됨으로써(폐포 안의 음압화) 공기의 유입이 일어난다. 일반적으로 가로막은 안정 시 호흡의 경우 1~2cm, 심호흡의 경우 약 10cm 위아래로 이동한다. 가로막의 면적을 300cm^{2}라고 하면 안정 시에는 약 0.45L, 심호흡 시에는 3L가 된다.

날숨은 폐 안에서 대기로 공기를 내보내는 것을 말한다. 이는 폐내압이 대기압보다 높을 때 일어난다. 날숨은 들숨과는 다르게 기본적으로 수동적인 운동이며 가로막이나 바깥갈비사이근의 이완과 폐의 복원력이 작용한다. 즉, 폐가 복원되는 힘으로 공기가 밀려나가는 기전이다. 특히 속갈비사이근(내늑간근)은 자연적인 날숨에서 숨을 더 내뱉을 때 작용하며, 복벽의 근육과 함께 가슴우리의 용적을 축소시키는 근육이다(그림 11-3).

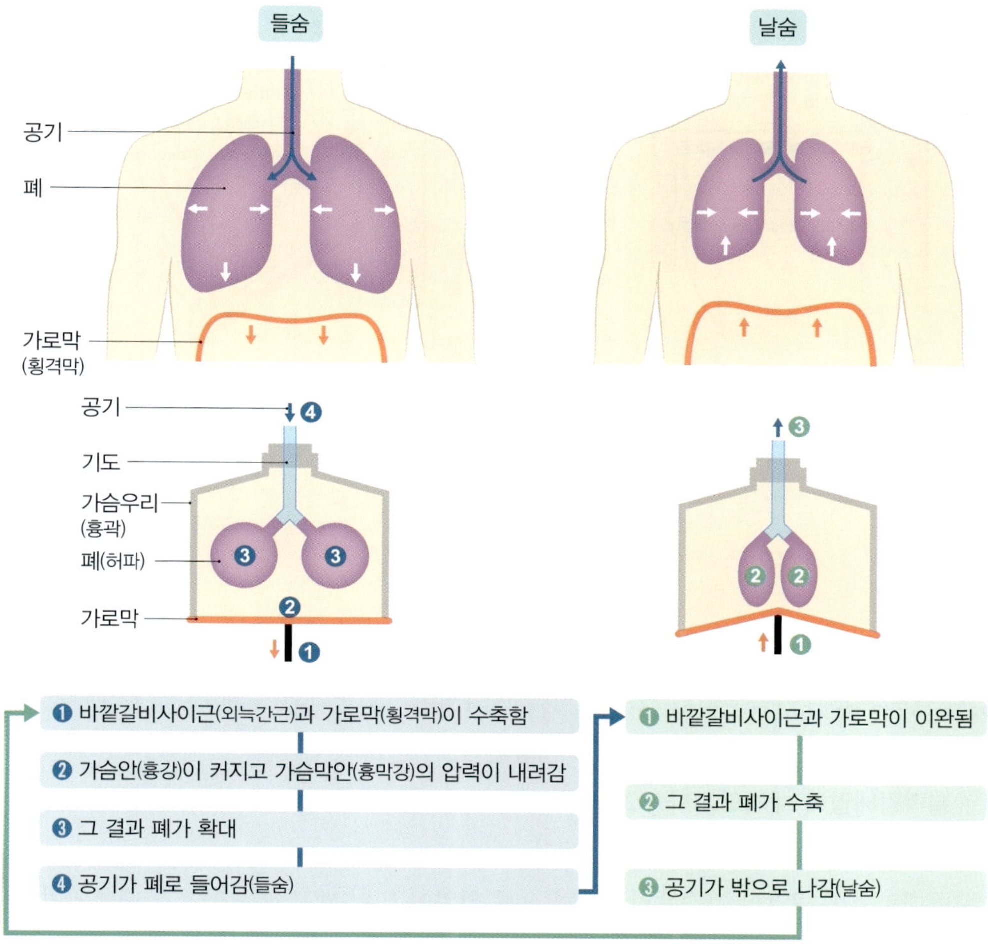

구분	갈비뼈	가로막	공기	가슴안	가슴안내압	폐
들숨	상승	하강(수축)	들어옴	넓어짐	낮아짐	팽창
날숨	하강	상승(이완)	나감	좁아짐	높아짐	수축

그림 11-3 들숨과 날숨

2) 배호흡(복식호흡, abdominal respiration)과 가슴호흡(흉식호흡, thoracic respiration)

배호흡은 가로막(횡격막) 근육의 수축으로 상하운동을 일으켜서 가슴우리의 용적변화를 일으키는 호흡패턴이고, **가슴호흡**은 등뼈(흉추)를 축으로 갈비뼈, 복장뼈, 빗장뼈에 의해 구성되는 가슴우리(흉곽, thorax)의 용적을 갈비사이근의 운동으로 변화시키는 호흡패턴이다(그림 11-4).

일반적으로 가슴호흡과 배호흡을 병용한 **가슴배호흡**(흉복식호흡, costo-abdominal respiration)이 이루어지며 환기량의 70~80%는 배호흡에 의한 것이다.

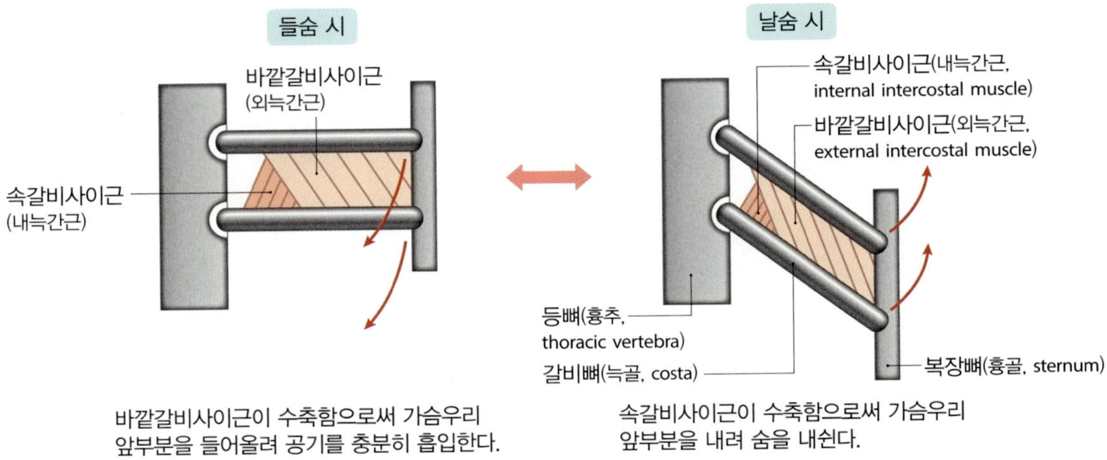

그림 11-4 **가슴호흡**

3) 폐포내압(intraalveolar pressure)과 흉막강내압(intrapleural pressure)

폐 내의 압력(폐포내압)은 가슴우리의 크기에 따라 변화되며, 그 변화되는 폐포내압과 대기의 압력차에 따라 공기는 압력이 높은 곳에서 낮은 곳으로 이동한다.

들숨에서는 **흉막강내압**이 대기압보다 −2~−4mmHg에서 −6~−7mmHg로 커지는데, 이로 인해 **폐포내압**이 **음압**이 되어 체외에서 공기를 흡입하게 된다.

날숨에서는 반대로 폐포내압이 가슴우리의 압박으로 **양압**이 되어 폐포에서 공기가 배출되며, 폐포내압이 대기압보다 클 때 나타난다.

2. 폐의 용적과 용량

폐 내의 공기량(폐용량, 호흡기량)은 폐의 조건에 따라 달라지는데, 예를 들어 누워 있을 때보다 서 있을 때 가슴안 공간이 넓어져 폐의 혈액량이 증가하기 때문에 폐의 용적(volume)과 용량(capacity)도 커진다. 폐 내의 공기량은 4종류의 **용적**(일회호흡량, 들숨예비용적, 날숨예비용적, 잔기량)과 그 용적의 조합으로 이루어지는 4종류의 **용량**(폐활량, 들숨용량, 기능잔기용량, 총폐용량)으로 나타낸다(표 11-1).

폐의 용적과 용량은 **폐활량계**(spirometer)를 사용하여 측정하며, 이렇게 측정한 폐용량은 **호흡곡선**(폐용량곡선, spirogram)이라는 그래프로 나타내어 폐의 기능을 평가하고 질환을 진단하는 데 사용한다(그림 11-5).

표 11-1 폐 내의 공기량

용적	일회호흡량	tidal volume	TV
	들숨예비용적	inspiratory reserve volume	IRV
	날숨예비용적	expiratory reserve volume	ERV
	잔기량(남은공기량)	residual volume	RV
용량	폐활량	vital capacity	VC = TV + IRV + ERV
	들숨용량	inspiratory capacity	IC = TV + IRV
	기능잔기용량	functional residual capacity	FRC = ERV + RV
	총폐용량	total lung capacity	TLC = TV + IRV+ ERV + RV

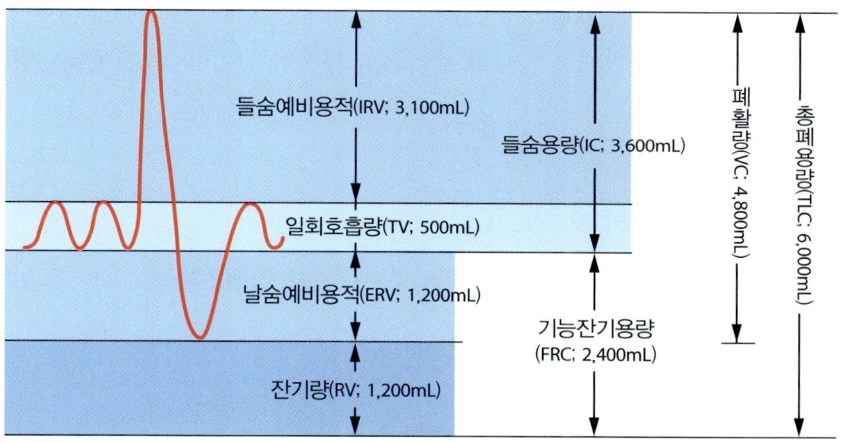

그림 11-5 폐의 용적과 용량을 나타내는 호흡곡선

1) 폐용적(lung volume)

(1) 일회호흡량(tidal volume, TV)

안정 상태에서 호흡 시 1회 들이마시고 내쉰 공기의 양으로 정상 성인은 400~500mL이다.

(2) 들숨예비용적(inspiratory reserve volume, IRV)

안정 시 숨을 들이마신 뒤 이어서 최대로 더 들이마실 수 있는 공기의 양으로 2,500~3,500mL이다(평균 약 3,100mL).

(3) 날숨예비용적(expiratory reserve volume, ERV)

안정 시 숨을 내쉰 뒤 힘을 주어 최대로 더 내쉴 수 있는 공기의 양으로 1,000~1,200mL이다.

(4) 잔기량(남은공기량, residual volume, RV)

최대로 숨을 내쉰 후 폐 속에 남는 공기의 양으로 약 1,200mL 정도이다.

2) 폐용량(lung capacity)

(1) 폐활량(vital capacity, VC)

최대로 숨을 들이마신 상태에서 최대로 내쉬는 공기의 부피 또는 반대로 최대로 내쉰 상태에서 최대로 들이마신 공기의 부피로서 **일회호흡량**(TV), **들숨예비용적**(IRV), **날숨예비용적**(ERV)을 합한 값이다. 성인의 경우 남성은 4,000~5,000mL(평균 4,800mL), 여성은 3,000~4,000mL이다.

폐활량은 가슴우리의 크기와 관계가 깊어서 체격과도 관련이 있지만, **폐의 활동능력**을 나타내는 지표로 매우 중요하다.

(2) 들숨용량(inspiratory capacity, IC)

안정 시 숨을 내쉰 후 최대한 들이마실 수 있는 공기량으로 **일회호흡량**(TV)과 **들숨예비용적**(IRV)을 합한 값이며 약 3,600mL 정도이다.

(3) 기능잔기용량(functional residual capacity, FRC)

1회 호흡에서 평소처럼 자연스럽게 숨을 내쉴 때 폐에 남는 공기의 양을 말하며, **날숨예비용적**(ERV)과 **잔기량**(RV)을 합한 값으로 약 2,400mL가 되어 총폐용량의 약 45%를 차지한다. 이 기능잔기용량이 증가하면 코로 공기가 흡입되어도 폐포에 도달하지 않아 기체교환이 이루어지지 않는 공기가 증가하므로 호흡부전(respiratory failure)에 빠질 수 있다.

(4) 총폐용량(total lung capacity, TLC)

4종류의 폐용적을 합한 값이다. 즉, **폐활량**(VC)과 **잔기량**(RV)을 합한 값으로, 건강한 사람의 경우 약 4,000~6,000mL이다.

고령자는 호흡근력이나 폐포 및 가슴우리의 탄성이 저하되기 때문에 폐활량과 총폐용량은 감소하고 잔기량 및 기능잔기용량은 다소 증가한다.

3) 무용공간(사강, dead space)과 폐포환기량(alveolar ventilation)

폐로 출입하는 모든 공기가 기체교환에 사용되는 것은 아니다. 기체교환이 일어나지 않는 부위를 **무용공간**(사강)이라고 하며 무용공간량은 약 150mL이다. 또한 폐포나 모세혈관에 장애가 있을 경우 그 부분의 폐포는 기체교환에 관여할 수 없게 되는데 이것을 **폐포무용공간**(폐포사강, alveolar dead space)이라고 한다.

기체교환에 실제로 관여하는 공기량을 **폐포환기량**이라고 하는데, 일회호흡량(500mL)에서 무용공간량(150mL)을 뺀 양으로 약 350mL 정도가 된다. 그리고 여기에 1분간 호흡수(12~18회/분)를 곱한 것이 1분 폐포환기량이다.

- 폐포환기량 = 일회호흡량 − 무용공간량
- 1분 폐포환기량 = 폐포환기량 × 1분간 호흡수

3 기체교환

공기 중의 산소는 들숨에 의해 폐로 들어와 폐포를 둘러싼 모세혈관벽을 통과한 후 혈액 속으로 들어가 각 조직세포로 운반되고, 각 조직세포에서 만들어진 이산화탄소는 혈액에 의해 폐로 운반되어 폐포를 통해 날숨으로 배출된다. 이처럼 폐포와 혈액 사이, 혈액과 조직세포 사이에서는 산소와 이산화탄소의 교환이 일어나는데 이는 각 기체의 분압 차이에 따른 확산 현상을 통해 일어난다(그림 11-6).

1. 기체교환의 원리

폐포와 혈액, 혈액과 조직세포 사이에는 산소와 이산화탄소의 분압이 각기 다르며, 기체분자는 **확산**(diffusion) 현상에 의해 분압이 높은 곳에서 낮은 곳으로 이동한다. 혼합기체 속에서 어떤 기체가 차지하는 압력을 **분압**(partial pressure)이라고 하며, 분압은 혼합기체 속에서 그 기체가 차지하는 비율에 비례한다(표 11-2).

예를 들어 공기의 압력이 760mmHg(1기압)이면 공기 중에 차지하는 산소와 이산화탄소의 비율이 각각 21%와 0.03%이므로 산소분압은 760×0.21≒158mmHg, 이산화탄소분압은 760×0.0003≒0.3mmHg가 된다.

공기 중에서 폐포로 받아들인 산소는 산소분압차에 의해 폐포를 둘러싼 모세혈관벽을 통과하여 혈액 속으로 확산된다. 혈액 속으로 확산된 산소는 적혈구 내의 혈색소와 결합해서 각 조직세포로 운반된다. 혈액 속의 이산화탄소도 마찬가지로 이산화탄소분압차에 의해 폐포 내로 방출된다.

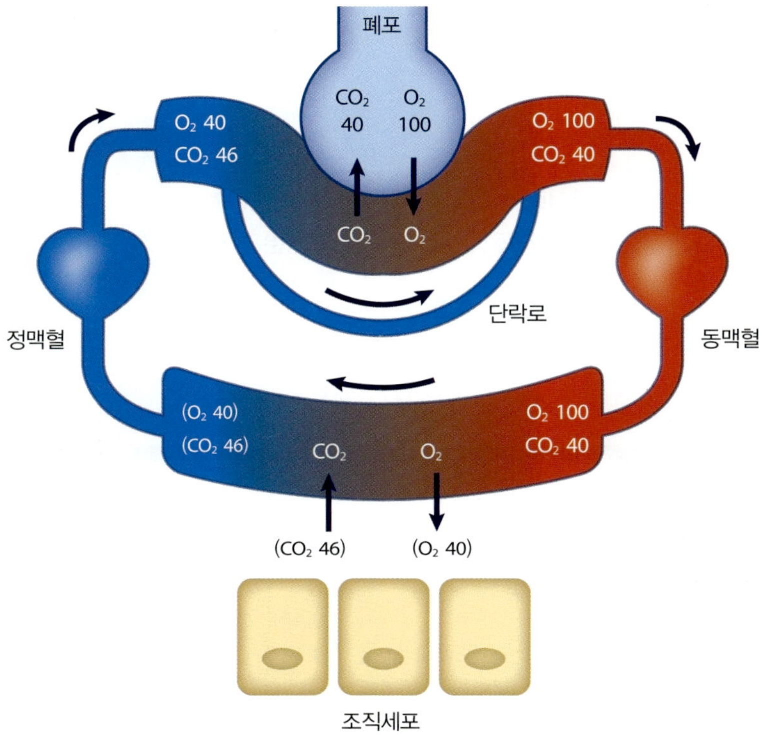

숫자는 가스분압(mmHg)을 나타낸다.
( ) 안의 가스분압은 편의상 혼합정맥혈의 수치를 나타내며, 각 조직에 따라 다르다.

그림 11-6 **폐포와 조직세포에서의 기체교환**

표 11-2 **기체분압**

	용적(%)		분압(mmHg)					
	들숨	날숨	들숨	날숨	폐포공기	동맥혈	정맥혈	조직
산소(O_2)	21	16	158	116	100	100	40	30
이산화탄소(CO_2)	0.03	4	0.3	32	40	40	46	46
질소(N_2)	78	78	596	565	573	573	573	573
수증기	–	–	5.7	47	47	47	47	47
합계	99	98	760	760	760	760	706	700

1) 폐포 내에서의 기체교환 (그림 11-6)

폐포 내에서의 산소 교환은 폐포 내 산소분압이 100mmHg이고 폐포 모세혈관 내 정맥혈의 산소분압이 40mmHg이므로 약 60mmHg의 분압차에 의해 산소가 폐포에서 모세혈관 속으로 확산된다.

폐포 내에서의 이산화탄소 교환은 폐포 내 이산화탄소분압이 40mmHg이고 폐포 모세혈관 내 혈액의 이산화탄소분압 46~60mmHg이므로 약 6~20mmHg의 분압차에 의해 이산화탄소가 폐포 모세혈관에서 폐포 속으로 확산된다.

2) 조직세포 내에서의 기체교환 (그림 11-6)

조직세포 내에서의 산소 교환은 모세혈관 내 혈액의 산소분압이 72~100mmHg이고 조직세포 내 산소분압이 30mmHg이므로 42~70mmHg의 분압차에 의해 산소가 모세혈관에서 조직세포로 확산된다.

조직세포 내에서의 이산화탄소 교환은 모세혈관 내 혈액의 이산화탄소분압이 40mmHg이고 조직세포 내 이산화탄소분압이 46mmHg이므로 6mmHg의 분압차에 의해 이산화탄소가 조직세포에서 모세혈관 속으로 확산된다.

조직세포 내에서의 기체교환은 모세혈관 내와 조직 내의 분압차에 의해 조직세포로 산소가 공급되고 이산화탄소가 배출되는 내호흡이다.

2. 환기량과 관류량의 비율

폐에서 산소와 이산화탄소의 이상적 교환이 이루어지려면 신선하고 충분한 공기를 계속적으로 폐포로 불어넣어 주어야 하고, 또 폐에서 서로 마주치는 공기와 혈액의 양적 비율이 맞아야 한다. 즉, 들이마신 공기가 폐포에 골고루 퍼지고 혈액이 모세혈관으로 균등하게 흘러들어야 한다. 이 환기량과 관류량의 비율(**환기관류비**, ventilation perfusion ratio)은 자동조절에 의해 일정하게 유지된다. 폐포의 환기량이 감소하여 폐세동맥이 수축하면 혈액의 유입(관류량)이 감소하고, 폐포의 환기량이 증가하여 폐세동맥이 확장되면 혈액의 유입이 증가한다. 이를 통해 불필요한 환기가 일어나지 않아 효율적인 기체교환이 일어난다(그림 11-7).

보통 안정 시 폐포의 환기량은 4L/분[(500−150mL)×12회]이고 폐모세혈관을 흐르는 관류량은 5L/분인데, 환기혈류비가 4/5 즉, 0.8일 때 기체교환이 가장 효율적으로 일어난다.

서 있을 때 폐부위에 따른 환기관류비는 중력에 의해 폐꼭대기(폐첨)보다 폐바닥(폐저)에서 더 많은 혈류가 나타난다. 환기도 폐꼭대기에서 폐바닥 쪽으로 가면서 상승하지만, 혈류의 상승에 비례하는 것은 아니다. 이는 환기관류비가 폐꼭대기에서는 높은 반면, 폐바닥에서는 낮음을 의미한다(그림 11-8).

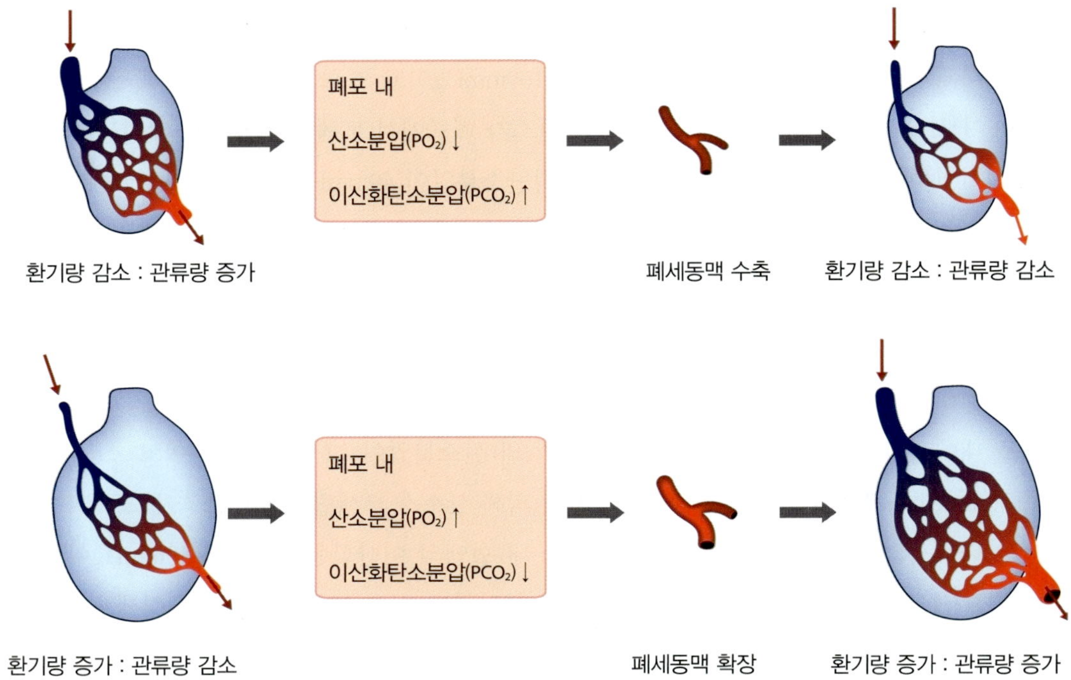

그림 11-7 **환기관류비의 조절**

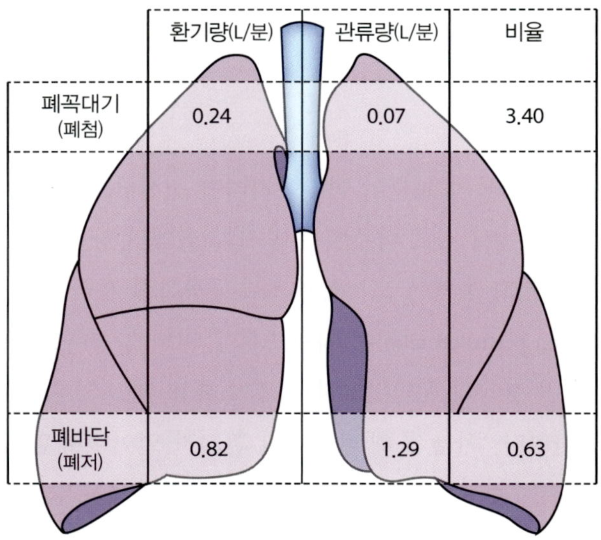

그림 11-8 **폐의 환기관류비**

4 기체운반

1. 산소의 운반

1) 혈색소(헤모글로빈, hemoglobin, Hb)

분압차에 의해 폐포에서 혈액으로 확산된 산소는 일부가 혈액에 용해되지만 그 양은 매우 적고(혈액 중 전체 산소양의 약 1.5%) 대부분은 적혈구에 함유된 **혈색소**와 결합하여 존재한다($Hb + O_2 \rightarrow HbO_2$). 산소와 결합한 산소혈색소(oxyhemoglobin, HbO_2) 형태로 혈액 속에서 산소를 운반하는 역할을 한다. 만일 혈색소가 혈액 속에 없다면 신체 조직이 필요로 하는 산소량을 공급하기 위해서는 상당한 양의 혈액을 순환시켜야 한다.

동맥혈 100mL에 함유된 산소를 추출하면 표준상태(0℃, 1기압)에서 약 20mL의 기체가 되는데 이는 동맥혈 100mL 중 산소의 양이 약 20mL라는 의미이다. 정맥혈 100mL에는 약 15mL의 산소가 함유되어 있다. 이 가운데 물리적으로 용해되는 산소는 동맥혈에서 0.3mL, 정맥혈에서 0.1mL에 불과하다.

2) 혈색소의 산소해리곡선

혈색소의 산소결합능력은 혈액의 산소분압에 따라 다르다. 이 관계를 나타낸 것이 **혈색소의 산소해리곡선**이다(그림 11-9). 곡선은 S자 모양으로 혈액의 산소분압이 높으면 혈색소는 산소와 결합하고, 산소분압이 낮아지면 급격하게 산소가 해리된다.

이 곡선에서 혈색소의 산소포화도는 산소분압이 100mmHg인 동맥혈에서 약 97%, 산소분압이 40mmHg인 혼합정맥혈에서 약 75%이므로 100−75 = 25% 정도의 산소를 조직으로 공급하게 된다. 이처럼 산소와 결합한 혈색소의 약 25% 정도가 산소를 해리시켜 조직으로 공급되며, 정맥에는 여전히 75% 정도의 혈색소가 산소와 결합해 있다. 정맥혈에 남아 있는 비교적 많은 양의 산소혈색소는 예비산소로서 작용하게 된다.

산소분압이 약 10~50mmHg일 때 산소혈색소 해리곡선의 경사도가 가장 큰데, 이는 산소분압의 변화에 대한 산소혈색소 포화도의 변화가 매우 큼을 의미한다. 이때는 산소분압이 약간만 변해도 산소와 혈색소는 쉽게 결합하거나 해리될 수 있다. 산소분압이 80mmHg 이상일 때 해리곡선의 경사도는 매우 완만한데 산소분압의 변화에 따른 산소와 혈색소 포화도 변화가 매우 적음을 의미한다.

그림 11-10과 같이 정상 성인의 혈색소는 27mmHg의 산소분압에서 약 50%의 포화를 보이며

60mmHg에서 90%, 100mmHg에서 98% 정도 포화된다. P_{50}은 혈색소가 산소에 50% 포화되었을 때의 산소분압을 말하며, 혈색소의 산소친화도가 증가하면 더 낮은 산소분압에서 일정한 산소포화도에 도달하기 때문에 산소해리곡선이 왼쪽으로 이동한다. 이때 P_{50}은 감소한다. 혈색소의 산소친화도가 감소하면 더 높은 산소분압에서 일정한 산소포화도에 도달하기 때문에 산소해리곡선은 오른쪽으로 이동한다. 이때 P_{50}은 증가한다.

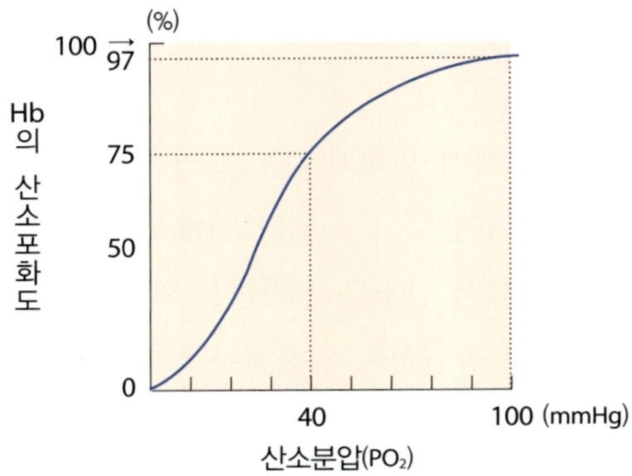

그림 11-9 혈색소의 산소해리곡선

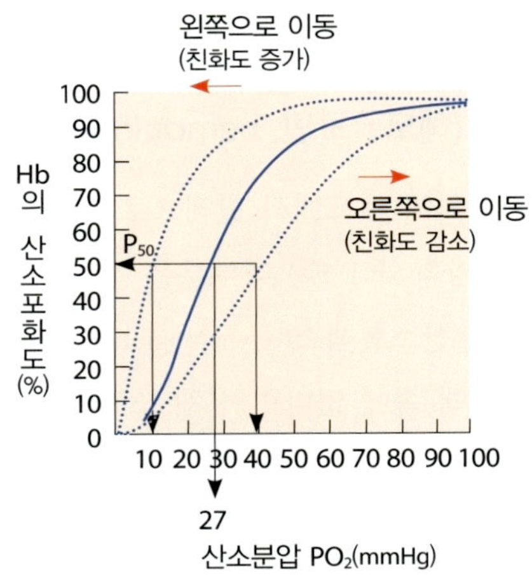

그림 11-10 혈색소의 산소친화도에 따른 산소해리곡선의 변화

3) 혈색소와 산소결합에 영향을 미치는 인자

혈색소의 산소결합능력은 산소분압(PO_2) 이외에도 온도, pH, 수소이온 농도, 이산화탄소분압(PCO_2), 2,3-다이포스포글리세르산염(2,3-diphosphoglycerate, 2,3-DPG)에 영향을 받는다(그림 11-11).

산소해리곡선이 왼쪽으로 이동하는 것은 혈색소의 산소친화도가 증가하여 산소해리가 적어짐을 의미하고, 오른쪽으로 이동하는 것은 혈색소의 산소친화도가 감소하여 산소해리가 많아짐을 의미한다. 따라서 산소분압(PO_2) 감소, 체온 상승, pH 감소, 이산화탄소분압(PCO_2) 증가, 2,3-DPG 상승인 경우 혈색소의 산소친화도가 감소하여 산소해리곡선이 오른쪽으로 이동하게 된다(반대의 경우는 왼쪽으로 이동).

(1) 온도

체온이 상승하면 산소와 혈색소의 친화도가 약화된다. 따라서 대사가 활발하여 열생산이 현저한 조직을 흐르는 혈액에서는 산소가 혈색소에서 쉽게 해리된다. 한편, 폐포를 흐르는 혈액이 폐포로 들어온 공기에 의해 냉각되면 혈색소에 산소가 결합하기 쉬워진다.

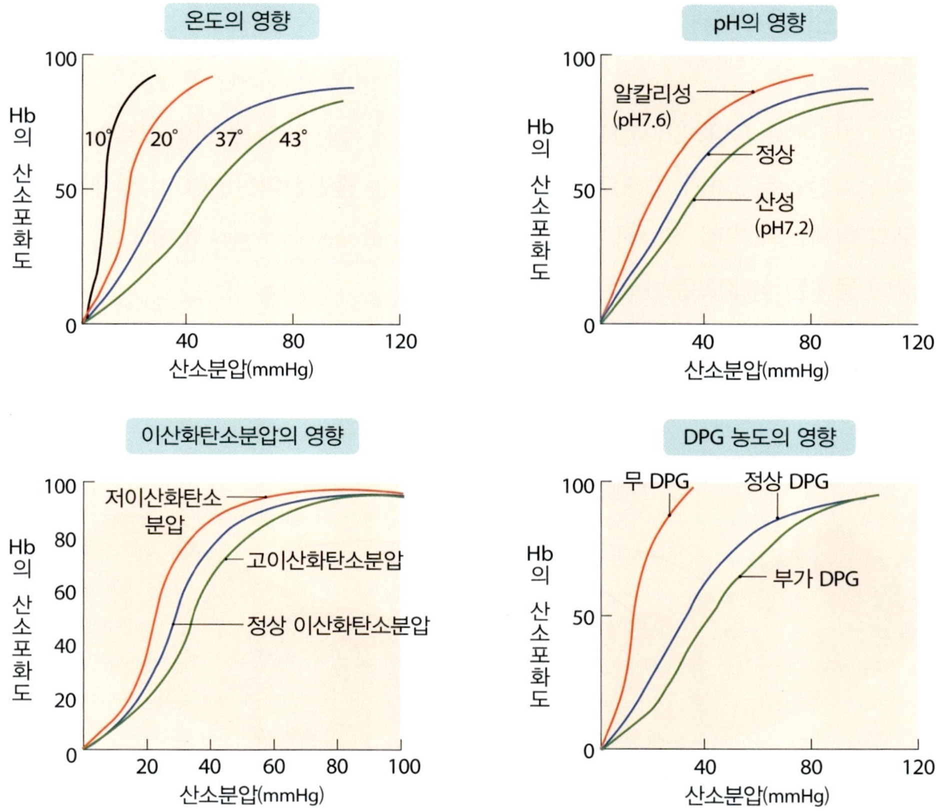

그림 11-11 혈색소와 산소결합에 영향을 미치는 인자

(2) pH

혈액의 pH가 높아지면 산소와 혈색소의 친화도가 증가하고, pH가 낮아지면 친화도가 감소한다. 따라서 대사가 활발한 조직에서는 pH와 산소분압이 낮아지기 때문에 산소는 쉽게 해리된다.

(3) 이산화탄소분압(PCO_2)

이산화탄소분압이 높아지면 산소와 혈색소의 친화도가 약해진다.

(4) 2,3-다이포스포글리세르산염(2,3-diphosphoglycerate, 2,3-DPG)

성숙한 적혈구는 핵과 사립체가 없어 산소성으로 호흡할 수 없고, 무산소성 해당과정을 통해 에너지를 얻는다. 이 해당과정 중 적혈구에만 존재하는 2,3-DPG가 생성된다. 2,3-DPG를 생성하는 효소는 산소혈색소에 의해 억제되기 때문에 산소혈색소 농도가 감소할 때 2,3-DPG 생성이 증가한다. 2,3-DPG의 생성 증가는 총혈색소 농도가 낮거나 산소분압(PO_2)이 낮을 때 나타나며 산소해리를 증가시켜 산소혈색소 해리곡선을 이동시킨다.

2. 이산화탄소의 운반

이산화탄소가 혈액에서 운반되기 위해 먼저 조직세포에서 확산을 통해 혈액으로 이동된다. 모세혈관으로 들어온 이산화탄소는 3가지 형태로 운반되는데, 70%는 **중탄산이온**(HCO_3^-) 형태로 운반되고, 20% 정도는 적혈구의 혈색소와 직접 결합하여 **카바미노혈색소**(carbaminohemoglobin, $HbCO_2$) 형태로 운반되며, 나머지는 혈장에 **용해된 상태**로 운반된다(그림 11-12).

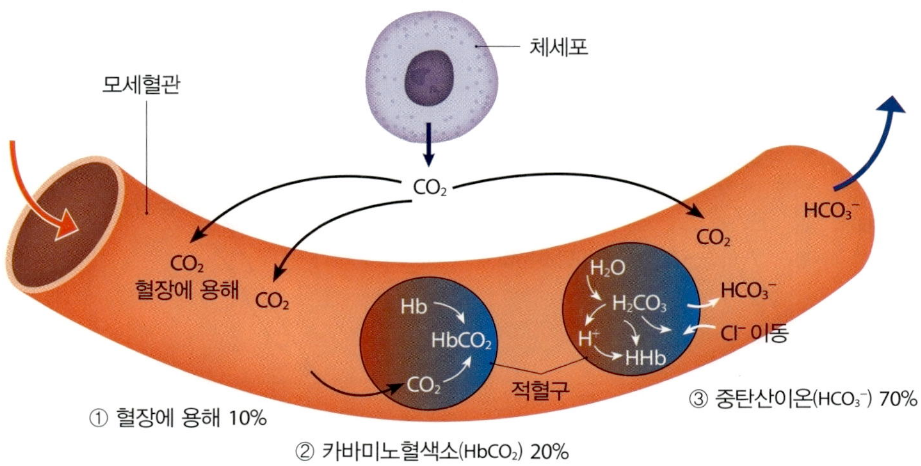

그림 11-12 **혈액 속 이산화탄소의 운반**

1) 중탄산이온(HCO_3^-)

혈액 속의 이산화탄소는 적혈구 내에 있는 탄산탈수효소(carbonic anhydrase)의 작용에 의해 물과 반응하여 탄산(H_2CO_3)을 형성한다. 적혈구에 탄산이 축적되면 중탄산이온(HCO_3^-)과 수소이온(H^+)으로 해리된다.

$$CO_2 + H_2O \rightleftarrows H_2CO_3 \rightleftarrows H^+ + HCO_3^-$$

이 반응은 가역적이어서 이산화탄소의 양에 따라 진행된다. 조직에서 혈액으로 들어오는 이산화탄소의 양이 증가하면 반응은 오른쪽으로 진행되어 중탄산이온의 합성이 증가하고, 폐에서 이산화탄소가 배출되어 혈중 이산화탄소의 양이 감소하면 반응은 왼쪽으로 진행되어 중탄산이온은 감소한다.

해리된 수소이온은 적혈구 내에 있는 혈색소와 결합하는데, 수소이온과 결합한 혈색소는 강력한 산-염기 완충제의 역할을 한다.

2) 카바미노혈색소(carbaminohemoglobin, $HbCO_2$)

이산화탄소의 약 20%는 혈색소 분자와 직접 결합하여 카바미노혈색소를 형성하여 운반된다. 혈색소와 이산화탄소의 결합은 느슨한 가역반응이어서 이산화탄소분압이 더 낮은 폐포로 쉽게 이산화탄소를 방출하게 된다.

$$CO_2 + Hb \rightleftarrows HbCO_2$$

3) 용존 이산화탄소

이산화탄소는 산소보다 물에 약 20배 정도 더 잘 용해되며, 약 10%의 이산화탄소는 체액에 용해된 형태로 혈액 속에서 운반된다.

5 호흡조절

인체는 호흡의 주기를 의식적으로 바꿀 수 있지만 보통은 무의식적으로 들숨과 날숨을 반복한다. 어떤 의미에서는 심장의 수축운동과 유사하지만 심장과 달리 폐조직 자체에는 폐포를 확장하거나 수축하는 근육이 없다. 앞에서도 설명했듯이 가로막(횡격막)의 수축이나 바깥갈비사이근(외늑간근)의 수축에 의해 가슴안(흉강)이 확장될 때 폐는 부풀고, 이들 근육이 이완될 때 폐는 줄어든다. 가로막과 바깥갈비사이근은 자동능이 없는 뼈대근육이기 때문에 이들 근육을 지배하는 운동신경으로부터 자극이 없으면 수축하지 않는다.

인체의 호흡에는 숨뇌와 다리뇌의 호흡중추에 의한 **신경조절**과 중추화학수용체와 말초화학수용체에 의한 **화학조절** 과정이 관여한다(그림 11-13).

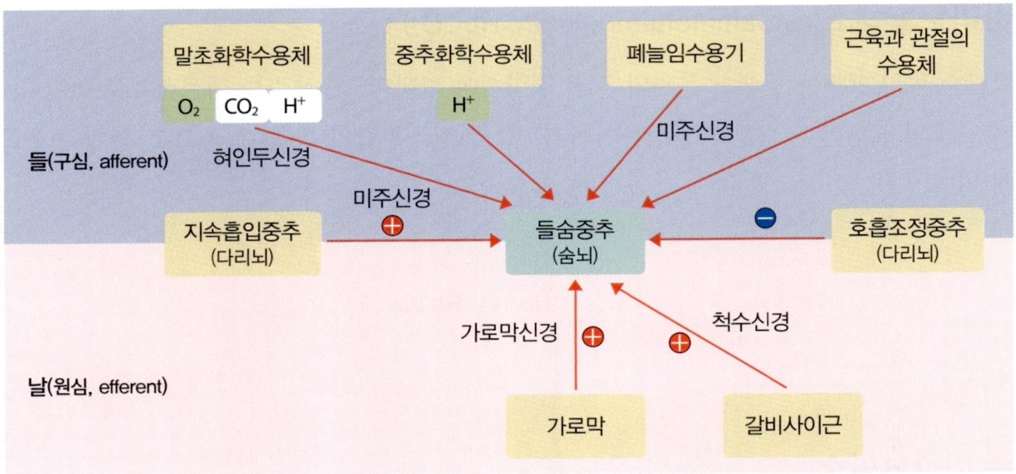

그림 11-13 뇌줄기에서의 호흡조절기전

1. 신경조절

뇌줄기의 **숨뇌**(연수, medulla oblongata)와 **다리뇌**(교뇌, pons)에 위치한 **호흡중추**(respiratory center)에 의해 조절되는 불수의적인 과정이다(그림 11-14). 숨뇌와 다리뇌의 호흡중추에 영향을 미치는 자극은 혈액 속의 이산화탄소 농도인데, 혈액 내 이산화탄소분압이 정상보다 높아지면 호흡운동이 빨라져 환기가 증가한다. 들숨 속의 이산화탄소가 5%를 초과하면 환기가 항진되어 호흡곤란이 일어난다.

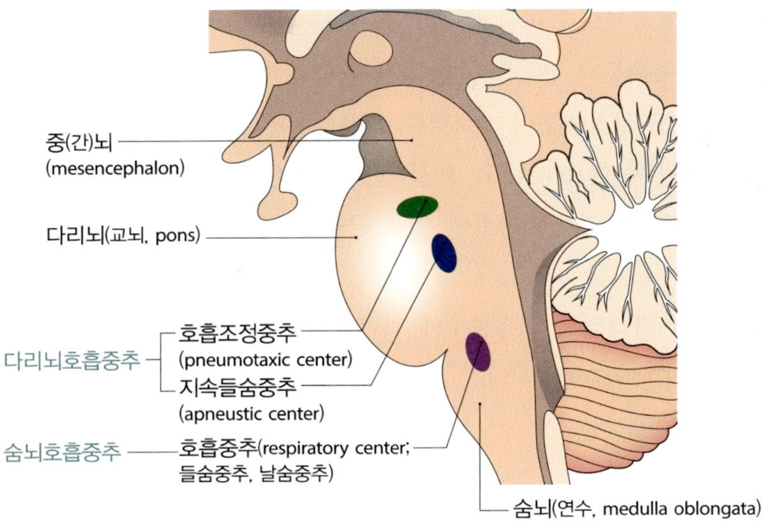

그림 11-14 호흡중추의 대략적인 위치

1) 숨뇌호흡중추(medullary respiratory center)

숨뇌에는 호흡근육으로 흥분을 보내는 신경세포체가 집합해 있는데 해부학적 위치에 따라 등쪽호흡군과 배쪽호흡군이 숨뇌 전체에 뻗어 있다.

(1) 등쪽호흡군(dorsal respiratory group, DRG)

대부분 들숨신경세포로 구성되어 주기적인 들숨을 유발함으로써 호흡주기에 관여하기 때문에 **들숨중추**(inspiratory center)라고도 한다. 이곳의 신경섬유는 가로막신경의 활성을 조절하여 다른 근육의 수축흥분을 유발함으로써 들숨이 일어나게 한다. 흥분이 그치면 날숨이 진행되어 결과적으로 들숨과 날숨이 반복된다. 들숨중추는 들숨의 빈도를 결정하고 호흡의 기본적인 리듬을 조절한다. 혀인두신경(설인신경, IX)과 미주신경(X)을 통하여 말초화학수용체와 폐와 관절에 있는 수용체에서 보내오는 감각정보를 받는다.

(2) 배쪽호흡군(ventral respiratory group, VRG)

들숨신경세포와 날숨신경세포가 섞여 있어서 정상적인 호흡에서는 거의 활동하지 않지만, 강력한 운동과 같이 정상보다 많은 환기를 필요로 할 때 **날숨중추**(expiratory center)가 활성화된다.

2) 다리뇌호흡중추(pons respiratory center)

숨뇌의 호흡중추 활성은 다리뇌에 영향을 받는다. 즉, 다리뇌는 들숨과 날숨이 부드럽게 일어나도록 조절함으로써 숨뇌의 호흡중추에 영향을 미친다. 다리뇌에는 **호흡조정중추**와 **지속들숨중추**가 있다.

(1) 호흡조정중추(pneumotaxic center)

다리뇌의 상부 1/3에 위치한다. 미주신경과 더불어 지속흡입중추의 기능을 억제한다. 또한 숨뇌의 들숨중추를 억제하여 들숨용적 및 시기를 조절한다.

(2) 지속들숨중추(apneustic center)

다리뇌의 하부 2/3에 위치한다. 숨뇌의 들숨중추를 끊임없이 흥분시켜 들숨이 지속되도록 한다. 지속들숨중추가 조절되지 않으면 연장된 들숨으로 인해 숨을 헐떡거리게 되는 들숨연축(inspiratory spasm)이 나타난다.

2. 화학조절

인체에는 호흡 시 기체분압의 변화를 감지해서 호흡중추에 그 정보를 보내어 환기량을 조절하는 수용체가 있는데 이를 호흡의 **화학수용체**(chemoreceptor)라고 한다. 화학수용체에는 **중추화학수용체**와 **말초화학수용체**가 있다(그림 11–15).

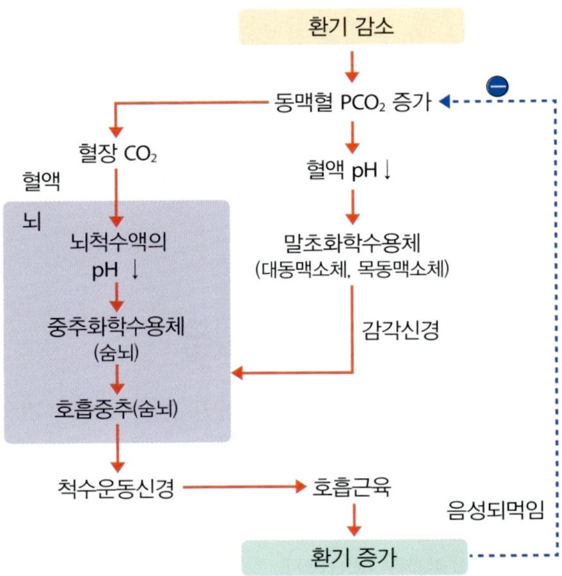

그림 11–15 **화학수용체에 의한 호흡조절**

1) 중추화학수용체(central chemoreceptor)

혀인두신경(설인신경)과 미주신경의 출구 근처인 숨뇌의 배쪽영역에 위치한다. 들숨중추와 직접 연결되며 뇌척수액의 pH 변화를 감지하고 뇌척수액의 수소이온 농도에 민감하게 반응하며 동맥혈의 이산화탄소분압(PCO_2) 변화에 반응한다.

동맥혈 내의 이산화탄소분압(PCO_2)이 증가하면 탄산 농도를 증가시켜 혈액의 수소이온 농도를 증가시키지만, 혈액 중의 수소이온은 혈액뇌장벽(blood brain barrier, BBB)을 통과하지 못하여 중추화학수용체에는 영향을 미치지 못한다. 그런데 동맥혈 내의 이산화탄소는 혈액뇌장벽을 통과할 수 있어 뇌척수액으로 확산된다. 뇌척수액으로 확산된 이산화탄소는 물과 결합한 후 중탄산이온(HCO_3^-)과 수소이온(H^+)으로 해리되어 뇌척수액의 수소이온 농도를 증가시킨다. 수소이온은 중추화학수용체를 자극하게 되고 호흡중추를 통해 호흡을 조절하게 된다. 즉, 호흡수가 증가하여 더 많은 이산화탄소(CO_2)를 배출하고 동맥혈 내의 이산화탄소분압(PCO_2)은 정상으로 감소하게 된다(그림 11–16).

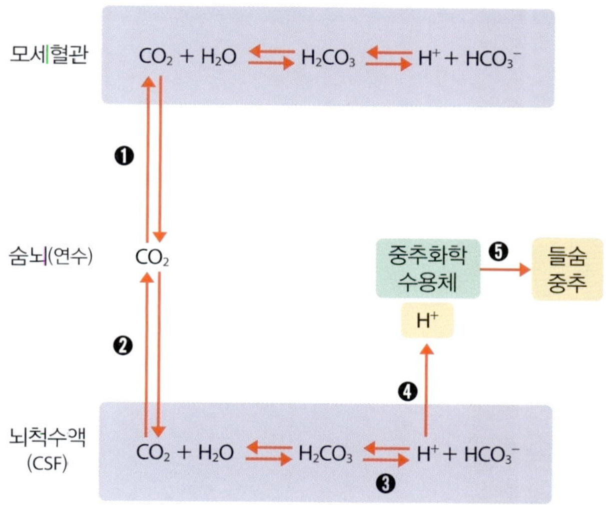

그림 11–16 pH에 대한 중추화학수용체의 반응

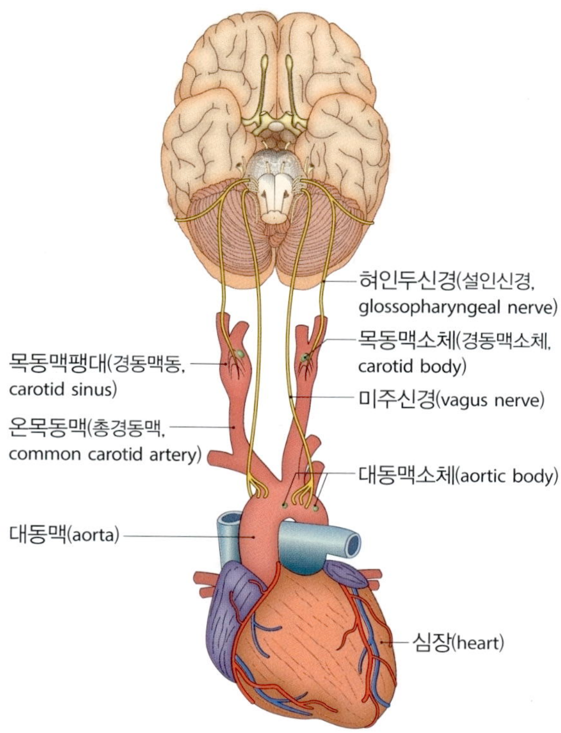

그림 11–17 말초화학수용체의 위치

2) 말초화학수용체(peripheral chemoreceptor)

말초화학수용체에는 **목동맥소체**(경동맥소체, carotid body)와 **대동맥소체**(aortic body)가 있으며, 목동맥소체는 속목동맥(내경동맥)과 바깥목동맥(외경동맥)이 갈라지는 부위인 목동맥팽대(경동맥동, carotid sinus)에 위치하고, 대동맥소체는 오름대동맥(상행대동맥)과 내림대동맥(하행대동맥) 사이의 대동맥활(대동맥궁)에 위치한다(그림 11–17).

말초화학수용체는 동맥혈의 산소분압 저하, 이산화탄소분압 상승, pH 저하에 반응해서 흥분을 일으키고 그 정보를 호흡중추나 순환중추로 전달해서 호흡이나 순환을 촉진한다.

동맥혈의 산소분압이 60mmHg 이하로 낮아지면 목동맥소체에서는 혀인두신경, 대동맥소체에서는 미주신경을 통해 호흡중추로 향하는 자극을 증가시킨다. 이 자극에 의해 호흡중추가 자극을 받아 호흡수를 급격히 상승시킨다. 산소분압이 60~100mmHg일 때 호흡수가 일정하게 유지된다. 또한 산소분압의 감소보다 덜 민감하게 혈액의 이산화탄소분압 상승을 감지하는데, 이산화탄소분압 상승 시 말초화학수용체에서의 호흡반응은 1초 이내에 빠르게 나타난다. 대사산증 등으로 인해 동맥혈의 pH가 낮아지면 말초화학수용체는 환기량을 증가시키기 위하여 직접적으로 자극을 받는다(그림 11–15 참조).

6 호흡이상

건강한 사람의 1분간 호흡수는 14~20회이며, 여성이 남성보다 약간 많다. 신생아는 40~60회/분이며 연령의 증가와 함께 감소한다. 호흡이상을 발견하려면 호흡수, 깊이, 형태를 관찰하는 것이 중요하다(그림 11-18).

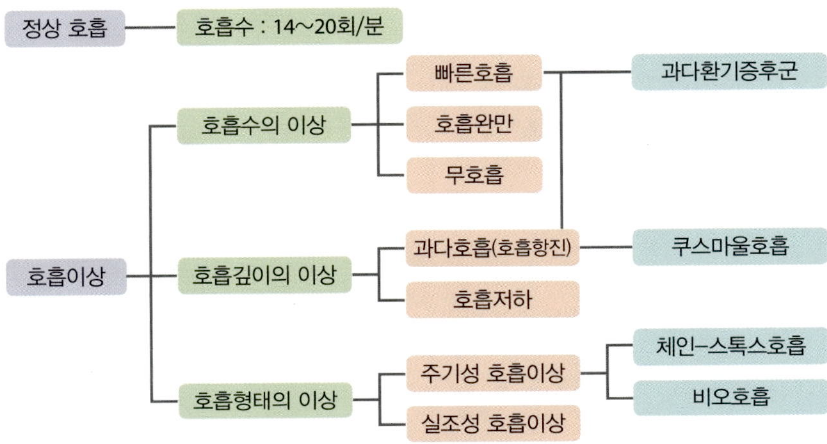

그림 11-18 **정상 호흡과 호흡이상**

1) 호흡수와 호흡깊이의 이상

호흡수가 증가한 것을 **빠른호흡**(빈호흡, tachypnea; 다호흡, 호흡촉박)이라고 하고, 호흡수가 감소한 것을 **호흡완만**(느린호흡, bradypnea; 과소호흡)이라고 한다. 빠른호흡은 심부전, 폐렴, 수막염, 요독증 등에서 관찰되고, 호흡완만은 두개내압 항진, 기관지폐쇄, 모르핀중독 등에서 관찰된다.

수면 중 단시간 호흡이 정지되는 **수면무호흡**(sleep apnea)은 건강한 사람에게서도 관찰되는데, 이 빈도가 증가한 상태, 즉 평균 7시간 수면 중 10초 이상의 무호흡이 30회 이상 발생하거나 또는 수면 중 1시간에 10초 이상의 무호흡이 5회 이상 발생하는 것을 **수면무호흡증후군**(sleep apnea syndrome)이라고 한다. 수면무호흡증후군은 수면의 질을 저하시키는 외에 고혈압 등의 요인이 되기도 한다.

또한 호흡의 깊이가 증가하는 것을 호흡수의 변화 유무와 관계없이 **과다호흡**(호흡항진, hyperpnea)이라고 하고, 그 반대를 **호흡저하**(hypopnea)라고 한다.

2) 호흡형태의 이상

호흡형태의 이상은 주기성 호흡이상과 실조성 호흡이상으로 나뉘며, 체인-스톡스호흡과 비오호흡은 주기성 호흡이상에 속한다.

(1) 체인-스톡스호흡(Cheyne-Stokes respiration) (그림 11-19)

호흡이 얕은 상태에서 점차 깊어지고 다시 얕아져 결국 무호흡이 되며, 다시 얕은 호흡에서 깊은 호흡으로 호흡 변화가 비교적 규칙적으로 반복되는 호흡을 말한다. 어떠한 원인으로 체내의 호흡조절계가 불안정해진 상태에서 이 호흡이 나타난다. 예를 들어 울혈심부전에서 순환시간이 연장되면 동맥혈의 이산화탄소분압 정보가 중추화학수용체로 도달하는 것이 느려져 호흡조절계의 균형이 파괴되어 나타나기도 한다.

(2) 비오호흡(Biot respiration) (그림 11-19)

체인-스톡스호흡과 같은 1회 환기량의 증가나 감소는 관찰되지 않고 정상 호흡과 무호흡이 주기적으로 반복된다. 발생기전은 명확하지 않지만 수막염 등 두개내압이 항진되었을 때 주로 관찰되며, 원인으로 호흡중추기전의 장애를 추측할 수 있다.

3) 기타 호흡이상

(1) 과다환기(hyperventilation)

과다환기는 환기에 의한 이산화탄소 배출량이 생체 대사에 의한 이산화탄소 발생량을 넘어선 상태를 말한다. 주로 정신적 스트레스로 발작성의 깊고 빠른 호흡으로 과다환기 상태가 된다. 호흡곤란감과 함께 동맥혈의 이산화탄소분압 저하가 호흡알칼리증에 동반하는 다양한 중추장애, 운동장애, 순환장애에서 나타난다. 천천히 배호흡(복식호흡)을 함으로써 증상이 개선되는 경우가 있다.

(2) 쿠스마울호흡(Kussmaul respiration) (그림 11-19)

대부분 깊고 완만한 호흡이 계속된다. 종종 당뇨병이나 요독증 등에서 관찰되며 이들 질환에 동반되는 대사산증에 대한 보상기전으로서 호흡항진이 일어난다(이산화탄소의 배출을 촉진하여 체액을 알칼리 쪽으로 되돌림).

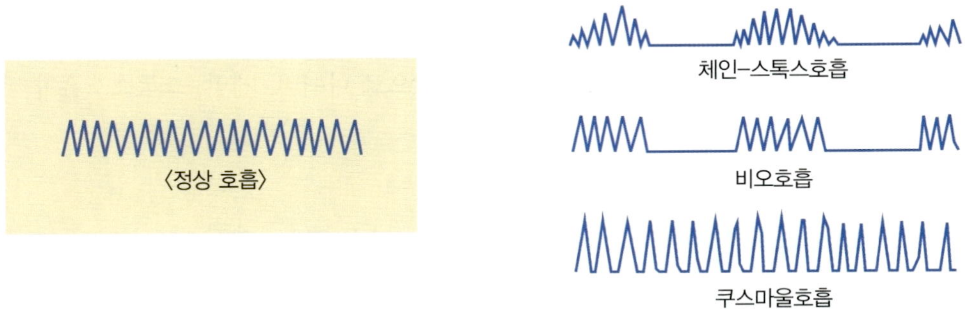

그림 11-19 **호흡형태와 호흡곡선**

확인문제

01. 호흡계통에서 공기의 통로를 순서대로 나타낸 것은?

① 코 – 기관지 – 후두 – 인두 – 폐
② 코 – 기관지 – 후두 – 기관 – 폐
③ 코 – 기관지 – 기관 – 후두 – 폐
④ 코 – 인두 – 기관지 – 후두 – 폐
⑤ 코 – 인두 – 후두 – 기관지 – 폐

02. 호흡조절을 하는 말초화학수용체가 반응하는 요인으로 옳은 것은?

① 혈중 pH의 감소
② 혈중 혈색소 농도의 감소
③ 혈중 이산화탄소 농도의 감소
④ 흡입 공기 내 산소분압의 감소
⑤ 흡입 공기 내 이산화탄소분압의 증가

03. 폐포에서 기체교환이 이루어질 때 산소가 폐포에서 혈액으로 이동하는 기전은 무엇인가?

① 폐포를 지나는 혈액에 혈색소가 많기 때문이다.
② 폐포의 산소분압이 폐포 모세혈관 혈액보다 높기 때문이다.
③ 폐포의 질소분압이 폐포 모세혈관 혈액보다 높기 때문이다.
④ 폐포의 이산화탄소분압이 폐포 모세혈관 혈액보다 높기 때문이다.
⑤ 폐포의 산소분압과 폐포 모세혈관 혈액의 산소분압이 같기 때문이다.

04. 산소와 이산화탄소의 기체교환에 대한 설명으로 틀린 것은?

① 폐포 내 산소분압은 약 100mmHg이다.
② 폐포 내의 기체분압은 질소가 가장 높다.
③ 기체교환은 기체분압차에 의한 여과로 일어난다.
④ 혈액에서 이산화탄소는 주로 중탄산이온 형태로 운반된다.
⑤ 폐포 상피세포와 모세혈관 내피세포에서 기체교환이 이루어진다.

05. 들숨 때 나타나는 호흡근육의 상태는?

① 바깥갈비사이근과 가로막이 모두 수축한다.
② 바깥갈비사이근과 가로막이 모두 이완한다.
③ 바깥갈비사이근과 가로막은 모두 정지한다.
④ 바깥갈비사이근은 수축하고 가로막은 이완한다.
⑤ 바깥갈비사이근은 이완하고 가로막은 수축한다.

06. 혈색소의 산소해리에 영향을 미치는 인자가 아닌 것은?

① pH ② 온도
③ DPG 농도 ④ PCO_2
⑤ 중탄산이온 농도

07. 호흡의 화학조절에서 가장 중요한 인자는?

① 질소 ② 산소
③ 소듐이온 ④ 중탄산이온
⑤ 이산화탄소

08. 폐의 잔기량은 몇 mL인가?

① 500mL ② 1,100mL ③ 1,200mL
④ 2,300mL ⑤ 2,800mL

09. 기체교환이 일어나는 부위는?

가. 폐포	나. 폐포관
다. 호흡세기관지	라. 종말세기관지

① 가, 나 ② 다, 라
③ 가, 나, 다 ④ 나, 다, 라
⑤ 가, 나, 다, 라

10. 혈액의 산소분압 및 이산화탄소분압의 변화를 감지하는 화학수용체는 어디에 있는가?

① 니슬소체 ② 뇌하수체
③ 솔방울샘 ④ 시상하부
⑤ 목동맥소체

정답 01. ⑤ 02. ① 03. ② 04. ③ 05. ① 06. ⑤ 07. ⑤ 08. ③ 09. ③ 10. ⑤

Chapter 12

소화와 흡수

학습목표

1. 위의 운동에 대하여 설명할 수 있다.
2. 위액의 성분과 작용을 설명할 수 있다.
3. 장액의 성분과 작용을 설명할 수 있다.
4. 췌장액의 성분과 작용을 설명할 수 있다.
5. 담즙의 성분과 작용을 설명할 수 있다.
6. 소장에서의 소화와 흡수작용을 설명할 수 있다.
7. 대장에서의 소화와 흡수작용을 설명할 수 있다.

핵심용어해설

- **배변반사**(defecation reflex) : 변의를 느끼게 되면 음부신경과 골반신경을 통해 반사적으로 직장의 연동운동과 속항문조임근의 이완이 일어나 배변이 이루어지는 과정을 말한다.
- **분절운동**(segmentation movement) : 일정한 간격을 두고 돌림층이 동시에 수축해서 분절을 만들고 섞는 운동을 말한다.
- **삼킴**(연하, swallowing) : 입안에서 씹기를 통해 잘게 부서진 음식물 덩어리나 액체가 식도를 따라 위로 이동되는 과정이다.
- **소화**(digestion) : 음식물로서 섭취한 크고 복잡한 영양물질을 흡수 가능한 저분자의 기본적인 구성단위로 분해하는 과정을 말한다.
- **소화샘**(digestive gland) : 소화관에 부속되어 소화액을 분비하는 곳을 말하며, 침샘, 췌장샘, 위샘, 장샘 등이 있다.
- **소화효소**(digestive enzyme) : 소화기관에 분포된 소화샘에서 분비되어 음식물의 소화과정이 잘 진행되도록 화학적 변화의 촉매작용을 하는 효소이다.
- **씹기**(저작, mastication) : 입안으로 들어온 음식물을 씹어서 자르고 갈아 으깨고 침과 섞는 운동이다.
- **연동운동**(peristalsis) : 위장관이나 요관과 같은 대롱 모양의 기관에서 내용물을 내보내기 위해 벽의 민무늬근육이 율동적이고 연속적으로 수축하여 일어나는 운동을 말한다.
- **장간순환**(창자간순환, enterohepatic circulation) : 간에서 십이지장으로 분비된 담즙의 일부는 대변과 함께 몸 밖으로 배설되지만, 약 95%는 회장(돌창자) 말단 점막에서 흡수되어 문맥을 거쳐 간으로 되돌아가는데, 이 순환을 말한다.
- **흡수**(absorption) : 소화에 의해 저분자가 된 영양소와 비타민, 염류, 수분이 점막을 통과하여 림프액이나 혈액으로 들어가는 작용을 소화관에서의 흡수라고 한다.

인체는 생명을 유지하기 위해 음식물을 섭취하고 이를 물리 · 화학적으로 분해하여 영양분은 체내로 흡수하고 잔여물은 몸 밖으로 배출한다. 이때 음식물 속에 들어 있는 영양소인 탄수화물, 단백질, 지방 등을 효소로 가수분해하여 체내에서 이용할 수 있도록 작은 물질로 쪼개는 과정을 **소화**(digestion)라고 하며, 이와 관련된 기관계통을 **소화계통**(digestive system)이라고 한다.

소화계통은 입안(구강, oral cavity), 식도(esophagus), 위(stomach), 소장(작은창자, small intestine), 대장(큰창자, large intestine), 항문(anus)으로 이어지는 **소화관**(digestive tract)과 혀(tongue), 치아(teeth)와 같은 소화를 돕는 **구조물**과 효소를 분비하는 침샘(타액샘, salivary gland), 간(liver), 담낭(쓸개, gallbladder), 췌장(이자, pancreas) 등의 **소화샘**(digestive gland)으로 구성된다(그림 12-1).

소화관에는 물질의 흡수를 촉진하기 위한 소화액의 분비기전, 그리고 이를 조절하기 위한 신경기전, 국소적 기전, 내분비기전이 존재한다.

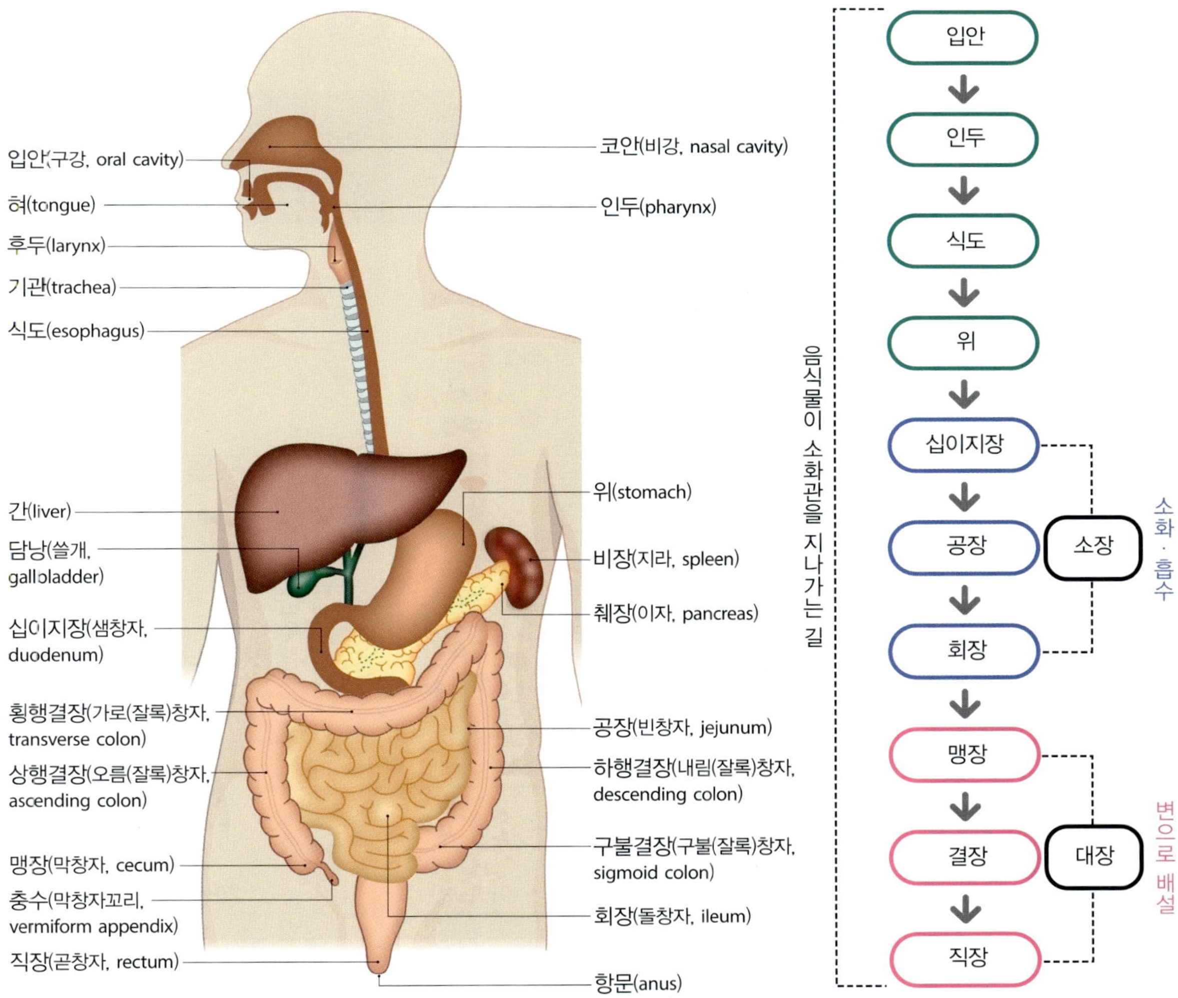

그림 12-1 **소화계통의 구성**

1 소화

에너지를 생산하기 위해 탄수화물, 단백질, 지방의 3대 영양소가 이용되는데 이때 영양소는 음식물로서 섭취된다. 음식물로서 섭취된 크고 복잡한 영양물질이 흡수 가능한 저분자의 기본적인 구성단위로 분해되는 과정을 **소화**(digestion)라고 한다. 이 과정에서 **소화효소**(digestive enzyme)에 의해 탄수화물은 단당(류), 단백질은 아미노산, 지방은 지방산과 글리세롤로 가수분해된다(표 12-1).

소화과정은 씹기와 소화관의 운동에 의한 **기계적 작용**, 소화샘에서 분비되는 효소에 의한 **화학적 작용**, 섬유질의 분해와 발효과정에 의한 **생물학적 작용**으로 이루어진다.

표 12-1 **3대 영양소의 소화**

소화기관	소화액	탄수화물	단백질	지방
입	침	녹말분해효소→ 엿당		
위	위액		펩신→	
소장	담즙			담즙→
	췌장액	췌장 녹말분해효소→ 엿당	트립신→	췌장 지방분해효소→
	소화효소	탄수화물 소화효소→	단백질 소화효소→	
최종 분해산물		포도당	아미노산	지방산, 글리세롤

섭취한 음식물은 입안, 식도, 위, 소장, 대장의 각 부위를 통과하는데 그 동안 소화와 흡수가 이루어진다. 음식물의 소화와 흡수가 효율적으로 이루어지려면 음식물이 규칙적으로 입에서 항문으로 이행해야 한다. 그리고 소화액과 충분히 혼합되어 소화가 촉진되어야 하며 소화산물과 소화관 점막면의 접촉을 도와 흡수를 촉진시켜야 한다. 이를 위해 소화관의 운동이 중요한 역할을 한다.

또한 소화효소는 소화기관에 분포된 소화샘에서 분비되며 음식물의 소화과정이 잘 진행되도록 화학적 변화의 **촉매작용**을 한다. 주성분은 단백질이며 한 가지 소화효소는 한 가지 영양소에만 작용하는 특성이 있다(표 12-2).

표 12-2 **소화액에 함유된 각종 소화효소의 종류와 기능**

소화액	소화효소	작용부위	기능	최적 pH
침(타액)	• 녹말분해효소	입안	• 전분 → 덱스트린, 엿당	6.7
위액	• 펩신	위	• 단백질 → 폴리펩타이드	1.6~2.4
췌장액	• 녹말분해효소 • 지방분해효소 • 트립신, 카이모트립신, 펩타이드카복시말단분해효소 • 핵산분해효소	소장	• 전분 → 엿당 • 지질 → 지방산 + 글리세롤 • 폴리펩타이드 → 아미노산, 다이펩타이드, 트리펩타이드 • RNA, DNA → 뉴클레오타이드	6.7~7.0 8.0 8.0 8.0
장액	• 엿당분해효소 • 설탕분해효소 • 젖당분해효소 • 다이펩타이드분해효소 • 뉴클레오사이드분해효소	소장	• 엿당 → 포도당 + 포도당 • 설탕 → 포도당 + 과당 • 젖당 → 포도당 + 갈락토스 • 다이펩타이드 → 아미노산 • 뉴클레오타이드 → 염기 + 당 + 인산	5.0~7.0 5.0~7.0 5.8~6.2 8.0 8.0

1. 소화관의 기본구조

소화관은 기본적으로 공통된 구조를 가지며(그림 12-2), 안쪽에서부터 **점막**(mucosa), **근육층**(muscular coat), **장막**(serosa)의 3층으로 구성된다. 점막은 점막상피, 점막고유층, 점막근(육)판, 점막밑층의 4층으로으로 구성된다. 점막밑층 바깥에 있는 근육층은 근(육)섬유가 소화관을 감싸듯이 고리 모양으로 주행하는 **돌림층**(circular layer)이 안쪽에, 세로방향으로 주행하는 **세로층**(longitudinal layer)이 가쪽에 위치하여 2층을 형성한다.

식도와 위, 위와 소장, 소장과 대장 등 소화관 각 부분의 경계에는 돌림근이 비후한 조임근(sphincter muscle)이 있다. 장막은 내장을 덮는 반투명의 얇은 막으로, 장액(serous fluid)을 분비하여 다른 기관과의 마찰을 방지하는 역할을 한다.

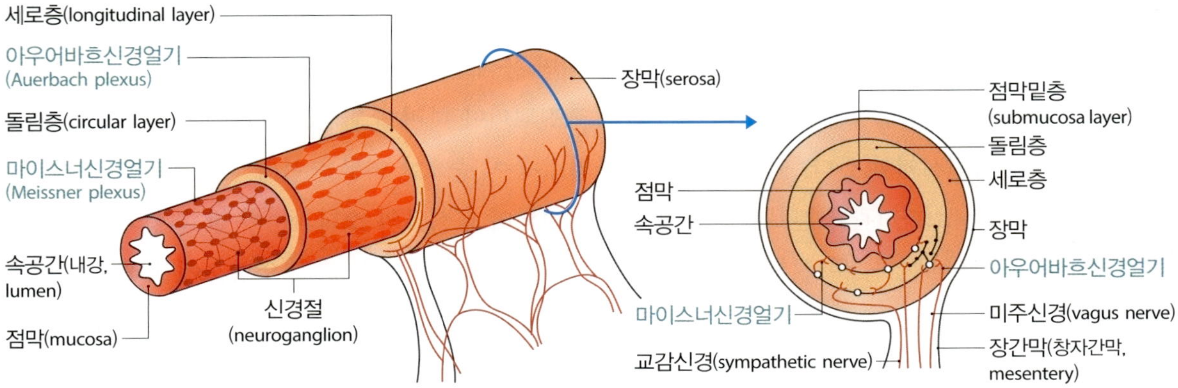

그림 12-2 **소화관의 기본구조와 신경지배**

2. 소화관의 신경

소화관에는 **내재신경계통**(intrinsic nervous system)이라는 다른 기관에는 없는 특수한 신경지배가 존재한다. 또한 일반 내장과 마찬가지로 자율신경계통의 지배도 받으며 이들은 각각 독립된 조절이 가능하다(그림 12-2).

1) 내재신경계통(intrinsic nervous system)

소화관벽에는 방대한 수의 감각신경, 운동신경이 존재하며 신경섬유의 네트워크를 형성한다. 이 신경얼기가 내재신경계통으로서 역할을 한다. 내재신경계통은 세로층과 돌림층 사이에 존재하는 **아우어바흐신경얼기**(Auerbach plexus)와 점막밑조직에 존재하는 **마이스너신경얼기**(Meissner plexus)로 이루어진다. 아우어바흐신경얼기는 연동운동(꿈틀운동)을 조절하고, 마이스너신경얼기는 소화관호르몬의 분비를 조절한다.

2) 자율신경계통(autonomic nervous system)

소화관의 운동이나 분비기능은 **교감신경**과 **부교감신경**의 자율신경계통에 지배를 받는다. 부교감신경의 흥분은 소화관 민무늬근육의 활동을 촉진하고 조임근을 이완시키며 소화액의 분비를 촉진한다. 반면, 교감신경은 부교감신경과 대항적으로 작용하여 소화관 운동을 억제하고 조임근의 수축을 일으킨다.

3. 소화관 민무늬근육의 수축성

소화관 민무늬근육은 가로무늬근육과 비교하여 지름이 작고(3~4μm) 수축은 느리며 **자동성**을 가진다. 또 소화관 민무늬근육 대부분은 **기능적 융합체**(합포체, syncytium)를 형성하여 일부 근(육)섬유의 흥분은 인접한 근(육)섬유에 잇달아 전파된다.

수축기전도 뼈대근육과 다른데, 뼈대근육의 경우 액틴에 조절계가 있어 액틴에 칼슘이온(Ca^{2+}) 결합단백질인 트로포닌이 부착되어 있고, 여기에 칼슘이온이 결합하면 액틴이 마이오신과 결합하여 수축이 일어나게 된다(그림 3-8 참조). 그러나 민무늬근육의 경우 **마이오신**에 **조절계**가 있어서 마이오신 구조의 가벼운사슬(경쇄, light chain)이 인산화되면 액틴이 결합하여 수축이 일어나는 구조이다(그림 3-19 참조).

2 입안에서의 소화

1. 입안의 운동

1) 씹기(저작, mastication)

입안으로 들어온 음식물을 씹어서 자르고 으깨어 침(타액, saliva)과 섞는 운동을 **씹기**라고 한다. 씹기에 관여하는 근육인 씹기근육(저작근)에는 ①측두근(관자근, temporalis muscle), ②깨물근(교근, masseter muscle), ③안쪽날개근(내측익돌근, medial pterygoid muscle), ④가쪽날개근(외측익돌근, lateral pterygoid muscle)이 있으며, 이들 근육이 숨뇌그물체(reticular formation)에 있는 리듬발생기전의 신호와 동기하여 수축함으로써 씹기운동이 일어난다. 씹기근육은 가로무늬근육이며 수의적으로 수축이 이루어진다.

2) 삼킴(연하, swallowing)

입안에서 씹기를 통해 잘게 부서진 음식물 덩어리나 액체가 식도를 따라 위로 이동되는 과정을 **삼킴**이라고 한다. 삼킴운동은 음식물 덩어리를 혀의 움직임에 따라 입안에서 인두로 보내는 **입안단계**, 인두에서 식도 입구까지 보내는 **인두단계**, 식도 입구에서 위 입구까지 보내는 **식도단계**로 나뉜다(그림 12-3).

삼킴운동의 중추는 숨뇌(연수)에 있으며, 숨뇌의 삼킴반사 중추는 혀인두신경의 흥분을 전달받아(구심성) 흥분하고, 이 흥분은 혀밑신경, 삼차신경, 혀인두신경, 미주신경을 통하여(원심성) 입, 인두, 후두, 식도 근육에 전달한다. 삼킴반사에 의해 음식물 덩어리는 식도를 통과하여 위로 보내진다.

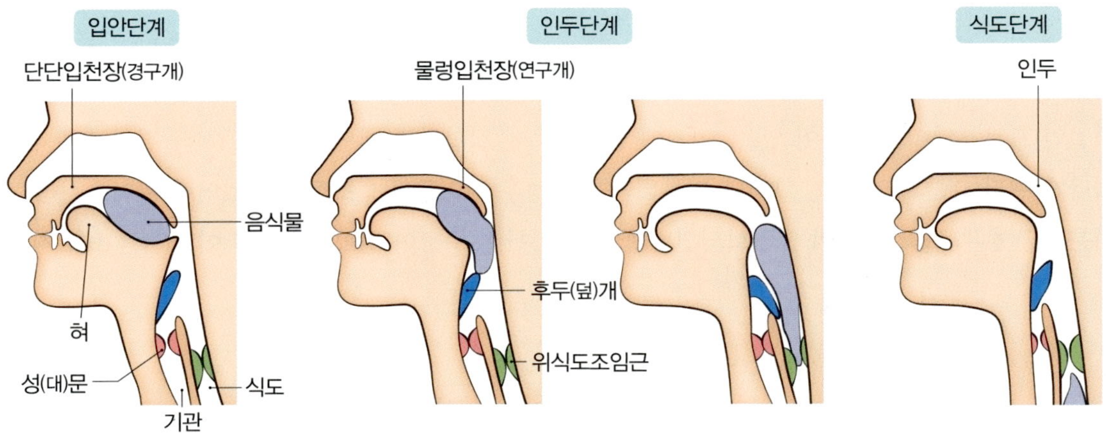

그림 12-3 **삼킴운동**

(1) 입안단계(oral phase)

입안으로 들어온 음식물을 덩어리로 만든 후 혀를 뒤쪽 위로 당겨 입안의 음식물 덩어리를 인두로 보내는 단계이다. 삼킴반사가 일어나기 전까지이며, 혀근육의 작용에 의한 수의운동이다.

(2) 인두단계(pharyngeal phase)

목구멍 점막의 접촉자극을 통해 혀, 입천장, 인두가 음식물 덩어리를 인두로 보낸다. 음식물 덩어리가 위식도조임근을 완전히 통과하는 시기로, 불수의적 연동운동과 삼킴무호흡이 일어난다.

또한 다음과 같은 운동이 반사적으로 일어난다.

- 입천장근육이 목구멍을 좁혀 음식물 덩어리가 입안으로 역류되는 것을 막는다.
- 물렁입천장이 들려 올라가 음식물 덩어리가 코안으로 역류되는 것을 막는다.
- 입안바닥이나 인두 및 후두가 들려 올라가 후두구멍을 막는다.
- 인두 수축근육에 의해 음식물 덩어리를 식도로 보낸다.

(3) 식도단계(esophageal phase)

식도의 연동운동에 의해 음식물 덩어리를 들문(분문, cardia)으로 보낸다. 식도의 연동운동은 매초 4cm 정도의 속도로 진행된다.

2. 침

침(타액, saliva)은 침샘(타액샘, salivary gland)에서 분비되는 불투명한 액체로, 하루 분비량은 1~1.5L이다. 침의 pH는 5.45~6.06 정도의 약산성인데, 침 안에 중탄산이온(HCO_3^-), 인산이온(HPO_4^{2-}) 등의 완충제가 함유되어 있어 침의 pH가 일정하게 유지된다.

침샘은 신경지배를 받는 큰침샘(salivary gland)과 신경과는 무관하게 끊임없이 침을 분비하는 작은침샘(minor salivary gland)으로 나뉜다(그림 12-4). 큰침샘에는 장액을 분비하는 **귀밑샘**(이하샘, parotid gland), 장액과 점액을 모두 분비하는 **턱밑샘**(악하샘, submandibular gland), 당단백질로 음식물을 매끄럽게 해서 삼킴을 원활하게 하는 뮤신(mucin)을 분비하는 **혀밑샘**(설하샘, sublingual gland)이 있으며, 작은침샘에는 입술샘(labial gland), 볼샘(buccal gland), 입천장샘(palatine gland), 혀샘(lingual gland)이 있다. 입술샘과 볼샘은 혼합샘이고 입천장샘과 혀샘은 점액샘이다.

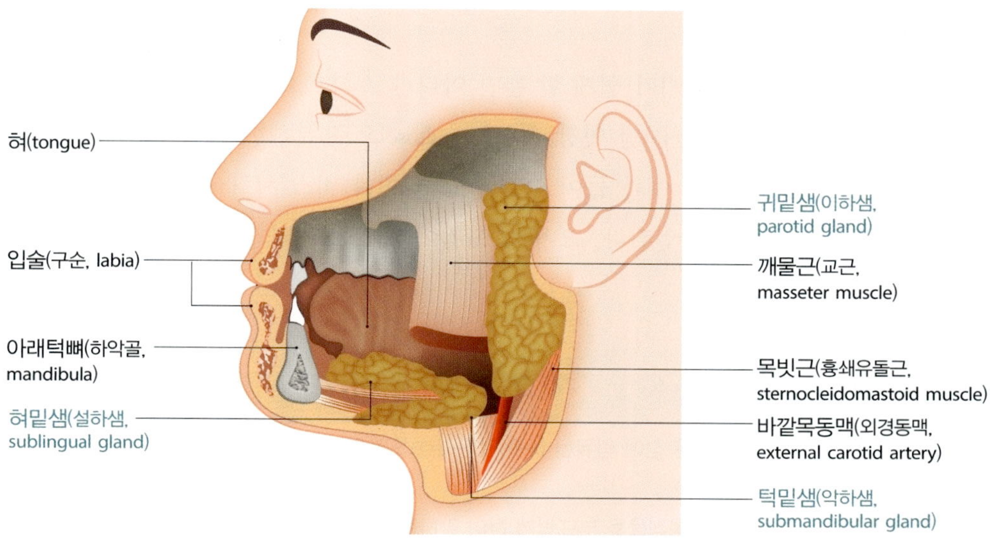

그림 12-4 **큰침샘의 위치**

1) 침의 소화효소

침에는 탄수화물분해효소인 **α-녹말분해효소**(alpha-amylase)가 함유되어 있다. α-녹말분해효소는 다당류인 전분을 이당(류)인 엿당(맥아당, maltose)과 덱스트린(dextrin)으로 분해하는 소화효소로, 주로 귀밑샘에서 분비된다.

2) 침의 분비조절

침의 분비는 **자율신경계통**의 지배를 받는다. 일반적으로는 부교감신경이 자극을 받으면 침이 분비되고, 교감신경이 자극을 받으면 침 분비가 억제되는데, 실제로는 어느 쪽이 우위에 있는가에 따라 침의 양이나 조성이 달라진다. 즉, 부교감신경이 자극을 받으면 혈관이 확장되어 대량의 장액이 분비되는 데 비해 교감신경이 자극을 받으면 혈관이 수축되어 점성이 있는 소량의 침이 분비된다. 또한 침은 안정 시에도 부교감신경에 의해 소량 분비되며, 점막을 습윤하게 함으로써 입술이나 혀의 운동을 원활하게 한다.

입안으로 음식물이 들어와 혀나 입안 점막에 닿으면 그 자극은 뇌줄기의 침분비중추인 **위 · 아래침분비핵**에 전달되어 침분비반사가 일어난다. 침분비의 명령은 주로 얼굴신경이나 혀인두신경에 있는 부교감신경세포에 의해 보내져 침샘의 분비가 촉진된다. 또한 음식물을 연상시키는 냄새나 소리 등의 자극에도 침이 분비되는데 이것은 대뇌피질에 남아 있는 기억이 관여하는 조건반사로, 대뇌에서의 자극이 뇌줄기의 침분비중추를 자극함으로써 일어난다.

3) 침의 생리작용

침은 단순히 음식물을 적셔서 삼키기 쉽게 할 뿐만 아니라 소화효소인 녹말분해효소(amylase)를 함유하고 있어서 전분이나 당원을 이당(류)인 엿당(맥아당, maltose)으로 분해한다. 또한 혈류 중의 성분이나 이물질의 일부가 침으로 배설된다. 예를 들어 수은(mercury)이나 비스무트(bismuth) 등 중금속에 중독되었을 때는 잇몸에 특유한 침착이 확인된다. 그 밖에도 침에는 표 12-3과 같은 생리작용이 있다.

표 12-3 침의 생리작용

	생리작용
소화작용	음식물 중 전분은 침에 함유된 α-녹말분해효소에 의해 덱스트린(dextrin)과 엿당(maltose)으로 분해된다.
발성 · 삼킴작용	침 속의 점액은 음식물을 부드럽게 하며 말하는 데 도움을 주고 음식물을 삼키기 쉽게 한다.
습윤 · 윤활작용	입안 점막면을 촉촉하고 미끄럽게 하며, 맛봉오리를 자극해서 맛을 느끼게 한다.
청정작용	음식물을 씻어내고 세균의 번식을 막는다.
배설작용	다양한 물질(Hg, Zn, Pb 등)이 침 속으로 배설된다.
체온조절작용	침 속의 수분을 증발시킴으로써 체열 발산을 돕는다.
수분대사 조절	침 분비량을 통해 수분의 균형을 돕는다.

3 위에서의 소화

위(stomach)는 가로막(횡격막, diaphragm) 바로 아래의 복강 왼쪽에 있는 근육주머니로, 입구와 출구가 좁은 자루 모양이다. 식도를 통해 운반되어 온 음식물 덩어리를 일단 모아두었다가 **위액**(gastric juice; pH는 1.2~2.5의 산성으로, 하루 분비량은 1~1.5L)과 섞어 죽상으로 만든 후 날문부분(유문부, pyloric part) 근육층의 작용을 통해 소량씩 소장(작은창자, small intestine)으로 보낸다(그림 12-5). 비어 있을 때의 용적은 약 50mL 정도이지만 음식물을 섭취한 후에는 1.5L 이상으로 늘어나며 음식물로 가득 차게 되면 4L까지 늘어날 수 있다.

위에서는 주로 단백질 일부만 분해한다. 지방분해효소가 있기는 하지만 산성 환경에서는 지방분해효소가 활성화되지 않기 때문에 지방의 분해는 이루어지지 않는다. 또한 알코올(alcohol) 및 일부 약물을 제외한 영양소의 흡수도 거의 일어나지 않는다.

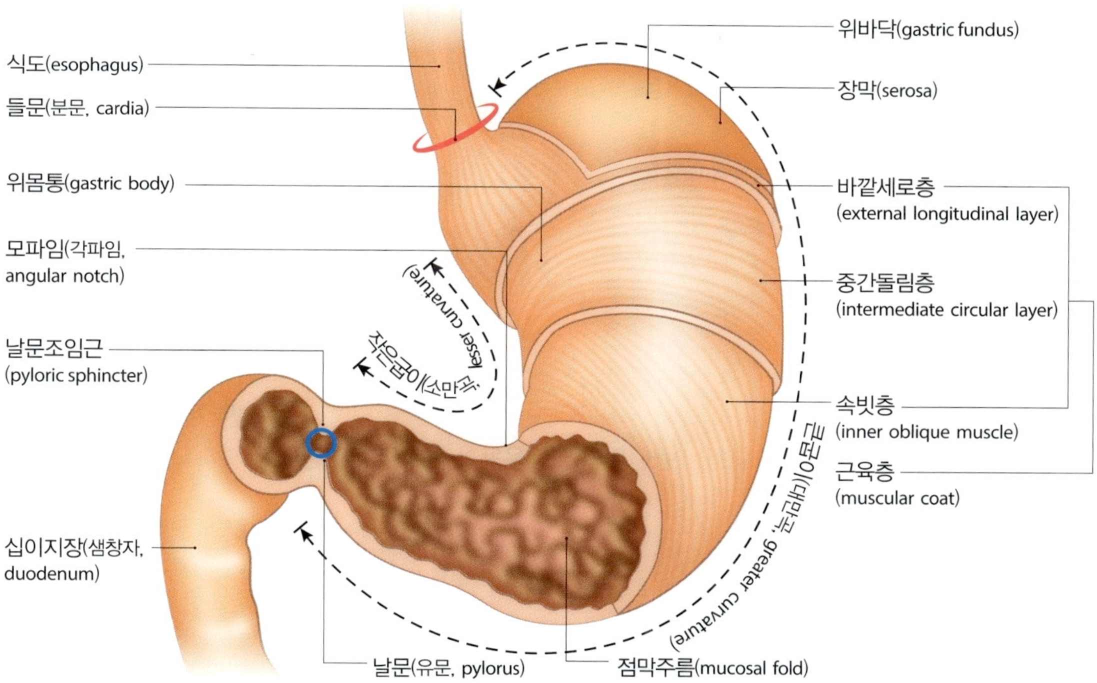

그림 12-5 위의 구조

1. 위의 운동

1) 반사성 이완

위 안으로 음식물이 들어오면 위는 반사적으로 이완되는데 이를 위의 **반사성 이완**이라고 한다. 반사성 이완은 삼킴을 시작한 직후 바로 일어나며, 삼킴이 반복되어 위 내용물이 늘어나더라도 위는 이완되어 위의 내압이 거의 상승하지 않는다.

2) 연동운동(peristalsis)

위 안으로 음식물 덩어리가 들어오면 잠시 동안 위 중앙부분(위몸통)의 모파임(각파임, angular notch)을 경계로 위아래 두 부분에서 수축을 시작하는데 이때 모파임에서 뒤당김고리(수축륜, retraction ring)가 20~30초에 1번씩 규칙적으로 날문(유문)에 발생하여 **돌림층**(circular layer)이 수축된다. 이 수축으로 음식물 덩어리는 위의 출구인 날문으로 이동한다. 이처럼 돌림층의 수축에 의해 소화관의 내용물을 이동시키는 운동을 **연동운동**이라고 하며, 이 연동운동을 반복함으로써 음식물 덩어리와 위액을 잘 섞어 **미즙**(chyme)을 형성하게 된다. 연동운동이 반복되면서 소화가 진행되면 위벽 전체의 긴장이 높아지고 위의 내압이 상승하며 그 결과 미즙 상태가 된 내용물은 십이지장으로 밀려나가게 된다(그림 12-6).

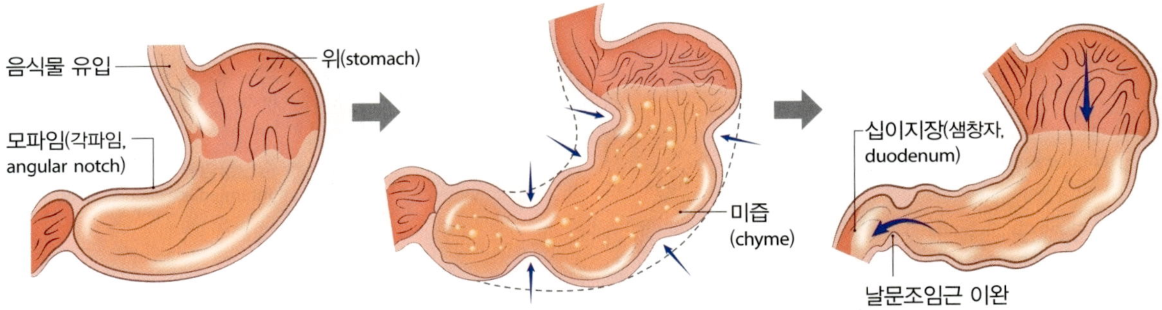

그림 12-6 **위의 연동운동과 음식물의 이동**

3) 공복수축(hunger contraction)

일반적으로 식후 3~4시간 정도가 흐르면 위의 내용물이 모두 비워진다. 이때도 위는 수축운동을 하는데, 이를 **공복수축**이라고 한다. 위의 공복수축은 지속되는 것이 아니라 일반적으로 30~45분 정도 발생하고 약 30분~2시간 동안은 발생하지 않는 상태가 되풀이된다. 이때 생체는 공복감(hunger sensation)을 느끼게 된다.

4) 위운동의 조절

위의 연동운동은 **미주신경**의 자극으로 **활발**해지고, **교감신경**의 자극으로 **억제**된다. 또한 십이지장의 확장이나 pH의 저하, 단백질 소화물에 의해 신경반사를 일으키면 위운동이 억제된다. 한편, 소화관호르몬인 모틸린(motilin)은 연동운동을 촉진하여 위 내용물의 배출을 빠르게 하며, 세크레틴(secretin)이나 콜레시스토키닌(cholecystokinin, CCK), 위산억제폴리펩타이드(gastric inhibitory polypeptide, GIP)는 연동운동을 억제하여 위 내용물의 배출을 지연시킨다. 인슐린(insulin)을 정맥주사하면 위액 분비가 증가하여 위 내용물의 분비가 촉진된다.

2. 위액

위벽은 다른 소화관과 마찬가지로 점막층, 점막밑층, 근육층, 장막층으로 구성되며 음식물이 직접 닿는 위점막에는 많은 주름이 있다. 이곳에는 무려 3,500만 개나 되는 **위샘**(gastric gland)이 있어 하루 약 1,500~2,500mL의 **위액**(gastric juice)이 분비된다.

위샘은 **들문샘**(cardiac gland), **위바닥샘**(fundic gland), **날문샘**(pyloric gland)으로 구성되며, 위바닥샘(고유위샘)이 위액 분비의 주체가 된다. 위바닥샘은 펩시노젠을 분비하는 **으뜸세포**(주세포, principal cell), 염산을 분비하는 **벽세포**(parietal cell), 점액을 분비하는 **덧세포**(accessory cell)로 구성되며, 위바닥에서 위몸통에 걸쳐 넓게 분포한다(그림 12-7). 들문샘이나 날문샘은 점액 분비에 관여한다.

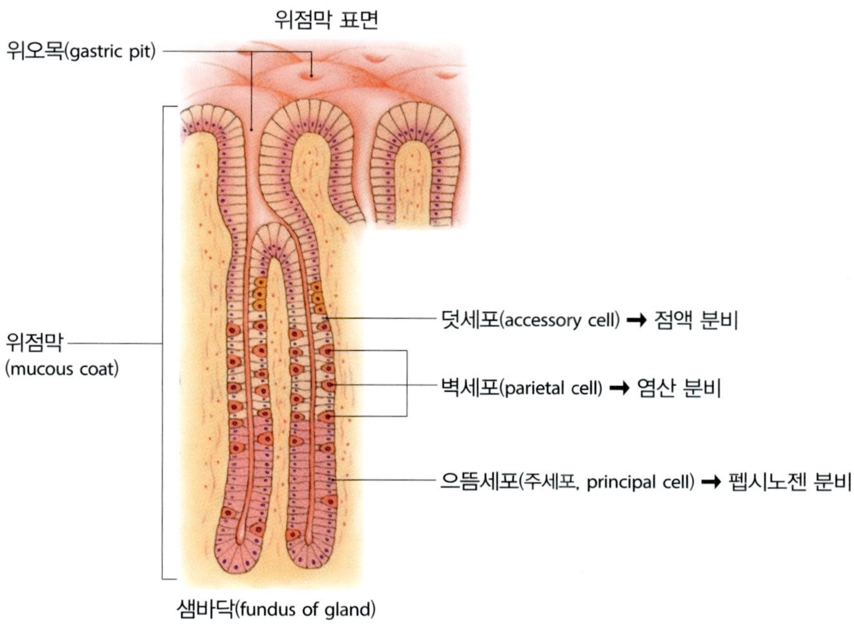

그림 12-7 **위샘의 구조**

1) 위액의 성분과 작용

위액의 주성분인 **염산**(hydrochloric acid; 위산)은 pH 1.0~1.5의 산성액으로, 음식물을 섭취하거나 히스타민 분비 및 미주신경 자극 등이 일어났을 때 벽세포에서 분비된다. 염산은 위 내용물을 살균하는 외에도 으뜸세포에서 분비되는 **펩시노젠**(pepsinogen)을 활성화하여 펩신(단백질분해효소)을 생성한다. 그리고 덧세포에서 분비되는 **점액**(mucus)은 단백질의 일종으로 산의 완충작용을 하는 외에 펩신에 의해 위점막이 소화되는 것을 막는 역할을 한다(표 12-4).

표 12-4 위액의 주요 성분과 그 작용

성분	작용
염산	살균작용을 하며 펩시노젠을 펩신으로 변환하며 단백질의 변성을 돕고 단백질의 소화를 촉진함과 동시에 담즙(bile)과 췌장액(pancreatic juice)의 분비를 촉진한다.
펩시노젠	염산에 의해 활성화되어 단백질분해효소인 펩신(pepsin)이 되며, pH 1.6~3.2에서 최대의 분해활성을 보인다.
점액	위액에는 당단백질인 뮤신(mucin)이 함유되어 있으며 점조성이 높아서 점액이 된다. 또 위 표면의 상피세포에서는 중탄산이온(HCO_3^-)도 분비되는데, 약알칼리성의 점액으로 펩신으로부터 위점막을 보호한다.
내인자	적혈구 생산에 필요한 비타민 B_{12}는 회장에서 흡수되지만 흡수 시 내인자의 당단백질과 복합체를 만들어야 한다. 이 내인자가 위점막에서 합성된다.

2) 위액의 분비조절

위액의 분비는 신경성 기전과 체액성 기전에 의하여 조절되는데 위샘의 으뜸세포에서 펩시노젠, 벽세포에서 염산과 내인자, 덧세포에서 뮤신, 상피세포에서 알칼리성 점액이 분비된다. 또 위점막의 G세포가 자극받아 소화관호르몬인 **가스트린**(gastrin)과 미주신경이 흥분하게 되면 신경말단에서 신경전달물질인 **아세틸콜린**(acetylcholine)이 분비되어 위액 분비를 촉진한다.

위액의 주요 성분인 위산 또한 가스트린과 아세틸콜린에 의해 촉진된다. 위점막에 있는 장크롬친화세포(ECL세포)에도 가스트린과 아세틸콜린의 수용체가 있어 자극에 의해 **히스타민**(histamine)이 분비되고, 또 벽세포에도 히스타민수용체가 있어 자극에 의해 위산분비를 촉진시킨다. 반면, **프로스타글랜딘**(prostaglandin)은 위산 분비를 억제한다.

이처럼 위액의 분비양상은 자극이 가해지는 위치에 따라 **뇌상**, **위상**, **장상**의 3단계로 조절된다(그림 12-8).

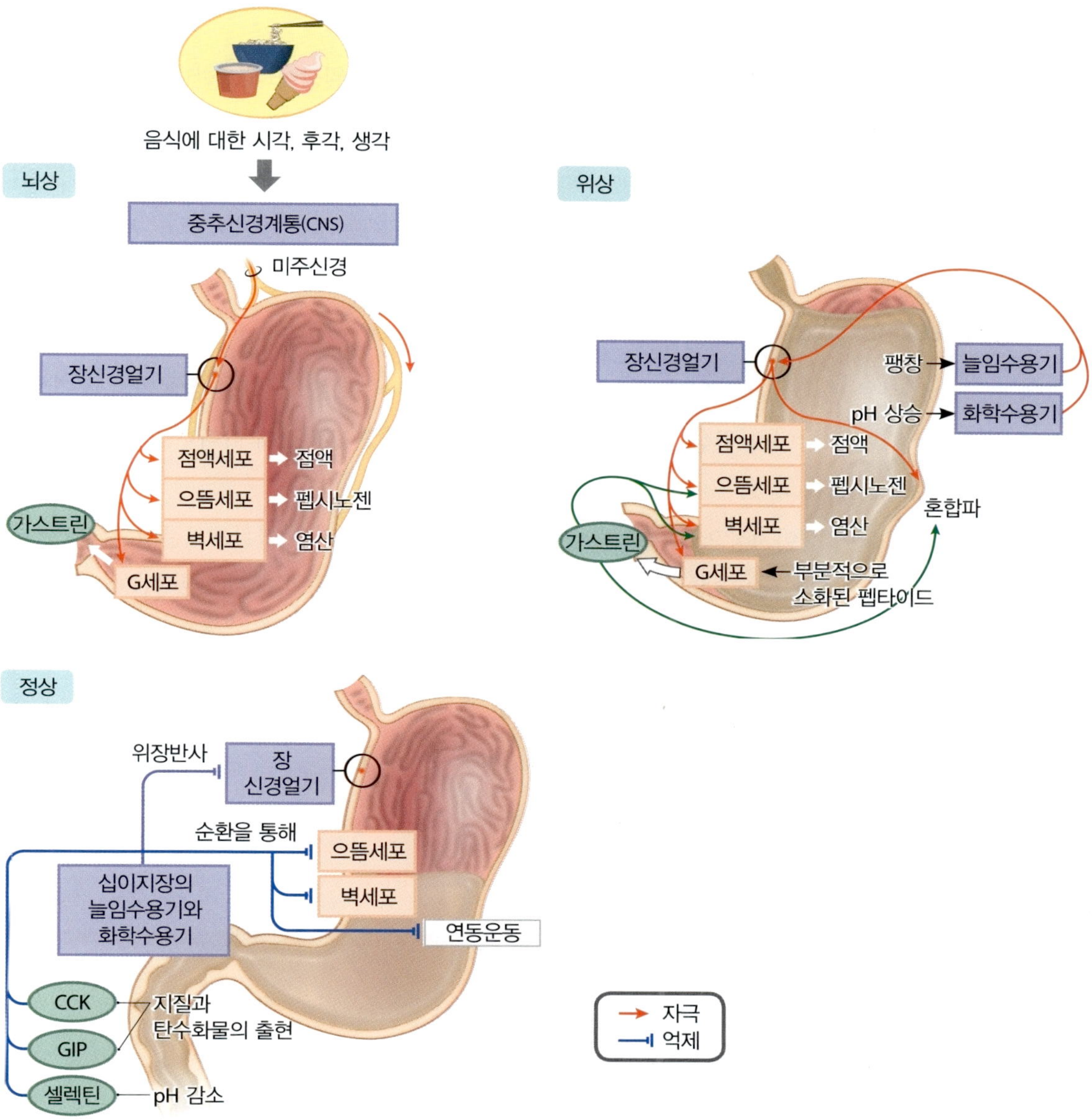

그림 12-8 **위액의 분비양상**

(1) 뇌상(cephalic phase)

음식물을 보거나 냄새를 맡거나 생각만 해도 위액이 다량 분비되는데, 반사적으로 분비가 일어나는 조건반사의 단계를 **뇌상**이라고 한다. 위액의 분비는 미주신경을 통해 아세틸콜린이 벽세포를 직접 자극하는 직접적인 기전과, 미주신경이 G세포를 자극하여 가스트린(gastrin)이 순환계통을 통해 벽세포를 자극하는 간접적인 기전에 의해 일어난다. 또한 화가 났을 때는 위점막이 충혈되어 분비가 항진되고 슬플 때는 분비가 억제된다.

(2) 위상(gastric phase)

음식물이 위 안으로 들어오면 위액 분비가 촉진되는데 이 단계를 **위상**이라고 한다. 위로 들어온 음식물이 위를 팽창시키는 기계적 자극과 단백질분해산물인 아미노산과 작은 펩타이드에 의한 화학적 자극이 가해지면 가스트린이나 히스타민(histamin)을 분비시켜 위액 분비를 촉진한다. 그 밖에도 알코올(alcohol)이나 카페인(caffeine) 등의 물질도 위액 분비를 촉진한다.

(3) 장상(intestinal phase)

위에서 소장 내부로 음식물이 유입될 때도 위액 분비가 일어나는데 이 단계를 **장상**이라고 한다. 이 시기의 위액 분비량은 뇌상이나 위상과 비교하여 훨씬 적고 식후 2~3시간에 나타나며 분비기전도 명확하지 않다.

미즙 상태의 내용물이 십이지장으로 이동하여 십이지장점막에 닿으면 소화관호르몬인 위산억제폴리펩타이드(gastric inhibitory polypeptide, GIP)를 분비하여 위액 분비가 억제되며, 콜레시스토키닌(cholecystokinin, CCK)이나 소마토스타틴(somatostatin)도 위산 분비를 억제한다.

4 소장에서의 소화

섭취한 음식물의 소화와 흡수는 대부분 **소장**(작은창자, small intestine)에서 이루어진다. 소장은 첫째허리뼈(제1요추) 높이에서 위(stomach)의 날문으로부터 이어지는 소화관으로, 약 6m에 걸쳐 복강을 구불거리며 내려온 후 오른쪽 엉덩뼈(장골) 앞에서 대장(큰창자, large intestine; 맹장)과 연결된다. 일반적으로 소장은 **십이지장**(샘창자, duodenum), **공장**(빈창자, jejunum), **회장**(돌창자, ileum)의 세 부분으로 나뉘며, 음식물의 소화와 흡수에서 가장 중요한 장기이다.

소장의 벽도 다른 소화관과 마찬가지로 **점막**(mucosa), **근육층**(muscular coat), **장막**(serosa)의 3층으로 구성된다. 음식물의 소화와 흡수가 대부분 소장에서 이루어지기 때문에 점막에는 영양분을 효율적으로 흡수하기 위한 **돌림주름**(circular fold)과 **장융모**(intestinal villus)와 같은 독특한 구조가 있다(그림 12-9).

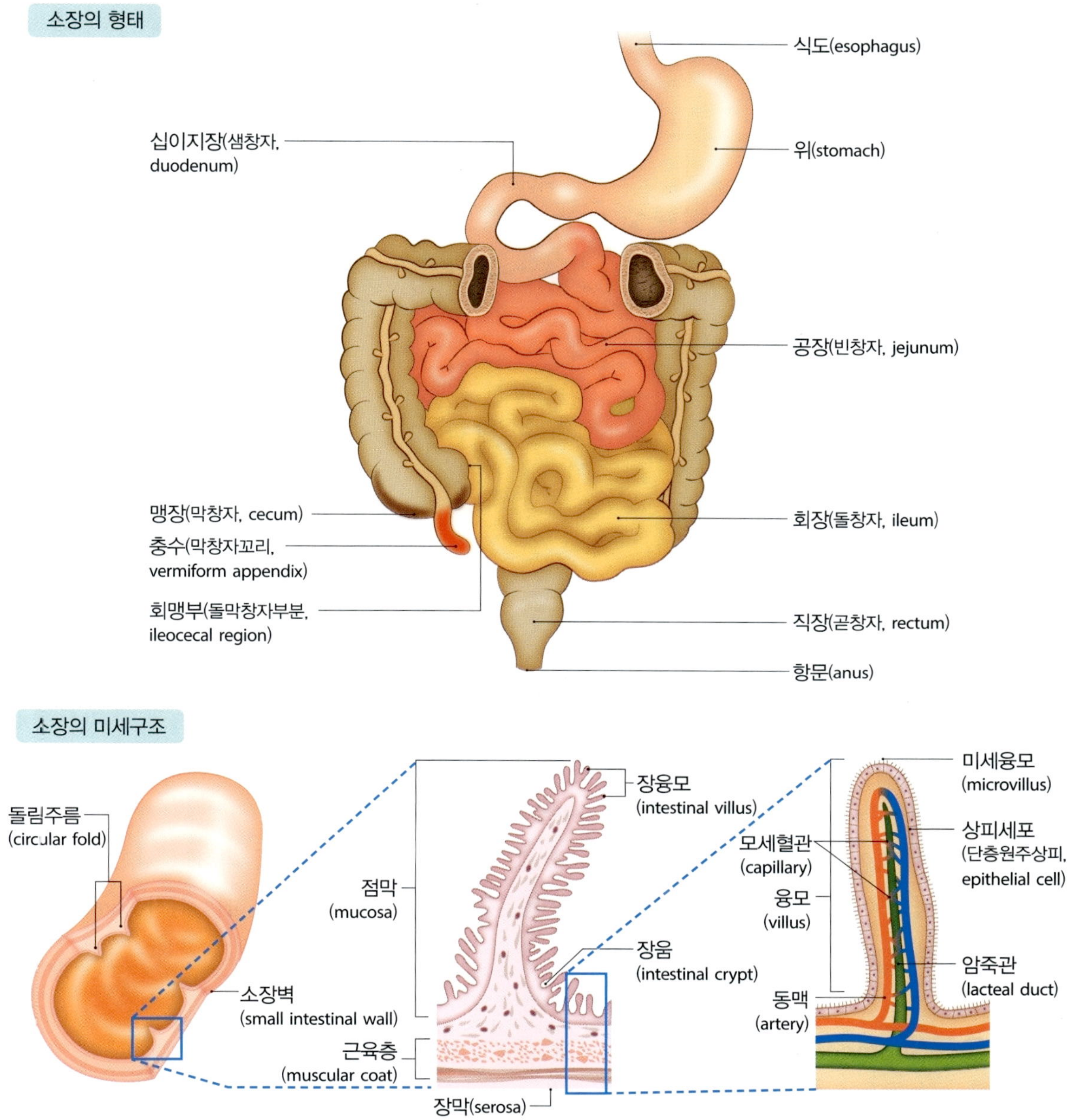

그림 12-9 **소장의 구조**

1. 소장의 운동

소장은 위에서 배출된 산성의 미즙을 췌장, 간, 장샘에서 분비되는 알칼리성 소화액과 혼합하여 분해되는 것을 돕고 또 이 내용물을 대장으로 내보내는 운동을 한다. 소장의 운동에는 연동운동, 분절운동, 진자운동, 융모운동 등이 있으며, 부교감신경에 의해 촉진되고 교감신경에 의해 억제된다(그림 12-10).

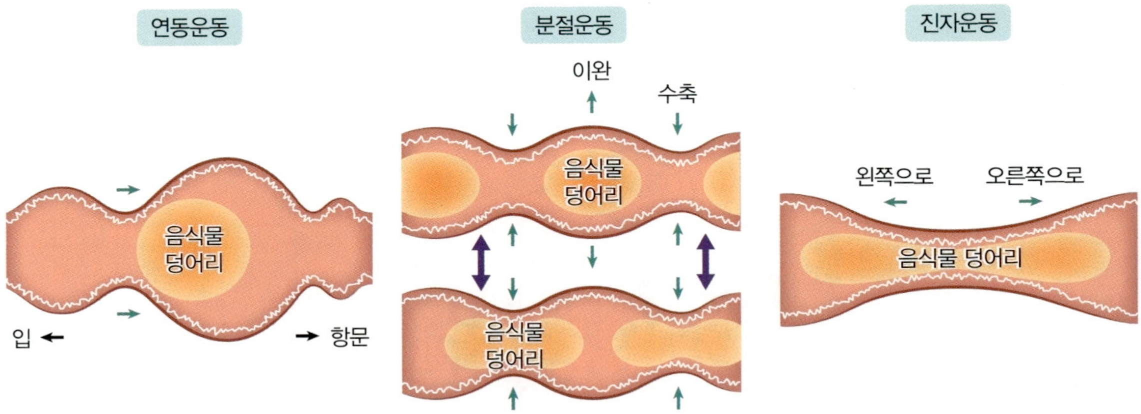

그림 12-10 **소장의 운동**

1) 연동운동(peristalsis)

소장벽을 구성하는 돌림층이 수축하면 뒤당김고리(수축륜, retraction ring)가 형성되면서 뒤당김고리의 파형이 입에서 항문 쪽으로 이동하게 되는데 이러한 운동을 **연동운동**이라고 한다. 상부는 수축하고 하부는 이완하면서 음식물이 하부로 이동하게 된다. 이때 항문 쪽에서는 이완이 일어나는데 이 반사를 **점막 내 반사**라고 하며 점막 내 반사가 연속적으로 일어나면 연동운동이 된다. 연동파의 진행속도는 1~2cm/초이고 이동거리는 4~5cm 정도이며, 입에서 항문 쪽으로 일어난다.

때때로 소장 내벽이 화학물질에 의해 자극을 받게 되면 장 전체에 걸쳐 급속하고 강한 연동운동(25cm/초)이 발생할 수 있는데 이러한 현상을 **급속연동운동**(peristaltic rush)이라고 하며 설사(diarrhea)가 급속연동운동의 결과이다.

2) 분절운동(segmentation movement)

일정한 간격을 두고 돌림층이 동시에 수축해서 분절을 만들고 섞는 운동을 **분절운동**이라고 한다. 15~20cm 정도의 간격을 두고 주기적으로 1~2cm 폭의 돌림층이 수축하여 뒤당김고리를 형성하면서 내용물을 여러 개의 덩어리로 만든다. 5~6초가 지나면 나뉜 덩어리의 중앙부에 새로운 뒤당김고리가 형성되면서 또 다시 덩어리를 나누고 합치는 운동이 일어난다.

분절운동은 십이지장에서 분당 약 12~18회로 가장 많이 발생하고, 대장 쪽으로 갈수록 빈도는 감소하여 회장에서는 분당 약 8회 정도 발생한다.

3) 진자운동(pendular movement)

세로층이 수축하여 발생하는 운동을 **진자운동**이라고 한다. 주로 분절운동과 교대로 일어나기 때문에 내용물을 섞는 데 매우 효과적이다.

4) 융모운동(villi movement)

소장의 융모가 율동적으로 수축과 이완을 반복하여 발생하는 운동을 **융모운동**이라고 한다. 근육조직이 있어 길이를 바꾸거나 전후좌우로 움직일 수 있다. 융모운동은 점막밑신경얼기에 의하여 조절되는데 부교감신경이 흥분하면 융모의 수축이 촉진되고 교감신경이 흥분하면 융모의 수축이 억제되며, 소장의 벽세포가 기계적 또는 화학적 자극을 받으면 국소반사가 발생하여 빌리키닌(villikinin)이라는 호르몬을 분비하여 융모운동을 촉진시킨다.

5) 소장운동의 조절

소장의 운동은 식사의 양과 질에 따라 달라지며 **신경조절**과 **체액조절**이 이루어진다. 신경조절은 내재신경계통과 자율신경인 미주신경, 내장신경의 영향을 받으며, 촉진과 억제의 상반작용으로 이루어진다. 소장벽의 신전은 연동운동을 촉진시킨다. 또 미주신경의 자극도 소장의 운동을 촉진시킨다. 한편, 내장신경의 자극은 소장의 운동을 억제한다.

다양한 **소화관호르몬**에 의해 장운동이 촉진 또는 억제되는데 이를 체액조절이라고 한다.

2. 장액

1) 장액의 성분과 작용

장액(intestinal juice)은 소장 점막의 **십이지장샘**(브루너샘, Brunner gland)과 **장움**(리버퀸샘, Lieberkuhn gland)이라는 대롱 구조의 분비샘에서 분비되는 소화액이다(그림 12-11). 장액은 하루 약 1,500~3,000mL 정도가 분비되는데, 특히 십이지장샘에서 분비되는 점액은 매우 끈끈하고 중탄산이온(HCO_3^-)을 많이 함유하여 pH 8.3~9.3 정도의 알칼리성을 띤다. 또 소화효소, 점액, 백혈구, 전해질 등을 함유한다(표 12-5). 장액은 혈장과 삼투압이 같고 전해질 농도도 거의 같다.

장액은 위에서 십이지장으로 들어온 음식물의 pH를 조절하여 십이지장 점막의 손상을 막아 궤양질환을 방지한다. 또 장 내의 소화산물을 분해하여 그 흡수를 촉진한다.

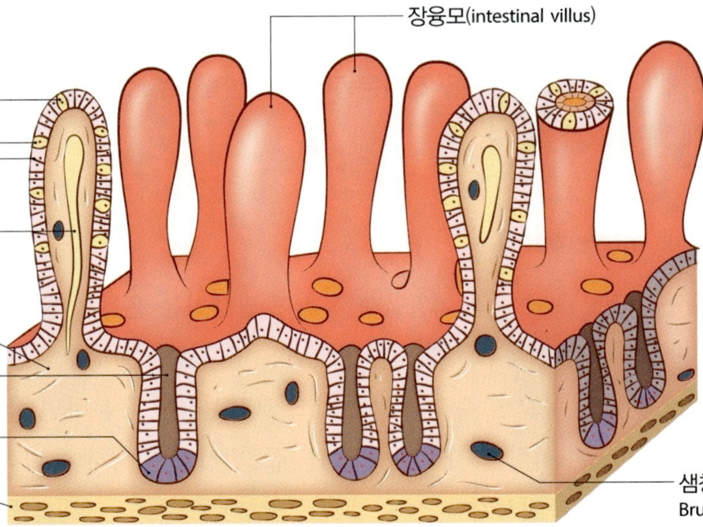

그림 12-11 **소장 점막의 소화샘**

표 12-5 **장액에 함유된 소화효소**

종류		작용
탄수화물분해효소	엿당분해효소(maltase)	엿당(maltose)을 포도당(glucose)으로 분해한다.
	설탕분해효소(sucrase)	설탕(sucrose)을 과당(fructose)과 포도당으로 분해한다.
	젖당분해효소(lactase)	젖당(lactose)을 갈락토스(galactose)와 포도당으로 분해한다.
단백질분해효소	에렙신(erepsin)	폴리펩타이드를 단백질의 최종 분해산물인 아미노산으로 분해한다.

2) 장액의 분비조절

장액의 분비는 **신경조절**과 **체액조절**이 이루어진다. 신경조절로서 장의 확장이나 연동운동의 항진이 자극이 되면 점막밑신경얼기(점막밑신경총, submucous plexus)를 통해 점막 내 반사가 일어나 분비가 촉진된다. 또 미주신경의 자극에도 분비가 촉진된다. 체액조절로서 엔테로크리닌(enterocrinin), 빌리키닌(villikinin) 등의 소화관호르몬이 생성되어 혈류를 통해 장액의 분비를 촉진한다.

3. 췌장액

1) 췌장액의 성분과 작용

췌장액(이자액, pancreatic juice)은 췌장에서 생산되어 십이지장으로 분비되는 소화액으로, pH 8.0~8.3의 약알칼리성을 띤다. 췌장액에는 중탄산염이 많은 수용성 성분과 물, 전해질, 소화효소가 함유되어 있다(표 12-6). 하루 약 1,000mL 정도 분비되며, 삼투압이 혈장과 거의 동일하다. 췌장액은 3대 영양소를 소화하는 역할을 하며, 췌장액 내의 중탄산염은 위산의 중화작용을 한다.

표 12-6 **췌장액에 함유된 소화효소**

종류		작용
탄수화물분해효소	아밀롭신(amylopsin)	전분을 덱스트린(dextrin), 엿당(맥아당, maltose)으로 분해한다.
단백질분해효소	트립시노젠(trypsinogen)	불활성체인 트립시노젠은 트립시노젠활성화효소에 의해 트립신(trypsin)으로 전환되어 단백질을 폴리펩타이드로 분해한다.
	카이모트립시노젠(chymotrypsinogen)	트립신에 의해 카이모트립신(chymotrypsin)으로 전환되어 폴리펩타이드를 다이펩타이드로 분해한다.
	프로펩타이드카복시말단분해효소(procarboxypeptidase)	트립신에 의해 펩타이드카복시말단분해효소(carboxypeptidase)로 전환되어 펩타이드를 아미노산으로 분해한다.
지방분해효소	지방분해효소(lipase)	지방을 지방산과 글리세롤로 분해한다.

2) 췌장액의 분비조절

췌장액의 분비는 **신경조절**과 **체액조절**이 이루어지는데, 장액과 마찬가지로 부교감신경이 흥분하면 췌장액 분비를 촉진하고 교감신경이 흥분하면 췌장액 분비를 억제한다.

또한 소화관호르몬인 **세크레틴**(secretin)이나 **콜레시스토키닌**(cholecystokinin, CCK)에 의해 췌장액의 분비가 촉진된다. 세크레틴은 산성의 미즙이 위에서 십이지장 내부로 유입되면 십이지장 점막에서 분비되는 폴리펩타이드로, 27개의 아미노산으로 구성되며 십이지장의 S세포(S cell)에서 분비된다. 세크레틴은 위산 분비억제, 날문조임근 수축, 췌장액(특히 중탄산염이 풍부한 수용성 성분) 분비촉진 등의 역할을 한다. 콜레시스토키닌은 십이지장의 I세포(I cell)에서 분비되는 폴리펩타이드로, 33개의 아미노산으로 구성되며 날문조임근 수축, 담낭 수축과 담낭췌장조임근 이완을 통한 담즙 분비촉진, 췌장액(특히 소화효소 성분) 분비촉진 등의 역할을 한다. 또한 콜레시스토키닌은 세크레틴의 작용은 도와주고 가스트린과는 반대의 작용을 한다(그림 12-12).

췌장액의 분비양상은 자극이 가해지는 위치에 따라 **뇌상**, **위상**, **장상**의 3단계로 조절된다.

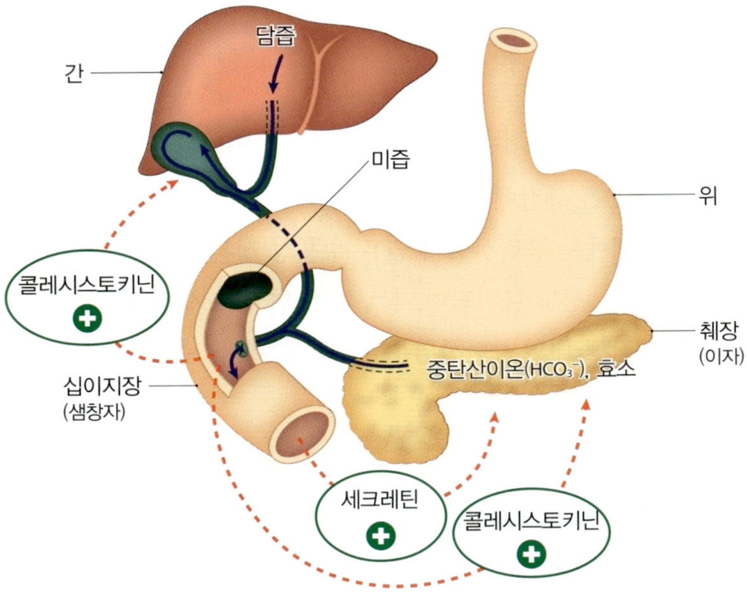

그림 12-12 **췌장액과 담즙의 분비를 조절하는 소화관호르몬**

미즙이 위에서 십이지장으로 유입되면 십이지장은 미즙에 있는 아미노산이나 지방산에 반응하여 소화관호르몬인 세크레틴과 콜레시스토키닌을 분비한다. 세크레틴은 췌장을 자극하여 미즙을 중화시키는 중탄산염의 분비를 촉진하고, 콜레시스토키닌은 췌장과 담낭에 작용하여 소화효소의 분비를 촉진한다.

(1) 뇌상(cephalic phase)

음식물에 의한 후각이나 시각 자극이 가해지면 신경반사성으로 **미주신경**을 통해 췌장액의 분비가 촉진된다.

(2) 위상(gastric phase)

위로 음식물이 운반되어 위벽을 신전시킴으로써 **신경성 반사**가 일어나거나 아미노산 등의 화학자극으로 가스트린이 분비되며 가스트린은 췌장액의 분비를 촉진한다.

(3) 장상(intestinal phase)

십이지장점막 상부에 산성의 위 내용물이 접촉하여 **세크레틴**과 **콜레시스토키닌**이 혈중으로 방출되면 췌장액의 분비가 촉진된다. 사람의 경우 췌장액 분비의 대부분이 이 단계에서 일어난다.

4. 담즙

1) 담즙의 성분과 작용

담즙(쓸개즙, bile)은 **간**(liver)에서 생산되는 갈색이나 초록색을 띠는 액체로, 간관과 담관을 통해 **담낭**(쓸개, gall bladder)에 농축 및 저장되었다가 자극이 있을 때 총담관을 거쳐 **십이지장**(샘창자)으로 분비된다. 담즙은 소장에서 소화가 진행될 때만 분비되며, 분비량은 하루 약 500~1,000mL이다. 총담관의 개구부에는 오디조임근(oddis sphincter)이 있어 담즙의 유출을 조절한다.

담즙에는 담즙산(bile acid), 콜레스테롤(cholesterol), 레시틴(lecithin), 담즙색소, 무기질, 전해질 등이 함유되어 있다.

담즙산은 **지방**의 소화에 관여한다. 대부분의 지방을 흡수하는 소장 표면에는 아주 얇은 수막이 형성되어 있다. 물에 녹을 수 있는 단백질이나 탄수화물 등의 영양소는 이곳을 쉽게 통과할 수 있지만 물에 녹지 않는 지방은 이곳을 통과할 수 없다. 담즙산은 이러한 지방을 물에 녹을 수 있는 작은 덩어리인 **미포**(micelle)과 **지방산**(fatty acid)으로 나누어 소장이 흡수할 수 있도록 한다.

담즙색소에는 **빌리버딘**(biliverdin)과 **빌리루빈**(bilirubin)이 있다. 빌리루빈은 혈색소에서 생성되는 색소로 소화에는 관여하지 않지만, 활성산소에 대한 방어작용을 하며 자신이 산화됨으로써 세포의 산화 손상을 막는다. 또한 담즙색소는 장 내 세균의 작용으로 유로빌리노젠(urobilinogen)으로 변화하며 이것이 대변이나 소변의 색상이 된다. 보통 담즙이 혈액으로 누출되는 일은 없으며 혈중 빌리루빈농도도 0.2~0.8mg/dL이지만, 간경화증 등으로 빌리루빈이 혈액으로 다량 누출되면 온몸의 조직에 침착되어 황달(jaundice)을 유발한다.

2) 담즙의 분비조절

담즙은 간세포에서 생성되어 담낭에 농축 저장되었다가 식사 시마다 십이지장으로 배출되는데 이러한 담즙의 분비양상은 자극이 가해지는 위치에 따라 **뇌상**과 **장상**의 2단계로 조절된다.

(1) 뇌상(cephalic phase)

음식물에 대한 미각, 후각, 생각 등의 자극이 들신경을 통해 숨뇌의 중추를 자극하면 **미주신경**은 오디조임근을 이완시켜 담즙 분비를 촉진한다.

(2) 장상(intestinal phase)

지방분해산물이 십이지장점막에 닿으면 소화관호르몬인 **콜레시스토키닌**이 분비되는데, 콜레시스토키닌은 담낭을 수축시키고 오디조임근을 이완시켜 담즙 분비를 촉진한다(그림 12-13).

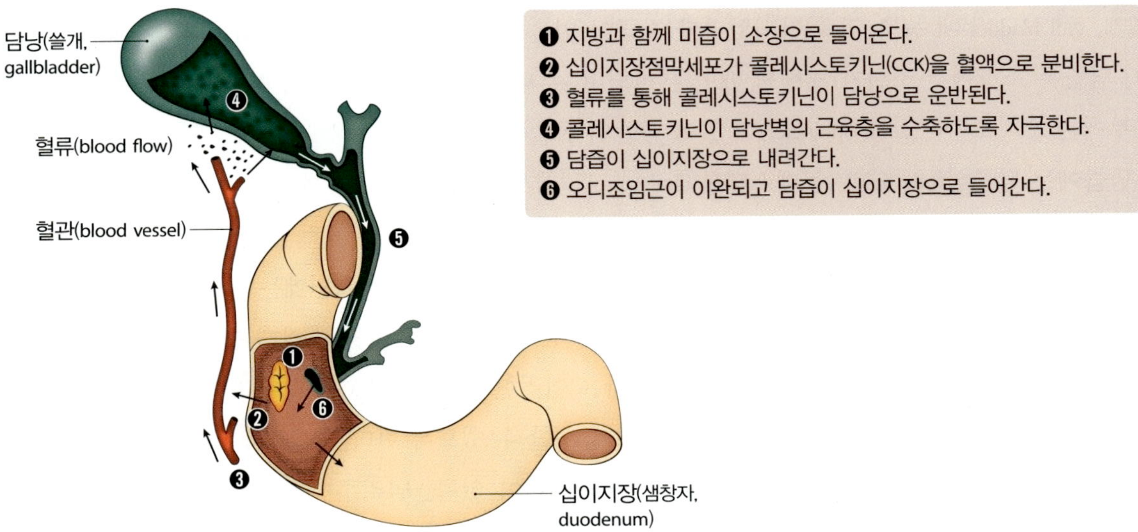

그림 12-13 **담즙의 분비조절**

MEMO

- **담즙산의 장간순환**

간에서 십이지장으로 분비된 담즙의 일부는 대변과 함께 몸 밖으로 배설되는데, 약 95%가 회장(돌창자) 말단 점막에서 흡수되어 문맥을 거쳐 간으로 되돌아간다. 이를 담즙산의 **장간순환**(enterohepatic circulation)이라고 한다. 담즙산은 간에서 콜레스테롤로부터 합성되는데, 대부분은 장간순환으로 재이용되는 담즙산이며 하루 약 6회의 장간순환이 이루어진다.

MEMO

● 담즙산의 장간순환 (계속)

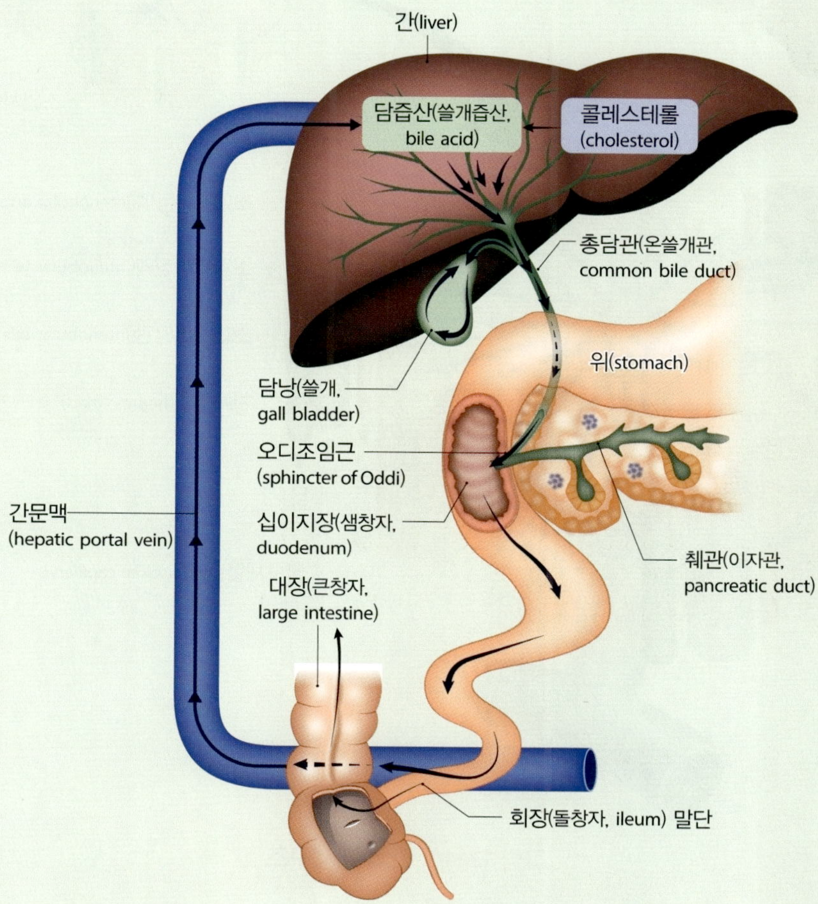

5. 간

1) 간의 구조

간(liver)은 복강의 가로막(횡격막, diaphragm) 바로 아래에 위치하며, 성인의 경우 무게가 약 1.5kg 정도이다. 물질대사 및 담즙 생성 기능을 하는 인체에서 가장 큰 샘(gland)으로 풍부한 혈액을 가진다.

간은 우엽(light lobe), 좌엽(left lobe), 꼬리엽(미상엽, caudate lobe), 네모엽(사각엽, quadrate lobe)으로 나뉘며, 4개의 간엽(lobe)은 간의 기능적 단위인 **간소엽**(hepatic lobule)으로 구성된다. 간동맥은 간세포에 산소를 공급하는 중요한 역할을 하는 혈관계통이다(그림 12–14).

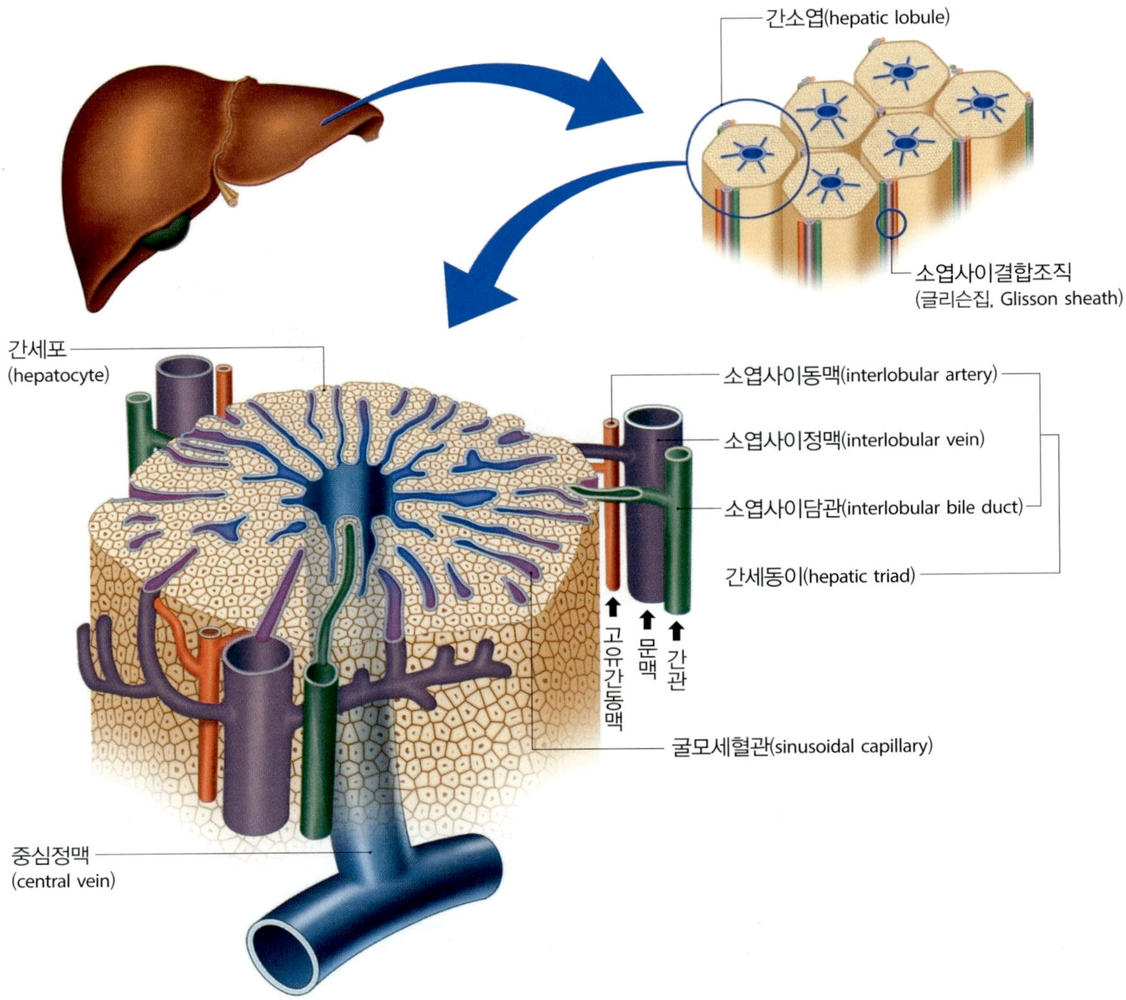

그림 12-14 간의 미세구조

2) 간의 기능

간은 영양물질 대사, 약물 분해 및 해독, 담즙 생성, 혈액응고물질 생성, 조혈 및 적혈구 처리 등의 기능을 한다(표 12-7). 간에서 처리된 물질은 혈액순환을 통해 온몸으로 보내지거나 담즙과 함께 담관 안으로 배출된다. 그러나 간의 처리능력을 초과하여 섭취된 물질은 혈액순환을 통해 몇 번이고 간을 순환하게 된다. 예를 들어 음주에 의해 흡수된 알코올도 간에서는 아세트알데하이드, 아세트산에서 이산화탄소, 물 등으로 분해되는데, 간의 처리능력을 넘어서 술을 마시면 분해되지 못한 아세트알데하이드가 온몸으로 보내져 두통이나 구역질 등의 숙취증상을 일으키게 된다.

(1) 3대 영양소의 대사

포도당을 비롯하여 당으로부터 당원(glycogen)을 합성하여 간세포에 저장하고, 필요에 따라 당원을 포도당으로 분해하여 혈당(blood sugar)을 공급한다. 혈액을 따라 조직으로 이동한 포도당은 에너지 생산에 이용된다.

아미노산으로부터 각종 단백질을 합성하여 저장 및 배출한다. 혈장단백질인 알부민(albumin)과 섬유소원(fibrinogen)이 간에서 생산되는데, 만약 간장애가 있으면 이 혈장단백질 중 특히 알부민이 감소한다. 또한 아미노산의 최종 분해산물인 암모니아가 요소회로(urea cycle)를 거쳐 요소(urea)를 생성한다.

각종 지질, 인지질, 콜레스테롤(cholesterol) 등을 합성하는데, 지방산으로부터 에너지를 생산하는 과정에서 케톤체(ketone body)를 형성한다.

(2) 담즙의 생산 및 빌리루빈 대사

담즙을 생산하여 담낭에서 농축 및 저장했다가 십이지장 안으로 배출한다. 담즙의 주성분은 담즙산, 콜레스테롤, 담즙색소(빌리루빈)이며 이러한 성분은 장운동을 촉진하고 지방 유화를 돕는 작용을 한다. 적혈구 혈색소의 대사산물인 빌리루빈(bilirubin)이 간에서 글루큐론산과 결합하여 담즙의 구성 믈질로서 분비되거나 배설된다.

(3) 혈액응고인자 및 항응고물질 생산

혈액응고인자인 섬유소원(fibrinogen), 프로트롬빈(prothrombin), 항응고물질인 헤파린(heparin) 등을 생산하여 혈액응고기전에 관여한다.

(4) 방어 및 해독작용

각종 독성 물질을 간으로 운반하여 무독화하는데, 암모니아 등 독성이 큰 물질을 요소나 요산 등 독성이 덜한 물질로 전환한 후 배설한다. 간의 처리능력을 초과하여 섭취된 물질은 혈액순환을 통해 몇 번이고 간을 순환한다. 호르몬이나 약물을 화학적으로 변화시키기도 한다.

간의 쿠퍼세포(별큰포식세포, Kupffer cell)에 의해 간으로 유입되는 유독성 물질, 자체 노후세포, 파괴된 적혈구, 기타 이물질을 포식한다.

(5) 저장기능

철(Fe^{2+}), 당원, 아미노산, 지질, 비타민 등을 저장하고 각 조직에 공급한다. 특히, 혈액을 저장했다가 필요시 방출하여 보충한다.

표 12-7 간의 기능

기능	설명
당원 형성과 저장	포도당을 모아서 당원 형태로 일시 저장하고 다시 포도당으로 재변환시켜 혈액 중의 포도당 농도(혈당치)를 안정시킨다.
혈장단백질 합성	약간의 감마글로불린을 제외한 알부민 등 혈장 속의 단백질을 대부분 합성하여 혈액 중으로 보낸다.
요소형성 대사	아미노산이 분해되어 형성된 암모니아(NH_3)를 간에서 요소(urea)로 전환시켜 혈액 중으로 방출한다. 암모니아가 요소로 전환되지 않으면 혼수 또는 사망하게 된다.
지질 대사	지방산을 분해하여 콜레스테롤, 인지질 등을 합성하며, 지질단백질을 혈액 중으로 보내 지질대사에 관여한다.
담즙 합성	담즙을 만들어 소장 안으로 배설한다. 담즙의 주성분은 빌리루빈, 담즙산, 콜레스테롤이며 이러한 성분들은 장운동을 촉진하며 지방 유화를 돕는 작용을 한다.
비타민과 호르몬 대사	비타민 A, B, D 등을 저장하며, 각 장기에서 생성되는 호르몬을 분해하여 간기능 장애가 발생하면 호르몬 대사장애가 발생한다.
해독	지용성 물질 등을 배설하기 쉽도록 산화와 환원 등의 처리를 하여 수용성으로 바꾸어서 약물, 대사산물, 독성물질 등을 해독하여 소변이나 담즙을 통해 배설한다.

5 대장에서의 소화

대장(큰창자, large intestine)는 소장에서 이어지는 소화관으로, 전체 길이가 1.5m, 지름이 5~8cm이며 **맹장**(막창자, cecum; 약 5cm), **결장**(잘록창자, colon; 약 1.3m), **직장**(곧창자, rectum; 약 15cm)으로 나뉜다(그림 12-15).

대장에는 소화기능이 없고 주로 점액이 분비되어 분변 내의 세균이나 자극성 물질로부터 장벽을 보호하고, 소장에서 넘어온 내용물에서 수분을 흡수한 다음 이를 연동운동을 통해 항문 쪽으로 이동시키는 작용을 한다. 대장에서는 소듐, 염화물 등의 전해질과 수분의 흡수가 일어나며 그 결과 맹장에서 500mL이던 수분이 분변에서는 100mL로 감소된다. 결장은 내용물 중의 소듐과 수분을 90%까지 흡수할 수 있다.

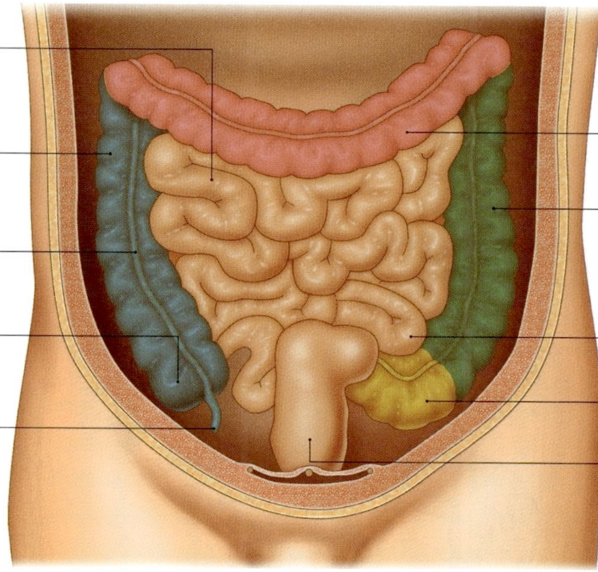

그림 12-15 **대장의 구분**

1. 대장의 운동

대장의 운동에는 **역연동운동**, **연동운동**, **분절운동**이 있으며, 소장과 비교하여 운동성이 적고 느린 것이 특징이다.

1) 역연동운동(retrostalsis)

몸쪽 결장에서 일어나는 운동이 **역연동운동**으로, 이를 통해 대장 내용물의 이동이 지연되고 정체된다. 이때 수분의 흡수가 이루어진다.

2) 연동운동(peristalsis)

대장의 연동운동은 내용물을 항문 쪽으로 이동시키는데, 대장 전체가 수축하여 1회 운동으로 30cm 이상 이동시키는 운동을 **집단수축운동**(mass movement)이라고 한다. 소장의 연동운동에 잇달아 일어나며, 1일 3~4회 정도 음식물을 섭취할 때 위결장반사(gastrocolic reflex)와 십이지장결장반사(duodenocolic reflex)에 의해 나타난다.

음식물을 섭취하여 위나 십이지장이 꽉 차면 그 자극이 반사적으로 결장의 돌림층과 세로층을 강력하게 수축시키고 결장팽대(잘록창자팽대)가 소실되면서 대장의 길이가 짧아져 구불결장과 직장으로 일시에 밀려나간다. 이때 갑자기 변의를 느끼게 된다(그림 12-16).

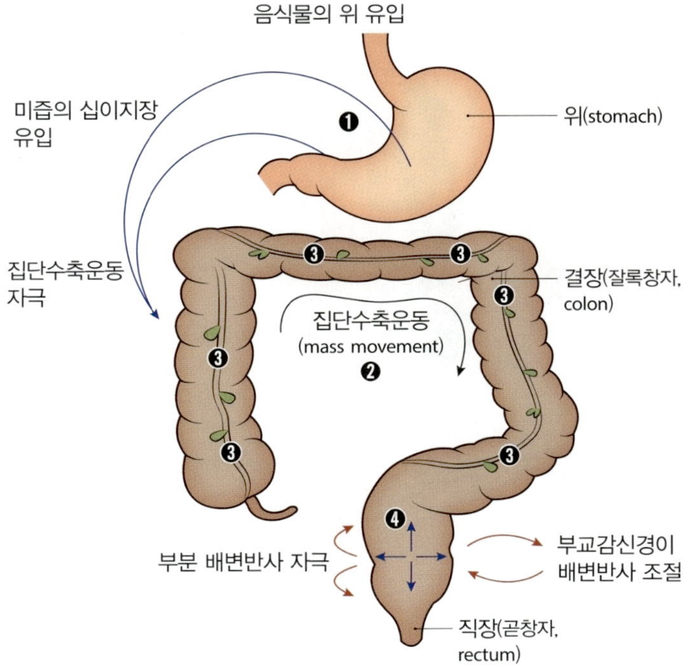

❶ 음식물이 위 안으로 들어오거나 미즙이 십이지장으로 넘어오면 집단수축운동이 자극된다.
❷ 결장의 집단수축운동은 내용물을 직장 쪽으로 밀어낸다.
❸ 집단수축운동은 근육층신경얼기에 의해 조절된다.
❹ 직장에 대변이 유입되면 배변반사를 일으키는 부교감신경을 자극한다.

그림 12-16 **대장의 집단수축운동**

3) 분절운동(segmentation movement)

분절운동은 결장팽대(잘록창자팽대, haustrum)가 수축하는 운동으로, **팽대수축**(haustral contraction)이라고도 한다. 대장 내용물을 서로 섞고 수분을 흡수한다. 맹장과 상행결장에서 주로 일어난다.

4) 대장운동의 조절

대장의 운동은 **신경조절**만으로 이루어지며, 부교감신경 흥분 시 촉진되고 교감신경 흥분 시 억제된다.

2. 배변

1) 대변형성과정

대장은 소화작용이 거의 없고 주로 **수분 흡수**와 **대변형성**의 역할을 한다.

보통 식후 4~5시간이 지나면 장 내용물은 회맹장(돌막창자) 부분을 지나 상행결장(오름(잘록)창자)으로 보내지며 상행결장으로 들어간 내용물은 1~2시간 정체하는데, 이는 상행결장에서 일어나는 연동운동과 역연동운동 때문이다. 이 운동을 통해 장 내용물의 수분이 흡수되어 반유동체가 되고(식후 약 7시간), 1시간 정도 더 지나 횡행결장(가로(잘록)창자)에 도달할 무렵에는 죽상이 된다. 장 내용물은 하행결장(내림(잘록)창자)에 이르면 수분이 더 흡수되면서 고형화가 진행되어 반고형상의 분변이 형성된다(식후 약 12시간). 형성된 분변은 구불결장(구불(잘록)창자)에 수시간 머물다가 직장(곧창자)으로 들어오면 내압이 항진되어 변의를 일으킴과 동시에 배변반사를 통해 반사적으로 배설을 촉진한다(그림 12-17).

대변은 소화되지 않은 음식물의 잔유물과 장상피, 세균(10~30%) 및 기타 생산물들로 이루어진다. 대변은 주로 스터코빌린(stercobilin)에 의해 황갈색을 띠고, 냄새는 아미노산이 대사되어 생기는 인돌(indole), 황화물(sulfide) 등에 의해 발생한다.

어떠한 원인으로 대장 내용물의 수분 흡수가 억제되거나 반대로 장에서 수분 분비가 과도해지면 수분량이 증가한 죽상 또는 액상의 대변이 배출된다. 이것을 **설사**(diarrhea)라고 하며 이때는 장의 운동도 비정상적으로 항진된다. 반대로 장운동의 저하나 과도한 수분 흡수에 의해 분변의 고형화가 항진되면 **변비**(constipation)를 일으킨다. 변비는 대장 내에서 분변 통과가 지연되는 것을 의미하며 원인으로는 대장의 기능장애(경련변비, 이완변비 등)와 직장의 배변기능 저하(습관변비) 등이 있다.

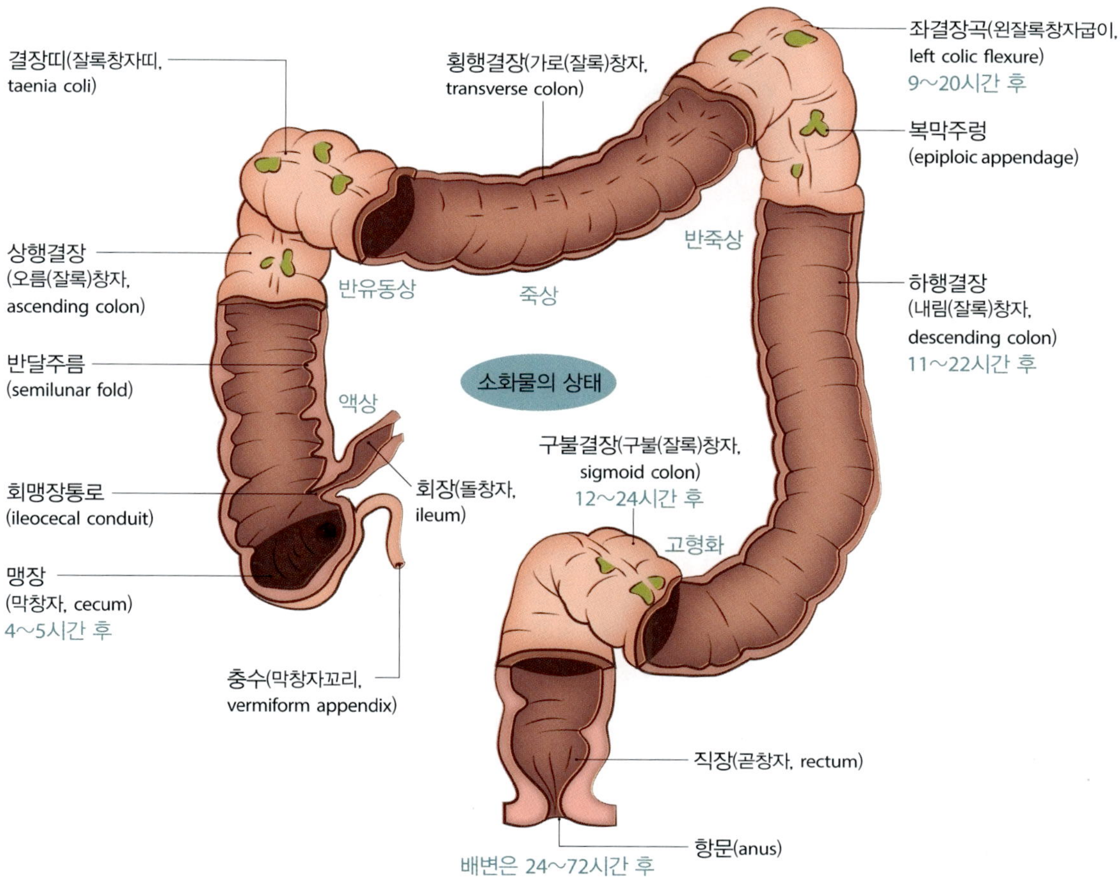

그림 12-17 **대장 내 소화물의 상태**

2) 배변반사(defecation reflex)

직장벽의 점막 내에는 배변에 관여하는 **반사수용체**가 존재한다. 따라서 장 내용물이 구불결장에 있을 때는 변의가 일어나지 않는다. 장 내용물이 직장으로 이동해서 직장벽이 늘어나면 내압이 30~40mmHg로 상승하게 되고 내압 상승에 따른 들자극(구심자극)이 골반신경을 거쳐 배변중추인 척수의 엉치분절(S_3~S_4)로 올라가면 변의를 느끼게 된다.

변의를 느끼면 음부신경과 골반신경을 통해 반사적으로 직장의 연동운동과 속항문조임근의 이완이 일어나 배변이 이루어지는데 이 과정을 **배변반사**라고 한다(그림 12-18).

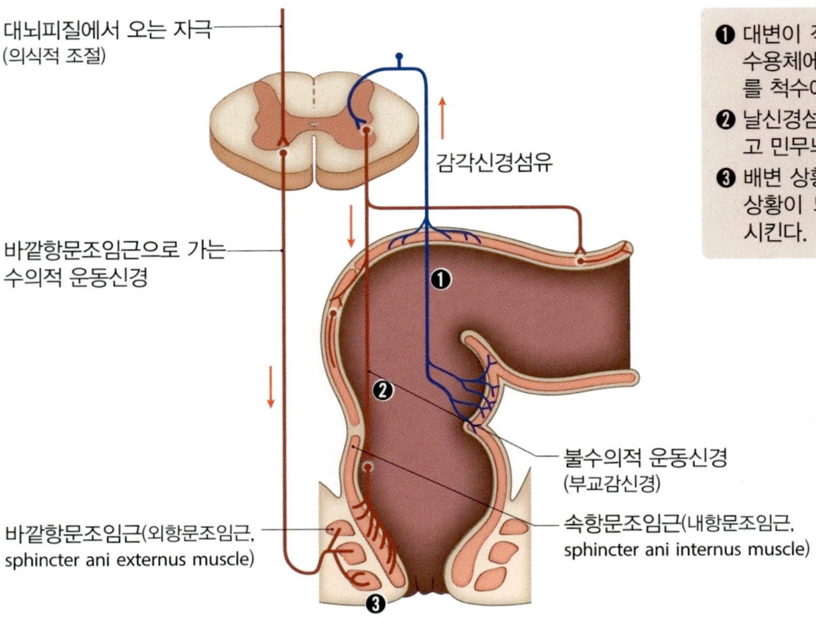

❶ 대변이 직장에 채워져 직장벽이 늘어나면 압력 수용체에서 감지하여 들신경섬유를 통해 신호를 척수에 전달한다.
❷ 날신경섬유인 부교감신경이 직장벽을 수축시키고 민무늬근육인 속항문조임근을 이완시킨다.
❸ 배변 상황까지 대뇌피질에 의해 억제되며, 배변 상황이 되면 수의근인 바깥항문조임근을 이완시킨다.

수용체(자극)	직장(장벽의 신전과 기계적 마찰)
들신경	골반신경
중추	척수의 엉치분절(S_3~S_4)
날신경	골반신경(부교감신경) 음부신경(몸신경)
효과기(효과)	직장(수축) 속항문조임근(이완)

그림 12-18 **배변반사**

6 흡수

소화에 의해 흡수 가능한 저분자가 된 영양소와 비타민, 염류, 수분은 점막을 통과하여 림프액이나 혈액으로 들어간다. 이러한 작용을 소화관에서의 **흡수**(absorption)라고 한다. 흡수는 소화관 중에서도 약 90%가 소장에서 이루어지며 10%가 위와 대장에서 이루어진다.

소장의 점막은 흡수에 적합한 구조와 운동성을 가진다. 점막은 다수의 돌림주름(circular fold)을 형성하여 표면적을 넓히는데 특히 영양 흡수의 주요한 장소인 십이지장과 공장에 많고 회장에는 거의 존재하지 않는다. 돌림주름 표면은 무수한 융모(villus)로 덮여 있어서 표면적을 10배로 넓히고 있다. 융모의 원주상피세포 표면은 약 600개의 미세융모가 있어 솔가장자리(brush border)라는 구조를 이룬다. 융모에는 혈관, 림프관이 풍부하게 분포하며 융모근의 수축과 이완을 통해 흡수물질의 운반이 이루어진다(그림 12-19).

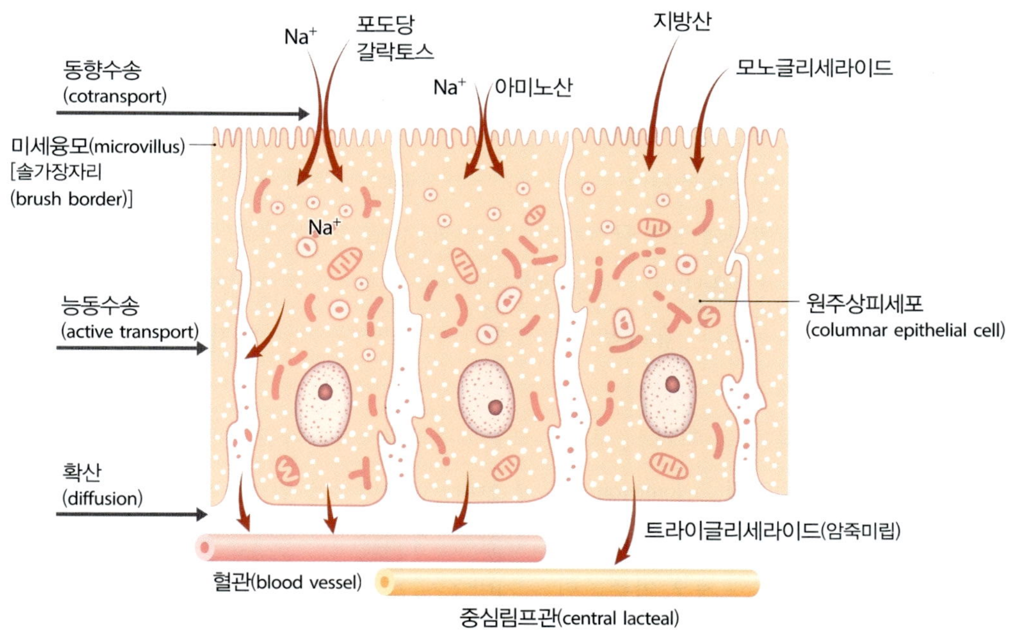

그림 12-19 **소장 상피세포에서의 흡수**

1) 탄수화물의 흡수

포도당(glucose)과 갈락토스(galactose)의 흡수는 **소듐-포도당 동향수송체**(sodium-glucose cotransporter, SGLT)에 의해 능동적으로 이루어진다. SGLT는 소듐이온과도 결합하는데, 소듐이온이 농도기울기에 따라 세포 안으로 이동할 때 포도당과 갈락토스도 능동적으로 함께 운반된다. 따라서 포도당과 갈락토스는 상피세포 표면의 소듐이온의 농도가 높으면 흡수가 촉진되고 농도가 낮으면 흡수가 억제된다. 상피세포 내로 흡수된 포도당은 포도당수송체(glucose transporter, GLUT2)에 의해 촉진확산으로 세포를 나와 모세혈관으로 들어간다.

과당(fructose)은 이와는 다른 수송체(GLUT5)에 의해 촉진확산으로 운반된다.

2) 단백질의 흡수

단백질은 아미노산뿐만 아니라 작은 펩타이드로도 흡수될 수 있다. 각각 특유한 수송체(transporter)를 가지며 포도당과 마찬가지로 소듐이온(Na^+)과 **동향수송**(cotransport)이 이루어진다. 흡수된 작은 펩타이드는 세포 내 펩타이드분해효소(peptidase)에 의해 아미노산으로 분해된다(세포 내 소화). 원주상피세포 내의 아미노산은 촉진확산형 수송체를 통해 농도기울기에 따라 세포에서 혈중으로 운반된다.

3) 지방의 흡수

지방 중 짧은사슬 및 중간사슬 지방산과 글리세롤은 그대로 문맥혈 중으로 운반된다. 지방산을 구성하는 탄소수가 10~12개로 적으면 충분히 물에 녹아 능동수송이 이루어지기 때문이다.

탄소수가 많은 긴사슬 지방산과 모노글리세라이드(monoglyceride)는 담즙산과 함께 수용성의 미포를 형성하여 소장 상피세포의 미세융모까지 이동한다. 여기에서 담즙산과 떨어져서 세포 내부로 흡수되고 트라이글리세라이드로 재합성된다. 유리형으로 흡수된 콜레스테롤이나 인지질도 마찬가지로 세포 안에서 에스테르화되어 재합성된다.

재합성된 트라이글리세라이드, 인지질, 콜레스테롤에스테르 등에 아포단백질이 모여서 복합체를 형성하는데, 이 복합체를 **암죽미립**(chylomicron)이라고 한다. 암죽미립은 림프관으로 이동하여 가슴림프관을 지나 왼쪽 빗장밑정맥으로 들어가서 혈액과 합류한 후 각 조직으로 운반된다.

지방에 의한 에너지가 충분한 경우 암죽미립은 지방조직으로 운반된다. 모세혈관벽에 지단백질지방분해효소(lipoprotein lipase)가 존재하며 지방산과 글리세롤로 분해한다. 이 지방산은 지방세포 안으로 흡수되고 트라이글리세라이드로 재합성되어 지방방울(lipid droplet)로서 지방세포 안에 축적된다.

확인문제

01. 소화관벽의 구조를 안쪽에서부터 순서대로 나열한 것은?

① 장막층 – 근육층 – 점막밑층 – 점막층
② 장막층 – 점막밑층 – 근육층 – 점막층
③ 점막층 – 근육층 – 점막밑층 – 장막층
④ 점막층 – 점막밑층 – 근육층 – 장막층
⑤ 점막밑층 – 점막층 – 근육층 – 장막층

02. 큰침샘 중 소화액과 점액이 같이 분비되는 혼합샘으로 연결된 것은?

① 귀밑샘 – 턱밑샘
② 턱밑샘 – 혀밑샘
③ 혀밑샘 – 귀밑샘
④ 턱밑샘 – 입천장샘
⑤ 입천장샘 – 귀밑샘

03. 위의 분비샘에 대한 설명 중 올바른 것을 모두 고르면?

가. 점액세포는 점액을 분비한다.
나. 위액인 염산은 강한 산성이다.
다. 으뜸세포는 소화효소를 분비한다.
라. 벽세포는 염산과 내인자를 분비한다.

① 가, 다 ② 나, 라
③ 가, 나, 다 ④ 나, 다, 라
⑤ 가, 나, 다, 라

04. 위세포와 분비물질의 연결이 올바른 것은?

① G세포 – 세로토닌
② 벽세포 – 소마토스타틴
③ D세포 – 염산, 내인인자
④ 크롬친화세포 – 가스트린
⑤ 으뜸세포 – 펩신, 레닌, 지방분해효소

05. 위액의 분비를 촉진하는 소화호르몬은?

① 펩신 ② CCK ③ GIP
④ 가스트린 ⑤ 세크레틴

06. 위산의 작용으로 올바른 것을 모두 고르면?

가. 살균작용	나. 탄수화물의 직접 분해
다. 펩시노젠의 활성화	라. 단백질의 직접 분해

① 가, 다 ② 나, 라
③ 가, 나, 다 ④ 나, 다, 라
⑤ 가, 나, 다, 라

07. 소화기관과 그 기능이 잘못 연결된 것은?

① 간 – 해독작용
② 소장 – 영양흡수
③ 입안 – 저작과 삼킴
④ 담낭 – 담즙의 생성과 저장
⑤ 췌장 – 인슐린 및 소화효소 생성

08. 음식물에 대한 시각, 후각, 생각의 자극이 숨뇌에 가해지면 소화액의 분비를 촉진하는 단계는?

① 뇌상 ② 위상 ③ 장상
④ 인두시기 ⑤ 식도시기

09. 총담관에 위치한 조임근으로 담즙의 유출을 조절하는 곳은?

① 바터팽대부 ② 항문조임근
③ 들문조임근 ④ 날문조임근
⑤ 오디조임근

10. 췌장액과 담즙의 분비를 조절하는 물질끼리 올바르게 연결된 것은?

① 히스타민 – 세크레틴
② 히스타민 – 가스트린
③ 가스트린 – 아세틸콜린
④ 아세틸콜린 – 히스타민
⑤ 세크레틴 – 콜레시스토키닌

정답 01. ④ 02. ② 03. ⑤ 04. ⑤ 05. ④ 06. ① 07. ④ 08. ① 09. ⑤ 10. ⑤

Chapter 13

영양, 대사, 체온

학습목표

1. 영양소의 개념을 이해한다.
2. 영양소의 종류와 기능을 설명할 수 있다.
3. 에너지대사의 개념과 3대 영양소의 대사과정을 설명할 수 있다.
4. 체온조절기전을 설명할 수 있다.

핵심용어해설

- **기초대사량**(basal metabolism) : 생체가 살아가는 데 필요한 최소한의 활동을 할 때의 대사량을 말하며, 하루 기초대사량은 성인 남성의 경우 약 1,400kcal, 성인 여성의 경우 약 1,100kcal이다.
- **대류**(convection) : 온도를 가진 물질 주위에 유체가 있으면 열이 빼앗기는 현상을 말한다.
- **대사**(metabolism) : 인체 내에서 일어나는 모든 화학반응을 일컫는 말로, 흡수된 영양소를 재료로 인체에 필요한 물질은 합성하고 불필요한 물질은 분해하는 과정에서 일어난다.
- **복사**(radiation) : 온도를 가진 물질이 진공 중에서도 전자파 형태로 열을 발산하는 현상을 말한다.
- **분해대사**(catabolism) : 음식물 속의 고분자를 저분자로 분해해서 운동 등에 필요한 에너지를 얻는 과정을 말한다.
- **에너지대사율**(energy metabolic rate) : 기초대사량에 대한 에너지소비량의 비율을 말한다.
- **영양**(nutrition) : 인체가 외부로부터 물질을 섭취하여 생명활동을 영위하는 것을 말하며, 섭취하는 물질을 영양소(nutrient)라고 한다.
- **전도**(conduction) : 온도를 가진 물질이 더 저온의 물질과 접촉하면 열이 저온 쪽으로 이동하는 현상을 말한다.
- **중심체온**(심부체온, core temperature) : 환경온도의 영향을 잘 받지 않아 거의 일정한 체온을 말한다. 중심체온이 일정하게 유지되는 것을 체온의 항상성이라고 한다.
- **증발**(evaporation) : 액체가 기화할 때 물체로부터 빼앗는 기화열(증발열, evaporation heat)을 말한다.
- **피부체온**(shell temperature) : 환경온도의 영향을 받아서 쉽게 변동하는 체온을 말한다.
- **합성대사**(동화, anabolism) : 분해대사로 생성된 작은 분자를 재료로 인체에 필요한 생체분자를 합성하는 과정을 말한다.

인체는 항상 에너지를 소비하여 생명활동을 한다. 근육을 사용해서 움직일 때뿐만 아니라 생체 내에서 이루어지는 모든 내장의 작용, 예를 들어 아미노산에서 단백질을 합성해서 열을 만들고 체온을 유지하며, 소장에서 영양소를 흡수하고 신장에서 소변을 생성하는 등의 일에도 에너지를 필요로 한다. 이러한 인체의 기능에 필요한 에너지는 섭취한 음식물에서 얻는다. 음식물 속의 탄수화물, 단백질, 지방과 같은 고분자 화학물질은 저분자 물질로 분해될 때 에너지를 방출하기 때문에 인체는 이 에너지를 생체 기능의 유지, 성장, 조직의 재생 등에 사용한다. 이처럼 인체가 외부로부터 물질을 섭취하여 생명활동을 영위하는 것을 **영양**(nutrition)이라고 하고, 영양을 위해 섭취하는 물질을 **영양소**(nutrient)라고 한다.

인체는 음식물에서 얻은 탄수화물, 단백질, 지방 등의 영양소를 그대로 에너지로서 사용할 수 없기 때문에 인체 내 정교한 시스템으로 영양소의 **대사**(metabolism)를 통하여 에너지를 추출해서 이용한다(그림 13-1). 또 이렇게 얻은 에너지의 대부분은 열이 되어 몸 밖으로 방출되며 **체온**(body temperature)은 몸에서 생산되는 열량과 발열되는 열량이 균형을 이룸으로써 유지된다.

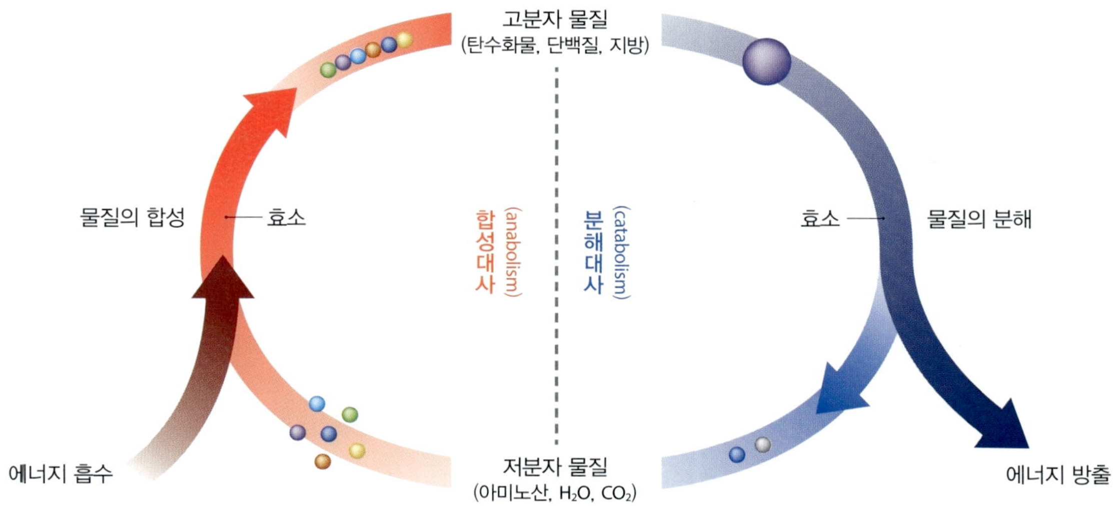

그림 13-1 **대사과정**

1 영양

인체가 필요로 하는 영양소에는 약 50여 종이 있는데 이를 크게 탄수화물, 단백질, 지방, 무기질, 비타민의 5가지로 분류하여 **5대 영양소**라고 한다. 그중에서도 특히 탄수화물, 단백질, 지방은 하루 섭취량이 비교적 많아 **3대 영양소**라고 한다.

영양소의 생체 내 기능은 3가지로 나뉘며 각 기능과 담당하는 영양소는 다음과 같다.

① 에너지의 공급원이 되는 영양소 – 탄수화물, 단백질, 지방
② 생체의 구성성분이 되는 영양소 – 단백질, 지방, 무기질
③ 생체기능의 조절에 관여하는 영양소 – 단백질, 무기질, 비타민

영양소는 각각 특유한 생리작용을 가지기 때문에 한 가지만 부족해도 결핍증(deficiency)이 발생한다. 따라서 건강한 생활을 위해서는 각 영양소를 골고루 적절하게 섭취해야 한다.

1. 탄수화물

탄수화물(carbohydrate)은 단백질, 지방과 함께 생체의 구성성분이며 활동을 위한 가장 중요한 에너지원이다. 탄소(C), 수소(H), 산소(O)의 세 원소로 구성되며 생체 내에서 대사됨으로써 에너지가 생산되고 최종적으로는 이산화탄소(CO_2)와 물(H_2O)로 분해된다. 성인은 하루에 250~500g의 탄수화물 섭취가 요구되는데, 이는 전체 열량의 50~70%에 해당한다.

탄수화물은 분자의 크기에 따라 **단당(류)**(monosaccharide), **이당(류)**(disaccharide), **다당(류)**(polysaccharide)으로 나뉘며(표 13-1), 인체는 탄수화물의 대부분을 **녹말**(전분, starch)이라는 포도당의 고분자로서 섭취한다. 이 전분은 입안에서 침에 함유된 녹말분해효소(amylase)에 의해 적당한 크기로 절단되고, 십이지장에서는 췌장녹말분해효소에 의해 엿당(maltose)으로 분해되며 소장의 점막상피에 있는 엿당분해효소(maltase)에 의해 가수분해되어 단당(류)인 **포도당**(glucose)이 된다. 설탕(sucrose), 젖당(lactose)도 각각 설탕분해효소(sucrase)와 젖당분해효소(lactase)에 의해 단당(류)으로 절단된다(그림 13-2).

표 13-1 주요 탄수화물의 종류와 기능

종류		기능
단당(류)	포도당(glucose)	세포의 주요 에너지원으로, 다른 생체물질의 합성소재로서 중요하다.
	과당(fructose)	식물 등의 에너지원으로, 단당(류) 중 가장 달다.
	갈락토스(galactose)	물에 잘 녹고 단맛이 있다. 생물체 안에서는 포도당과 결합하여 젖당의 형태로 존재하거나 다당(류)의 구성 성분으로 존재한다.
이당(류)	엿당(맥아당, maltose)	동물 등에서 흡수가 빨라 에너지원이 된다.
	설탕(sucrose)	고등식물에서 에너지의 저장 및 운반을 한다.
	젖당(lactose)	포유류의 젖 중에서 에너지 저장의 역할을 한다.
다당(류)	녹말(전분, starch)	식물에서 에너지 저장의 역할을 한다(식물이 흡수함으로써 에너지원이 됨).
	당원(glycogen)	동물 등에서 에너지 저장의 역할을 한다(간, 혈액, 근육).

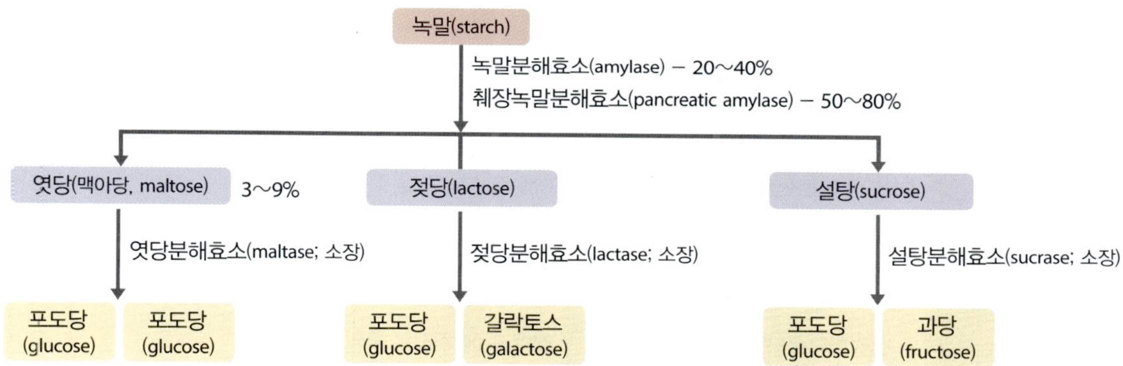

그림 13-2 **탄수화물의 소화과정**

2. 단백질

단백질(protein)은 인체에서 가장 풍부한 유기물질이면서 생명유지에 반드시 필요한 물질이다. 다양한 기관, 효소, 호르몬 등의 주성분이며, 생체 내 반응을 촉진하고 조절하며 조직의 생성과 재생에 관여한다. 단백질에는 상당히 많은 종류가 있는데, 인체에는 약 10만 종류의 단백질이 있으며 그 기능 또한 매우 다양하다(표 13-2). 단백질이 이처럼 많은 기능을 수행하는 것은 단백질이 입체구조를 취할 수 있기 때둔이다(그림 13-3).

단백질의 구성단위는 **아미노산**(amino acid)이며, 단백질이 체내에서 분해되면 요소와 요산이 생기고 더 이상은 분해되지 않는다. 따라서 단백질은 생체 내에서 완전히 대사되는 것이 아니기 때문에 에너지원으로서는 탄수화물과 지방에 비해 우수하다고 할 수 없다. 단백질 1g은 4.1kcal의 에너지를 발생시킨다.

단백질의 소화과정을 보면 위에서 펩톤(pepton), 단백질분해효소(protease), 대형 폴리펩타이드로 분해된단백질은 장 윗부분에서 다시 췌장액의 트립신(trypsin), 카이모트립신(chymotrypsin), 폴리펩타이드분해효소(polypeptidase)에 의해 분해되어 소형 폴리펩타이드가 된다. 소형 폴리펩타이드는 소장 상피세포의 자유면(free surface)에 있는 단백질분해효소에 의해 아미노산(amino acid)으로 분해된다(그림 13-4). 아미노산이 모여서 펩타이드결합(peptide bond)을 통해 긴 사슬을 만들어 단백질 분자가 된다.

단백질을 구성하는 약 20종류의 아미노산 가운데 8종류는 체내에서 전혀 합성되지 않아 필요량을 충족시키지 못한다. 따라서 단백질 합성 시 음식물을 통해 섭취할 필요가 있는데, 이를 **필수아미노산**이라고 한다. 필수아미노산에는 트레오닌(threonine), 라이신(lysine), 메싸이오닌(methionine), 발린(valine), 페닐알라닌(phenylalanine), 트립토판(tryptophan), 류신(leucine), 아이소류신(isoleucine)이 있으며, 아동의 경우 여기에 히스티딘(histidine)과 아르지닌(arginine)이 추가된다.

표 13-2 주요 단백질의 종류와 기능

분류	종류	기능
효소단백질	펩신(pepsin)	위에서 음식물 중의 단백질을 분해한다.
	DNA 중합효소(DNA polymerase)	DNA를 복제한다.
구조단백질	콜라젠(collagen)	뼈, 힘줄, 피부밑조직 등을 형성한다.
	케라틴(keratin)	머리카락이나 손발톱의 주성분이 된다.
수송단백질	철결합글로불린(transferrin)	혈액 중에서 철을 운반한다.
	혈색소(hemoglobin)	적혈구에 존재하며 혈액 중에서 산소를 운반한다.
	포도당수송체(glucose receptor)	세포막을 통해 포도당을 운반한다.
운동단백질	마이오신(myosin), 액틴(actin)	근육수축에 관여한다.
	다이네인(dynein)	섬모나 편모의 운동, 세포 내 수송에도 관여한다.
저장단백질	페리틴(ferritin)	철을 결합하여 간에 저장한다.
	난백알부민(ovoalbumin)	배아 발생과정에서 사용되는 아미노산을 저장한다.
신호단백질	인슐린(insulin)	혈당치를 낮추는 펩타이드호르몬이다.
	신경성장인자(NGF)	신경조직의 분화와 성장을 촉진한다.
방어단백질	면역글로불린(immunoglobulin)	외래 항원에 대한 항체로서 작용한다.
	섬유소원(fibrinogen), 트롬빈(thrombin)	혈액응고에 관여한다.

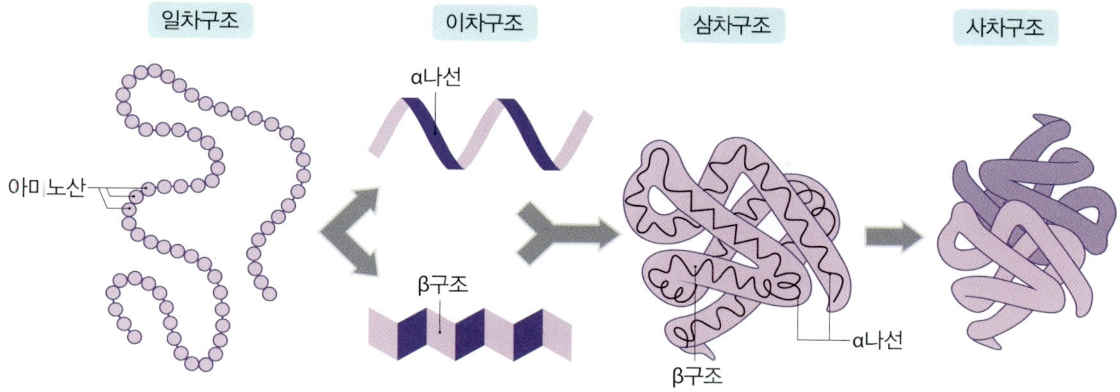

그림 13-3 **단백질의 입체구조**

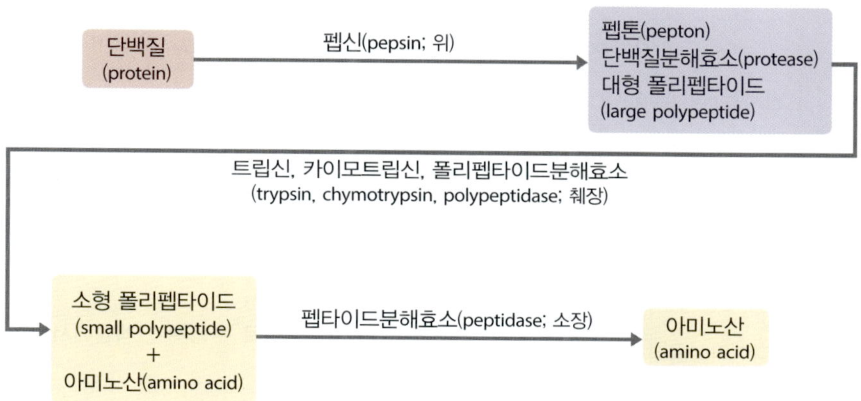

그림 13-4 **단백질의 소화과정**

3. 지방

지방(fat)은 생체 내에서 이용할 수 있는 에너지원이면서 체내에서 사용되지 못한 여분의 에너지를 저장하는 역할도 한다. 지방 1g은 약 9kcal의 에너지를 발생시킨다. 인체 내에서 지방은 주로 피부밑지방(피하지방, subcutaneous fat)으로 저장되며 그 밖에도 뇌신경계통의 세포에 많이 함유되어 여러 기능에 관여한다(표 13-3). 혈액의 지방농도가 떨어지면 지방조직에 저장되어 있던 지방 일부가 **지방산**(fatty acid)과 **글리세롤**(glycerol)로 가수분해되어 혈액으로 방출된다.

지방의 소화는 췌장지방분해효소(pancrelipase)에 의해 소장 내에서 이루어진다. 먼저 담즙의 작용으로 유화되고, 췌장액 속 췌장지방분해효소인 스테압신(steapsin)의 작용으로 지방산과 글리세롤로 분해된다(그림 13-5).

생체 내에 있는 지방은 단순지질(simple lipid), 복합지질(complex lipid), 유도지질(derived lipid)로 분류된다. 단순지질에는 **중성지방**(neutral fat)이나 콜레스테롤에스터(cholesterol ester; 콜레스테롤과 지방산이 에스터결합한 것으로, 혈중에서 콜레스테롤 대부분이 이 형태로 존재) 등이 있다. 중성지방은 트라이글리세라이드(triglyceride)라고도 불리며 에스터결합으로 지방산 3분자와 글리세린 1분자가 결합한 화합물이다. 복합지질에는 세포막의 주요 구성요소인 **인지질**(phospholipid)이 있고, 유도지질에는 유리지방산(free fatty acid), 유리콜레스테롤(free cholesterol) 등이 있다.

표 13-3 **주요 지방의 종류와 기능**

분류	종류	기능
저장	트라이글리세라이드(triglyceride)	지방세포에 저장된다.
직접적 에너지원	지방산(fatty acid)	저장되어 있는 트라이글리세라이드 등이 분해되어 생긴다.
구조구성	왁스(wax)	동물의 체표, 털 표면을 덮고 있으며 방어적 역할도 한다.
	인지질(phospholipid), 스테롤(sterol)	생체막의 구성성분이다.
정보전달	스테로이드(steroid)	성호르몬이나 스테로이드호르몬으로서 기능한다.
	아이소프레노이드(isoprenoid)	페로몬으로서 작용한다.
	다가불포화지방산 유도체	다양한 생리활성을 가지는 프로스타글랜딘, 페로몬으로서 작용한다.
	다이아실글리세롤(diacylglycerol)	이차전령의 하나로 수용체 단백질에서의 신호를 전달하는 역할을 한다.
빛수용체	카로텐유사체(카로테노이드, carotenoid)	시력 보호 및 세포의 손상방지 역할을 한다.
보조인자	지용성 비타민	생체 내 반응의 보조인자로서 기능한다.

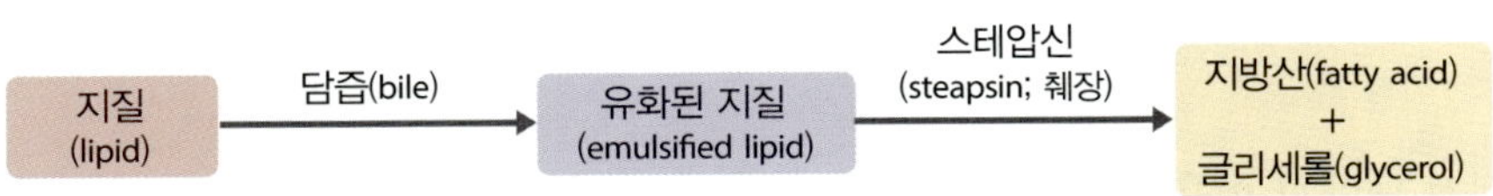

그림 13-5 **지방의 소화과정**

4. 무기질

유기물질을 구성하는 탄소(C), 수소(H), 산소(O), 질소(N)를 제외한 나머지 원소를 일괄하여 **무기질**(mineral)이라고 한다. 인체를 구성하는 성분 중 영양상 중요한 무기질은 소듐(Na), 포타슘(K), 칼슘(Ca),

마그네슘(Mg), 인(P), 염소(Cl), 유황(S)의 7종이 전체의 60~80%를 차지한다. 그 밖에 미량원소로서 철(Fe), 구리(Cu), 아이오딘(I), 망가니즈(망간, Mn), 코발트(Co), 아연(Zn) 등이 있다.

무기질은 다양한 생리기능 유지에 관여하는데, 뼈와 치아 등의 지지조직으로서 존재하며 체액의 삼투압 평형 유지, 근육 수축, 혈액응고 등의 작용을 한다(표 13-4). 무기질은 소변, 분변, 땀 등으로 체외로 배설되며 음식으로서 보충해주어야 한다.

표 13-4 주요 무기질의 종류와 기능

분류	종류	기능
신체 구성성분	칼슘(Ca), 인(P), 불소(F) 등	뼈와 치아와 같은 경조직 발달에 작용한다.
	철(Fe)	혈색소의 구성성분으로 혈액 속에서 산소를 운반하는 혈색소의 기능에 중요한 역할을 한다.
	염소(Cl)	위에서 분비되는 염산의 구성성분으로 소화 작용에 영향을 끼친다.
	아연(Zn)	세포 내에서 포도당을 분해하는 호르몬인 인슐린의 합성에 관여한다.
	아이오딘(I)	우리 몸의 기초대사를 조절하는 갑상샘호르몬인 타이록신의 주성분이다.
촉매작용	인(P), 마그네슘(Mg), 포타슘(K) 등	탄수화물, 지방, 단백질의 분해에 관여하여 에너지를 내는 반응을 활성화한다.
산염기평형 조절	소듐(Na), 포타슘(K) 등	체내에서 적절한 pH를 유지할 수 있도록 조절하는 기능을 한다.
수분균형 조절	소듐(Na), 포타슘(K) 등	혈관이나 세포 안팎으로의 수분 이동과 그 양을 조절한다.

5. 비타민

비타민(vitamin)은 인체의 대사나 각종 생리기능에 필요한 물질로, 체내에서 합성할 수 없기 때문에 음식을 통해 흡수해야 하는 소분자의 유기화합물을 가리킨다. 비타민은 **수용성 비타민**과 **지용성 비타민**으로 분류할 수 있다. 수용성 비타민은 대부분 보조효소로서 작용하며, 지용성 비타민은 혈액응고, 시각, 칼슘흡수 등 각종 중요한 기능을 한다. 비타민은 미량으로 작용하므로 그 필요량은 적지만, 결핍되면 다양한 이상이 발생한다. 또 지용성 비타민은 체내에 축적되기 쉬워 과잉으로 섭취하면 중독을 일으킬 우려가 있다(표 13-5).

표 13-5 비타민의 종류와 역할

종류		주요 기능	결핍증
수용성 비타민	비타민 B_1	파이루브산탈수소효소 복합체 등의 보조효소(CoA)로서 작용한다.	각기병
	비타민 B_2	산화환원효소의 보조효소로서 작용한다.	구내염
	비타민 B_6	아미노산대사효소의 보조효소로서 작용한다.	
	비타민 B_{12}	메틸기 전이반응 등의 보조효소로서 작용한다. 항악성빈혈작용을 하며, 조혈(혈구형성)을 촉진한다.	악성빈혈
	니코틴산	내호흡, 탄수화물, 단백질대사, 지방 합성에 중요하다.	펠라그라
	판토텐산	지방산 대사 등의 보조효소로서 작용한다.	
	바이오틴	탄산고정반응의 보조효소로서 작용한다.	
	엽산	메틸기 전이반응 등의 보조효소로서 작용한다.	빈혈
	비타민 C	아교질 합성에 필요하며 항산화작용이 있다.	괴혈병
지용성 비타민	비타민 A	망막의 로돕신(rhodopsin; 빛을 수용하는 물질) 성분이다.	야맹증
	비타민 D	인산과 칼슘의 흡수와 축적을 촉진하고 대사에 작용한다.	구루병(성인의 경우 골연화증)
	비타민 E	항산화작용(특히 지질의 과산화를 방지)을 한다.	
	비타민 K	간에서의 프로트롬빈 생성에 관여하여 혈액응고에 작용한다.	신생아의 경우 출혈경향

2 대사

대사(metabolism)란 인체 내에서 일어나는 모든 화학반응을 일컫는 말로, 흡수된 영양소를 재료로 하여 인체에 필요한 물질은 합성하고 불필요한 물질은 분해하는 과정에서 일어난다. 대사에는 음식물 속의 고분자를 저분자로 분해해서 운동 등에 필요한 에너지를 얻는 과정인 **분해대사**(catabolism)와 이때 생성된 작은 분자를 재료로 인체에 필요한 생체분자를 합성하는 과정인 **합성대사**(동화, anabolism)가 이루어진다(그림 13-1 참조).

또한 생체 내의 대사 가운데 ATP의 합성과정에 관여하는 것을 **에너지대사**(energy metabolism)라고 하며, 탄수화물, 단백질, 지방은 모두 에너지원이 된다. 탄수화물의 에너지대사는 ①당분해, ②TCA회로, ③전자전달계, ④ATP 합성의 각 단계를 거치고, 지방과 단백질은 각각 그림 13-6에 나타낸 단계에서 이 계통으로 합류한다.

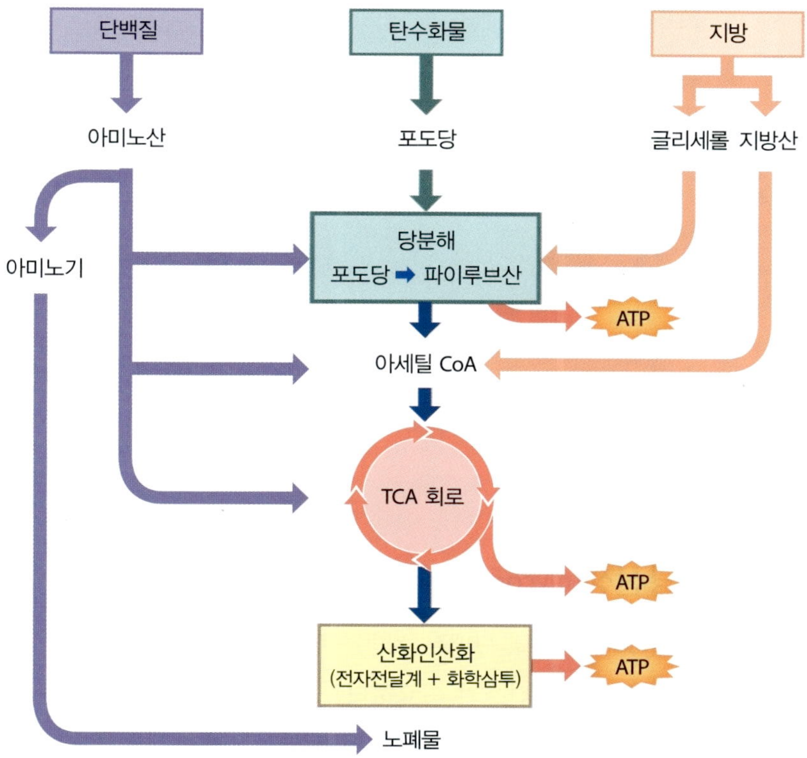

그림 13-6 **3대 영양소의 대사과정**

1. ATP

생체활동에 이용되는 에너지의 형태는 근육수축 시 발생하는 운동에너지, 신경활동 시 발생하는 전기에너지, 생체물질 합성 시 발생하는 화학에너지 등 다양하다. 이들 에너지는 대사를 통해 얻어진 에너지가 직접 사용되는 것이 아니라 **화학에너지**로서 저장된 에너지가 사용된다.

생체가 가장 많이 이용하는 에너지의 저장 형태는 ATP(삼인산아데노신, adenosine triphosphate)이다. ATP는 아데노신(아데닌+리보스)에 3개의 인산기가 결합된 물질로, 가수분해 시 큰 에너지를 방출한다(그림 13-7). 생체활동에 필요한 에너지의 대부분은 ATP를 가수분해하여 얻는다. ATP가 가수분해되어 인산을 1개 빼앗겨 ADP(이인산아데노신, adenosine diphosphate)가 되고, 2개 빼앗겨 AMP(일인산아데노신, adenosine monophosphate)가 되면 에너지가 방출된다.

ATP는 에너지를 필요로 하는 부분으로 운반되고 가수분해되어 에너지를 방출하며, 그 에너지가 물질의 합성, 운동, 능동수송, 조절, 발광(빛에너지) 등에 사용된다. 이처럼 ATP는 생체에너지의 화폐와 같이 작용한다.

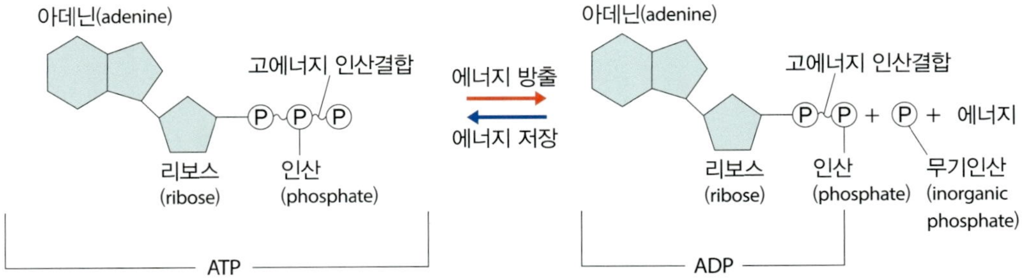

그림 13-7 ATP의 에너지 전환

2. 탄수화물의 대사

1) 당분해(glycolysis)와 당신생(glyconeogenesis)

활동에 필요한 에너지는 영양소(탄수화물, 단백질, 지방)를 대사하여 열이나 ATP로 변환함으로써 얻을 수 있는데, 일반적으로 에너지 생산에는 산소가 필요하다. 그러나 탄수화물 대사에서는 산소가 없어도 에너지(ATP)를 소량 생산하는 과정이 있으며, 이 과정을 **당분해**라고 한다. 당분해에서는 포도당(glucose)을 파이루브산(pyruvic acid) 또는 젖산(lactic acid)까지 분해하여 ATP를 생산하는데, 산소를 필요로 하지 않아서 **무산소당분해**(무산소해당, anaerobic glycolysis)라고도 한다. 당분해에서는 포도당 1분자에서 ATP 2분자가 만들어지며, 여기서 분해된 파이루브산은 TCA 회로에 들어가 ATP로 변환된다.

당분해와는 반대로 젖산과 파이루브산에서 포도당을 합성하는 반응을 **당신생**이라고 한다. 젖산과 파이루브산뿐만 아니라 아미노산이나 글리세롤 등 포도당이 아닌 물질로부터 포도당을 합성하는 반응도 당신생에 포함된다. 당신생에는 조절효소(regulatory enzyme)가 관여하는 비가역적인 반응이 존재하기 때문에 당분해와 당신생이 단순한 반대과정은 될 수는 없다(그림 13-8).

2) TCA 회로(tricarboxylic acid cycle)

파이루브산(pyruvic acid)은 산소가 있는 조건에서는 파이루브산탈수소효소(pyruvate dehydrogenase, PDH)의 작용으로 **아세틸 CoA**(acetyl coenzyme A)가 되어 **TCA 회로**로 들어간다. TCA회로의 효소는 사립체의 바탕질(matrix) 내에 있기 때문에 TCA 회로에 의한 대사는 사립체 내에서 이루어진다. 시트르산이 이 반응계에서 나타나는 화합물 중 하나라는 점에서 **시트르산회로**(구연산회로, citric acid cycle)라고도 불린다. TCA 회로에서는 파이루브산 1분자당 $3CO_2$, 4NADH, $FADH_2$, ATP가 생성된다(그림 13-9).

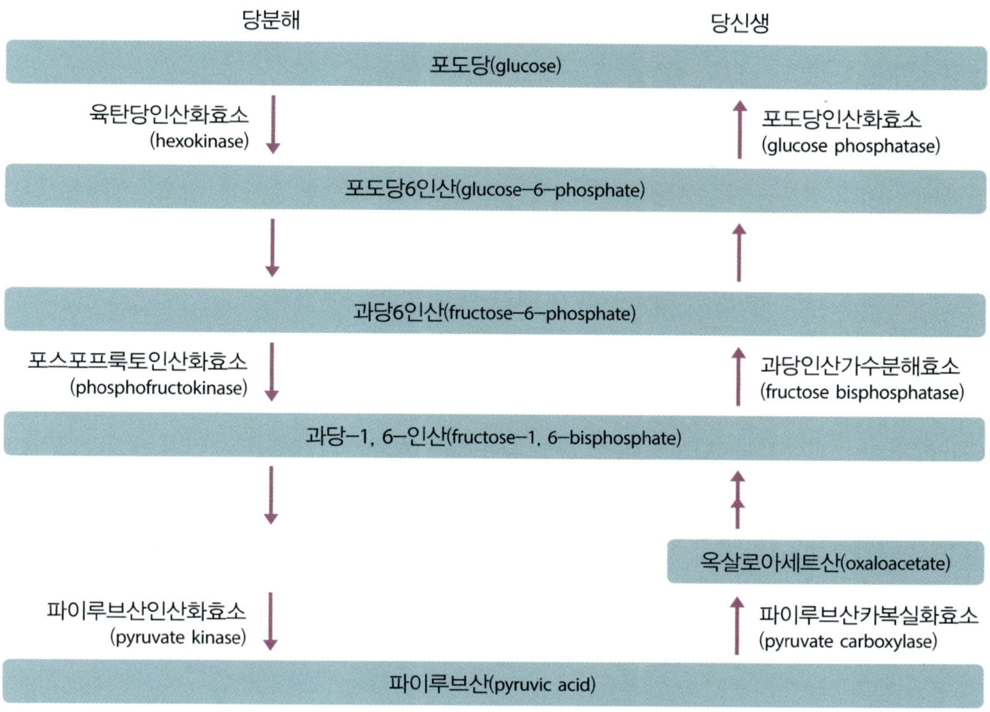

그림 13–8 **당분해와 당신생**

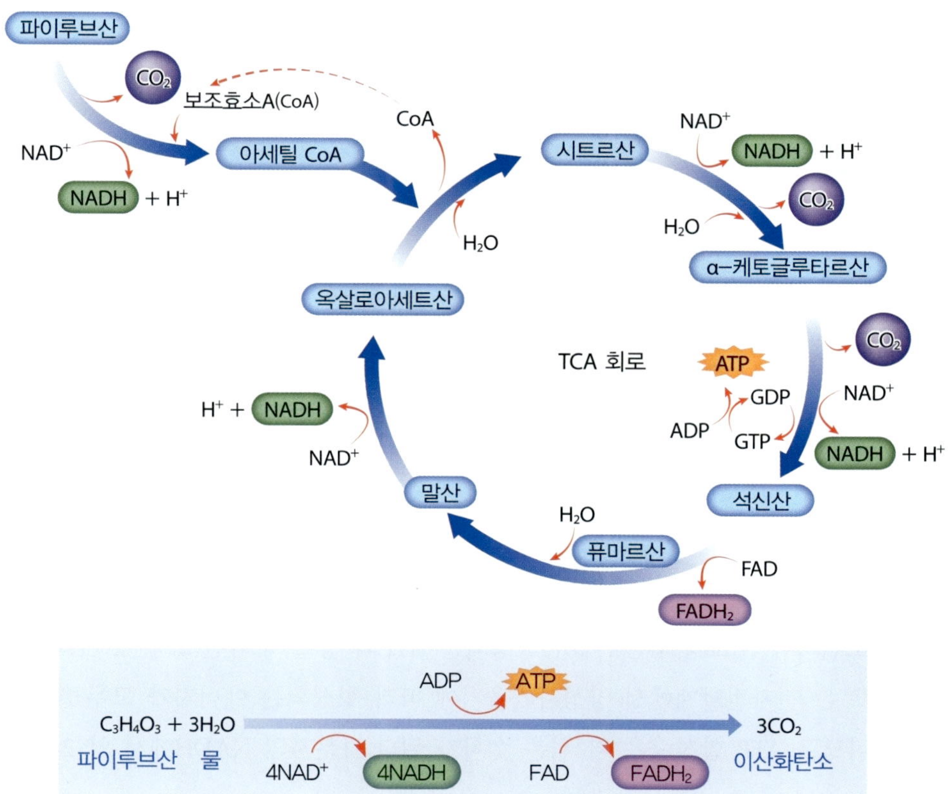

그림 13–9 **TCA 회로**

3) 산화인산화(oxidative phosphorylation)

당분해 경로와 TAC 회로에서 이탈된 전자와 수소가 NADH와 $FADH_2$의 형태로 전자전달효소를 거치면서 산화와 환원을 통해 ATP가 생성되는 과정을 **전자전달계**(electron transport system) 또는 **호흡사슬**(respiratory chain)이라고 한다. NADH와 $FADH_2$의 수소는 수소이온과 전자가 되고, 전자는 산화력이 더 강한 분자에 순서대로 받아들여져 조금씩 에너지를 상실해 간다. 이 경로의 실체는 각종 효소, 사이토크롬 b나 c, 기타 보조인자 등 많은 성분으로 구성된 복잡한 복합체이다.

전자전달계에서 형성된 에너지는 사립체의 바탕질에서 속막과 바깥막 사이 공간으로 수소이온을 퍼올리는 양성자펌프(proton pump)의 작동에 사용된다. 막 사이 공간에 고인 수소이온은 바탕질로 흘러 들어가려고 하는데, 이 에너지가 ATP 합성효소에 작용해서 ATP가 합성된다. 전자전달과 공역하여 일어나는 이 과정을 **산화인산화**라고 한다(그림 13-10).

1분자의 NADH가 전자전달계로 들어가 산소로 전자전달이 일어나면 3분자의 ATP를 합성할 수 있다. $FADH_2$의 경우에는 자유에너지가 더 낮은 복합체 II로서 전자전달계로 들어가므로 방출되는 에너지가 조금 작아서 1분자의 $FADH_2$에서 2분자의 ATP가 합성된다.

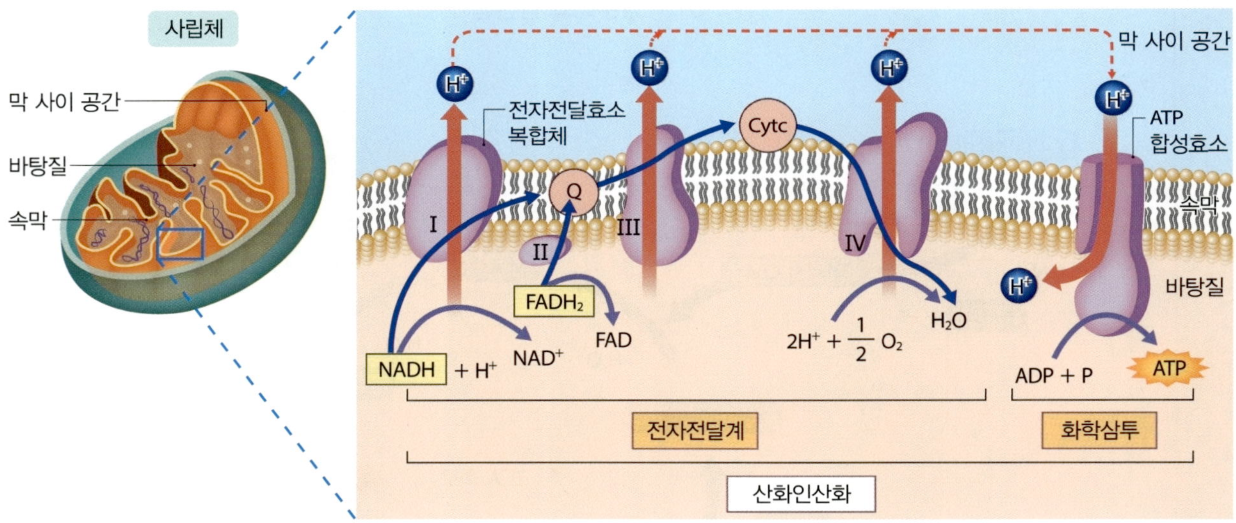

그림 13-10 **산화인산화**

4) ATP의 양

산소가 있는 조건하에 포도당 1분자에서 합성되는 ATP의 양을 구하면 그림 13-11과 같이 총 38분자가 된다. 실제로는 전자전달계에서 양성자기울기에 따라 형성되는 에너지가 모두 ATP 합성에만 사용되는 것은 아니므로 ATP 합성량은 더 적은 수치가 된다. 1분자의 NADH에서 약 2.5분자, 1분자의

$FADH_2$에서는 약 1.5분자의 ATP가 평균적으로 합성되므로 이 수치로 계산하면 포도당 1분자에서 합성되는 ATP의 양은 32분자가 된다.

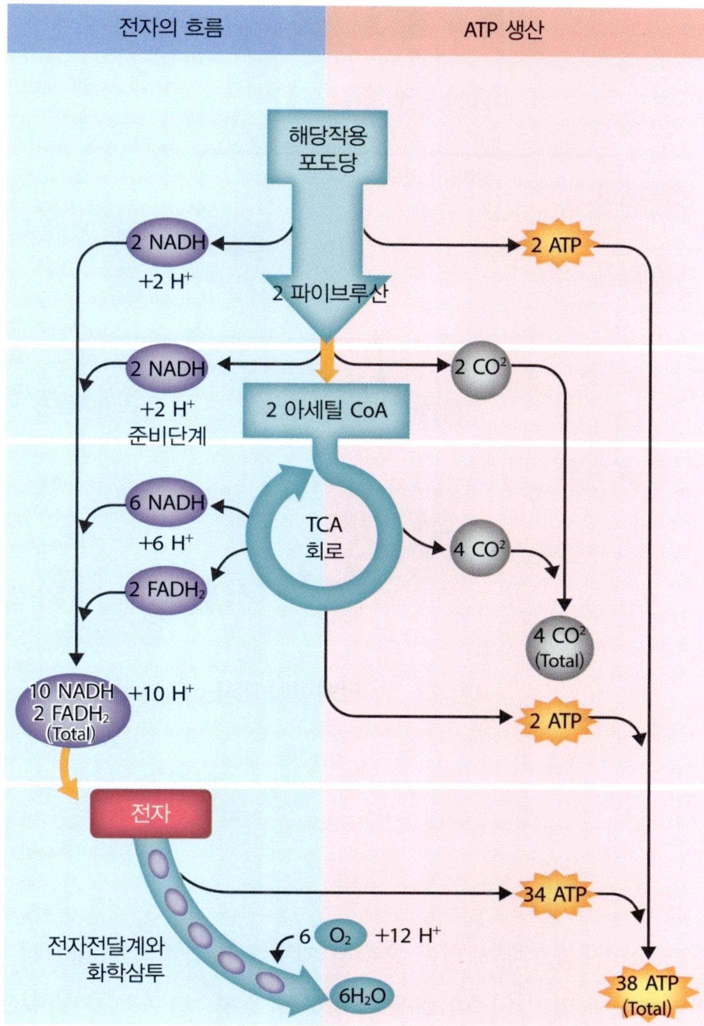

그림 13-11 **산소가 있는 조건에서 포도당 1분자에서 합성되는 ATP의 양**

3. 단백질의 대사

단백질의 소화산물인 아미노산은 소장에서 흡수되어 문맥을 통해 간으로 운반된다. 간에서 다시 인체에 특유한 단백질로 합성되거나 간을 통과해서 각 조직세포로 운반되어 특정 단백질로 합성된다.

단백질 합성에 사용되지 않은 아미노산은 **탈아미노반응**(desamination)에 의해 케토산과 암모니아로 분해된 후 케토산은 아세틸 CoA로 전환되어 TCA 회로로 직접 들어가고, 암모니아는 **요소회로**(urea cycle)에서 요소(urea)로 전환되어 소변으로 배출된다(그림 13-12).

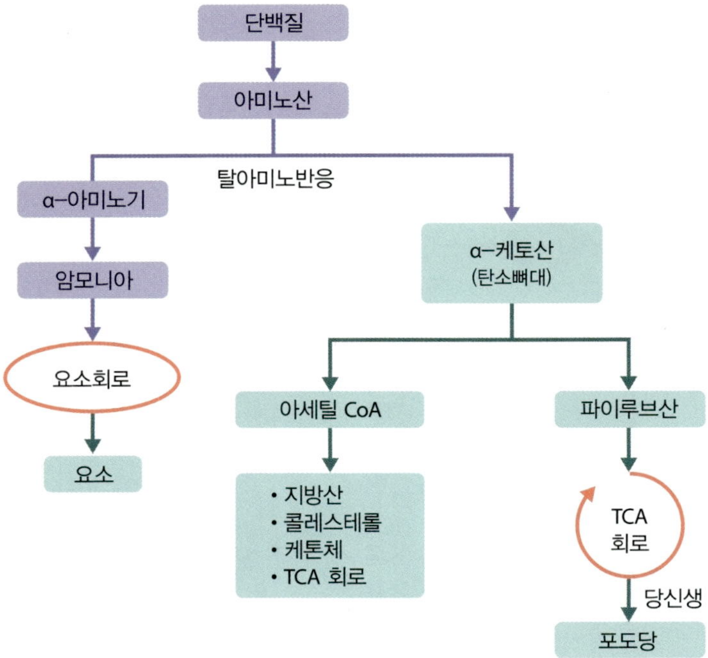

그림 13-12 **단백질의 대사**

4. 지방의 대사

소장 내에서 지방산과 글리세롤로 분해되어 흡수된 지방은 장상피세포 내에서 다시 트라이글리세라이드로 합성되며 지질단백질에 덮인 암죽미립을 형성하여 소장, 림프관, 가슴림프관을 지나 혈중으로 들어간다. 거의 대부분은 간이나 지방조직에 저장되지만, 일부는 조직에서 산화, 분해되어 에너지로서 사용된다.

지방산이 에너지원으로 사용되려면 우선 **β-산화**(β-oxidation)라는 기전을 거쳐 아세틸 CoA로 분해된 후 TCA 회로로 들어가야 한다. β-산화에서는 탄수화물보다 대량의 에너지가 만들어지며 그 효율은 탄수화물의 2.4배나 높다. 한편, 글리세롤은 ATP의 작용으로 인산화합물이 되어 당분해 경로로 들어간다(그림 13-13).

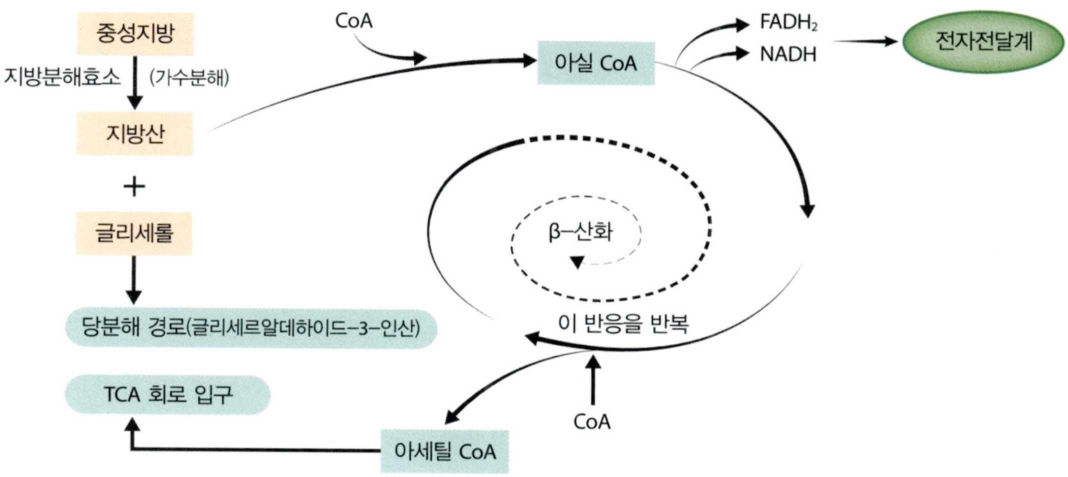

그림 13-13 중성지방의 분해와 β-산화

5. 대사와 에너지

1) 기초대사량(basal metabolism)

사람은 활동을 하지 않아도 체온유지, 심장박동, 세포활동 등 생명유지에 최소한의 에너지를 필요로 한다. 이처럼 살아가는 데 필요한 최소한의 활동을 할 때의 대사량을 **기초대사량**이라고 한다. 하루 기초대사량은 성인 남성의 경우 1,400kcal 전후, 성인 여성의 경우 1,100kcal 전후이다.

기초대사량은 체표면적에 비례한다고 알려져 있으나 일반적으로 체표면적을 측정하기는 어렵기 때문에 체표면적 대신 성, 연령, 체중, 신장을 기준으로 표준 기초대사량을 산출한다. 일반적으로 성인 여성은 0.9kcal/kg/시, 남성은 1.0kcal/kg/시를 대입하여 계산한다.

예를 들어 체중이 60kg인 여성의 하루 총 기초대사량은 다음과 같다.

- 단위시간당 기초대사량 : 60kg × 0.9kcal/kg/시 = 54kcal/시
- 하루 총 기초대사량 : 54kcal/시 × 24시/일 = 1,296kcal/일

이때 육체적 활동과 섭취한 영양소의 소화와 흡수 및 에너지대사에 소비되는 양은 제외한다.

기초대사량은 개인마다 25~30% 정도 차이가 난다. 일반적으로 근육량이 많을수록, 체표면적이 클수록, 남성이 여성보다 기초대사량이 높다. 또한 덥거나 추운 환경에서 기초대사량이 따뜻한 환경보다 더 많이 발생하며 갑상샘호르몬의 증가도 기초대사량의 증가에 기인한다.

여기에서 표준 기초대사량과 실제 기초대사량의 차이를 표준 기초대사량으로 나눈 값(%)을 **기초대사율**(basal metabolic rate, BMR)이라고 한다. 기초대사율은 에너지이용률을 평가하기 위한 자료가 된다.

2) 에너지대사율(relative metabolic rate, RMR)

사람이 의자에 앉아서 안정을 유지할 때의 대사량은 근육의 긴장에 의한 에너지소비 등으로 기초대사량보다 에너지소비량이 큰데, 이것을 **안정 시 대사량**이라고 한다. 또한 일정한 동작을 취했을 경우 대사량은 안정 시 대사량보다 증가하게 되는데, 이것을 **운동 시 대사량**이라고 한다.

운동 시 대사량은 사람의 체격 등에 따라 차이가 있으며, 기초대사량에 대한 에너지소비량의 비율을 **에너지대사율**이라고 한다.

$$\text{에너지대사율} = [(\text{운동 시 대사량}) - (\text{안정 시 대사량})] \div (\text{기초대사량})$$

에너지대사를 측정하는 방법에는 에너지를 방출된 열의 형태로 측정하는 직접열량측정법과 체내에서 소비되는 산소, 배출되는 이산화탄소 및 소변 중의 질소량으로 체내의 에너지발생량을 산출하는 간접열량측정법이 있다.

3) 특이동적 대사량(specific dynamic action, SDA)

신체는 식품 섭취 후 소화와 흡수, 운반 및 저장의 에너지 대사과정을 진행하는데, 이때 요구되는 에너지가 특이동적 대사량이다. 식이성 발열효과(thermic effect food, TEF)라고도 하며 섭취한 음식의 종류와 양에 따라 달라진다. 하루 섭취하는 에너지의 5~10% 정도가 특이동적 대사량으로 사용된다. 한 번에 많은 양의 식사를 하는 것이 정해진 분량을 나누어 섭취하는 식사보다 식이성 발열효과를 상승시킨다.

3 체온

사람은 항온동물로서 환경온도의 변화에도 불구하고 체내의 중심체온은 거의 일정하게 유지된다. 이것을 **체온의 항상성**이라고 한다. 사람은 음식물을 소화하고 흡수하여 얻은 영양소를 에너지원으로 생명을 유지하지만, 그 에너지의 대부분은 열이 되어 몸 밖으로 방출된다. 체온은 몸에서 생산되는 열량(열생성)과 발산되는 열량(열발산)이 균형을 이룸으로써 유지된다. 열생성이나 열발산에는 내분비계통, 자율신경계통, 운동계통이 관여하며, 이들을 총괄하는 것은 시상하부의 **체온조절중추**이다(그림 13-14).

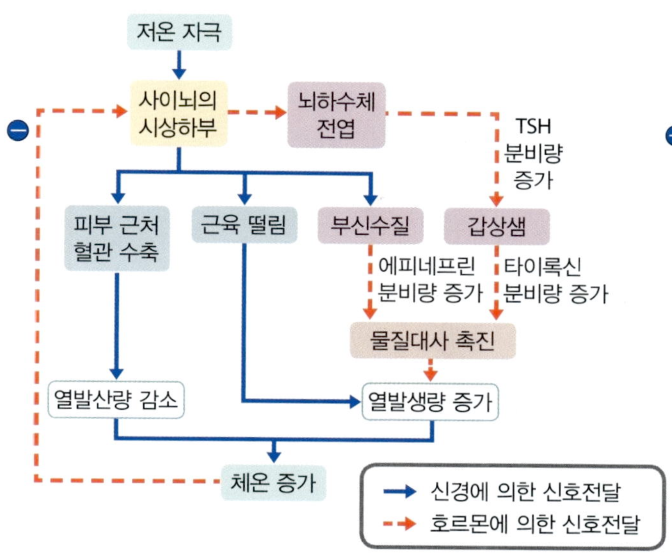

그림 13-14 **체온조절**

1. 체온의 분포와 변동

1) 체온의 분포

체온(body temperature)이란 생체 내부의 온도를 말하며, 부위에 따라 약간 다르다. 뇌, 간, 신장 및 소화기관은 항상 움직이며 대사가 활발하기 때문에 열생성이 많아 38℃에 가깝게 높다. 반면, 근육이나 피부는 열생성이 적고 열소실이 쉬워 비교적 낮다.

체온은 환경온도의 영향을 잘 받지 않아 거의 일정한 **중심체온**(심부체온, core temperature)과 환경온도의 영향을 받아서 쉽게 변동하는 **피부체온**(shell temperature)이 있다. 환경온도에 따라 중심체온과 피부체온의 분포는 다르게 나타나는데, 환경온도가 낮으면 중심체온은 몸통과 머리부위로 한정되지만, 환경온도가 높으면 피부 바로 밑까지 확대된다(그림 13-15).

중심체온은 간단히 측정할 수 없기 때문에 지표로서 **직장체온**(rectal temperature), **입안체온**(구강체온, oral temperature), **겨드랑체온**(axillary temperature), **고막체온**(tympanic temperature)이 자주 이용된다. 직장체온이 가장 높고, 입안체온, 겨드랑체온의 순서로 낮아진다. 이 가운데 중심체온에 가장 가까운 것이 직장체온이다.

피부온도는 측정부위에 따라 다르므로 온몸의 피부를 몇 부분으로 나누어 그 부분의 면적이 전체 표면적에 차지하는 비율을 계수로서 구분한 평균치로 나타낸다. 분할하는 수가 많으면 많을수록 평균피부온도로서의 정밀도는 향상되지만, 측정이 번잡해진다. 실제로 자주 이용되는 방법으로 가슴, 위팔, 넓적다리, 종아리 4부위의 피부체온을 측정하여 평균피부온도를 계산한다.

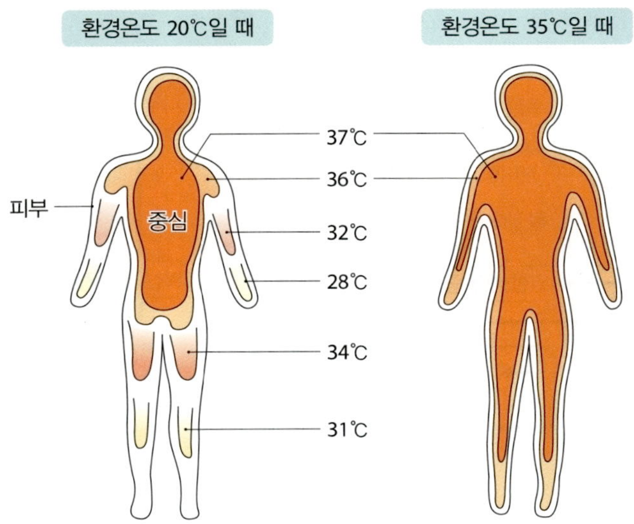

그림 13-15 **체온의 분포**

2) 체온의 변동

중심체온은 환경온도의 영향에는 거의 변하지 않지만, 새벽에 가장 낮고 저녁에 가장 높은 **하루주기리듬**(circadian rhythm)이 있다. 실제로 아침에 일어나서 몸을 움직이기 전 측정한 체온을 **기초체온**(basal body temperature)이라고 한다. 건강한 성인은 하루 동안에 체온의 변동폭이 1℃ 이하이며, 소아의 체온은 성인보다 0.2~0.5℃ 높고 노인은 낮다.

또한 여성은 월경주기에 따른 변동도 나타난다. **황체**에서 **황체호르몬**(프로제스테론)이 분비되는 황체기에는 체온이 약 0.5℃ 높아지는데, 이것은 프로제스테론이 시상하부에 작용하기 때문이다. 임신 초기에도 고온기가 지속된다(그림 13-16).

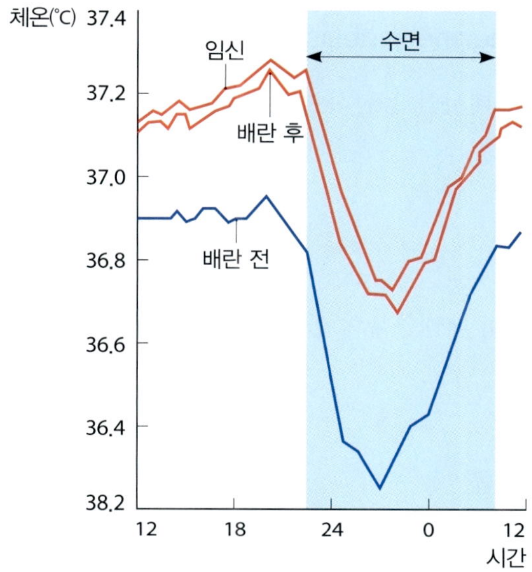

그림 13-16 **하루 중 여성의 체온 변동**

2. 체열의 생성과 발산

사람의 체온은 **열생성**(thermogenesis)과 **열발산**(thermolysis)의 균형으로 일정하게 유지된다(표 13-6).

표 13-6 **열생성과 열발산**

생성량(kcal)		발산량(kcal)	
뼈대근육	1,570	복사	1,181
호흡근육	240	전도와 대류	833
간	600	증발	558
심장	110	기타	128
신장	120		
기타	60		
합계	2,700	합계	2,700

1) 체열의 생성

열생성에는 대사 열생성, 운동에 의한 열생성, 특이동적 작용에 의한 열생성, 떨림없는 열생성, 떨림 열생성이 있다.

(1) 대사 열생성(metabolic thermogenesis)

안정상태 시 조직기관에서 물질대사와 동반하여 일어나는 열생성으로, 내장 52%, 뼈대근육 25%, 뇌 18%의 비율로 이루어진다.

(2) 운동에 의한 열생성

운동 시 운동의 정도에 따라 특히 뼈대근육의 열생성이 증가하는데, 격렬한 운동 중에는 수분 이내에 20배 정도로 증가한다(표 13-7).

표 13-7 신체 각 부위에서의 열생성 비율

신체 부위	안정 시(%)	운동 중(%)
뇌	16	3
내장	56	22
근육과 피부	18	73
기타(뼈 등)	10	2

(3) 특이동적 작용에 의한 열생성

음식물 섭취 시 열생성이 증가되는 현상을 말하는데, 섭취한 영양소가 몸에 흡수될 때 대사가 항진하기 때문이다.

(4) 떨림없는 열생성(nonshivering thermogenesis, NST)

혈액 속으로 분비된 노르에피네프린, 에피네프린, 스테로이드호르몬, 갑상샘호르몬, 글루카곤은 간이나 뼈대근육에 작용해서 열을 생산한다. 사람의 신생아, 설치류, 동면동물은 갈색지방조직이 존재하는데 이 지방을 연소함으로써 열이 생산된다. 최근에는 성인의 경우에도 갈색지방세포가 체온조절에 관여한다는 사실이 밝혀졌다.

(5) 떨림 열생성(shivering thermogenesis)

날씨가 추울 때 부들부들 몸이 떨리는 경우가 있는데 이는 뼈대근육이 반복적으로 수축함으로써 열이 생산되기 때문이다.

2) 체열의 발산

열은 대류, 전도, 복사, 증발에 의해 몸에서 발산되며 체온이 저하된다. 그리고 환경온도나 습도에 따라 이들 물리적 인자가 열발산에 관여하는 비율은 달라진다. 온도차나 습도차가 크면 열발산량이 많아지게 된다.

대류(convection)는 온도를 가지는 물질 주위에 유체가 있으면 열이 빼앗기는 것을 말하고, **전도**(conduction)는 온도를 가진 물질이 더 저온의 물질에 접촉하면 열이 저온 쪽으로 이동하는 것을 말한다. **복사**(radiation)는 온도를 가진 물질이 진공 중에서도 전자파 형태로 열을 발산하는 것을 말하고, **증발**(evaporation)은 액체가 기화할 때 물체로부터 빼앗는 기화열(증발열, evaporation heat)을 말한다(그림 13-17).

증발의 특수한 형태로 생체 고유의 기능인 **땀남**(발한, sweating)과 **불감땀남**(불감발한, insensible perspiration)이 있다. 환경온도가 높을 때 체열 소실을 늘릴 목적으로 피부의 땀샘에서 땀을 분비시켜 수분을 증발하는 것을 땀남이라고 한다. 또 피부 표면은 습윤을 유지하기 위해 피부 밑에서 끊임없이 수분이 나오며 이 수분이 증발하고, 호흡에서는 폐나 기도에서 수분이 날숨 중으로 증발하는데 이를 불감땀남이라고 한다. 체온의 조절과는 직접적인 관계는 없다.

또한 대류와 전도 및 복사는 외부온도가 체온보다도 높을 때는 일어나지 않지만, 땀남은 외부온도가 체온보다 높아도 습도가 낮으면 일어날 수 있는 열발산이다. 24℃의 안정 시 열발산에 차지하는 비율은 대류와 전도가 약 10%, 복사가 약 67%, 증발이 약 23%이지만, 매우 더운 날씨에서는 기도와 피부에서 증발이 증가하여 대류, 전도, 복사가 약 10%, 증발이 약 90%가 된다.

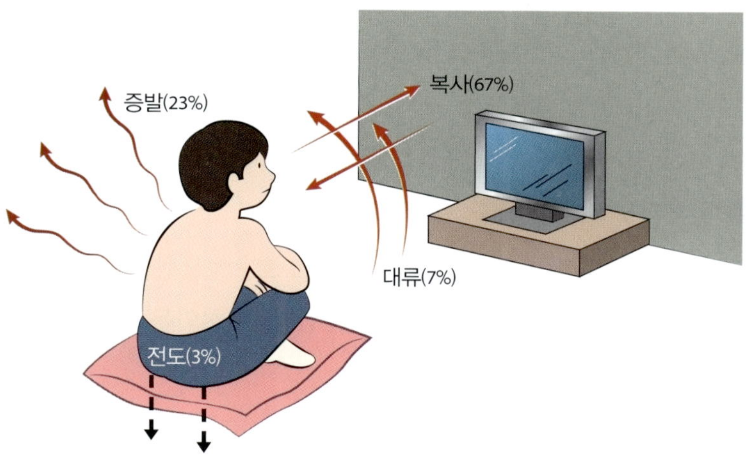

그림 13-17 **체열의 발산**

3. 땀남

환경온도가 높을 때 체열 소실을 늘릴 목적으로 피부의 땀샘에서 땀을 분비시켜 수분을 증발하는 것을 **땀남**(발한, sweating)이라고 한다. 땀샘에는 **에크린샘**(eccrine gland)과 **아포크린샘**(부분분비샘, apocrine gland)이 있으며, 에크린샘은 체표면 전체에 있으며 손바닥, 발바닥, 이어서 얼굴 등의 노출부위에 많지만 목, 몸통, 팔다리에는 적다. 아포크린샘은 겨드랑이나 회음부에만 있으며 (도)관이 모낭(털집)으로 열려 있다. 땀샘에서는 수분과 전해질 외에 유기물, 중금속 등을 분비하며(표 13-8), 땀의 99% 이상이 수분이고 비중은 1.002~1.006이다.

땀남의 종류에는 온열땀남, 정신땀남, 미각땀남이 있다.

표 13-8 **땀의 성분**

식염	0.648~0.987%	요산	0.0006~0.0015%
요소	0.086~0.173%	크레아티닌	0.0005~0.002%
젖산	0.034~0.1107%	아미노산	0.013~0.020%
암모니아	0.010~0.018%	황화물	0.006~0.025%

(1) 온열땀남(thermal sweating)

기온이 높을 때나 근육운동에 의해 체열 생산이 증가했을 때 손바닥과 발바닥을 제외한 온몸의 에크린샘에서 일어나며, 이 땀이 증발하여 기화열을 빼앗겨 **체온조절**에 관여한다.

(2) 정신땀남(mental sweating)

정신적 긴장으로 일어나는데, 체온이나 환경온도와는 관계없으며 주로 **손바닥**, **겨드랑이**, **발바닥**에서 나타난다.

(3) 미각땀남(gustatory sweating)

매운 것을 먹었을 때 얼굴이나 머리에서 나타나는 것으로, 일상생활에서 자주 경험할 수 있다. 고춧가루 등의 매운맛 성분인 캡사이신(capsaicin)이 얼굴신경 및 혀인두신경을 자극함으로써 땀을 흘리게 된다.

4. 체온조절중추

체온의 조절기능은 사이뇌의 시상하부에 있는 **체온조절중추**(heat-regulating center)에 있으며 체온을 일정하게 유지하기 위해 체열의 소실과 생산을 조절한다.

외부 환경의 온도 변화는 피부의 온도수용기(thermoreceptor; 온점, 냉점)에서 받아들이며 감각신경을 통해 체온조절중추로 전달된다. 이것을 중추의 조절점(set point)과 비교해서 열생성과 열발산을 조절함으로써 중심체온을 일정하게 유지한다.

체온조절중추에는 **열소실중추**(온중추)와 **열생성중추**(냉중추)가 있는데, 열소실중추는 피부혈관의 확장, 땀남 등으로 열발산을 일으켜 체온의 상승을 막고, 열생성중추는 피부혈관의 수축, 뼈대근육의 긴장, 떨림, 털세움 등으로 열생성을 높여 체온을 상승시킨다(그림 13-18).

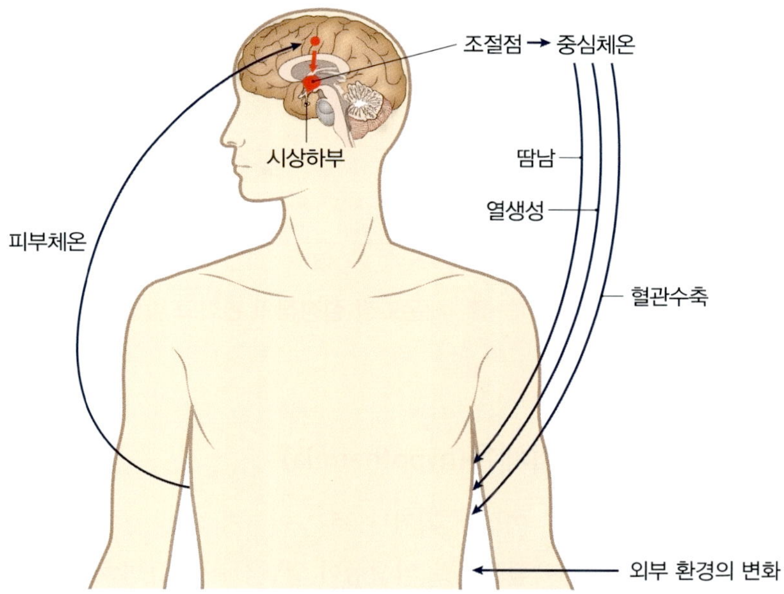

그림 13-18 **체온조절기전**

5. 체온의 이상

1) 발열(fever, pyrexia)

발열은 발열원(pyrogen)의 작용으로 체온조절의 설정점(set point)이 정상체온보다 높아져 발생하는 현상이다. 그림 13-19처럼 체온조절의 설정점이 상승하면 실제 중심체온은 바로 따라가지 못하므로 시간

지연이 발생한다. 이때 시상하부에 설정된 체온조절 설정점까지 실제 온도를 높이기 위해 피부혈관의 수축으로 열발산을 억제하고 떨림에 의한 열생성을 항진시킨다. 이것이 감기에 걸리는 초기에 경험하는 오한(chill)이다.

발열원이 제거되면 체온조절의 설정점이 정상치까지 내려간다. 이때 실제 체온은 갑자기 내려가는 것은 아니므로 피부혈관의 확장으로 열발산을 항진시키거나 땀남이 일어난다.

발열은 세균이나 바이러스 등 외인성 발열원의 증식을 억제하고, 면역담당세포의 활성화를 촉진하기 때문에 일종의 **생체방어반응**이라고 할 수 있다.

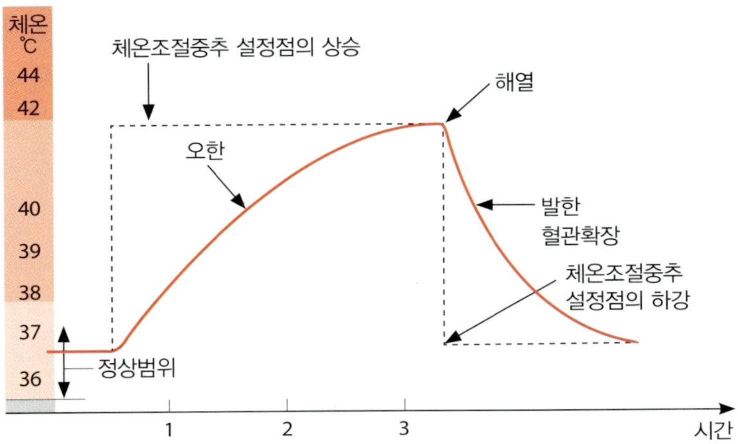

그림 13-19 **체온조절 설정점의 변화와 발열**

2) 고체온(hyperthermia)과 저체온(hypothermia)

건강한 성인은 보통 체온이 40℃ 이상이 되거나 35℃ 이하가 되는 경우가 거의 없다. 그러나 정신적으로 흥분했을 때나 운동 등의 근육활동으로 열생성이 열발산을 웃돌면 체온상승이 나타난다. 또 뜨거운 햇빛 아래나 밀폐된 더운 공간에 장시간 있으면 땀남이나 피부혈관의 확장만으로는 열발산이 부족하여 체온이 상승하게 된다.

체내에 열이 정체되어 **고체온**이 되는 것을 **울열**(heat retention)이라고 한다. 체내에 열이 정체되면 체온조절중추가 장애를 입어 의식장애를 동반한다. 일사병 또는 열중증이 일어나 체온이 42℃를 넘으면 위험하다. 이 경우 해열제는 효과가 없으며, 옷을 벗기고 수분을 보충하거나 점적주입을 시행해야 한다.

또한 외부온도가 낮은 환경에서 열발산이 열생성을 웃돌면 체온은 떨어진다. 직장체온이 35℃ 이하인 것을 **저체온**이라고 하는데 33℃에서는 의식이 소실되고, 30℃ 이하에서는 체온조절 기능이 상실되며, 28℃ 이하에서는 심장근육에 이상이 나타난다.

확인문제

01. 다음 분자 중 단당(류)은?

① 설탕 ② 녹말 ③ 당원
④ 포도당 ⑤ 레시틴

02. 단백질의 종류와 기능이 옳게 짝지어진 것은?

① 콜라젠 – 근육수축에 관여한다.
② 케라틴 – 뼈, 힘줄, 피부밑조직 등을 형성한다.
③ 면역글로불린 – 신경조직의 분화와 성장을 촉진한다.
④ 마이오신 – 섬모나 편모의 운동, 세포 내 수송에 관여한다.
⑤ 혈색소 – 적혈구에 존재하며 혈액 중에서 산소를 운반한다.

03. 뼈와 치아와 같은 경조직 발달에 작용하는 무기질은?

① 인(P) ② 철(Fe) ③ 염소(Cl)
④ 아연(Zn) ⑤ 아이오딘(I)

04. 비타민에 관한 설명으로 틀린 것은?

① 비타민 A는 망막의 로돕신 성분이다.
② 비타민 B_6은 아미노산대사효소의 보조효소로서 작용한다.
③ 비타민 C는 콜라젠 합성에 필요하며 항산화작용이 있다.
④ 비타민 D는 인산과 칼슘의 흡수와 축적을 촉진하고 대사에 작용한다.
⑤ 비타민 K는 항악성빈혈작용을 하며, 조혈(혈구형성)을 촉진한다.

05. 다음 중 분해대사는?

① 아미노산이 단백질로 변하는 것
② 당원이 포도당으로 변하는 것
③ 포도당과 과당이 설탕으로 변하는 것
④ 젖산과 파이루브산에서 포도당으로 변하는 것
⑤ 지방산과 글리세롤이 트라이글리세라이드로 변하는 것

06. 다음 중 당분해에서 생성되는 것이 아닌 것은?

① ATP ② NADH ③ $FADH_2$
④ 수소이온 ⑤ 파이루브산

07. 포도당 1분자가 대사될 때 가장 많은 ATP가 생성되는 과정은?

① 당신생 ② 당분해 ③ TCA 회로
④ 전자전달계 ⑤ 산화인산화

08. 중심체온을 판단하기 위한 지표로서 측정하는 온도가 아닌 것은?

① 입안체온 ② 피부체온 ③ 고막체온
④ 겨드랑체온 ⑤ 직장체온

09. 다음 설명 중 틀린 것은?

① 실제 기초대사량은 산소소비량과 이산화탄소 발생량을 기준을 산출한다.
② 기초대사량에 대한 에너지소비량의 비율을 기초대사율(BMR)이라고 한다.
③ 에너지대사를 측정하는 방법에는 직접열량측정법과 간접열량측정법이 있다.
④ 생명유지를 위해 필요한 최소한의 활동을 할 때의 대사량을 기초대사량이라고 한다.
⑤ 간접열량측정법은 체내에서 소비되는 산소, 배출되는 이산화탄소 및 소변 중의 질소량으로 체내의 에너지발생량을 산출하는 방법이다.

10. 물질과 그 주위에 온도차가 있으면 일어나는 물리적 현상 중에서 인체 고유의 기능은?

① 대류 ② 전도 ③ 복사
④ 땀남 ⑤ 기화열

정답 01. ④ 02. ⑤ 03. ① 04. ⑤ 05. ② 06. ③ 07. ④ 08. ② 09. ② 10. ④

Chapter 14

배뇨

학습목표

1. 비뇨계통의 구조와 기능을 설명할 수 있다.
2. 신장과 신장단위의 구조와 기능을 설명할 수 있다.
3. 사구체여과와 요세관의 재흡수 및 분비과정을 설명할 수 있다.
4. 소변생성과정을 설명할 수 있다.
5. 배뇨기전을 설명할 수 있다.

핵심용어해설

- **배뇨**(urination) : 사구체여과, 재흡수, 분비 후 요세관에 남은 체액이 소변으로서 배설되는 것을 말하며, 하루 배뇨량은 불가피뇨 500mL를 포함하여 약 1.5L 정도 된다.
- **사구체**(토리, glomerulus) : 신장단위를 구성하는 핵심 구조물로 모세혈관들이 털뭉치처럼 얽혀 있는 기관이다.
- **사구체여과**(glomerular filtration) : 사구체모세혈관으로 들어온 혈액이 사구체모세혈관막을 통해 사구체주머니로 부피 이동하는 것으로, 혈구와 단백질 이외의 성분인 수분, 요소, 요산, 크레아티닌, 전해질, 당 등이 여과되어 원뇨(여과액)가 만들어진다.
- **사구체여과율**(glomerular filtration rate, GFR) : 단위시간 동안 사구체에서 여과되는 혈장의 양을 말하며, 성인 남자는 125mL/분, 성인 여자는 115mL/분이다.
- **신장단위**(콩팥단위, nephron) : 혈액을 여과하여 소변을 만드는 신장의 기능적 최소단위로 한쪽 신장에 약 100만 개 이상이 존재하며, 혈장을 여과하는 콩팥소체와 여과된 액체를 운반하는 요세관으로 구분된다.
- **요세관 분비**(tubular secretion) : 용질의 분자들이 요세관 주위 모세혈관의 혈장에서 요세관으로 이동하여 여과액의 일부가 되는 것을 말하며, 재흡수와는 반대방향으로 이루어진다. 분비기전에는 물질에 따라 확산을 이용한 수동적 분비와 수송단백질이나 전위차, 농도차를 이용한 능동적 분비가 있다.
- **요세관 재흡수**(tubular reabsorption) : 사구체에서 여과된 용질과 수분이 요세관 속공간에서 요세관 주위 모세혈관을 통해 혈장으로 다시 흡수되는 것을 말한다. 재흡수기전에는 용질의 능동적 재흡수, 수분의 재흡수, 용질의 수동적 재흡수가 있다.
- **청소율**(clearance) : 1분 동안 어떤 물질이 소변으로 완전히 배설 또는 제거되는 혈장량을 말하는 것으로, 신장에서 제거되는 물질의 양이 아니라 1분간 소변으로 배설되는 양이 혈장 몇 mL에 녹아 있었는지를 나타낸다.
- **콩팥소체**(renal corpuscle) : 신장 기능의 최소 단위로, 요세관 끝에 연결된 공 모양의 모세혈관그물인 사구체와 이를 감싸는 사구체주머니(토리주머니)로 구성되며 혈장을 여과하는 기능을 한다.

신장(콩팥, kidney)은 유입되는 혈액을 여과하여 그 여과액의 조성을 양적 · 질적으로 변화시켜 **소변을 생성**하고, 체내에서 발생한 **대사산물과 노폐물을 배설**하는 기관이다. 소변으로 배설하는 수분, 전해질, 산의 양을 조절함으로써 체액의 양과 조성, 삼투압, pH 등을 적절하게 유지하며, 레닌(renin)과 적혈구 형성호르몬(erythropoietin)을 분비하는 내분비 기능도 갖추고 있다. 또한 혈압조절, 조혈, 비타민 D_3의 활성화에도 관여한다. 신장은 이러한 기능들을 신장단위(콩팥단위, nephron)에서의 여과, 재흡수, 분비라는 기전을 통해 수행하며 **체액의 항상성을 유지**하는 중요한 역할을 담당한다.

1 신장의 구조와 기능

1. 신장의 위치와 구조

신장은 제11 · 12등뼈(흉추)와 제1 · 2허리뼈(요추) 사이에서 복막뒤공간(후복막강)에 위치한 복막뒤장기로, 무게 150g 정도의 누에콩 모양이며 좌우에 1쌍이 있다(그림 14-1).

척주 쪽으로 움푹 파인 곳을 **신장문**(콩팥문, renal hilus)이라고 하는데 이곳으로 동 · 정맥과 요관이 드나든다. 신장의 실질은 바깥쪽의 **피질**(겉질, cortex)과 안쪽의 **수질**(속질, medulla)로 구성된다. 피질은 신장피막(renal capsule) 바로 아래의 바깥구역으로 수질보다 색이 옅고 미세과립 모양으로 보이며, **콩팥기둥**(renal column)이 수질을 향해 확장해 있다. 수질은 흑갈색 줄무늬 모양의 안쪽 구역으로 원뿔 모양의 **신장피라미드**(콩팥피라미드, renal pyramid)로 구성되며, 각각의 신장에는 8～15개 정도의 신장피라미드가 있다. 각 신장피라미드 끝부위인 **신장유두**(콩팥유두, renal papilla)는 소신배(작은콩팥잔, minor calyx)로 돌기를 내는데, 여러 개의 소신배가 모여 대신배(큰콩팥잔, major calyx)를 형성하고 대신배가 모여 깔때기 모양의 **신우**(콩팥깔때기, renal pelvis)로 들어가며 이 영역이 요관의 시작부분이 된다(그림 14-2). 신우는 신배로부터 소변을 모아 요관으로 보내고, 소변은 방광에 저장되었다가 요도를 통해 몸 밖으로 배출된다.

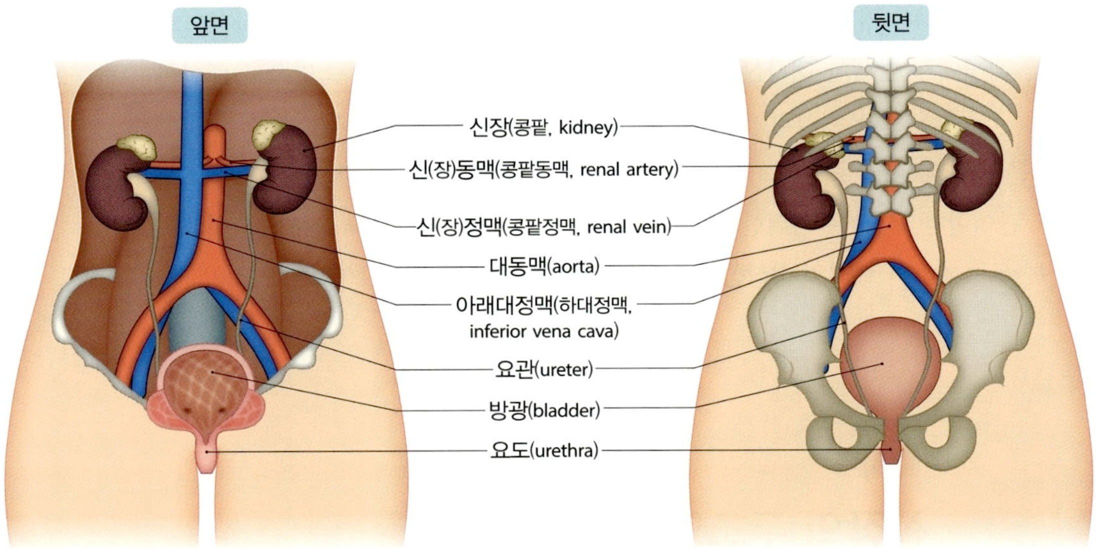

그림 14-1 **신장의 위치**

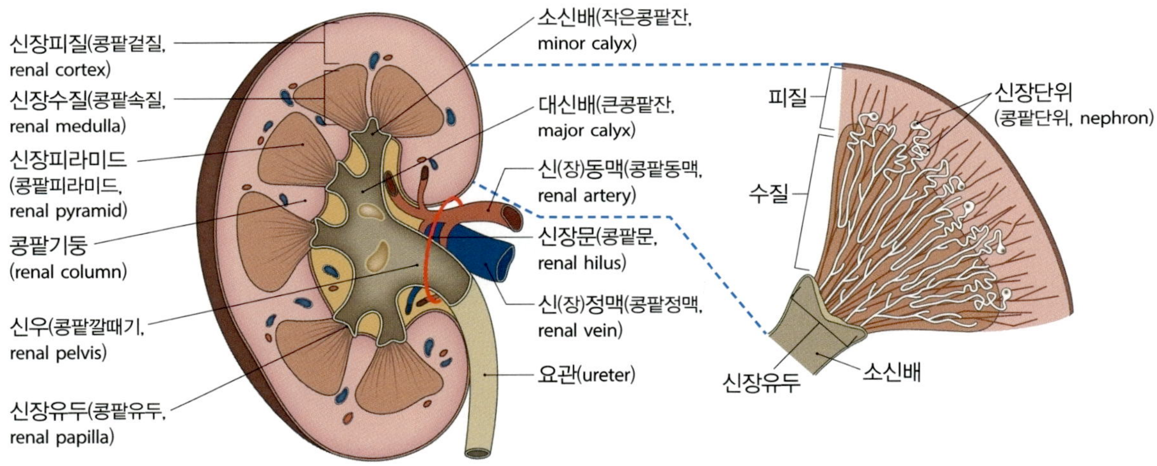

그림 14-2 **신장의 구조**

2. 신장단위

신장의 실질은 **신장단위**(콩팥단위, nephron)와 그것을 둘러싼 혈관으로 이루어진다. 신장단위는 혈액을 여과하여 소변을 만드는 신장의 기능적 최소단위로 한쪽 신장에 약 100만 개 이상 존재하며, 혈장을 여과하는 **콩팥소체**(renal corpuscle)와 여과된 액체를 운반하는 **요세관**(uriniferous tubule)으로 구분된다(그림 14-3).

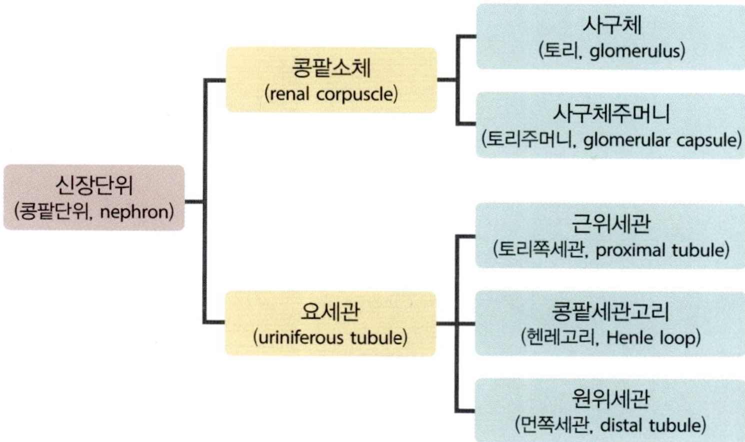

그림 14-3 신장단위의 구성

1) 콩팥소체(renal corpuscle)

콩팥소체는 요세관 끝에 연결된 공 모양의 모세혈관그물인 **사구체**(토리, glomerulus)와 이를 감싸는 **사구체주머니**(토리주머니, glomerular capsule)로 구성되며, 대부분 신장피질에 위치해 있다. 사구체는 들세동맥(afferent arteriole)에서 분지된 모세혈관에 의해 형성되는 구조로, 다시 합류하여 날세동맥(efferent arteriole)이 된 후 콩팥소체를 떠난다. 사구체주머니는 내장층과 벽층으로 구성되는데, 내장층은 사구체(토리)를 형성하는 모세혈관을 손으로 감싼 형태의 발세포(podocyte), 벽층은 단층편평상피이며, 이 두 층 사이는 여과액을 모으는 주머니공간을 형성한다.

또한 콩팥소체의 세동맥 출입구인 혈관극(vascular pole)에는 사구체옆장치(토리곁장치, juxtaglomerular apparatus)라는 내분비세포 무리가 있어 사구체여과율의 자동조절을 담당한다. 사구체옆장치는 **치밀반**(macula densa)과 **사구체옆세포**(juxtaglomerular cell)로 구성되는데, 치밀반은 원위세관이 들세동맥과 만나는 부위에 존재하는 변형된 요세관세포이다. 원위세관 내액의 소듐이온(Na^+)과 반응하여 혈액의 소듐이온 농도 증가와 사구체여과율 증가에 관여한다. 사구체옆세포는 들세동맥이 사구체로 들어가기 직전의 동맥벽 중간막에 위치하는 특수한 모양의 세포로, 치밀반에서 감지된 정보를 전달받아 혈압조절에 관여하는 레닌(renin)을 혈액 속으로 분비한다(그림 14-4).

콩팥소체는 혈액이 여과되어 여과액이 생기는 곳이며, 사구체에서 사구체주머니로 여과되는 모든 사구체여과액은 안쪽에서부터 모세혈관내피, 바닥막, 그리고 상피세포를 둘러싸는 발세포 등으로 삼중의 여과막을 통과하여 소변생성과정의 첫 단계를 이룬다.

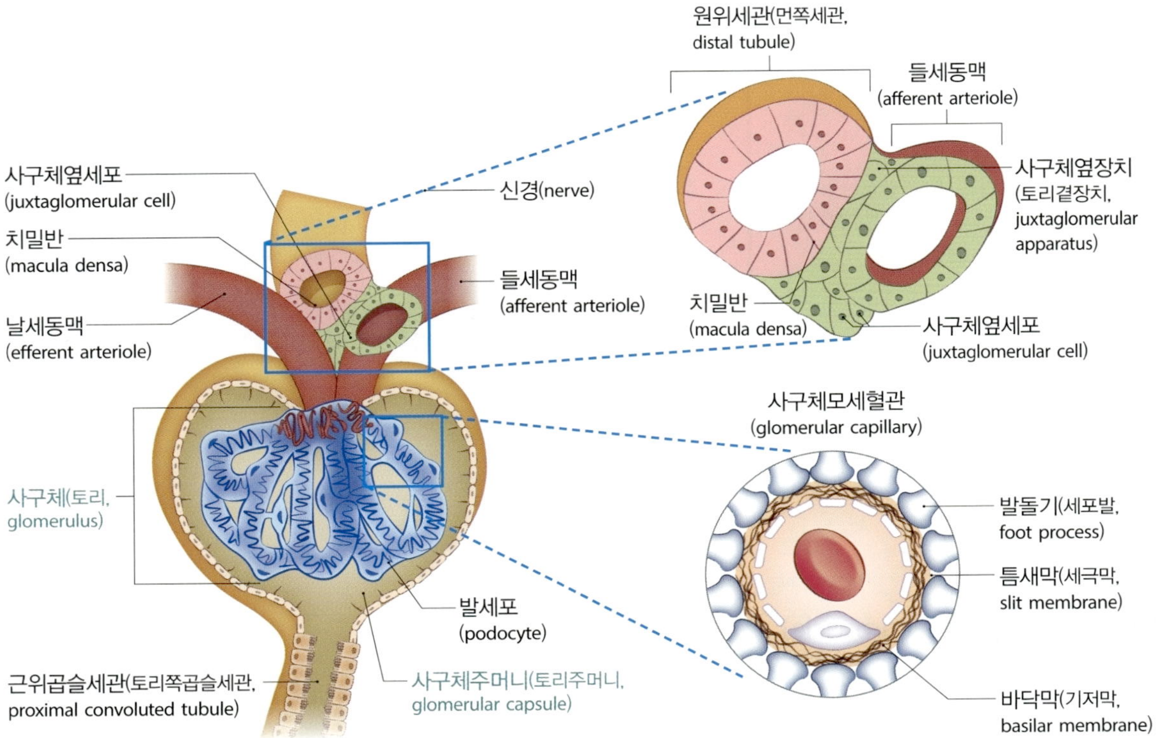

그림 14-4 **콩팥소체의 구조**

2) 요세관(uriniferous tubule)

사구체에서 여과된 여과액은 주머니공간으로 모인 후 요세관이 시작되는 부위로 흘러들어 간다. 요세관은 전체 길이가 4~5cm로 **근위세관**(토리쪽세관, proximal tubule), **콩팥세관고리**(헨레고리, Henle loop), **원위세관**(먼쪽세관, distal tubule)으로 구성된다(그림 14-5). 근위세관과 원위세관은 굴곡부위인 곱슬세관(convoluted tubule)과 직선부위인 곧은세관(straight tubule)으로 구성되며, 근위세관의 벽은 수만 개의 미세융모가 있는 단층입방세포로 구성되어 재흡수에 관여한다. 근위세관은 U자 모양의 콩팥세관고리로 연결되며, 콩팥세관고리는 근위세관에서 신장수질 쪽으로 내려가는 내림다리(하행각), 방향을 반대로 바꿔서 신장피질 쪽으로 올라가는 얇은 오름다리(상행각), 피질에 가까워지면서 폭이 두꺼워지는 굵은 오름다리로 구성된다.

여과액은 콩팥세관고리 오름다리에서 미세융모가 거의 없는 단순입방세포로 구성된 원위세관으로 들어가고 신장단위의 마지막 부위인 **집합관**(collecting duct)으로 모여 소신배(작은콩팥잔, minor calyx)로 들어간다. 소변이 생성되는 과정에서 액체 성분은 요세관을 통과할 때 사이질과의 교환에 의해 그 조성이 바뀌고, 집합관을 통과하면서 더욱 달라져 마침내 **소변**(urine)이 된다.

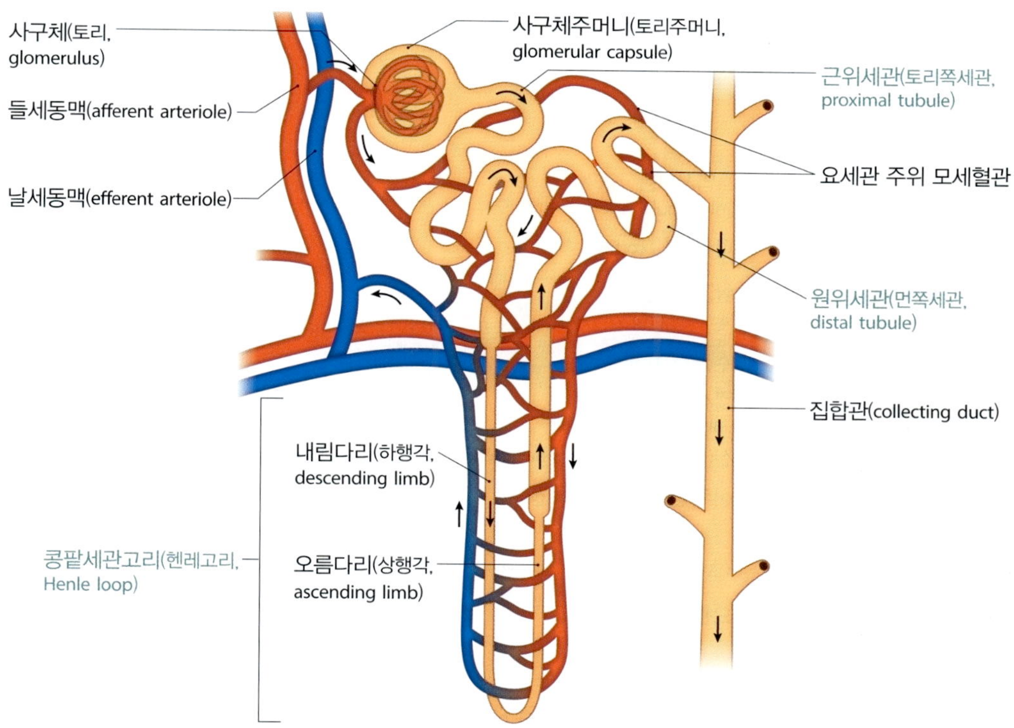

그림 14-5 신장단위의 구조와 혈관의 주행

3. 신장의 혈액공급

신장은 **신(장)동맥**(콩팥동맥, renal artery)에서 혈액을 공급받는데, **복부대동맥**(abdominal aorta)에서 갈라진 신(장)동맥은 각 신장의 신장문(콩팥문, renal hilus)으로 들어간다. 신장문으로 들어온 신(장)동맥은 분지하여 **엽사이동맥**(interlobar artery)이 되고, 다시 피질과 수질의 경계를 가로로 주행하는 **활꼴동맥**(arcuate artery)이 된다. 이 동맥에서 피질을 향해 **소엽사이동맥**(interlobular artery)으로 분지되며 이것은 또 다수의 **들세동맥**(afferent arteriole)으로 분지되어 각 신장단위로 이동한 후 사구체의 모세혈관그물로 이어진다.

사구체에서 여과된 혈액은 **날세동맥**(efferent arteriole)으로 나와 요세관 주위 모세혈관을 형성하고 곧은혈관그물을 이룬 뒤 **소엽사이정맥**(interlobular vein)으로 들어간 후 **활꼴정맥**(arcuate vein)을 따라 신장단위를 떠나서 **엽사이정맥**(interlobar vein), **신(장)정맥**(콩팥정맥, renal vein)을 거쳐 **아래대정맥**(하대정맥, inferior vena cava)으로 배출된다(그림 14-6).

신장은 안정 상태에서 심장박출량 25%의 혈액을 받아들여 산소와 영양분을 공급하고 혈액에서 불필요한 용질과 수분을 빠르게 제거하여 소변으로 배출한다. 제거된 물질을 제외한 혈액은 신(장)정맥을 통해 온몸순환으로 돌아오고 아래대정맥으로 들어간다.

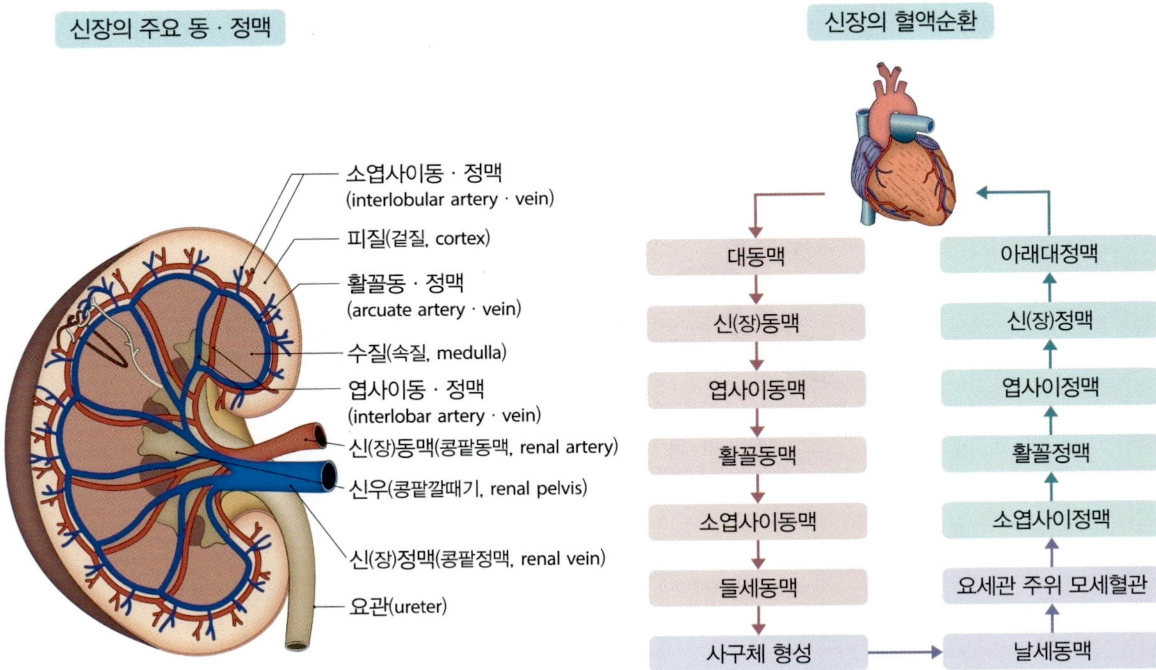

그림 14-6 **신장의 주요 동 · 정맥과 혈액순환**

4. 신장의 기능

비뇨계통은 인체의 대사활동 중 생성되는 **노폐물을 배설**하는 주요 기관계통으로, 신장을 제외한 요관, 방광, 요도는 단순히 소변의 운반, 저장 및 배출의 통로 역할을 한다. 따라서 실질적인 비뇨계통의 기능은 신장이 담당한다고 볼 수 있다. 신장은 혈액을 여과하여 소변을 생성하고 혈장에서 대사과정 중 생성된 노폐물과 이물질을 제거하는 과정을 통해 체액 성분이나 양을 정교하게 조절함으로써 체액 내의 항상성을 유지한다(표 14–1).

표 14–1 **신장의 기능**

기능	설명
배설작용	노폐물, 대사물질, 약물, 첨가물 등의 외부 물질 배설
조절작용	수분 조절, 삼투압 조절, 체액과 전해질 조절, 산–염기 조절(H^+ 배설을 통해)
호르몬 분비작용	레닌 분비(레닌–안지오텐신–알도스테론계통을 통한 혈압, 체액, 소듐이온 조절), 적혈구형성호르몬 분비(적혈구 생성 조절), 칼시트라이올 분비(칼슘 균형 조절)

(1) 소변의 생성과 배설

신장은 혈장으로부터 노폐물 및 기타 불필요한 물질을 청소하여 몸 밖으로 내보내는 기능을 한다. 이러한 물질에는 단백질과 핵산 분해과정에서 발생하는 요소(urea), 요산(uric acid), 크레아틴(creatinine), 빌리루빈(bilirubin) 등의 대사산물, 외부에서 들어온 이물질 즉, 약물, 살충제 및 식품첨가물 등이 있다.

(2) 조절작용

신장은 물이 소변으로 배출되는 비율을 조절하여 혈장 농도를 조절하며 이를 통해 **총혈액량**과 **혈압을 조절**하는 기능을 한다. 또한 용질에 따른 다양한 물의 배출 비율에 따라 혈장삼투압(용질 농도)을 조절한다. 신장은 폐와 함께 혈장의 중탄산이온과 수소이온을 조절하여 **혈액의 pH를 조절**하고 소변으로 소듐이온(Na^+), 염소이온(Cl^-), 칼슘이온(Ca^{2+}), 마그네슘이온(Mg^{2+}), 중탄산이온(HCO_3^-), 인산이온(HPO_4^{2-}와 $H_2PO_4^-$) 등의 배출을 증가 또는 감소시켜 혈장 내에서 그 **농도를 조절**한다.

(3) 호르몬의 분비

신장은 혈압 저하 시 염분과 수분 조절에 중요한 호르몬인 안지오텐신 II(angiotensin II) 생성에 필요한 **레닌**(renin)을 분비한다. 소변에 소듐이온(Na^+) 농도가 저하되면 분비되어 동맥을 수축시켜 혈압을 상승시키고, 부신을 자극하여 알도스테론(aldosterone)의 분비를 촉진시켜 신장에서 소듐이온의 재흡수를 촉진한다.

신장은 골수에서 적혈구 생성을 자극하는 호르몬인 **적혈구형성호르몬**(erythropoietin)을 분비한다. 저산소증에 의한 산소 결핍 시 사구체옆세포에서 에리트로제닌(erythrogenin)이라는 효소가 분비되고 에리트로제닌이 혈장단백질에 작용하면 적혈구형성호르몬이 되어 혈색소(hemoglobin)의 생성을 촉진한다.

또한 **칼시페롤**(calciferol)을 분비하여 혈중 칼슘과 인의 수준을 조절한다.

2 소변의 생성과정

신장은 혈장과 요세관에 있는 액체 간 물과 용질의 교환을 통해 혈장 성분을 조절하는데 소변은 혈장 속에서 여러 물질이 제거된 결과물이다. 성인의 하루 소변량은 평균 1,000~1,500mL이며, 음수량,

섭취물, 땀남(발한)에 따라 달라진다. 하루 소변량이 400mL 이하를 **소변감소**(핍뇨, oliguria), 2,000mL 이상을 **다뇨**(polyuria)라고 한다. 체내의 노폐물을 배설하거나 체액의 항상성을 유지하기 위해서는 하루 500mL 이상의 배뇨가 필요하다.

소변의 비중은 보통 1.015~1.025 정도이고 pH는 4.8~7.5이다. 소변의 색이 담황색 또는 황갈색인 이유는 소변에 들어 있는 **유로크롬**(urochrome) 때문이다. 소변은 95%가 물이고, 5%가 고형성분(하루 50~70g)으로 이루어져 있다(표 14-2).

표 14-2 하루 배설되는 소변 속의 고형성분(g/일)

유기성분	30~45	무기성분	20~25
총질소	6~21	식염	15~20
요소	14~35	유황	0.8
요산	0.5~0.8	황산	1~3
크레아티닌	1~1.5	인	0.5~2.0
히퓨르산	0.1~0.7	소듐이온(Na^+)	4.8
인디칸	0.005~0.02	포타슘이온(K^+)	2.5
고급지방산	0.002~0.003	암모늄이온(NH_4^+)	0.5~0.7
당	0.13~0.5	칼슘이온(Ca^{2+})	0.09~0.2
유로크롬	0.4~0.7	마그네슘이온(Mg^{2+})	0.0~0.24
유로빌리노젠	0.03~0.13	철이온(Fe^{2+})	0.005

소변은 사구체에서 사구체주머니로의 **여과**, 요세관에서 요세관 주위 모세혈관으로의 **재흡수**, 요세관 주위 모세혈관에서 요세관으로의 **분비**라는 3단계 과정을 통해 생성된 후 배설된다. 즉, 혈액이 신장 내의 사구체를 흐르는 사이에 여과되어 원뇨가 만들어지고, 원뇨가 요세관을 통과하는 사이에 필요한 물질이 재흡수된 후 소변으로서 배출되는 것이다(그림 14-7).

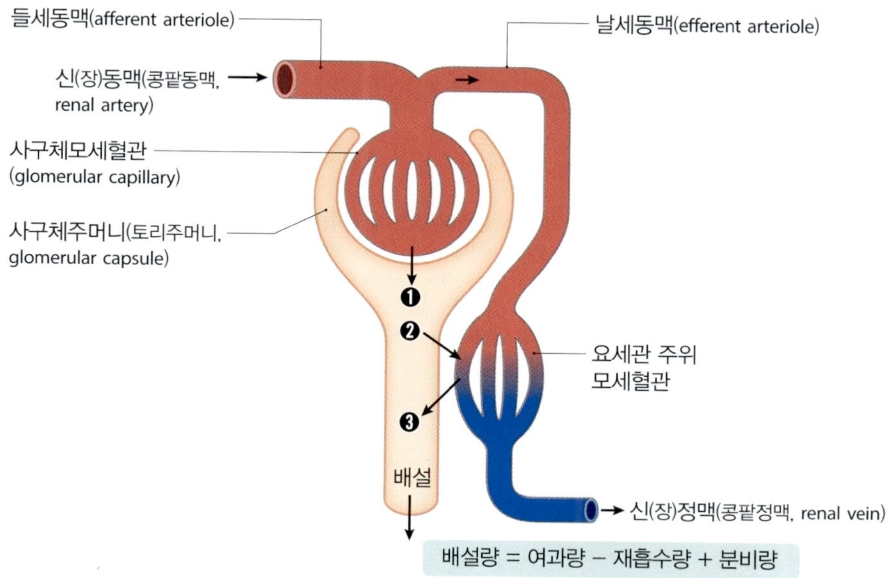

❶ 여과	❷ 재흡수	❸ 분비
사구체 → 사구체주머니	요세관 → 요세관 주위 모세혈관	요세관 주위 모세혈관 → 요세관

그림 14-7 **소변의 생성과정**

1. 사구체여과

사구체여과(glomerular filtration)는 사구체모세혈관으로 들어온 혈액이 사구체모세혈관막을 통해 사구체주머니로 부피 이동하는 것으로, 혈액이 사구체를 통과하는 동안 3층의 여과막인 모세혈관내피, 바닥막(기저막), 그리고 상피세포를 둘러싼 발세포층을 통해 혈구와 단백질 이외의 성분인 수분, 요소, 요산, 크레아티닌, 전해질, 당 등이 여과되어 **원뇨**(여과액)가 만들어진다(표 14-3).

혈액이 사구체모세혈관을 통과하여 여과틈새(여과극, slit pore)라는 발세포 사이의 공간으로 들어가며, 여과틈새의 크기는 틈새막(세극막, slit membrane)이 조절한다. 사구체모세혈관의 내피세포에는 창(fenestra)이라는 큰 구멍이 있어 일반 모세혈관보다 100~400배 큰 투과성을 가지므로 혈구세포와 혈장단백질을 제외한 혈장 내의 물과 대부분의 용질들을 여과한다(그림 14-8).

표 14-3 **사구체여과에서 3층의 여과막**

구조	기능
모세혈관(capillary)	지름 80nm 정도의 작은 구멍이 뚫린 내피세포를 가지며, 저분자물질은 이곳을 통과하지만 혈구 등은 차단된다.
바닥막(기저막, basement membrane)	사구체여과의 중심적인 역할을 하는 구조로, 고분자나 음전하 입자가 통과하지 못하는 '체'의 역할을 한다.
발세포(podocyte)	작은 발이라고 불리는 돌기로 사구체의 모세혈관을 둘러싼다. 작은 발과 발 사이의 틈새를 여과틈새(slit pore)라고 하는데, 이곳에서 원뇨가 나온다.

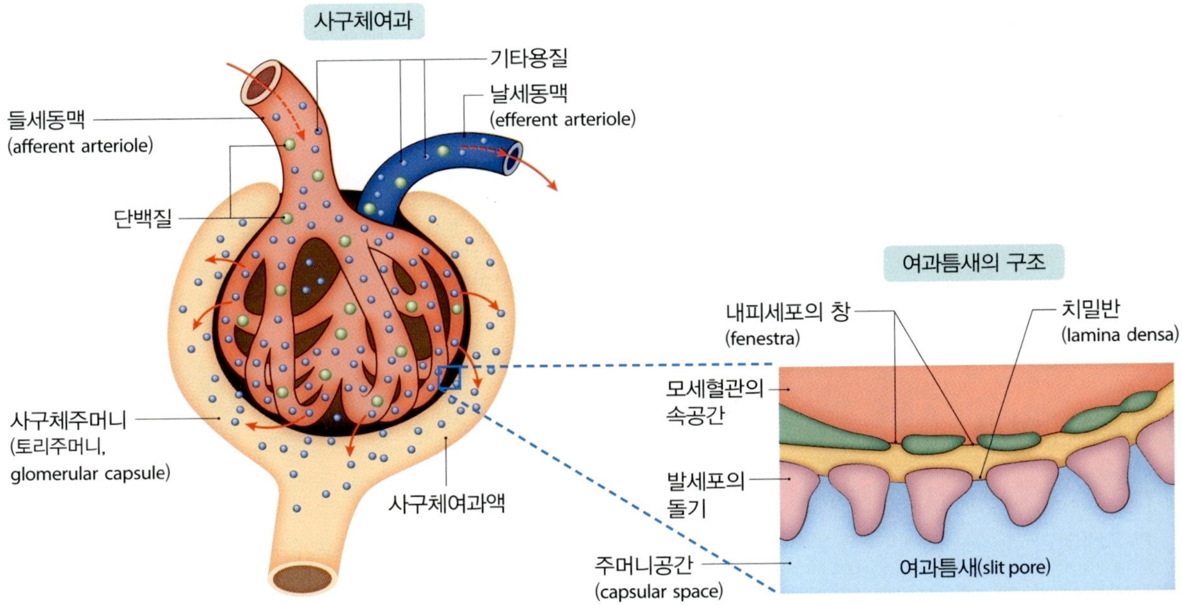

그림 14-8 **사구체여과와 여과틈새**

혈구와 혈장단백질(초록)을 제외한 매우 적은 양만 여과되며, 크기가 작은 혈장 용질(파랑)은 사구체여과액으로 쉽게 들어간다. 화살표는 여과방향을 가리킨다.

1) 사구체여과압(glomerular filtration pressure, GFP)

콩팥소체의 여과는 몸 전체의 모세혈관에서 액체를 여과시키는 힘인 **스탈링의 힘**(Starling force)에 의해 이루어지는데, 콩팥소체에서 스탈링 힘의 합을 **사구체여과압**이라고 한다. 사구체와 사구체주머니 사이에는 다음 4가지의 스탈링의 힘이 존재한다(그림 14-9).

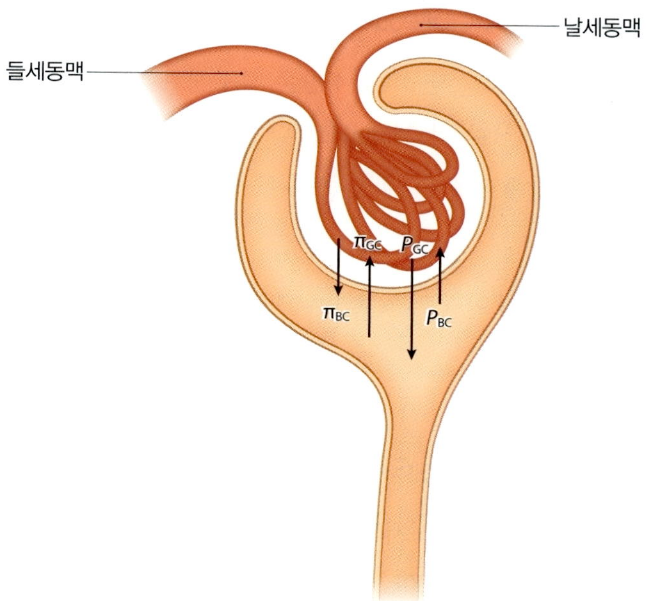

$$\text{사구체여과압(GFP)} = (P_{GC} + \pi_{BC}) - (P_{BC} + \pi_{GC}) = (60\text{mmHg} + 0\text{mmHg}) - (15\text{mmHg} + 29\text{mmHg}) = 16\text{mmHg}$$

그림 14-9 **사구체여과압**

(1) 사구체모세혈관 정수압(glomerular capillary hydrostatic pressure, P_{GC})

여과를 촉진하는 힘으로 60mmHg이다. 사구체모세혈관압이 다른 모세혈관압보다 높은 이유는 사구체모세혈관에서 나가는 쪽인 날세동맥의 저항이 높기 때문이며, 일반적으로 혈관그물에서 저항이 높으면 위쪽에 위치한 혈관의 압력은 올라가고 아래쪽에 위치한 혈관의 압력은 낮아진다.

(2) 사구체주머니 삼투압(Bowman capsule osmotic pressure, π_{BC})

여과를 촉진하는 힘으로 작용한다. 사구체주머니의 삼투압은 막을 통과하지 못하는 용질인 단백질에 의해 발생하는데, 사구체에서 사구체주머니로 여과되는 단백질의 양은 정상적인 상태에서는 무시해도 좋을 만큼 극소수이므로 0으로 본다.

(3) 사구체주머니 정수압(Bowman capsule hydrostatic pressure, P_{BC})

여과를 방해하는 힘으로 약 15mmHg이다. 사구체주머니 정수압은 많은 양의 액체가 사구체모세혈관을 통해 빠져 나간 후 사구체주머니의 좁은 공간으로 들어가기 때문에 신체 대부분의 모세혈관그물 주변의 세포사이질액정수압인 1mmHg보다 상당히 높은 편이다.

(4) 사구체삼투압(glomerular osmotic pressure, π_{GC})

여과를 방해하는 힘으로 약 29mmHg이다. 사구체삼투압은 사구체여과로 물이 빠져나가 단백질의 농도가 증가하기 때문에 신체의 모세혈관삼투압 25mmHg보다 높다.

따라서 평균 사구체여과압(GFP)은 콩팥소체에서 여과를 촉진하는 힘과 여과를 방해하는 힘의 차이이다.

$$사구체여과압(GFP) = (P_{GC} + \pi_{BC}) - (P_{BC} + \pi_{GC})$$

2) 사구체여과율(glomerular filtration rate, GFR)

사구체에서 단위시간 동안 여과된 혈장의 양을 **사구체여과율**이라고 하며, 성인 남자는 125mL/분, 성인 여자는 115mL/분이다. 하루 동안 신장은 180L의 혈장을 여과한다. 정상상태에서 1분간 신장을 흐르는 혈장의 양을 **신장혈장유동량**이라고 하며, 신장혈장유동량 중 여과된 부분을 **여과분율**(filtration fraction)이라고 하는데 사구체여과율을 신장혈장유동량으로 나눈 값이다(그림 14-10).

사구체로 흐르는 혈장의 양은 약 625mL/분이므로 신장을 통과하는 혈장의 20%가 여과되어 사구체 주머니로 들어간다고 할 수 있다.

$$여과분율 = \frac{사구체여과율(GFR)}{신장혈장유동량}$$

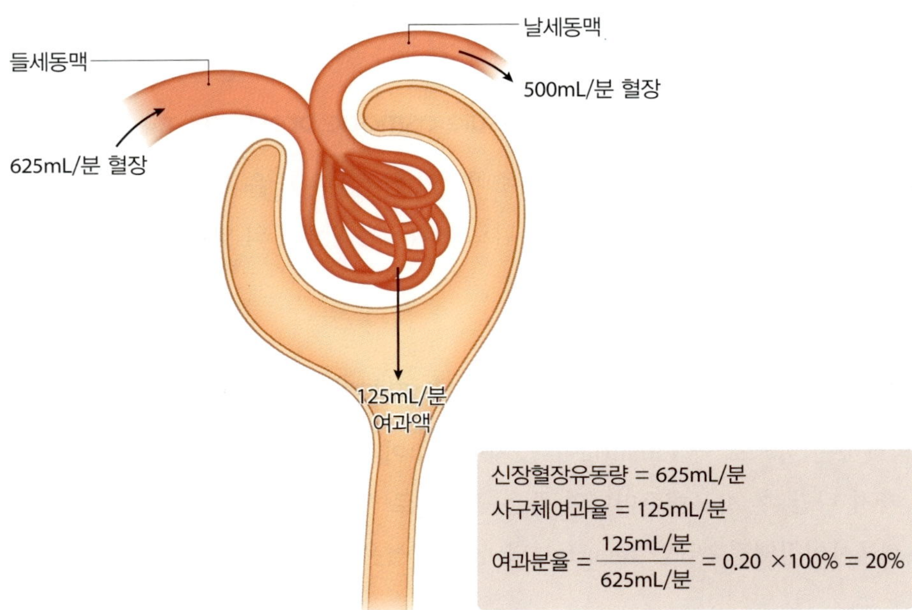

그림 14-10 사구체여과율과 여과분율

3) 사구체여과율의 조절

사구체여과율은 **평균동맥압**에 영향을 받는데, 평균동맥압이 증가하면 사구체모세혈관압이 상승하고 이로 인해 사구체여과압이 증가하여 사구체여과율도 증가하게 된다. 반대로 평균동맥압이 감소하면 사구체모세혈관압이 감소하여 사구체여과압과 사구체여과율도 감소하게 된다.

평균동맥압이 변하면 사구체여과율도 변하지만, 평균동맥압 범위인 80~180mmHg에서는 **내인성 조절**을 통해, 80~180mmHg를 벗어나면 **외인성 조절**을 통해 사구체여과율을 일정하게 유지할 수 있다(그림 14-11).

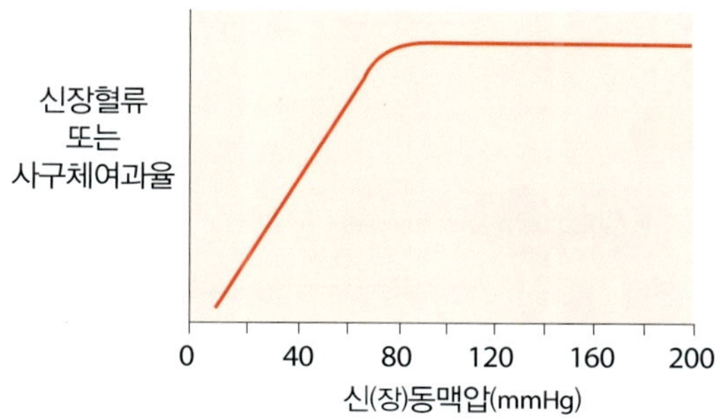

그림 14-11 **신장혈류와 사구체여과율의 자동조절**

(1) 내인성 조절

사구체여과의 내인성 조절기전에는 들세동맥 민무늬근육의 수축과 이완을 통한 **근원성 조절**과 날세동맥의 **저항변화를 통한 조절**이 있다. 평균동맥압이 상승하면 들세동맥압이 상승하고 들세동맥 민무늬근육이 늘어나 사구체여과율이 증가한다. 이러한 신장 자극에 들세동맥이 수축하여 사구체여과율을 다시 감소시킴으로써 사구체모세혈관압과 사구체여과율을 일정하게 유지한다.

또 날세동맥의 저항은 **안지오텐신 II**(angiotensin II)의 영향으로 조절되는데, 사구체여과율이 감소하면 요세관여과액이 감소해 치밀반을 지나게 되며 치밀반에서 그 정보를 감지하여 사구체옆세포로 보내 **레닌**(renin)을 분비시킨다. 레닌은 안지오텐시노젠(angiotensinogen)을 안지오텐신 I(angiotensin I)로 만든 후 안지오텐신전환효소(angiotensin converting enzyme, ACE)에 의해 안지오텐신 II가 된다. 안지오텐신 II는 날세동맥을 수축시켜 사구체여과압과 사구체여과율을 정상으로 복귀시킨다(그림 14-12).

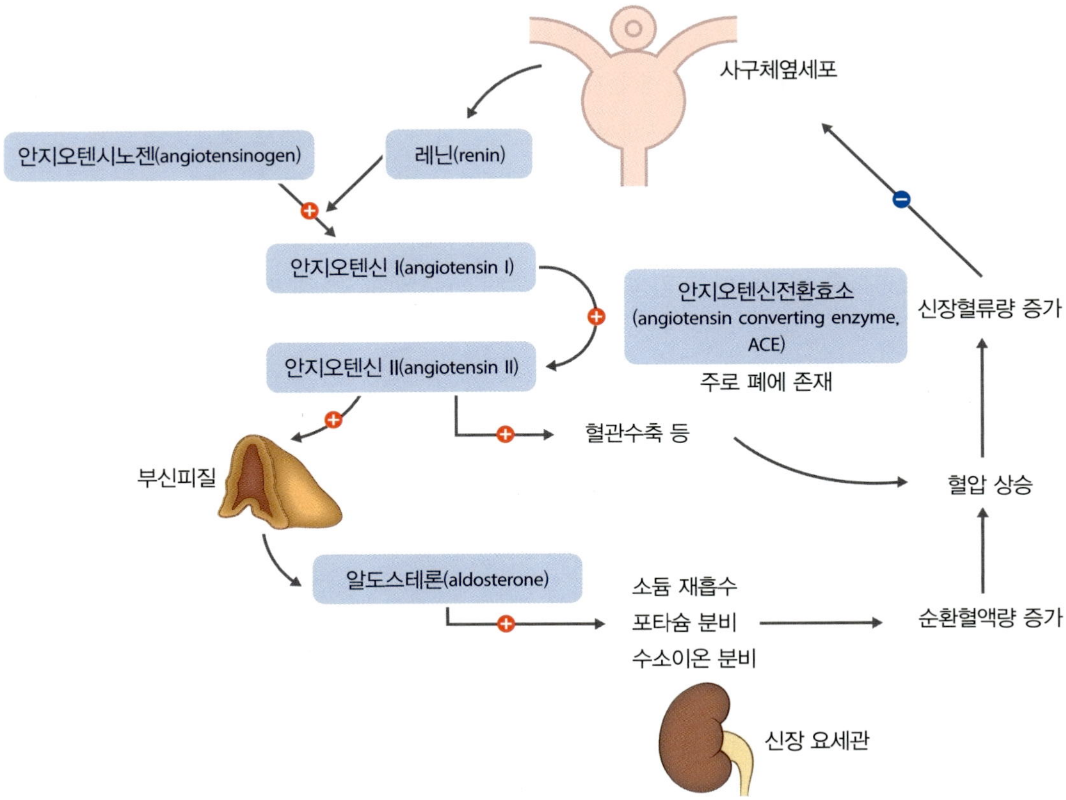

그림 14-12 **내인성 조절**

(2) 외인성 조절

출혈이나 과다한 땀남(발한)으로 체액이 손실되면서 평균동맥압이 80mmHg 이하가 되면 **승압반사**(pressor reflex)에 의해 교감신경의 활성이 증가하고 들세동맥과 날세동맥의 민무늬근육이 수축한다. 이는 혈관 수축을 유발하여 신장혈관계통의 저항을 증가시킴으로써 신장혈류가 감소한다. 따라서 사구체여과율이 감소하고 소변 배설이 감소하여 수분을 보존함으로써 동맥압의 하강을 방지하고 평균동맥압을 정상으로 회복시키는데, 이를 사구체여과의 외인성 조절기전이라고 한다.

2. 요세관 재흡수

요세관 재흡수(tubular reabsorption)란 사구체에서 여과된 용질과 수분이 요세관 속공간에서 요세관 주위 모세혈관을 통해 혈장으로 다시 흡수되는 것을 말한다. 사구체에서는 혈구와 혈장단백질을 제외한 모든 성분이 여과되므로 생명현상에 필요한 포도당, 아미노산 등의 영양성분, 전해질, 수분, 노폐물까지 모두 요세관으로 배출된다.

신장 요세관에서는 여과된 용질과 수분 중 인체에 필요한 물질은 재흡수하고 불필요한 물질은 분비하여 체액의 항상성을 유지하는 데 도움을 준다. 따라서 인체에 필요한 용질과 수분의 재흡수는 매우 중요하며 물질의 종류와 체내 상태에 따라 달라질 수 있다(표 14-4).

도 원뇨가 요세관을 지나면서 인체가 필요로 하지 않는 PAH(파라아미노히퓨르산, paraaminohippuric acid), 포타슘이온(K^+), 수소이온(H^+), 암모니아(NH_3) 등의 물질은 요세관 주위 모세혈관으로 분비되어 소변으로 배설된다.

닿은 물질이 능동적으로 재흡수되고, 일부는 수동적으로 재흡수된다. 용질의 대부분은 근위세관(토리쪽세관)과 원위세관(먼쪽세관)에서 재흡수된다. 재흡수 과정에서 물질은 요세관 상피조직과 모세혈관 내피조직을 통과해야 하는데 요세관 상피세포들은 **치밀이음**(tight junction)으로 연결되어 있어 세포 사이의 분자 이동이 제한되므로 분자마다 재흡수기전이 다르다(그림 14-13).

표 14-4 각종 물질의 재흡수율

	혈장 농도(mmol/L)	여과량(mmol/일)	배설량(mmol/일)	재흡수율(%)
포도당	5	900	0	100
알라닌	0.35	63	0	100
중탄산(HCO_3)	24	4,320	2	99.9
소듐이온(Na^+)	140	25,200	100	99.6
염소이온(Cl^-)	105	18,900	100	99.5
물		180L	1.5L	99.0
포타슘이온(K^+)	4	720	50	93.0
요소	6	1,080	432	60.0
크레아티닌	8	1,440	1,670	−16

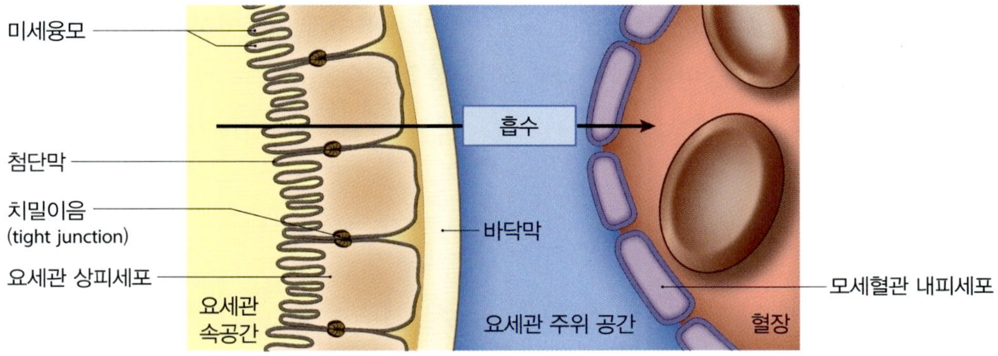

그림 14-13 **재흡수 장벽**

재흡수가 일어나려면 물질은 일차적으로 요세관 상피세포의 첨단막과 바닥막을 통과한 후 모세혈관의 내피세포를 통과해야 한다.

1) 재흡수기전

요세관의 재흡수기전에는 **용질의 능동적 재흡수**(active reabsorption), **수분의 재흡수**, **용질의 수동적 재흡수**(passive reabsorption)가 있다.

용질이 요세관 상피세포의 첨단막에서 세포 안으로 **능동수송**(active transport)으로 들어오고 반대쪽 막에서 용질이 **촉진확산**(중개확산, facilitated diffusion)으로 요세관 주위 공간으로 나가며, 용질이 요세관 상피세포에서 세포 안으로 촉진확산으로 들어오고 반대쪽 막에서는 용질이 능동수송으로 요세관 주위 공간으로 나간다. 수분은 용질이 재흡수될 때 삼투(osmosis)에 의해 재흡수된다. 용질의 수동적 재흡수는 세포막을 통과할 수 있는 용질이 요세관액 농도가 높게 형성된 경우에만 **확산**(diffusion)으로 재흡수되며 수분의 재흡수에 맞춰 부수적으로 이루어진다.

용질이 여과액에서 혈장으로 이동할 때 요세관 상피조직의 운반단백질이나 운반펌프를 이용하는데, 용질의 농도가 매우 높아 운반단백질과 운반펌프가 모두 이용되는 경우를 **최대수송**(maximum transport, Tm)이라고 하며, 용질의 혈장농도가 일정 수준에 도달하면 여과액의 농도에 의해 요세관의 운반단백질이 포화 상태가 되어 용질이 소변으로 나가기 시작하는데 이때의 혈장 농도를 **신장문턱값**(renal threshold)이라고 한다.

정상상태에서 포도당은 사구체에서 여과된 후 요세관에서 100% 재흡수되어 소변으로 전혀 배설되지 않는 물질이다. 그러나 포도당 수준이 증가하여 여과액의 포도당 양이 재흡수할 용량을 초과하면 일부가 소변으로 배설되는데 이러한 현상을 **당뇨**(glycosuria)라고 한다. 포도당의 최대 수송치는 분당 375mL이며 정상 혈장농도는 80~100mg/dL이다.

그림 14-14는 포도당의 혈장 농도에 따른 여과, 재흡수, 분비의 관계를 나타낸 것으로, 포도당의 혈중 농도가 증가할수록 여과량도 비례하여 증가하며 혈중 포도당 농도가 200mg/dL 이하인 경우 여과된 포도당은 모두 재흡수된다. 그러나 실제 포도당의 신장문턱값은 160~180mg/dL이고 이때의 여과 부하량 약 225mg/분으로 포도당의 최대 수송치 375mg/분보다 낮다. 이는 포도당 운반단백질이 100% 포화되지 않은 상태로 소변으로 배출되기 때문이다. 포도당의 능동적 재흡수는 수분의 수동적 재흡수에 맞춰서 발생하게 되는데 포도당이 요세관액에 남아있지 않아 재흡수가 이루어지지 않으면 요세관의 물은 삼투로 인해 소변으로 배출된다. 따라서 당뇨의 초기증상으로 수분 손실로 인한 극심한 갈증과 소변량의 증가를 들 수 있다.

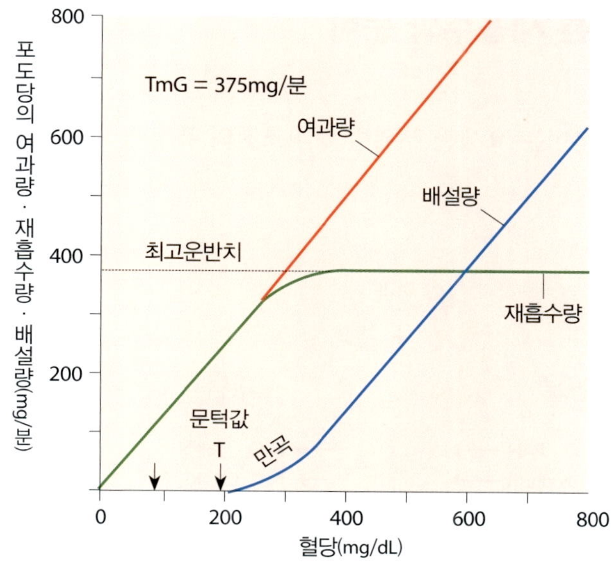

그림 14-14 **포도당 적정곡선(포도당의 재흡수)**

혈장 내 포도당 농도의 변화에 따른 여과량, 재흡수량 및 배설량의 변화를 나타낸 것으로, 포도당 배설은 문턱값 농도 T에서 시작되며 포도당 재흡수율은 요세관의 최대흡수치(TmG)에 의해 제한된다.

3. 요세관 분비

요세관 분비(tubular secretion)란 용질의 분자들이 요세관 주위 모세혈관의 혈장에서 요세관으로 이동하여 여과액의 일부가 되는 것을 말하며, 재흡수와는 반대방향으로 이루어진다. 사구체에서는 신장으로 들어오는 혈장량의 20%가 여과된 후 요세관에서 재흡수되지 못한 노폐물이 배설되므로 나머지 80%의 노피물 제거는 요세관 분비기전에 따라 분비되어 100% 모두 소변으로 배설된다.

요세관의 분비기전도 재흡수 과정과 유사하며 물질에 따라 확산을 이용한 **수동적 분비**(passive secretion)와 수송단백질이나 전위차, 농도차를 이용한 **능동적 분비**(active secretion)가 이루어진다.

포타슘이온(K^+)과 수소이온(H^+)은 농도차 및 전위차를 이용하여 능동 분비되는 물질로, 체내 전해질 조성과 부신피질호르몬에 의해 분비량이 조절된다. 포타슘이온(K^+)은 소듐이온(Na^+)의 재흡수 시 발생하는 전위차에 의해 분비되는데 즉, 소듐이온의 재흡수가 증가하면 요세관 내측과 외측 사이에 발생하는 전위차가 증가하여 결과적으로 포타슘이온의 분비가 증가한다. 또한 혈장 내의 포타슘이온 농도와 수소이온 농도는 분비과정에서 상호 영향을 주는데, 포타슘이온은 Na^+-K^+ 펌프에 의해 분비되고, 수소이온은 Na^+-H^+ 펌프에 의해 분비된다. 따라서 혈장의 pH가 감소하면 수소이온의 분비가 우세해지고, pH가 증가하면 칼슘이온의 분비가 우세해진다. 포타슘이온은 원위세관과 집합관에서 대부분 분비된다.

4. 요세관 부위에 따른 재흡수와 분비

요세관에서의 재흡수와 분비는 요세관 부위별 상피조직의 특징에 따라 수송물질과 수송기전이 달라진다(그림 14-15, 표 14-5).

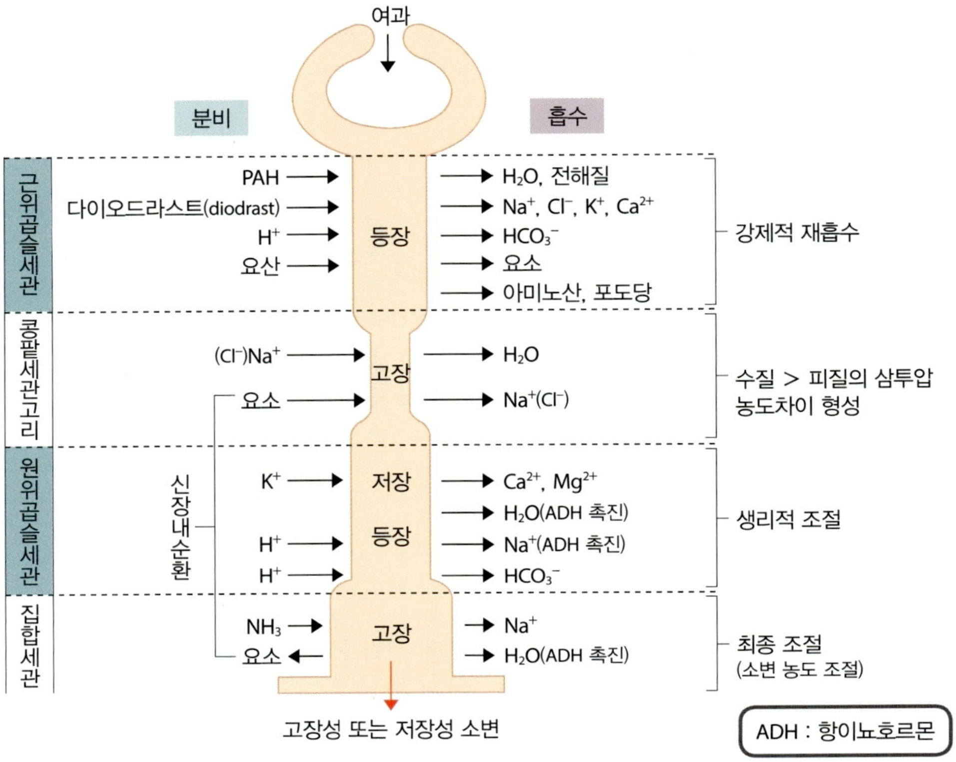

그림 14-15 **요세관 부위별 재흡수와 분비**

1) 근위세관(토리쪽세관)

근위세관에서의 재흡수는 용질과 수분이 1쌍이 되어 이루어지므로 근위세관을 지나는 동안에도 여과액은 일정한 농도를 유지한다. 수분의 경우 재흡수되는 전체 수분의 65%가 소듐이온(Na^+) 재흡수 시 발생하는 삼투압 농도차에 따라 이루어지며 소듐이온(Na^+), 포타슘이온(K^+)의 80%, 그 밖에 칼슘이온(Ca^{2+}), 염소이온(Cl^-), 중탄산이온(HCO_3^-), 포도당, 과당, 갈락토스, 아미노산, 비타민 C 등이 재흡수된다. 포도당은 근위세관에서 100% 재흡수된다.

근위세관의 상피조직에는 솔가장자리(brush border)라고 불리는 미세융모로 된 첨단막이 있어 표면적을 늘려주고, 많은 수의 사립체가 존재하여 능동수송에 필요한 ATP를 공급해준다.

표 14-5 **요세관 부위별 재흡수 물질과 분비 물질**

요세관 부위		재흡수 물질		분비 물질
근위세관(토리쪽세관)		Na^+ Cl^- K^+ Ca^{2+} HCO_3^- 수분	포도당 아미노산 비타민 요소 콜린	H^+ NH_4^+ 크레아티닌 PAH
콩팥세관고리(헨레고리)	내림다리(하행각)	수분		
	오름다리(상행각)	Na^+ Cl^- K^+	Mg^{2+} Ca^{2+}	H^+
원위세관(먼쪽세관)		Na^+ HCO_3^-	Cl^- 수분	K^+ H^+ NH_4^+
집합관		Na^+ K^+ Cl^- Ca^{2+}	HCO_3^- H^+ 요소 물	K^+ H^+

또 상피세포들 사이의 느슨한 치밀이음이 작은 용질과 물의 투과성을 높여 세포 주위의 수송이 용이하도록 도와준다(그림 14-16). 근위세관에서의 재흡수는 조절되지 않고 지속적으로 이루어지며(**강제적 재흡수**) 여과된 용질과 물을 대량 흡수함으로써 신체에서 외부로 손실되는 것을 막는 대량흡수기(mass absorber)의 역할을 한다.

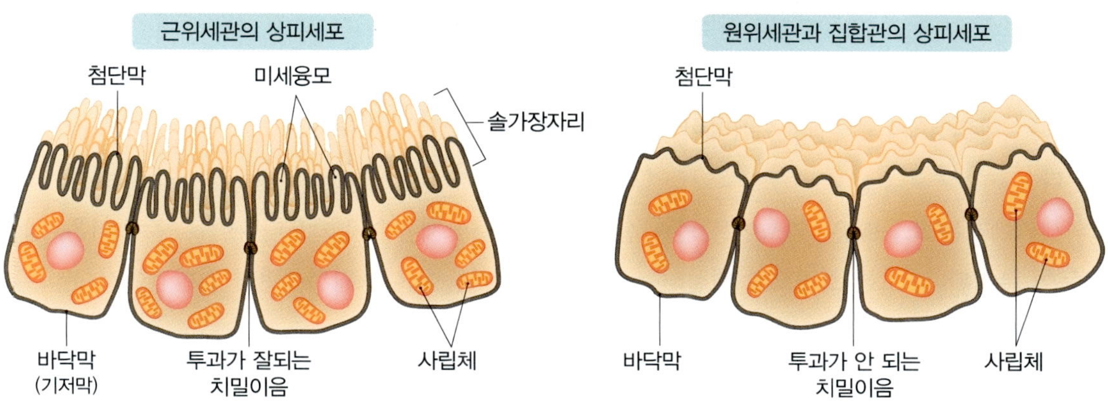

그림 14-16 **요세관 부위별 상피세포**

근위세관의 상피세포는 원위세관과 집합관의 상피세포에 비해 더 많은 미세융모와 사립체를 가지며 투과가 쉬운 치밀이음으로 이루어진다.

근위세관으로 분비되는 물질에는 수소이온(H^+), 암모늄이온(NH_4^+), 다이오드라스트(diodrast; 혈관조영제의 일종), 페니실린(penicillin), 크레아티닌(creatinine), 파라아미노히퓨르산(paraaminohippuric acid, PAH) 등이 있으며, 분비과정을 통해 여과액의 일부가 되어 몸 밖으로 배설된다.

2) 콩팥세관고리(헨레고리)

근위세관에서 이어지는 콩팥세관고리는 집합관과 더불어 수분의 재흡수에 중요한 역할을 한다. U자형 콩팥세관고리는 **내림다리**(하행각, descending limb), **얇은 오름다리**(상행각, ascending limb), **굵은 오름다리**의 세 부분으로 나뉘며 서로 다른 특징에 의해 삼투압차를 형성하여 물질을 수송한다. 내림다리는 사립체가 거의 없어 단순확산만으로 물질이동이 이루어진다. 물에 대한 투과성이 있어 재흡수되는 전체 수분의 20%를 재흡수하며 여과액을 농축시키는 역할을 한다. 그러나 오름다리는 물을 투과할 수 없으며, 굵은 오름다리에 이르면 사립체가 많아지면서 대사가 활발해지고, 소듐이온(Na^+), 염소이온(Cl^-), 포타슘이온(K^+)의 운반체가 있어 확산에 의해 용질만 사이질액으로 이동하므로 농축된 고농도의 여과액이 다시 저농도로 희석된다.

콩팥세관고리에서는 여과된 소듐이온, 염소이온, 포타슘이온의 25%가 재흡수되며 그 밖에도 칼슘이온(Ca^{2+}), 중탄산이온(HCO_3^-), 마그네슘이온(Mg^+) 등도 재흡수된다. 또한 근위세관과 마찬가지로 Na^+-H^+ 교환체(exchanger)가 있어 수소이온을 콩팥세관고리 내부로 분비한다. 콩팥세관고리는 소변의 농축에 깊이 관여한다.

3) 원위세관(먼쪽세관)과 집합관

원위세관과 집합관의 상피조직은 첨단막의 솔가장자리가 발달하지 않은 불투과성 치밀이음으로 되어 있으며 상피세포의 사립체 수가 적다(그림 14-16). 또 여러 호르몬수용체가 있어 물과 용질의 수송이 조절된다. 소듐의 재흡수는 부신피질호르몬인 알도스테론(aldosterone)에 의해 촉진되며, 심방에서 분비되는 펩타이드호르몬인 심방나트륨배설펩타이드(atrial natriuretic peptide)에 의해 억제된다. 수분의 재흡수는 뇌하수체후엽에서 분비되는 펩타이드호르몬인 항이뇨호르몬(antidiuretic hormone, ADH)의 자극으로 촉진된다.

원위세관에서는 소듐이온, 염소이온, 중탄산이온과 수분이 재흡수되고 포타슘이온, 수소이온, 암모늄이온 등이 분비된다. 또한 소변으로 배설되는 대부분의 포타슘이온은 원위세관과 집합관에서 분비된다.

5. 소변의 농축과 희석

인체가 수분의 평형을 이루려면 유입된 수분의 양과 유출된 수분의 양이 같아야 한다. 따라서 섭취한 물과 대사과정 중 생성된 물의 합은 배설과 땀, 기타 화학작용에 의해 소실된 물의 합과 같은 상태일 때 인체는 수분평형을 유지한다(그림 14-17).

하루에 신장이 여과한 180L의 혈장 중 물의 99%는 재흡수되고 나머지 1%가 소변으로 배설된다. 여과된 수분과 소듐이온(Na^+)의 약 70%는 근위세관에서 재흡수되고 나머지는 콩팥세관고리(헨레고리)와 집합관에서 재흡수된다. 신장의 원위세관과 집합관에서는 물의 재흡수를 조절하여 배설량을 조절하게 되는데, 소변을 통한 수분 배출은 혈장량과 삼투몰농도의 조절에 반드시 필요하다.

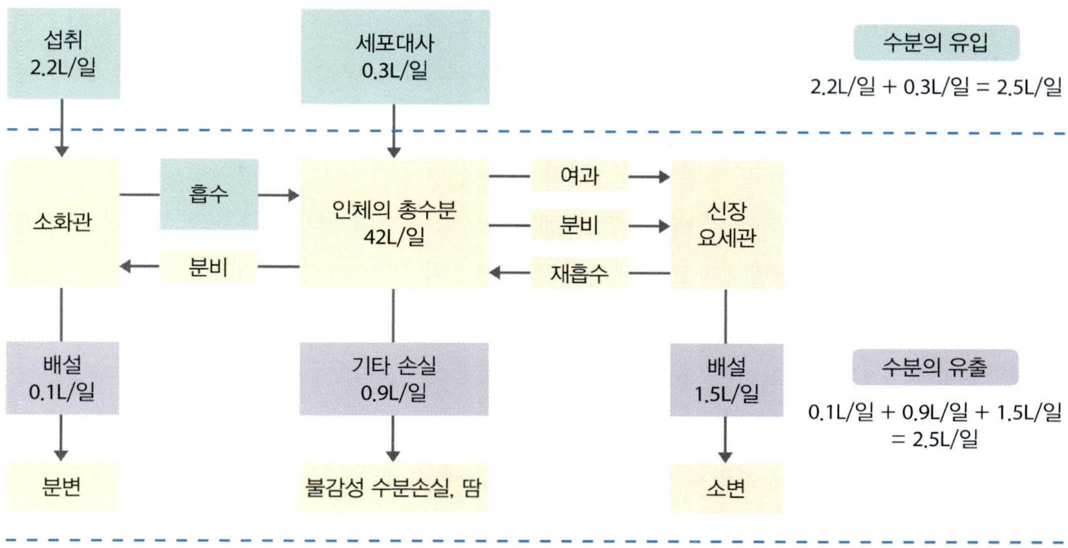

그림 14-17 **인체의 수분평형**

1) 수분 배출량 조절

정상 상태일 때 혈장 전체의 용질농도는 300mOsm/kg · H_2O인데, 이는 사이질액과 세포속액의 정상 삼투몰농도로 삼투평형을 이룬 등장성 용액이다.

만약 혈장량과 삼투몰농도가 정상인 사람이 물을 전혀 마시지 않은 채 짠 음식을 많이 섭취하였다면 혈장량은 변화하지 않지만 혈장 내 소듐 흡수로 인한 삼투몰농도의 상승으로 세포가 오그라들 것이다. 이때 신장은 삼투몰농도가 높은 농축된 소량의 소변을 배출함으로써 적은 양의 수분과 과다한 양의 염분을 배출하여 혈장량과 삼투몰농도를 정상으로 회복시키려 한다. 반대로 다량의 수분을 섭취했을 때는 수분 배출량을 증가시켜 혈장량과 삼투몰농도를 조절하게 된다. 이처럼 신장에서 수분은 재흡수되지만 분비는 이루어지지 않기 때문에 수분 배출량을 조절하여 혈장량과 삼투몰농도의 변화에 대처한다.

2) 역류증폭계통(countercurrent multiplier system)

수질 주위 콩팥세관고리(헨레고리)에서는 **역류증폭계통**이 수질의 삼투압기울기를 발생시킨다. 삼투압기울기로 인해 안정 상태에서 콩팥세관고리로 들어오는 300mOsm/kg · H_2O의 등장성 용액을 콩팥세관고리 내림다리(하행각) 끝에서는 1,200mOsm/kg · H_2O의 고장성 용액으로, 오름다리(상행각)에서는 다시 희석되어 100mOsm/kg · H_2O의 저장성 용액이 되어 원위세관으로 들어간다.

역류증폭계통이란 1951년 스위스의 물리학자인 하지테이(B. Hargitay)와 쿤(W. Kuhn)이 설명한 **소변농축기전**으로, 콩팥세관고리 내림다리와 오름다리의 투과성 차이로 인해 콩팥세관고리와 신장수질 내의 사이질액 간 물질 이동이 상반되게 조절되는 것을 설명하는 이론이다.

콩팥세관고리의 내림다리는 수분에 대한 투과성은 매우 높고 용질 즉, 소듐이온(Na^+)과 염소이온(Cl^-)에 대한 투과성은 낮다. 근위세관에서 들어온 300mOsm/kg · H_2O의 등장성 용액이 콩팥세관고리 내림다리를 지나는 동안에는 내림다리 주변 사이질액이 내림다리 내액보다 고장성이므로 물이 삼투압에 의해 내림다리에서 사이질액으로 빠져나가 주변 모세혈관으로 들어가 콩팥세관고리 주변 사이질액과 삼투적 평형을 이룬다. 따라서 콩팥세관고리 내림다리 회전부위에서는 1,200mOsm/kg · H_2O의 고장성 용액이 된다. 이와 반대로 콩팥세관고리 오름다리는 수분에 대한 투과성은 낮고 용질에 대한 투과성이 높아 콩팥세관고리 오름다리를 지나는 동안 소듐이온과 염소이온은 주변 사이질액으로 이동하므로 수질 내 콩팥세관고리 주변 사이질액의 농도는 점점 더 높아지고 콩팥세관고리 오름다리 내액의 삼투질농도는 점점 더 낮아지며 희석되어 콩팥세관고리 오름다리를 빠져나갈 때는 100mOsm/kg · H_2O의 저장성 용액이 된다(그림 14-18).

3) 호르몬에 의한 조절

원위세관과 집합관의 수분 투과성은 뇌하수체후엽에서 분비되는 **항이뇨호르몬**(antidiuretic hormone, ADH; **바소프레신**)에 의해 조절된다. 항이뇨호르몬은 소변농축호르몬으로 체액 내 삼투질농도가 증가한 수분 부족상태에 작용하여 수분 투과성을 증가시켜 수분의 재흡수량을 늘리기 때문에 소변은 더 농축되어 소변량은 줄어든다. 따라서 원위세관에서는 수분의 재흡수로 인해 300mOsm/kg · H_2O의 등장성 용액이 되며 집합관에서 더 농축되어 최대 1,200mOsm/kg · H_2O의 고장성 용액이 된다(그림 14-19). 반대로 체액 내 삼투압 농도가 낮고 수분이 충분한 경우에는 항이뇨호르몬의 혈중 농도가 낮아져 별다른 영향을 받지 못하므로 수분의 재흡수량도 낮아지고 소변의 배출량이 많아지며 이때의 최대 희석 삼투질농도는 100mOsm/kg · H_2O가 된다. 일반적으로 소변의 삼투질농도는 600~900mOsm/kg · H_2O이다.

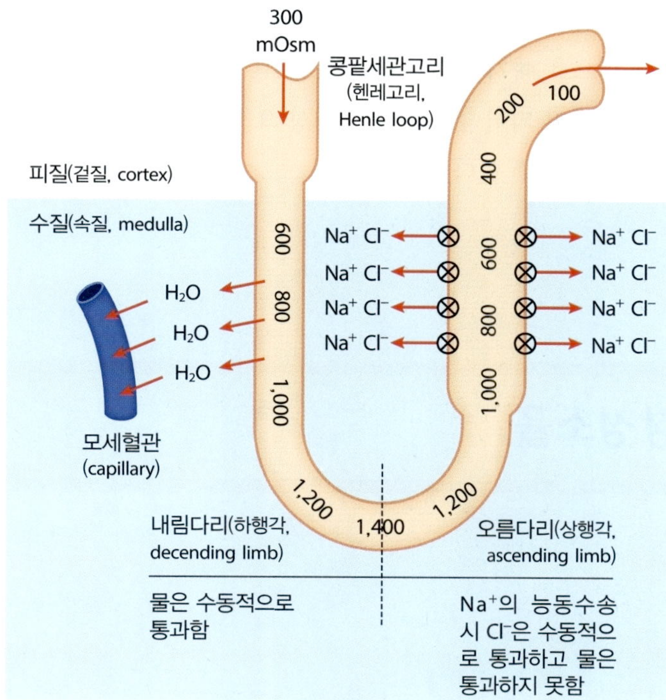

그림 14-18 **역류증폭계통**

오름다리에서의 NaCl 배출은 주변의 사이질액을 더욱 농축시킨다.

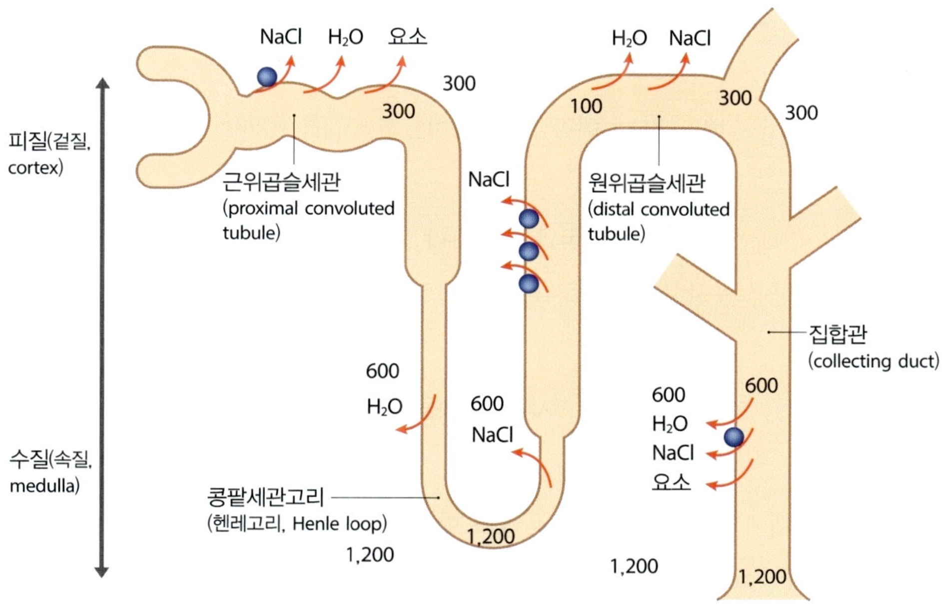

그림 14-19 **소변의 농축**(ADH가 있을 때)

요붕증(diabetes insipidus)이란 항이뇨호르몬의 수준이 아주 낮거나 신장이 항이뇨호르몬에 반응하지 않을 때 많은 양의 체액이 소변으로 빠져나가는 질환을 말한다. 머리손상, 시상하부의 염증, 시상하부나 뇌하수체후엽의 종양 등이 원인이 되어 나타나는 중추성 요붕증과 신장질환이나 유전적인 소인에 의해 발생하는 신원성 요붕증으로 나눌 수 있다.

3 혈장청소율

1. 배설량

인체에 있는 용질과 물은 신장의 배설작용에 따라 소변 형태로 제거되므로 어떤 물질이 소변으로 배출되는 비율은 혈장의 부피와 조성에 직접적인 영향을 줄 수 있다. 요세관공간으로 들어간 물질은 재흡수되지 않으면 배설된다. 따라서 일정 시간 동안 소변으로 배설되는 물질의 양은 여과량과 분비량의 합에서 재흡수량을 뺀 값과 같다(그림 14-20).

배설량(E) = 여과량(F) + 분비량(S) − 재흡수량(R)

또한 용질이 소변으로 배설되는 비율은 여과된 부하량, 용질의 분비율, 그리고 용질의 재흡수율에 영향을 받는다. 여과된 부하량은 사구체여과율(GFR)과 혈장농도의 곱으로 계산할 수 있다.

여과된 부하량 = 사구체여과율(GFR) × 혈장 농도

그림 14-20에서 사구체여과율 150mL/분, 용질의 혈장 농도 0.08mmol/mL, 분비량 3mmol/분, 재흡수량은 6mmol/분인 경우 다음과 같이 여과된 부하량을 계산하여 배설량을 구할 수 있다.

여과된 부하량 = 150mL/분 × 0.08mmol/mL = 12mmol/분

배설량 = 12mmol/분 + 3mmol/분 − 6mmol/분 = 9mmol/분

따라서 특정 용질의 여과된 부하량을 1분간 분비된 용질의 양과 비교하면 실질적으로 신장에서 일어난 재흡수와 분비의 결과를 알 수 있다.

- 1분간 배설된 용질의 양(배설량) < 여과된 부하량 : 요세관으로 재흡수
- 1분간 배설된 용질의 양(배설량) > 여과된 부하량 : 요세관으로 분비

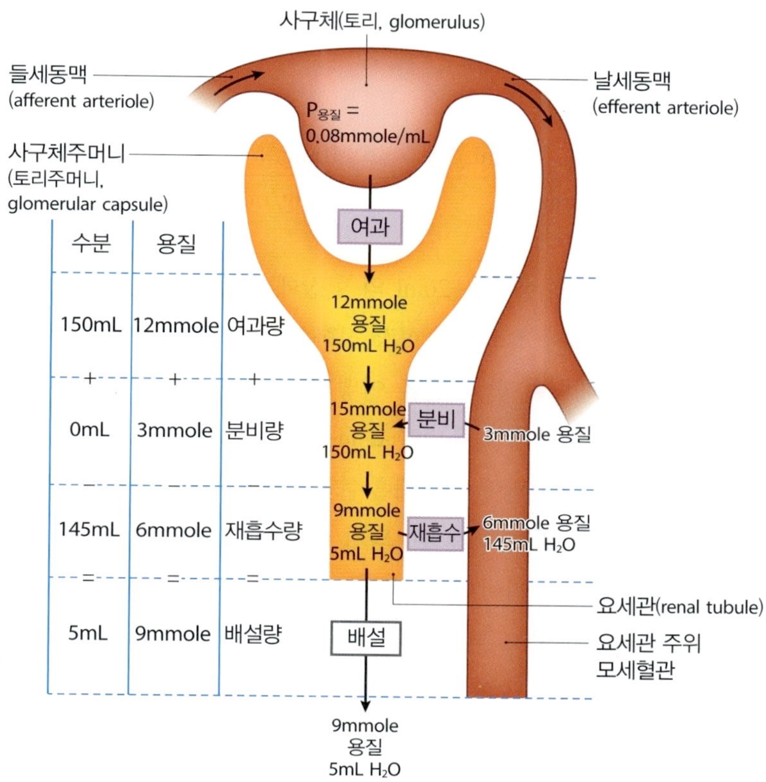

그림 14-20 신장에서 용질과 물의 처리

2. 청소율

청소율(clearance)이란 1분 동안 어떤 물질이 소변으로 완전히 배설 또는 제거되는 혈장량을 말하며, 신장에서 제거되는 물질의 양이 아니라 1분간 소변으로 배설되는 양이 혈장 몇 mL에 녹아 있었는지를 나타낸다.

어떤 물질 X의 청소율(Cx)은 배설률을 혈장 내 물질 농도로 나눈 값으로 소변 내 물질 농도를 Ux, 혈장 내 물질 농도를 Px, 1분간 소변량을 V라고 할 때 다음과 같이 계산할 수 있다.

$$\text{청소율(Cx)} = \frac{\text{배설률}}{\text{혈장 내 물질 농도}} = \frac{Ux \cdot V}{Px}$$

$$\text{배설률} = \text{소변 농도(Ux)} \times \text{1분간 소변량(V)}$$

예를 들어 어떤 물질의 소변 내 물질 농도가 10mg/mL, 혈장 내 물질 농도가 0.5mg/mL, 1분간 소변량이 1mL라면 이 물질의 청소율은 다음과 같다.

$$\frac{10\text{mg/mL} \times 1\text{mL/분}}{0.5\text{mg/mL}} = \frac{10\text{mg/분}}{0.5\text{mg/mL}} = 20\text{mL/분}$$

즉, 1분간 소변으로 배설된 10mg의 용질은 20mL의 혈장에서 유래된 것이며, 어떤 물질이 소변으로 배설되어 혈장이 정화된다는 의미에서 청소율을 혈장 정화치라고도 한다.

청소율은 신장이 다른 물질에 대하여 한 물질을 어떻게 처리하는지를 알려주며 용질이 요세관에서 재흡수나 분비가 있었는지를 판단하는 데 이용된다(표 14-6).

포도당(glucose)은 사구체여과 후 요세관에서는 재흡수되지만 분비되지 않는 물질로 청소율은 항상 사구체여과율보다 작으며 요세관에서 완전히 재흡수되기 때문에 소변 중으로 배설되지 않는다. 따라서 포도당의 청소율은 '0'이 된다. 또한 파라아미노히퓨르산(paraaminohippuric acid, PAH)과 같은 물질은 사구체여과 후 요세관에서 재흡수되지 않고 분비되는 물질로, 청소율은 항상 사구체여과율보다 크다. 따라서 PAH는 신장으로 들어가는 혈장에서 완전히 제거되므로 PAH의 청소율은 신장으로 들어오는 혈장량과 같으므로 임상에서는 **신장혈류량**을 측정하는 데 사용된다. 이눌린(inulin)은 사구체여과 후 요세관에서 재흡수되거나 분비되지 않는 물질로(청소율 = 여과율), 소변에 포함된 이눌린의 양을 측정하면 이눌린의 청소율을 이용해 사구체여과율을 측정할 수 있다. 이눌린 외에도 마니톨(mannitol), 내인크레아틴(endogenous creatine), 크레아티닌(creatinine) 등의 물질도 **사구체여과율**을 측정하는 데 이용할 수 있다. 크레아틴은 사구체여과 후 재흡수되지 않고 매우 소량만 분비되므로 청소율이 여과율보다 약간 높게 측정된다. 그러나 크레아틴은 외부에서 주입해야 하는 이눌린과는 달리 정상적으로 혈액 내에 존재하는 화학물질로 크레아틴 청소율은 임상적으로 사구체여과율을 측정하기에 적합하다. 또한 **혈중 크레아틴** 농도와 **혈액요소질소**(BUN)의 농도는 신장기능의 지표가 될 수 있으며 이 두 물질의 사구체여과율이 감소하는 급성신부전의 경우 혈중 농도가 증가하게 된다.

표 14-6 각종 물질의 청소율

물질	청소율(mL/분)	신장의 실제 처리과정 (재흡수 또는 분비)*
파라아미노히퓨르산(PAH)	650	분비
크레아티닌	140	분비
이눌린	125	없음
포타슘	12.0	재흡수
염소	1.3	재흡수
소듐	0.9	재흡수
포도당	0	재흡수

* 사구체여과율(GFR) = 125mL/분
청소율이 사구체여과율(GFR)보다 크면 분비가 일어나며, 청소율이 사구체여과율보다 작으면 흡수가 일어난다.

4 소변의 배출

1. 소변의 이동

배뇨(urination)란 사구체여과, 재흡수, 분비 후 요세관에 남은 체액이 소변으로서 배설되는 것을 말하며, 하루 배뇨량은 불가피뇨 500mL를 포함하여 약 1.5L 정도 된다.

집합관에서 나온 소변은 신우(콩팥깔때기)를 빠져나가 요관으로 가고 요관벽 민무늬근육의 파동성 수축으로 방광으로 옮겨져 저장된 후 요도로 배출된다.

방광은 소변의 일시적 저장소로 방광벽이 틈새이음(gap junction)으로 연결된 민무늬근육 주머니이며, 요도로 연결되는 방광목 부위에 근(육)섬유들이 집중적으로 모이고 겹쳐 속요도조임근(internal sphincter)을 이루어 소변의 흐름을 조절하는 밸브로 작용한다. 바깥요도조임근(external sphincter)은 골반을 지나는 요도를 둘러싸는 뼈대근육으로 수축과 이완을 통해 소변의 배출을 조절한다. 배뇨의 조절에 있어서 배뇨근과 속요도조임근은 자율신경의 지배를 받지만 뼈대근육인 바깥요도조임근은 음부신경의 지배를 받아 수의적 조절이 가능하기 때문에 의식적으로 배뇨를 제어할 수 있다.

2. 배뇨기전

1) 배뇨반사(micturition reflex)

신장에서 만들어진 소변이 지속적으로 방광으로 이동하면 안팎의 조임근이 수축하여 닫히고, 방광 속 소변량이 증가함에 따라 배뇨근이 이완하면서 그 만큼 방광이 팽창하게 된다. 방광 내 소변량이 300mL를 넘어가고 방광내압이 15~20cmH_2O 이상으로 상승하여 방광벽이 늘어나면서 방광벽에 있는 늘임수용기(stretch receptor)를 자극하면 그 자극이 골반신경(들신경)을 통해 엉치분절(sacral segment)로 들어간다(그림 14-21). 부교감신경(들신경)의 활성을 통해 방광의 배뇨근을 수축시키고 교감신경의 억제로 속요도조임근을 이완시키며 동시에 몸신경의 지배를 받는 바깥요도조임근은 이완되는 배뇨반사를 일으킨다. 배뇨 중인 방광은 지속적으로 수축되어 배뇨압을 50cmH_2O로 유지한다. 배뇨가 끝나면 방광은 이완되고 요도조임근도 수축해서 요도가 닫힌다. 또한 배뇨는 배뇨반사와 동시에 고위 뇌중추의 수의적 조절을 받아 촉진 또는 억제된다(그림 14-22).

2) 배뇨조절

배뇨를 촉진하는 중추는 시상하부와 다리뇌에 위치하며, 배뇨를 억제하는 중추는 대뇌피질과 중(간)뇌에 위치한다. 대뇌의 발달이 미성숙한 소아나 뇌혈관 질환자에게서는 억제중추가 제대로 작동하지 않아 반사적으로만 배뇨하게 되지만, 배뇨훈련이 된 큰 아이와 성인의 경우 방광이 가득 차 늘임수용기가 보내는 신호를 받아도 필요한 경우 대뇌피질에서 배뇨반사를 뒤로 미루는 수의적 억제를 할 수 있으며, 바깥요도조임근을 수의적으로 이완시켜 배뇨반사를 유도할 수 있다(그림 14-23).

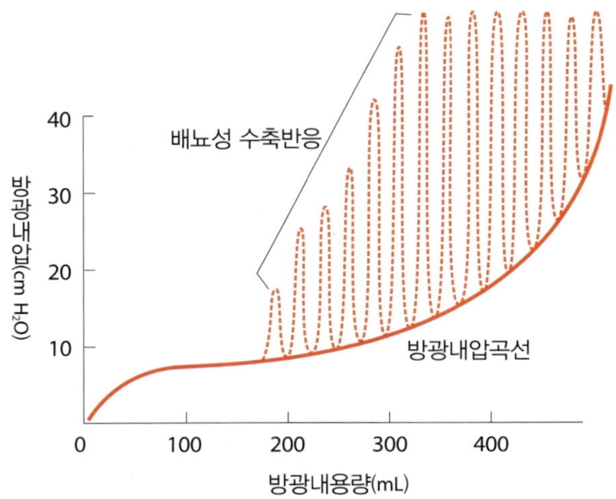

그림 14-21 **방광내압곡선**(cystometrogram)

방광 내에 소변이 30~50mL 정도 모이면 4~7mmHg의 방광내압이 발생하며, 방광 내 소변량이 300mL를 넘어서면 방광내압이 상승하면서 배뇨성 수축반응도 강하게 일어난다.

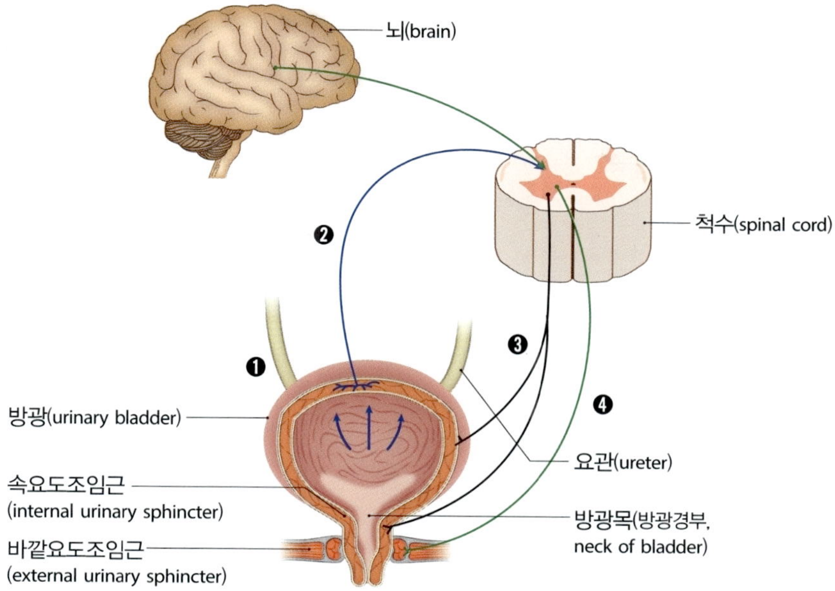

❶ 방광 내 소변은 방광벽을 신장시킨다.
❷ 늘임수용기에서 오는 흥분자극은 척수로 전도된다.
❸ 척수 내에 있는 연접에서의 활동전압은 부교감신경을 따라가서 속요도조임근을 이완시키고 방광의 민무늬근육을 수축시킨다(척수반사).
❹ 고위 뇌중추에서 오는 흥분자극은 바깥요도조임근의 이완을 자극 또는 억제하여 배뇨를 조절한다.

그림 14–22 **배뇨반사**

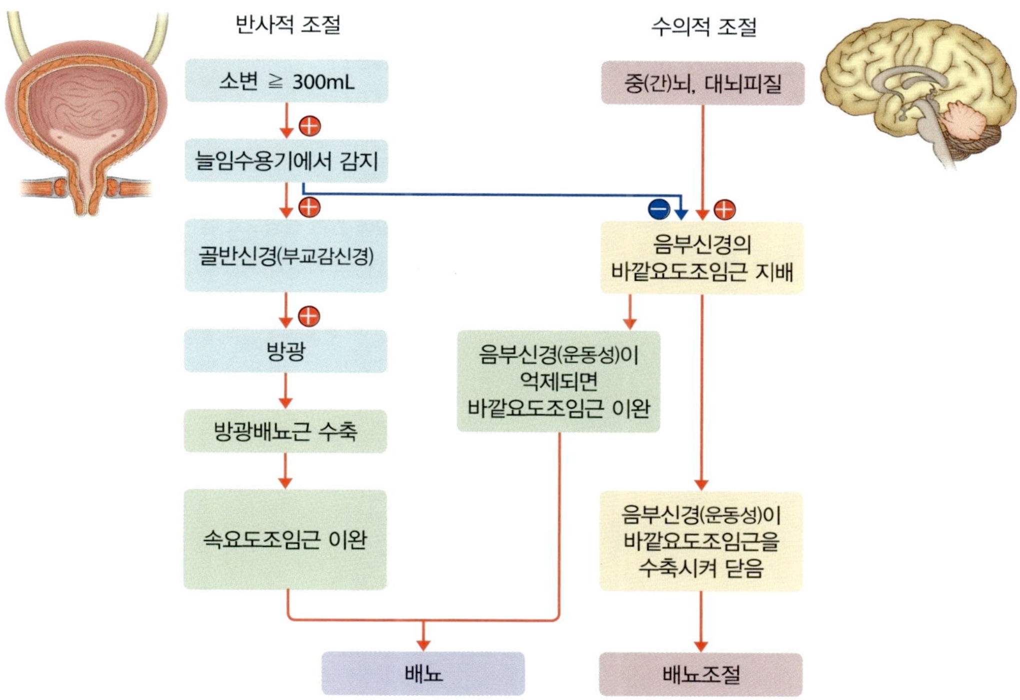

그림 14–23 **배뇨와 배뇨조절**

확인문제

01. 다음 중 비뇨계통에 속하지 않는 곳?

① 방광 ② 요관 ③ 부신
④ 신장 ⑤ 요도

02. 신장의 대한 설명으로 옳은 것은?

① 복강 후벽에 있다.
② 피질은 신장실질의 안쪽에 위치한다.
③ 수질은 신장실질의 바깥쪽에 위치한다.
④ 신우는 사구체를 싸고 있는 주머니이다.
⑤ 신장단위는 한쪽에 약 200~250만 개가 존재한다.

03. 혈액이 신장을 통과하면서 소변이 생성되는 과정에서 일어나는 현상은?

① 삼투 – 확산 ② 확산 – 삼투
③ 여과 – 재흡수 ④ 확산 – 재흡수
⑤ 삼투 – 재흡수

04. 신장에서 분비되며 혈압을 조절하는 단백질분해효소는?

① 요소 ② 레닌
③ 요산 ④ 크레아티닌
⑤ 적혈구형성호르몬

05. 소변 생성 과정에서 항이뇨호르몬(ADH)이 작용하여 물을 흡수하는 주요 부위는?

가. 요관　　나. 원위곱슬세관
다. 신우　　라. 집합관

① 가, 다 ② 나, 라
③ 라 ④ 가, 나, 다
⑤ 가, 나, 다, 라

06. 소변의 배설과정을 올바르게 나열한 것은?

가. 방광　　나. 요관
다. 요도　　라. 집합관
마. 곱슬세관　　바. 사구체주머니

① 나 – 가 – 마 – 라 – 다 – 바
② 가 – 나 – 다 – 라 – 마 – 바
③ 바 – 라 – 가 – 나 – 다 – 가
④ 바 – 마 – 라 – 나 – 가 – 다
⑤ 라 – 가 – 나 – 다 – 바 – 마

07. 소변을 형성하는 첫 과정인 여과가 일어나는 부위는?

① 요관 ② 신우
③ 사구체 ④ 사구체주머니
⑤ 콩팥세관고리

08. 다음 중 하루 소변량이 거의 없거나 100mL 이하로 매우 적은 상태는?

① 무뇨 ② 다뇨 ③ 혈뇨
④ 배뇨곤란 ⑤ 소변감소

09. 소변 생성 과정에서 요세관에 흡수되지 않고 분비되는 물질은?

① 수분 ② 적혈구 ③ 포도당
④ 아미노산 ⑤ 암모니아

10. 배설에 관한 설명으로 옳은 것은?

① 신장의 기능적 최소단위는 사구체이다.
② 효소에 의해 배설과정이 진행된다.
③ 혈액 중 노폐물을 배출하는 과정이다.
④ 옥시토신은 배설 과정에 필수 호르몬이다.
⑤ 사구체에서 생성된 원뇨의 99%가 소변으로 배출된다.

정답 01. ③ 02. ① 03. ③ 04. ② 05. ③ 06. ④ 07. ③ 08. ① 09. ⑤ 10. ③

H U M A N   P H Y S I O L O G Y

Chapter

15

생식

학습목표

1. 남성 생식기관과 여성 생식기관의 성분화 과정을 설명할 수 있다.
2. 정자발생과정과 난자발생과정을 각각 설명할 수 있다.
3. 남성 및 여성호르몬에 관하여 설명할 수 있다.
4. 난소주기와 월경주기를 설명할 수 있다.
5. 수정과 임신에 관하여 설명할 수 있다.

핵심용어해설

- **난소주기**(ovarian cycle) : 1개의 난포가 성숙하여 배란, 황체형성, 백(색)체가 되는 28일간의 기간을 말한다. 난포기, 배란기, 황체기로 나뉜다.
- **발생**(genesis) : 수정란이 분열하면서 신체를 형성해가는 과정을 말한다. 세포 수의 증가뿐만 아니라 다양한 기능을 가진 세포로의 분화도 일어난다.
- **배란**(ovulation) : 황체형성호르몬(LH)의 작용으로 난포벽이 파괴되어 성숙된 난자가 배안으로 나오는 것을 말한다.
- **생식**(reproduction) : 다음 세대의 개체를 출산하고 종을 유지하는 기능을 말한다.
- **수정**(fertilization) : 정자와 난자가 자궁관 내에서 결합하는 것을 말한다.
- **에스트로젠**(estrogen) : 난소에서 분비되는 에스트론(estrone), 에스트리올(estriol), 에스트라다이올(estradiol)을 일컬어 에스트로젠이라고 한다. 난포 발육, 자궁관운동 촉진, 자궁내막 증식 등의 작용을 한다.
- **월경**(menstruation) : 자궁에서 수정이 일어나지 않은 경우 자궁내막이 떨어져 나가 출혈을 일으키는 것을 말한다.
- **월경주기**(menstruation cycle) : 약 28일로 심층부를 제외한 자궁내막이 탈락하여 출혈이 발생하는 월경기, 자궁내막이 급격하게 증식하는 증식기, 자궁내막샘에서 점액 분비가 시작되는 분비기로 나뉜다.
- **테스토스테론**(testosterone) : 고환의 사이질세포(라이디히세포)에서 분비되는 호르몬으로, 남성 생식기관의 분화와 발달, 성숙한 남성의 생식기능 유지, 남성의 특징이 되는 심신의 발달과 유지(이차성징)에 작용한다.
- **황체호르몬**(프로제스테론, progesterone) : 황체에서 분비되는 호르몬으로, 에스트로젠에 의한 자궁내막의 분열과 증식을 억제하고 수정란의 착상을 쉽게 한다. 임신 시 자궁근육의 흥분성을 저하시켜 배란을 억제한다.

다음 세대의 개체를 출산하고 종을 유지하는 기능을 **생식**(reproduction)이라고 한다. 남성과 여성의 생식세포인 정자와 난자가 수정되면 각 세포의 유전정보는 새롭게 만들어낸 개체로 계승되는데, 이러한 생식기능을 담당하는 기관이 **생식계통**(reproductive system)이다.

생식기관의 성숙과 발달, 수정 후 임신과 분만 과정의 대부분은 성호르몬에 의해 조절되며 성호르몬의 분비는 시상하부–뇌하수체전엽호르몬의 조절을 받는다.

1 성의 결정과 분화

1. 성의 결정

성은 **보통염색체**(상염색체, autosomal chromosome)와 **성염색체**(sex chromosome)라고 불리는 2개의 염색체에 의해 유전적으로 결정된다. 2개의 성염색체는 각각 X염색체와 Y염색체라고 불리며, Y염색체에는 **성결정부위**(sex–determining region Y, SRY)가 있어 이 유전자가 고환 생성에 작용한다. 감수분열로 생긴 배우자의 난자는 항상 22개의 보통염색체와 1개의 X염색체를 가진다. 정자는 22개의 보통염색체와 1개의 X염색체 또는 1개의 Y염색체를 가진다.

난자가 X염색체를 가진 정자와 수정하면 44개의 보통염색체와 성염색체 XX를 가진 접합자(zygote)가 되어 유전적으로 여성이 되는 반면, 난자가 Y염색체를 가진 정자와 수정하면 44개의 보통염색체와 성염색체 XY를 가진 접합자를 거쳐 유전적으로 남성이 된다. 즉, **여성**의 경우는 **44개의 보통염색체**와 **성염색체 XX**를 가지며, **남성**의 경우는 **44개의 보통염색체**와 **성염색체 XY**를 가진다(그림 15–1).

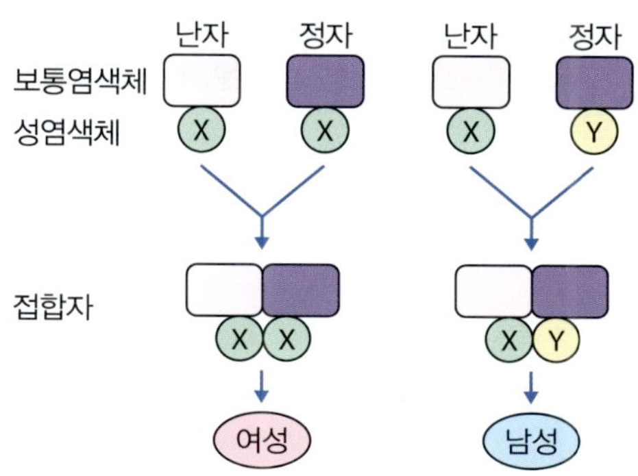

그림 15–1 **성의 결정**

2. 성의 분화

개체발생 초기에는 생식샘이나 생식기관의 원기(primordium)는 유전적 성에 관계없이 남성과 여성의 모든 방향으로 분화할 수 있는 능력을 가진다. 그러나 성염색체의 유전자에 의해 생식샘의 성분화를 계기로 생식기관(속생식기관과 바깥생식기관)의 성분화도 진행된다. 따라서 한 개체가 성숙한 남성과 여성으로서 그 기능을 수행하려면 유전적 **성결정**(sex determination)에 이어서 일어나는 생식샘과 생식기관의 **성분화**(sex differentiation)가 필요하다.

또한 생식샘과 생식기관의 형태와 기능의 성적 특징을 **일차성징**(primary sex character)이라고 하고, 생식샘의 스테로이드호르몬에 의해 발현되는 생식기관의 크기, 체모, 유방, 체형 등의 성적 특징을 **이차성징**(secondary sexual character)이라고 한다.

1) 생식샘의 성분화

생식샘의 원기인 **생식(기)융기**(genital eminence)는 임신 6주까지는 유전적 성과 무관하게 같은 구조를 하지만, 임신 7주가 되면 유전적 남성의 경우 생식(기)융기의 수질이 발달하고 반대로 피질은 퇴화하여 **고환**으로 분화된다. 이것은 Y염색체 위의 성결정부위(SRY)에 의존한다. 한편, 유전적 여성의 경우 생식(기)융기의 피질은 증식이 시작되고 수질은 퇴화하여 **난소**로 분화된다(그림 15-2).

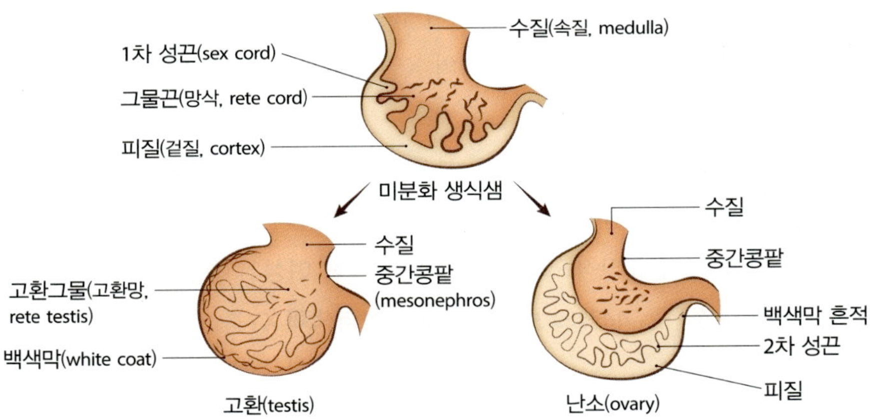

그림 15-2 생식샘의 성분화

2) 생식기관의 성분화

(1) 속생식기관(내부생식기, internal genital organ)

속생식기관의 원기인 **볼프관**(Wolffian duct)과 **뮐러관**(Mullerian duct)은 태생 7주까지는 남녀차가 관찰되지 않는다. 그 후 남성 태아에서는 고환의 **라이디히세포**(Leydig cell; 사이질세포)에서 분비되는 안드로겐(테스토스테론)의 작용으로 볼프관이 발달하여 부고환, 정관, 정낭으로 분화된다. 또 고환의 세르톨리세포(Sertoli cell; 버팀세포)에서 분비되는 항뮐러관호르몬의 작용으로 뮐러관은 태생 11주까지 소실된다. 한편, 여성 태아에서는 고환이 없기 때문에 볼프관은 퇴화되고 뮐러관이 발달하여 자궁관, 자궁, 질 상부로 분화된다(그림 15-3).

(2) 바깥생식기관(외부생식기, external genital organ)

바깥생식기관의 성분화는 태생 8주부터 시작된다. 성분화가 일어나기 전의 **바깥생식기관 원기**는 생식기결절(genital tubercle), 요도주름(urethral fold), 음순음낭융기(labioscrotal eminence)로 구성된다. 남성 태아에서는 고환에서 분비되는 테스토스테론의 작용으로 생식기결절이 음경으로, 음순음낭융기가 음낭으로, 요도주름도 음경 안으로 들어가 요도해면체로 분화된다. 여성 태아에서는 테스토스테론이 없기 때문에 생식기결절이 음핵으로, 음순음낭융기가 대음순으로, 요도주름이 소음순으로 분화된다(그림 15-3).

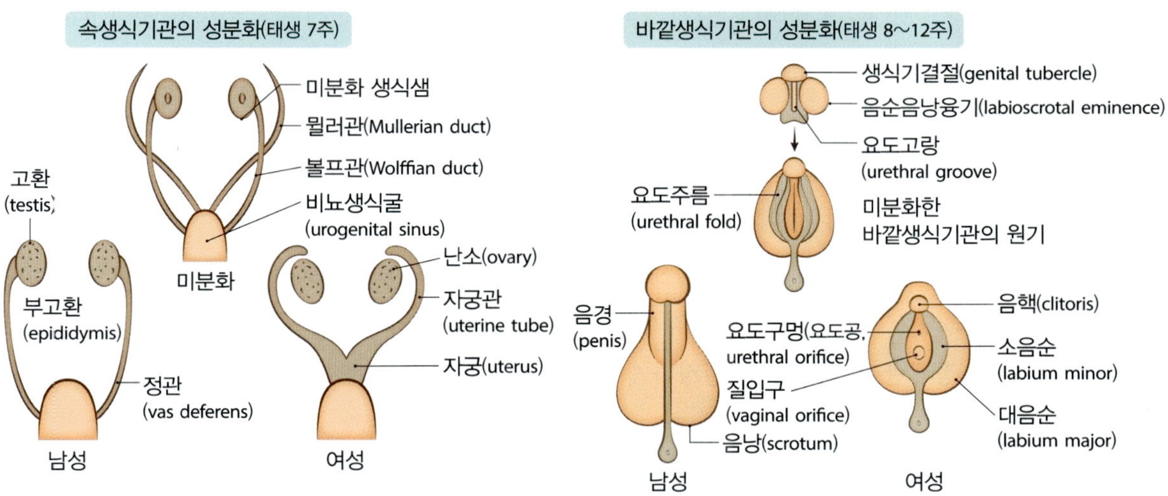

그림 15-3 **생식기관의 성분화**

2 남성의 생식

1. 남성 생식기관의 구성

생식기관은 **속생식기관**(내부생식기, internal genital organ)과 **바깥생식기관**(외부생식기, external genital organ)으로 나뉘는데, 남성의 경우 생식샘인 **고환**(testis), 정자의 배출로가 되는 **부고환**(epididymis), **정관**(deferent duct), **요도**(urethra), 도중에 열리는 **정낭**(seminal vesicle), **전립샘**(prostate)과 **망울요도샘**(구요도샘, bulbourethral gland) 등의 부속샘이 속생식기관이고, 교접기관인 **음경**(penis)과 고환이 들어 있는 **음낭**(scrotum)은 바깥생식기관이다(그림 15-4).

2. 정자의 발생

정자(sperm)를 만드는 실질기관은 고환으로, 고환은 좌우 1쌍이 **음낭**(scrotum) 안에 들어 있으며 모양은 타원형이고 중량은 약 8g 정도이다. 고환의 바깥층은 백색막(white coat)이라는 치밀한 결합조직에 둘러싸이고 그 실질은 많은 소엽으로 나뉘는데 약 250개의 고환소엽이 있다. 고환소엽 사이에는 3~4개의 굴곡이 심한 세관이 들어 있는데, 이 관을 **정세관**(seminiferous tubule)이라고 한다. 정세관은 매우 가늘지만(지름 0.15~0.3mm) 잡아당기면 길이가 30~60cm 정도 된다(그림 15-5). 1개의 고환에 정세관은 약 800개 들어 있으며, 정세관벽에서 정자가 만들어진다.

정자발생(spermiogenesis)이 이루어지는 정세관은 **세르톨리세포**(Sertoli cell)와 다양한 발달단계에 있는 **정자세포**(spermatoblast)로 구성된다. 세르톨리세포는 정세관의 벽을 구축하는 세포로 서로 치밀이음(tight junction)을 이루어 정세관 내의 환경을 일정하게 유지하고 정자세포를 보호한다(**혈액고환장벽**, blood testis barrier).

정자세포는 **정조세포**(spermatogonium)에서 **일차정모세포**(primary spermatocyte), **이차정모세포**(secondary spermatocyte), 정자세포, **정자**(sperm)의 순으로 형성되어 간다. 정조세포는 혈액고환장벽 바깥에 있지만, 일차정모세포로 변화하면서 그 내부로 이동하여 세르톨리세포 사이를 빠져나가듯이 진행하면서 감수분열을 하며 그 동안은 세르톨리세포가 영양을 공급한다(그림 15-6).

정조세포의 분화증식에는 난포자극호르몬(follicle-stimulating hormone, FSH) 또는 남성호르몬인 테스토스테론(testosterone)이 필요한데, 이들 호르몬은 모두 정자세포에 직접 작용하는 것이 아니라 세르톨리 세포에 작용하여 그 기능을 촉진함으로써 정자형성을 진행한다. 정세관과 혈관 사이에는 라이디히세포(Leydig cell; 사이질세포)가 집단으로 존재해서 테스토스테론을 분비한다.

정조세포에서 정자로 성숙되는 데는 약 72일 정도가 소요되지만, 운동능력을 획득하여 난자를 수정시킬 수 있는 능력을 획득하는 데는 약 2~3주 정도가 더 소요된다.

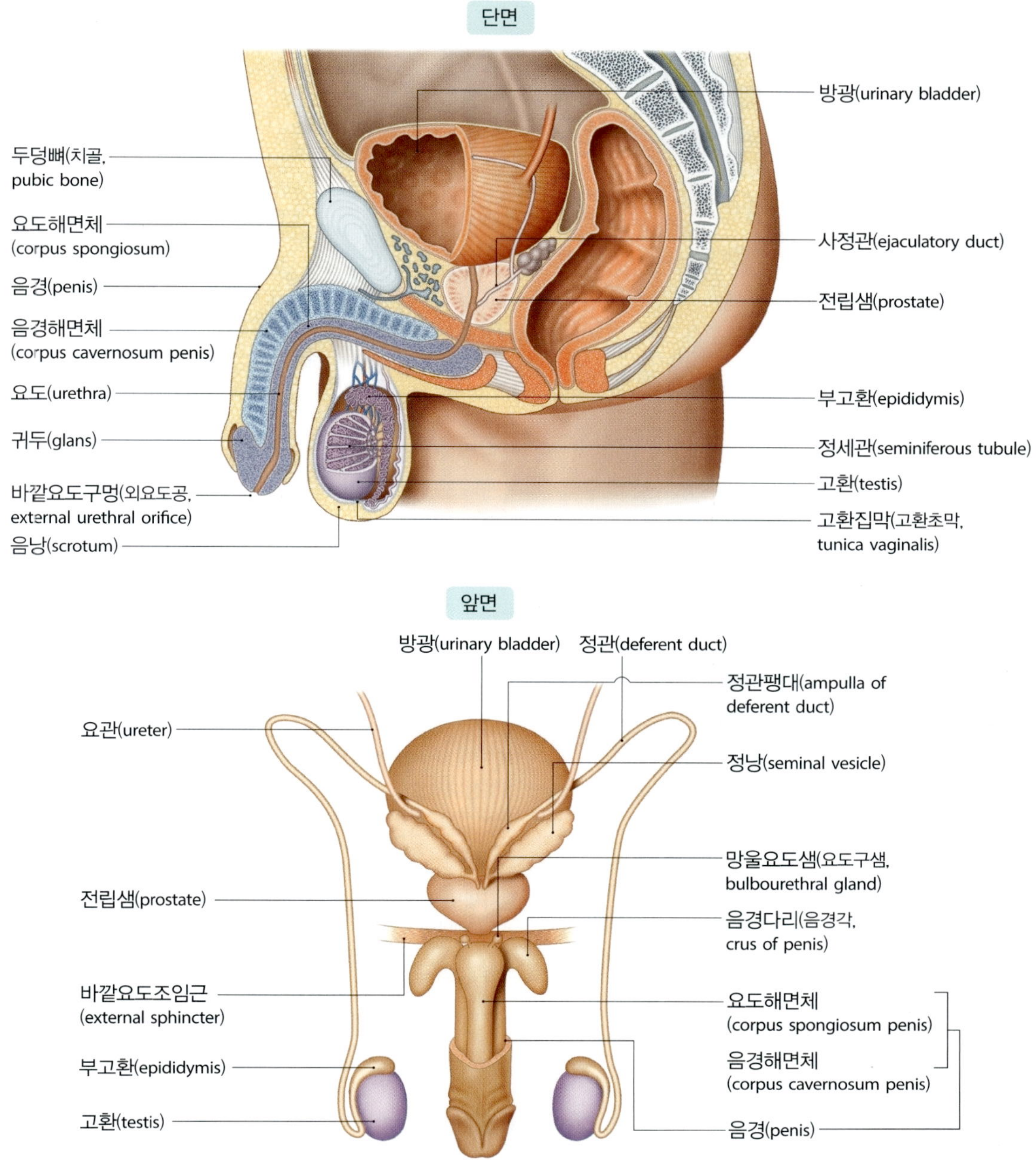

그림 15-4 **남성 생식기관의 구성**

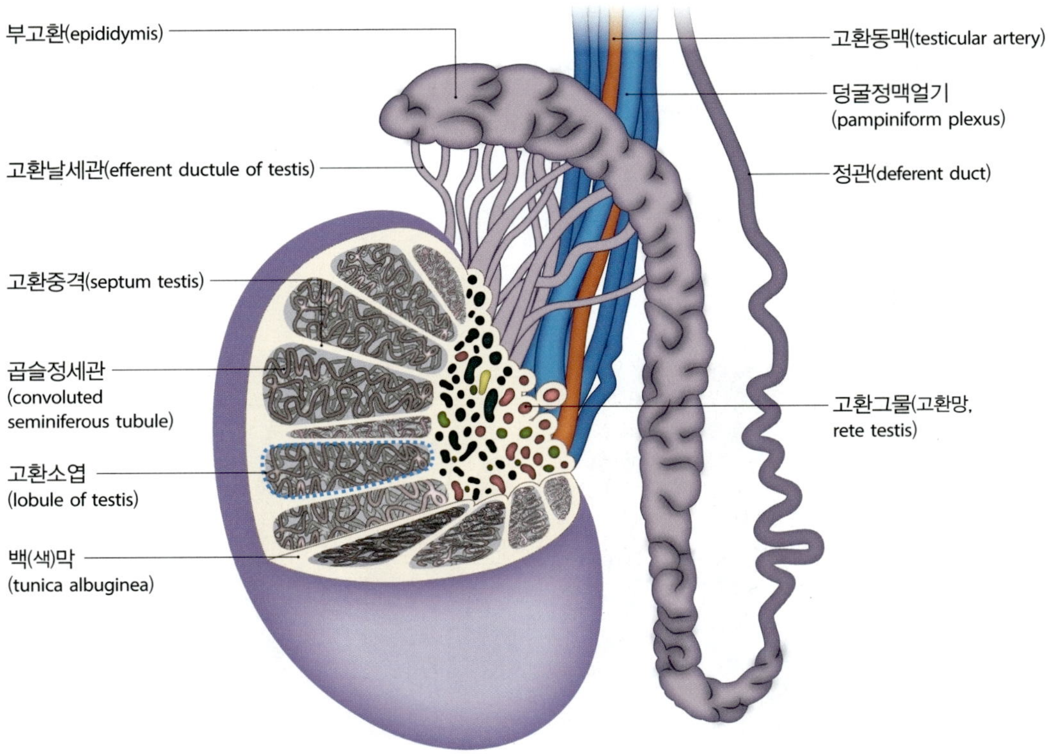

그림 15–5 **고환의 구조**

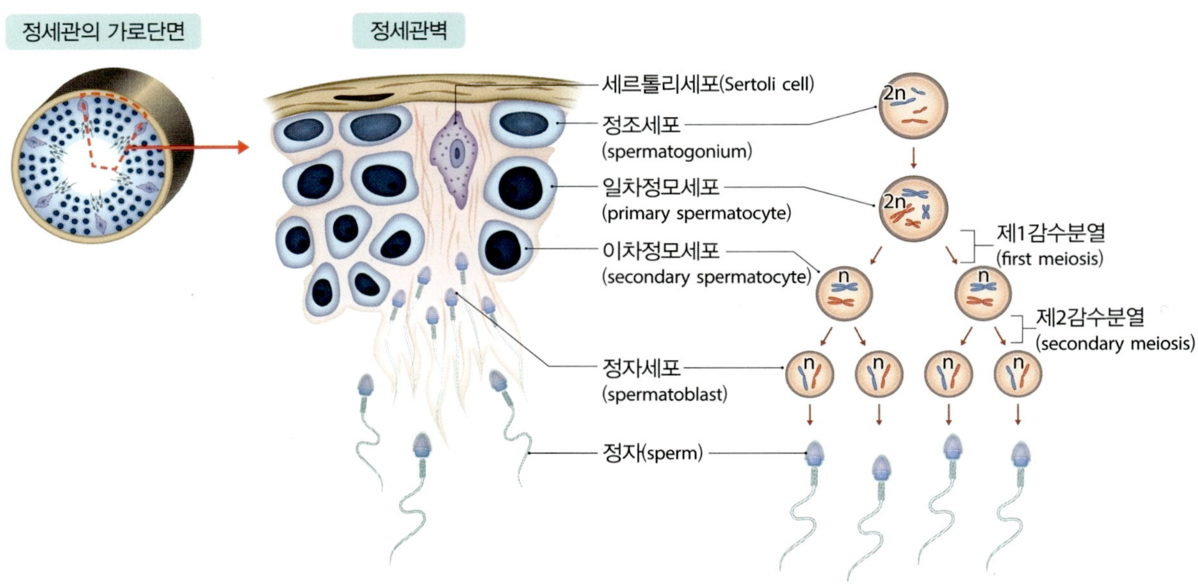

그림 15–6 **정자의 발생과정**

1) 정자(sperm)

정자는 크게 DNA 등을 포함한 **머리부분**과 머리와 꼬리를 연결하는 **중간부분**, 운동성이 풍부한 **꼬리부분**으로 구성된다(그림 15-7). 머리끝의 첨단체(acrosome)에는 **가수분해효소**가 들어 있으며, 이 효소가 방출되어 난자를 둘러싼 세포사이질 등을 융해하고, 정자가 난자에 도달해서 수정이 이루어진다.

고환에서 형성된 정자는 정관을 통해 정낭에 일차적으로 저장되었다가 전립샘을 관통하는 정관을 경유하여 요도에 도달한다.

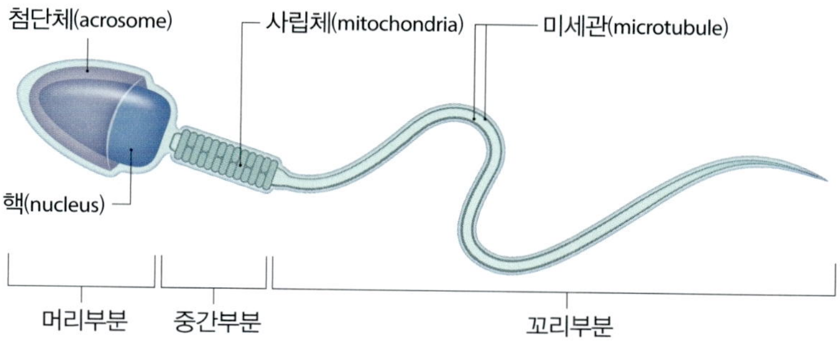

그림 15-7 **정자의 구조**

2) 정액(semen)

정액은 정자, 부고환, 정관, 정낭, 전립샘, 요도망울샘에서 분비되는 물질을 함유한 **유백색의 액체**로, 정액 1mL에는 약 1억 개의 정자가 들어 있다. 정액의 60%는 정낭에서 분비되는 물질이며, pH는 7.5이다. 1번의 사정(ejaculation)으로 배출되는 정액의 양은 평균 3.5mL이며, 정자 수는 약 1억 2,000만/mL이다. 정자 수가 2,000만/mL 이하일 경우 불임(infertility)의 원인이 된다.

3. 남성 생식기관의 호르몬 조절

남성 생식기관의 발달, 정자의 형성과 유지, 남성의 이차성징 발현 등의 작용은 크게 시상하부, 뇌하수체전엽, 고환에서 분비되는 호르몬에 의해 조절된다(그림 15-8).

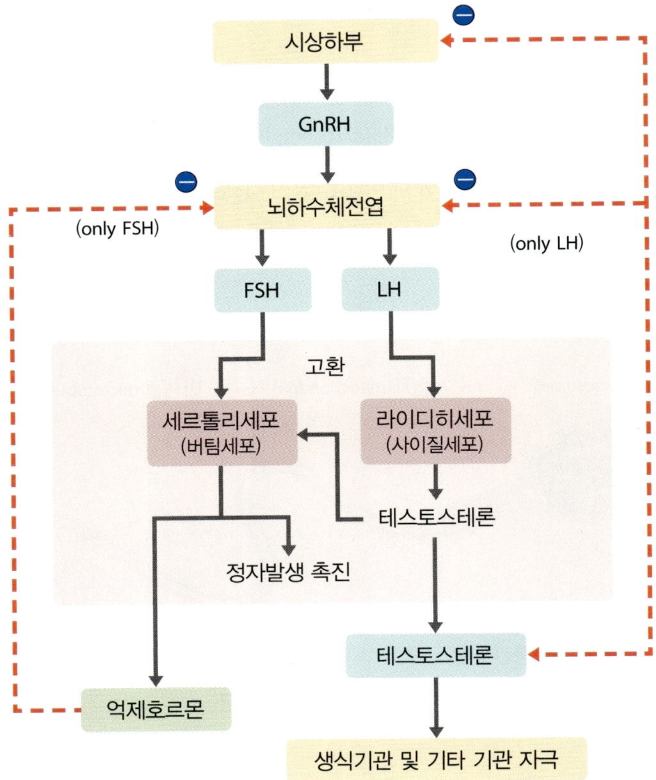

그림 15-8 **남성 생식기관의 호르몬 조절**

1) 시상하부호르몬과 뇌하수체전엽호르몬

시상하부에서 분비되는 **생식샘자극호르몬방출호르몬**(gonadotropin-releasing hormone, GnRH)은 혈관을 통하여 뇌하수체전엽으로 들어간다. 그 결과 뇌하수체전엽은 생식샘자극호르몬의 분비를 자극하게 된다. 생식샘자극호르몬에는 **난포자극호르몬**(follicle-stimulating hormone, FSH)과 **황체형성호르몬**(luteinizing hormone, LH)이 있는데, FSH는 정세관에 있는 세르톨리세포(버팀세포)의 분화와 성숙을 유도하고 정자의 발생세포를 자극하여 정자발생을 촉진시킨다. LH는 고환에 있는 사이질세포의 발달을 촉진하여 남성호르몬인 테스토스테론(testosterone) 분비를 촉진한다.

2) 남성호르몬

남성호르몬을 통틀어 안드로젠(androgen)이라고 하며 고환의 사이질세포(라이디히세포)에서 분비되는 **테스토스테론**(testosterone)이 중요하다. 테스토스테론 외에도 남성호르몬의 기능을 하는 호르몬으로 **안드로스텐다이온**(androstenedione)과 부신피질에서 분비되는 **데하이드로에피안드로스테론**(dehydroepiandrosterone, DHEA)이 있지만, 이들은 정상 상태에서는 활성이 낮아 생리작용이 미약하다.

테스토스테론은 고환의 사이질세포에서 콜레스테롤로부터 합성되어 분비되며 생식샘자극호르몬인 황체형성호르몬(LH)에 의해 조절된다. 테스토스테론은 혈장단백질과 결합하여 운반되며, 표적세포 안에서 테스토스테론보다 활성이 높은 데하이드로테스토스테론(dihydrotestosterone, DHT)으로 대사된다. 또한 남성 생식기관의 분화와 발달, 성숙한 남성의 생식기능 유지, 남성의 특징이 되는 신체의 발달과 유지(이차성징)에 관한 기능을 한다.

3 여성의 생식

1. 여성 생식기관의 구성

여성의 생식기관 또한 **속생식기관**(내부생식기, internal genital organ)과 **바깥생식기관**(외부생식기, external genital organ)으로 나뉜다. 난자를 만들어 내는 **난소**(ovary)와 이를 운반하는 **자궁관**(uterine tube), 수정란을 받아들여 발육시키는 **자궁**(uterus), 교접기관과 산도를 겸하는 **질**(vagina)이 속생식기관에 해당하고, **불두덩**(치구, mons pubis), **대음순**(labia major), **소음순**(labia minor), **질어귀**(질전정, vestibule), **음핵**(clitoris)이 바깥생식기관에 해당한다(그림 15-9).

2. 난자의 발생

난자를 만드는 실질기관은 **난소**(ovary)로, 난소는 골반안 내에서 자궁 양쪽에 있으며 길이 약 3cm, 폭 약 1.5cm, 두께 약 1cm의 난원형 기관이다. 난자의 형성과 여성호르몬인 **에스트로젠**(estrogen), **황체호르몬**(프로제스테론, progesterone)을 **분비**하는 기능이 있다. 난소는 피질부분과 수질부분으로 구성되는데, 피질부분에는 태생기에 형성된 많은 **원시난포**(primordial follicle)가 존재한다. 원시난포 중 매우 적은 수가 **성숙난포**(graafian follicle)로 성숙하여 복강 내로 배란된다(그림 15-10). 그 후 성숙난포는 **황체**(corpus luteum)가 된다.

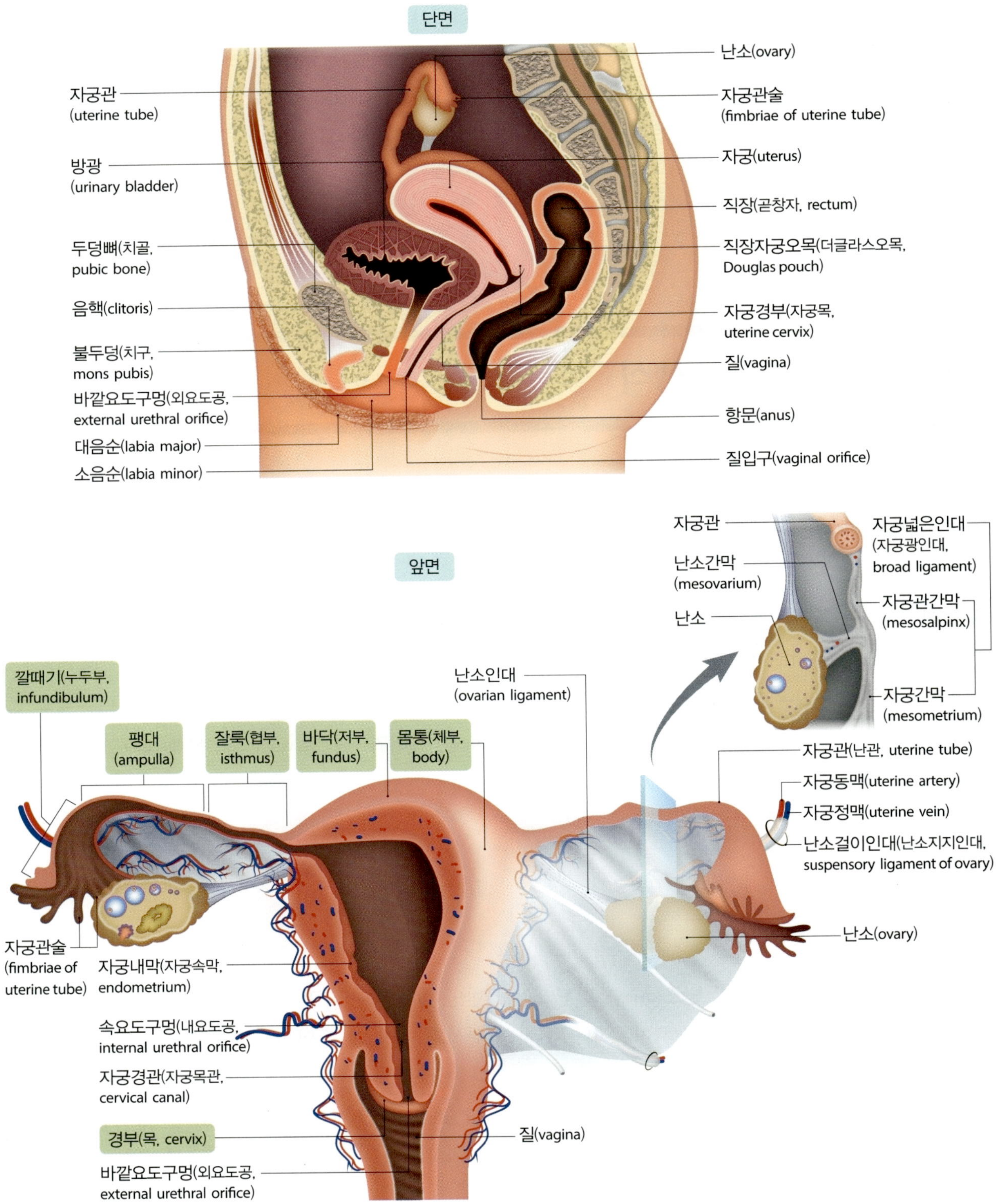

그림 15–9 여성 생식기관의 구성

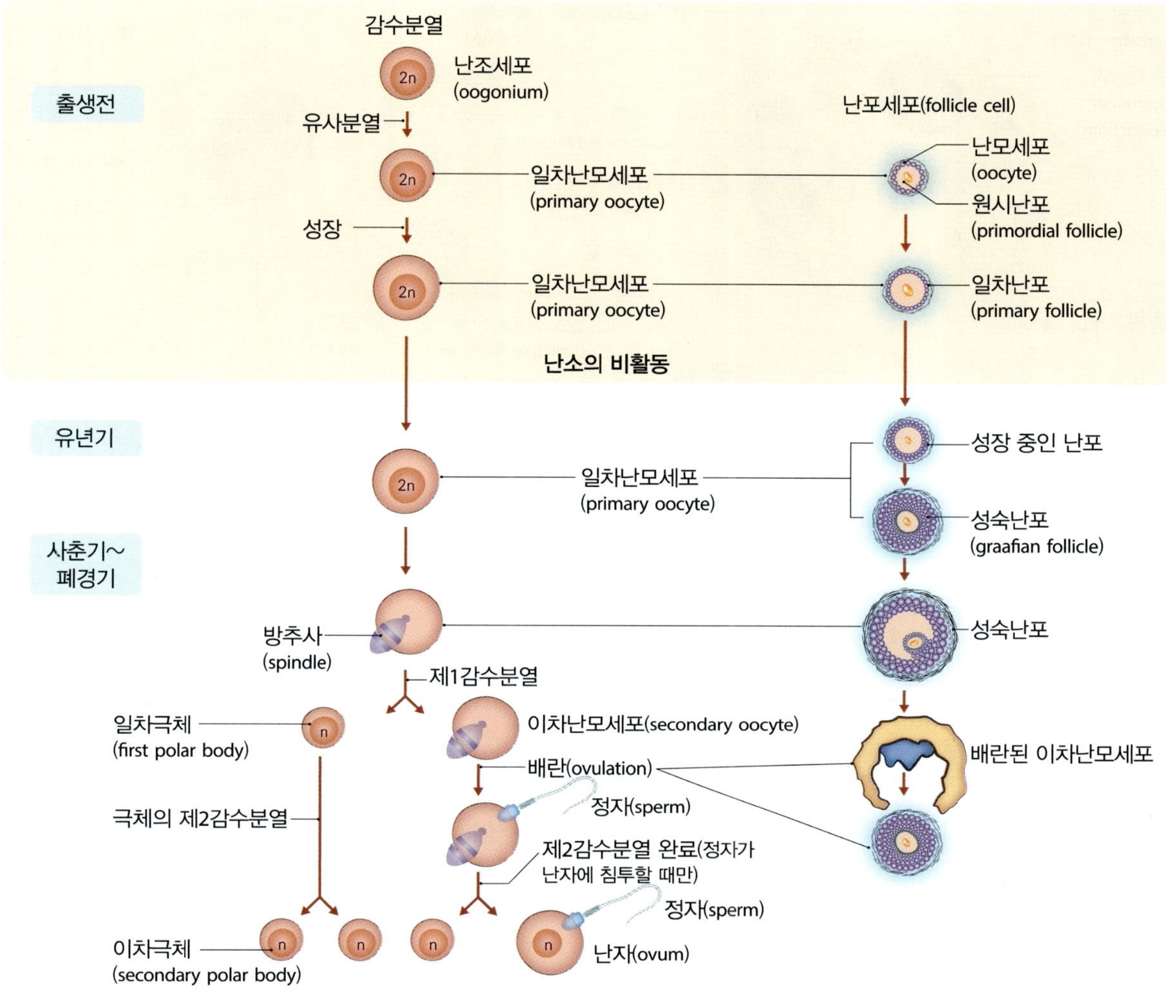

그림 15-10 **난자의 발생과정**

월경과 함께 **난포자극호르몬**(FSH)의 작용으로 난포가 성숙되기 시작하면 이와 동반해서 난모세포도 성숙하여 **난자**(ovum)가 된다. 성숙된 난포에 황체형성호르몬(LH)이 작용하면 난포벽이 파괴되어 성숙된 난자가 복강으로 나오게 되는데 이를 **배란**(ovulation)이라고 한다(그림 15-11).

한편, 배란된 후의 난포는 즉시 황체가 되기 시작하여 24~96시간 이내에 황체형성이 완성된다. 난자가 수정되어 자궁내막에 착상하면 다시 임신황체로 변하며, 점점 커져서 임신 11~12주에는 그 기능이 최고조에 이른다. 그러나 그 후 점차 퇴화하여 임신 말기에 이르면 **백(색)체**(corpus albicans)가 된다. 난자가 수정되지 않으면 월경황체가 되며 다음 월경이 시작되기 약 4일 전부터 황체는 퇴화해서 백(색)체가 되어 소실된다.

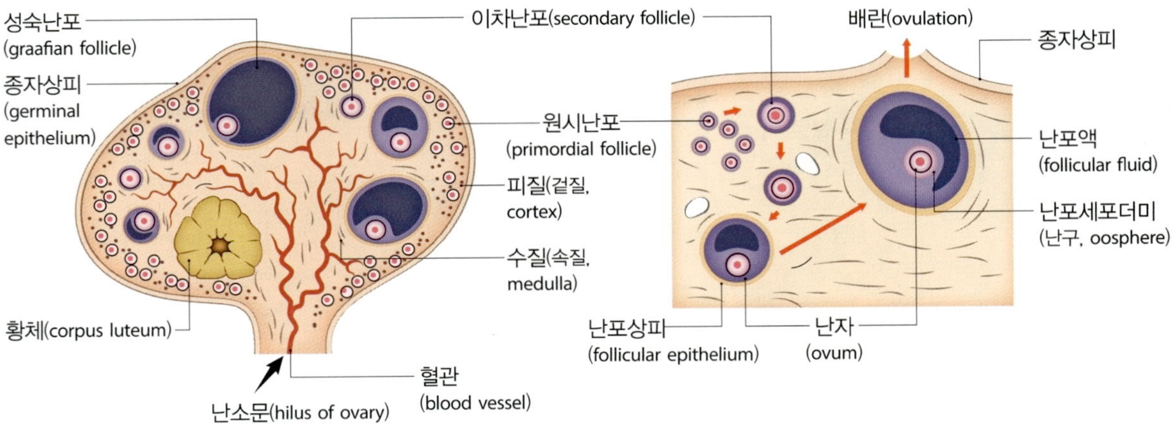

그림 15-11 **난포의 발육과 배란**

3. 여성의 성주기

1) 난소주기(ovarian cycle)

여성의 난소에서는 약 28일을 주기로 1개의 난포가 성숙하여 배란되고 황체를 형성하며 백(색)체가 되는 일련의 과정이 반복적으로 일어나는데 이를 **난소주기**라고 한다(그림 15-12). 난소주기는 **난포기**, **배란기**, **황체기**로 나뉜다.

(1) 난포기(follicular phase)

난포는 원시난포(primordial follicle), 일차난포(primary follicle), 이차난포(secondary follicle), 성숙난포(graafian follicle)로 단계적으로 성숙한다. 원시난포는 30주의 태아에게 700만 개, 신생아에게 80만 개, 사춘기에 1만 개, 갱년기에 0개로 점차 감소한다. 이들 중 난자로서 배란되는 것은 400개이다. 난포기에는 여러 개의 원시난포가 커지는데, 그중 1개가 주기 6일 무렵부터 급격하게 성장하고 나머지는 퇴화한다.

(2) 배란기(ovulation phase)

주기 14일 무렵에 성숙난포는 파열되어 난자는 복강으로 나오는데, 이를 **배란**(ovulation)이라고 한다. 배란된 난자는 자궁관으로 들어가 섬모운동(ciliary movement)을 통해 자궁으로 운반된다.

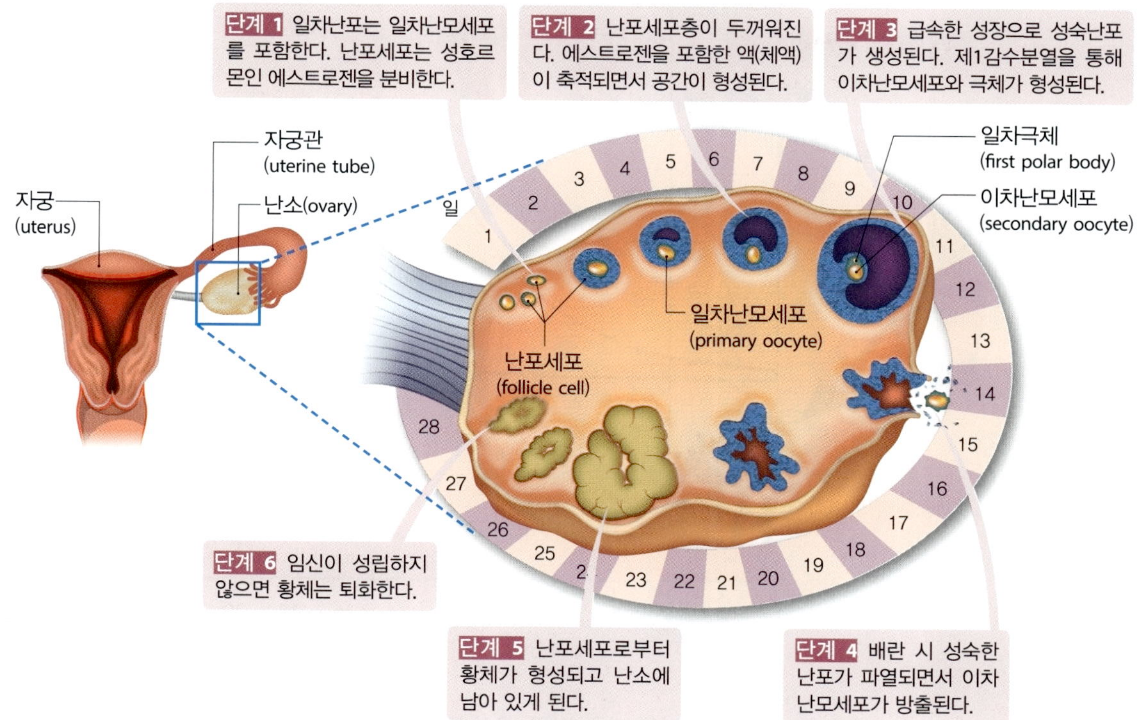

그림 15–12 **난소주기**

(3) 황체기(luteal phase)

배란 후 즉시 황체기가 시작된다. 배란 후 난포는 혈액으로 채워져 붉어진다(출혈체). 그러나 얼마 지나지 않아 노란 색소가 풍부한 황체세포로 채워져 황체(corpus luteum)가 된다. 난자가 수정되어 자궁내막에 착상하면 황체는 다시 커진다. 수정되지 않으면 2주일 후에 퇴화하여 백(색)체(corpus albicans)가 된다.

2) 월경주기(menstrual cycle; 자궁주기)

자궁내막은 주기적인 변화를 반복하며 수정란의 착상에 대비한다. 수정되지 않을 경우 자궁내막이 떨어져나가 출혈을 일으키는데 이것을 **월경**(menstruation)이라고 한다. 월경은 약 28일 주기로 일어나며 월경주기는 **월경기**, **증식기**, **분비기**로 나뉜다(그림 15–13).

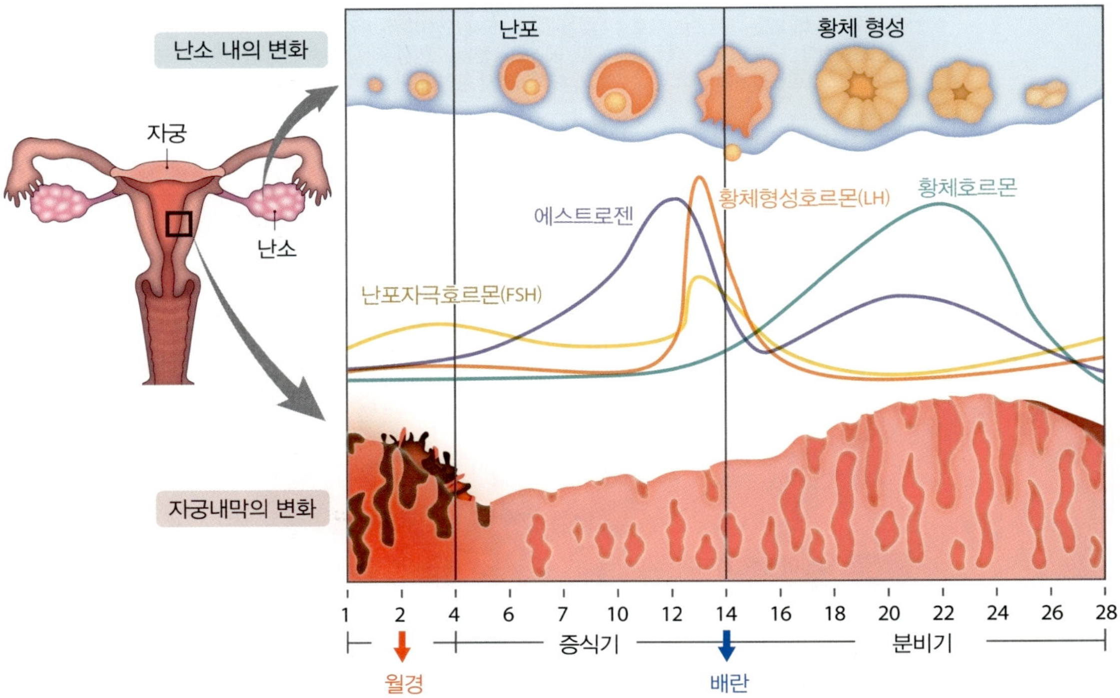

그림 15-13 성주기에 따른 자궁 내의 변화와 관련 호르몬

(1) 월경기(menstrual phase)

월경주기의 초기 약 1~4일을 가리키며, 난소주기에서 황체기 말기에 해당하는 시기이다. 혈중 에스트로젠과 황체호르몬의 농도가 낮으며, 자궁내막이 심층 부분을 제외하고 탈락되어 출혈이 일어난다.

(2) 증식기(growth phase)

월경주기의 약 6~14일 무렵을 가리키며 난소주기에서는 난포기에 해당하는 시기이다. 에스트로젠이 급격히 증가하고 황체호르몬은 최저 수준으로 유지된다. 에스트로젠의 증가로 인해 자궁내막의 바닥층에서 재생과 증식이 일어나기 때문에 증식기라고 하며, 자궁내막샘(endometrial gland)이 형성되지만 점액은 분비되지 않는다.

(3) 분비기(secretory phase)

월경주기에서 가장 긴 약 15~26일을 가리키며 난소주기에서 황체기에 해당하는 시기이다. 황체호르몬과 에스트로젠의 협동작용으로 자궁내막이 두꺼워지면서 자궁내막샘에서 점액의 분비가 시작된다. 혈관은 두꺼워지고, 내막은 비대해져 충혈되며, 수정란이 착상하여 발육하기 쉬운 상태가 된다. 황체가 퇴화하면 자궁내막은 얇아지고 표면의 기능층이 괴사되어 월경이 발생한다.

4. 여성 생식기관의 호르몬 조절

여성 생식기관은 시상하부, 뇌하수체전엽, 난소에서 분비되는 호르몬에 의해 조절된다. 이 호르몬은 여성 생식세포의 성숙, 여성 성주기에 일어나는 변화, 여성의 이차성징 발현 등의 작용을 한다(그림 15-14).

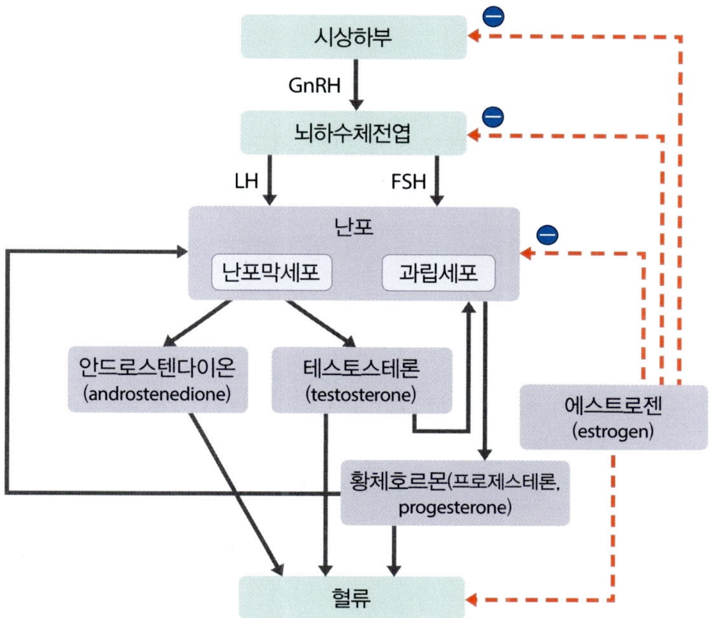

그림 15-14 **여성 생식기관의 호르몬 조절**

1) 시상하부호르몬과 뇌하수체전엽호르몬

시상하부에서 분비되는 **생식샘자극호르몬방출호르몬**(gonadotropin-releasing hormone, GnRH)은 혈관을 통하여 뇌하수체전엽으로 들어간다. 그 결과 뇌하수체전엽은 생식샘자극호르몬의 분비를 자극하게 된다. 생식샘자극호르몬에는 **난포자극호르몬**(follicle-stimulating hormone, FSH)과 **황체형성호르몬**(luteinizing hormone, LH)이 있다. FSH는 여성의 난소를 자극하여 에스트로젠 분비와 난소를 성숙시키고, 세포를 성숙시켜서 에스트로젠의 분비를 촉진하고 배란으로 이끈다. 배란 후에는 황체세포의 분열과 증식을 촉진하여 황체를 형성하고 황체호르몬의 분비를 촉진한다.

2) 여성호르몬

(1) 에스트로젠(estrogen)

난소에서 분비되는 **에스트론**(estrone), **에스트리올**(estriol), **에스트라다이올**(estradiol)을 일컬어 에스트로젠이라고 한다. 에스트라다이올의 활성이 높으며 혈중에 많이 존재한다. 에스트리올은 임신 중 태반에서 생산되는 중요한 에스트로젠이다. 난소주기에 따라 난소에서 에스트로젠이 분비되며 배란 직전과 황체기 중기에 절정을 보이는 것이 특징이다.

에스트로젠은 난포 발육, 자궁관운동 촉진, 자궁내막 증식 등의 작용을 한다. 또한 여성의 이차성징인 부드러운 곡선의 어깨, 넓은 골반, 피하지방의 두께 및 그 분포도 에스트로젠의 작용에 의해 이루어진다. 그러나 여성의 이차성징인 액모, 음모의 발현은 남성호르몬이 원인으로 판단된다.

(2) 황체호르몬(프로제스테론, progesterone)

황체에서 분비되는 호르몬으로, 에스트로젠에 의한 자궁내막의 분열과 증식을 억제하고 수정란의 착상을 쉽게 한다. 임신 시 자궁근육의 흥분성을 저하시켜 배란을 억제한다. 또한 자궁관의 운동성을 약화시키고 자궁수축을 억제하여 유산의 위험성을 방지한다. 열생산작용을 하여 배란 시 발생할 수 있는 **기초체온**의 **상승** 원인이 된다.

에스트로젠과 황체호르몬의 작용기전에는 다양한 상호작용이 있는데 황체호르몬수용체 합성이 에스트로젠에 의해 유도되는 반면, 황체호르몬을 미리 작용시키면 에스트로젠의 작용은 일반적으로 억제된다. 이것은 황체호르몬이 에스트로젠 수용체의 합성을 방해하기 때문이다.

5. 임신과 출산

1) 수정(fertilization)과 착상(implantation)

정자와 난자가 만나 양쪽의 핵염색체가 서로 섞이는 과정을 **수정**이라고 하며, 사람의 경우 약 24시간이 걸린다. 난자를 둘러싼 부챗살관(방사관)을 지나 투명띠(투명대)에 도달한 정자는 끝에 있는 첨단체를 변화시켜서 핵을 난자 안으로 흘려보내고 이에 따라 쌍방의 염색체가 서로 섞임으로써 새로운 세포핵이 형성된다. 이 시점에서 수정란의 투명체에 변화가 일어나고 다음 정자의 침입은 저지된다.

수정은 **자궁관팽대**(ampulla of uterine tube)에서 일어난다. 수정란은 즉시 분열(난할)을 시작하여 다음날에는 2세포, 수정 3일째는 8세포가 되며, 4일째는 **오디배**(16세포)까지 진행된다. 5일째에는 세포더미 안에 공간(주머니배공간)이 형성되어 **주머니배**(blastocyst)가 된 후 자궁안(자궁강) 내에 도달한다(그림 15-15).

수정 후 6일 무렵 주머니배는 자궁내막에 접촉하기 시작한다. 이 시기의 주머니배는 배아가 되는 속세포덩이와 태반을 형성하는 영양막으로 분화되며, 착상은 속세포덩이와 가까운 영양막에서 자궁내막에 접촉하여 일어난다. 또한 자궁내막은 월경주기의 증식기 이후 황체호르몬 등의 영향으로 두껍게 변화되어 수정란이 착상되기 쉬운 상태로 유지된다. 이 시기의 주머니배의 표층을 영양막(trophoblast), 속부분의 세포덩이를 속세포덩이(inner cell bass; 배아모체, embryoblast)라고 한다. 영양막은 들쭉날쭉한 모양으로 변형되어 융모막(chorion)을 형성하며, 결국 이것이 **태반**(placenta)이 된다. 속세포덩이는 내배엽(endoderm), 중배엽(mesoderm), 외배엽(ectoderm)의 3개 층을 형성하면서 세겹주머니(trilaminar germ disc)와 배아(embryo)가 된다.

영양막과 배아모체를 연결하는 부분을 연결줄기(connecting stalk)라 하며, 이것을 **탯줄**(제대, umbilical cord)이라고 한다(그림 15-16).

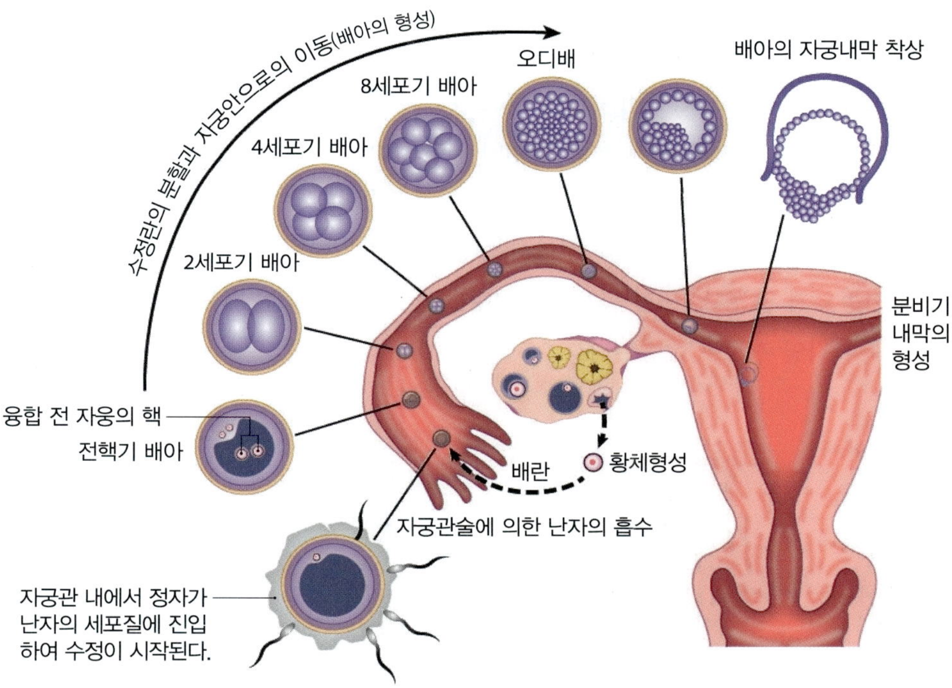

그림 15-15 **수정란의 분열(난할)**

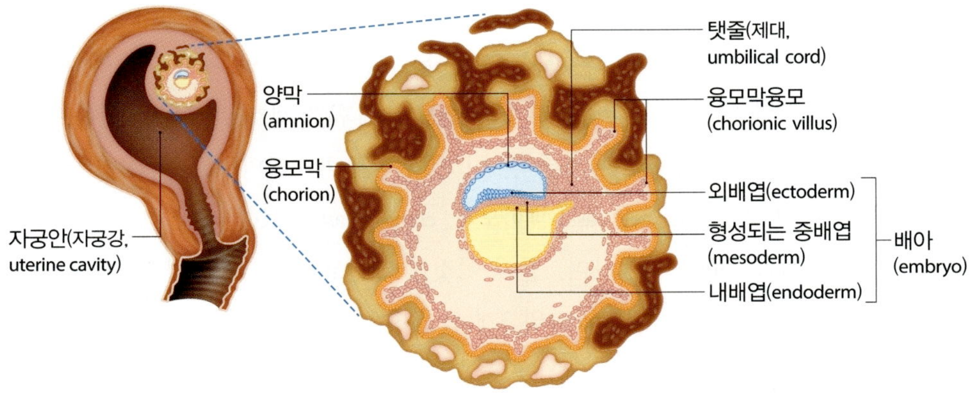

그림 15-16 **약 18일차의 배아**

2) 태반(placenta)

착상 후 **태반**이 형성되는데 기본적인 구조는 임신 3주에 형성되어 임신 4개월 말쯤 완성된다. 태반은 임신 기간 중 계속 성장하여 출산 시에는 약 500g이 된다. 태반은 모체의 자궁 내에 위치하며 모체의 혈액과 태아의 혈액 사이에서 물질교환이 효율적으로 이루어진다(그림 15-17). 산소, 이산화탄소 등의 가스교환, 노폐물인 요소 등은 확산에 의해 이동하는데 여기에는 혈액사이막(태반장벽)이 있어 일부의 물질은 태아에게 이동되지 않는다. 또한 포도당이 아미노산, 비타민 등은 운반체매개수송(carrier-mediated transport)이라는 특이적인 경로로 수송된다.

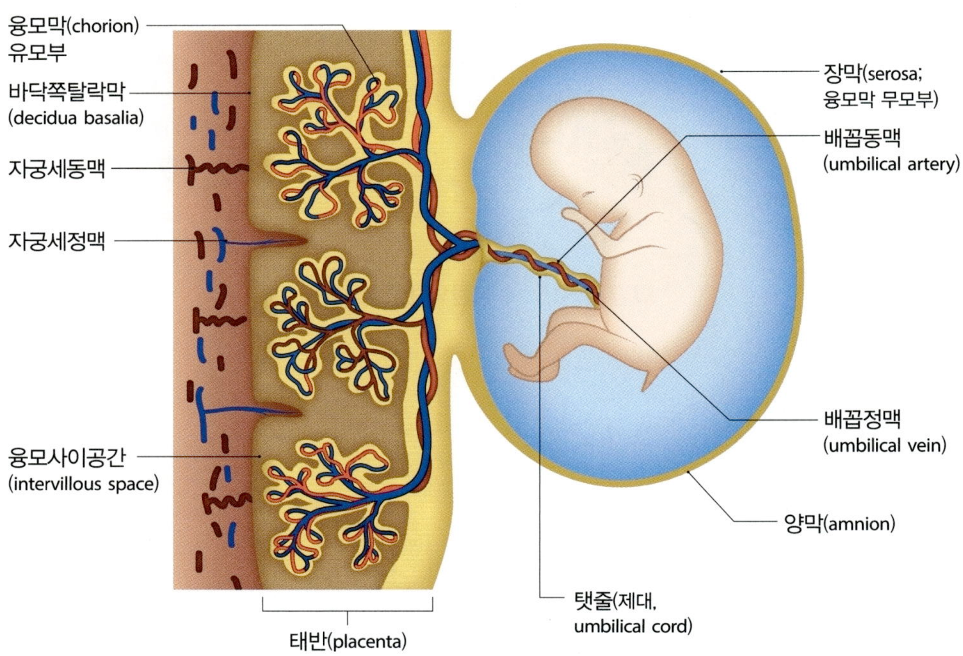

그림 15-17 **태반의 구조**

그리고 태반은 각종 **스테로이드호르몬**을 분비한다. **황체호르몬**은 태반의 발달과 함께 임신 말기까지 분비량이 증가하며, 착상의 성립 및 탈락막의 형성, 임신 중의 자궁수축 억제 및 유선(젖샘, mammary gland)의 발달을 돕는다. 태반에서 분비되는 에스트로젠은 **에스트리올**로, 태반과 태아가 협력해서 생합성하기 때문에 에스트리올은 태아의 상태를 파악하는 좋은 지표가 된다. 임신 중에는 다양한 호르몬이 분비되는데 임신기에 맞춰 분비되는 수준이 달라진다.

3) 분만(parturition)

태아와 태반, 양수 등의 부속물이 모체로부터 배출되는 것을 **분만**이라고 한다. 특히 모체가 태아를 배출하는 과정을 출산이라고 하며 임신기간은 **평균 9.5개월**로 출산은 임신 37~46주에 이루어진다.

분만은 **개구기**, **만출기**, **후산기**의 3단계로 구분된다(그림 15-18). 분만이 시작되면 자궁근육이 규칙적이고 간헐적인 수축을 일으켜 통증(진통)을 동반하게 되는데 이 간격은 점차 짧아진다. 이때 진통을 동반하는 자궁수축이 10분마다 일어나는 시점을 분만개시로 본다. 반복되는 수축에 따라 자궁경부(자궁목)가 완전히 열리고 다시 자궁이 수축되면서 자궁용적이 감소되어 태아가 만출된다. 그리고 마지막으로 태반이 박리되어 배출된다.

분만 시 자궁근육에 작용하는 물질은 **프로스타글랜딘**(prostaglandin)과 **옥시토신**(oxytocin)인데, 옥시토신은 자궁수축을 일으키고 프로스타글랜딘의 생산을 자극하며, 프로스타글랜딘은 자궁근육의 수축, 자궁목의 이완을 촉진한다(그림 15-19).

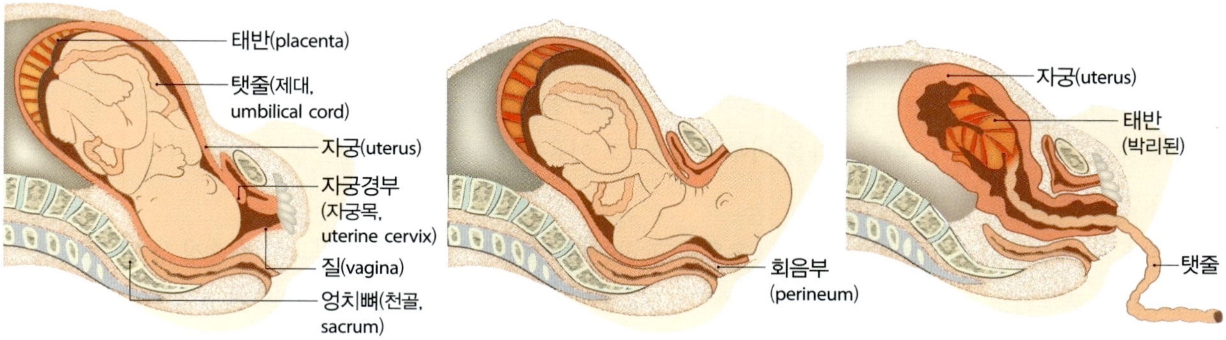

개구기	만출기	후산기
분만개시~자궁경관 전개대(약 10cm)까지를 가리키며 6~12시간 지속된다. 이때 자궁수축 외에 파수(양막파열에 의한 양수유출)가 일어난다.	목관 전체가 열린 후부터 태아가 만출되기까지의 10분~수시간을 가리킨다.	태아 만출부터 태아부속물(태반 등)이 배출될 때까지의 10~30분을 말한다.

그림 15-18 **분만의 3단계**

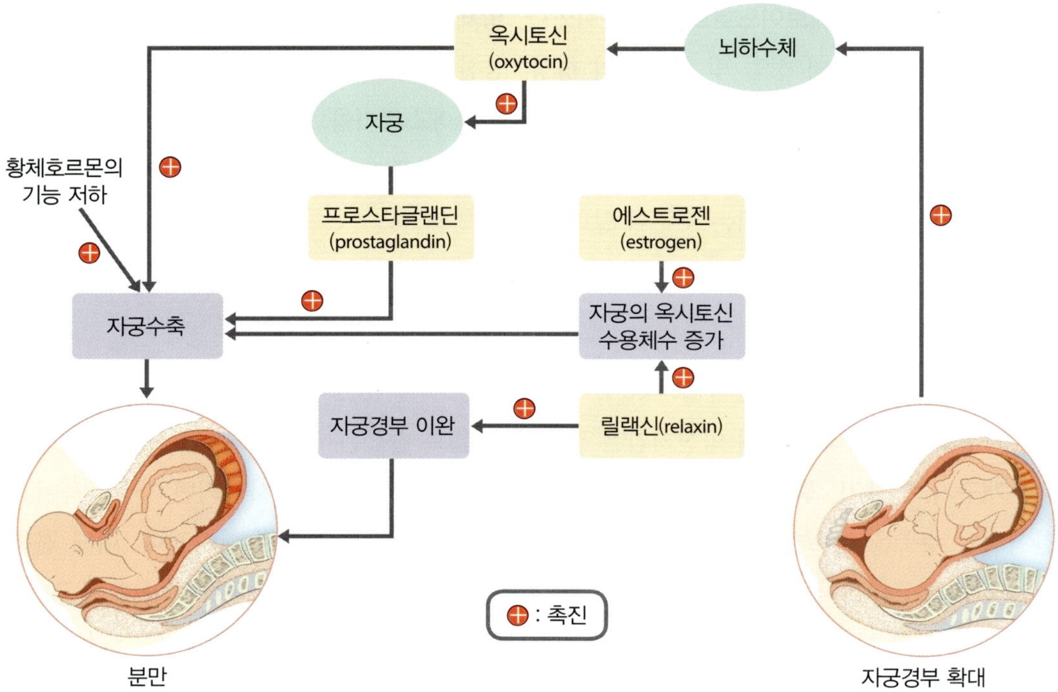

그림 15-19 **분만 시의 호르몬 작용**

4) 젖분비(lactation)

임신 중에는 태반에서 대량의 **에스트로젠**(estrogen)과 **황체호르몬**(프로제스테론, progesterone)이 분비된다. 에스트로젠은 뇌하수체전엽의 프로락틴(prolactin) 분비를 촉진하며, 그 작용으로 유선에서 젖이 생산되기 시작하고 유선이 비대해진다. 그러나 본격적인 **젖분비**는 분만이 끝나고 모체 내의 에스트로젠과 황체호르몬의 분비가 저하된 다음 이루어진다. 그 이유는 이 두 호르몬에는 젖분비를 억제하는 작용이 있기 때문이다.

분만 후 처음 1주일간 분비되는 젖을 **초유**라고 하는데, 초유는 일반 젖과 비교하여 수용성 및 지용성 비타민이 풍부하고 락토페린(lactoferrin), 카세인(casein) 등의 단백질이나 면역글로불린 A(IgA)가 함유되어 있다.

분만 후에는 성호르몬이 저하되기 때문에 그에 동반해서 프로락틴 분비도 저하되는데 그 상태로는 젖분비가 이루어지지 않는다. 프로락틴의 분비는 수유 시 젖꼭지의 흡인자극에 의해 촉진된다. 젖꼭지의 자극에 의해 시상하부호르몬인 프로락틴방출호르몬의 분비가 촉진되고 프로락틴억제호르몬의 분비는 억제되어 뇌하수체전엽에서 프로락틴의 분비가 촉진된다. 이와 동시에 젖꼭지에 대한 자극은 뇌하수체후엽에서 옥시토신의 분비를 촉진함으로써 유선 주위의 근육수축이 일어나게 되어 젖이 배출된다(그림 15-20).

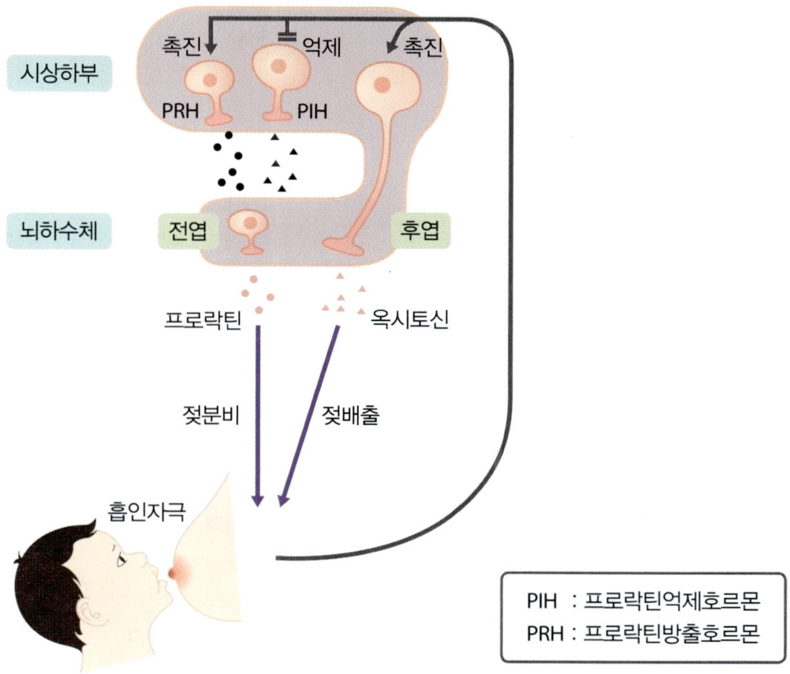

그림 15-20 **젖분비기전**

유두의 흡인자극에 의해 프로락틴과 옥시토신의 분비가 촉진됨으로써 젖분비도 촉진된다.

확인문제

01. 정자를 생산하는 기관은?

① 고환 ② 음낭 ③ 요관
④ 정관 ⑤ 부고환

02. 정자의 이동순서로 올바르게 짝지어진 것은?

① 고환 – 부고환 – 정낭 – 정관 – 음경
② 고환 – 부고환 – 정관 – 정낭 – 음경
③ 부고환 – 고환 – 정관 – 정낭 – 음경
④ 부고환 – 고환 – 정낭 – 정관 – 음경
⑤ 정관 – 고환 – 부고환 – 정낭 – 음경

03. 월경주기와 난소주기가 올바르게 짝지어진 것은?

가. 증식기 – 난포기	나. 월경기 – 배란기
다. 분비기 – 황체기	라. 월경전기 – 성숙난포기

① 가, 다 ② 나, 라
③ 가, 나, 다 ④ 나, 다, 라
⑤ 가, 나, 다, 라

04. 배란 직후의 난포 상태는?

① 황체 ② 백(색)체 ③ 성숙난포
④ 일차난포 ⑤ 원시난포

05. 수정이 되지 않아 퇴화된 난포의 상태는?

① 황체 ② 백(색)체 ③ 성숙난포
④ 일차난포 ⑤ 원시난포

06. 난소의 기능이 아닌 것은?

① 배란 ② 난자 성숙
③ 에스트로젠 분비 ④ 황체호르몬 분비
⑤ 난포자극호르몬(FSH) 분비

07. 월경주기에서 가장 긴 시기는?

① 분비기 ② 월경기 ③ 증식기
④ 월경전기 ⑤ 월경후기

08. 난자와 정자의 수정이 이루어지는 곳은?

① 자궁오목 ② 자궁관술
③ 자궁내막 ④ 자궁관팽대
⑤ 자궁관깔때기

09. 다음 중 배란 후 분비가 급격하게 증가하는 호르몬은?

① 테스토스테론 ② 난포자극호르몬
③ 황체형성호르몬 ④ 에스트로젠
⑤ 황체호르몬(프로제스테론)

10. 임신 후 배란이 억제되는 이유는?

① 에스트로젠이 계속 분비되어 난자성숙이 촉진되므로
② 에스트로젠이 계속 분비되어 난자성숙이 억제되므로
③ 황체호르몬이 계속 분비되어 난자성숙이 억제되므로
④ 황체호르몬이 계속 분비되어 난자성숙이 촉진되므로
⑤ 에스트로젠과 황체호르몬의 분비가 급격히 감소되므로

정답 01. ① 02. ② 03. ① 04. ① 05. ② 06. ⑤ 07. ③ 08. ④ 09. ⑤ 10. ③

참고문헌

- 강신성 외, 〈그림으로 배우는 해부생리학〉, 아카데미아, 2015
- 고재문 외, 〈생리학〉, 정담미디어, 2018
- 김기복 외, 〈보건의료인을 위한 인체생리학〉, 에듀팩토리, 2019
- 김종연 외, 〈쉽게 배우는 인체생리학〉, 고문사, 2023
- 믄용석 외, 〈인체해부학(제11판 수정판)〉, 정문각, 2023
- 박억숭 외, 〈생리학 개정3판〉, 수문사, 2022
- 박인국, 〈생리학 제15판〉, 라이프사이언스, 2020
- 이영희 외, 〈인체 구조와 기능 I, II〉, 의학교육, 2023
- 최스미 외, 〈핵심 인체구조와 기능〉, 수문사, 2019
- 한국해부생리학교수협의회, 〈생리학〉, 학지사메디컬, 2022
- Eric Widmaier, Hershel Raff, Kevin Strang, Vanders, 〈Human Physiology-The Mechanicsms of Body Function〉, McGraw Hill, 2022
- Herlihy and Maebius, 〈The human body in health and illness〉, 정담미디어, 2009
- John E. Hall, 〈Guyton and Hall Textbook of Medical Physiology 14/E〉, Elsevier Health Sciences, 2020
- Norris, Maggie A., 〈Anatomy and Physiology for Dummies〉, Siegfried, Donna Rae For Dummies, 2017
- Stuart Ira Fox 외, 〈Fox 인체생리학 16판〉, 교문사, 2022

Index

찾아보기

한글

ㅍ

ㅎ

기타

영어

A

B

C

D

E

F

G

H

I

J

K

L

M

N

O

P

R

S

T

U

V

W

감수

조영욱 경희대학교 의과대학 생리학교실

저자진

고정아 동신대학교

곽호성 연성대학교

김 진 광주보건대학교

김경미 국제대학교

김귀희 구미대학교

김기복 한서대학교

김수정 동서대학교

김윤정 창신대학교

김은우 서영대학교

김은유 광주보건대학교

김재경 단국대학교

김정남 구미대학교

김현성 상지대학교

김현주 원광보건대학교

김혜미 전주대학교

남지란 구미대학교

문성모 광주대학교

박수진 대구보건대학교

방미란 경동대학교

변규리 구미대학교

성윤정 경운대학교

성필석 경동대학교

신효선 선문대학교

예수영 부산가톨릭대학교

오동환 경동대학교

유혜지 충청대학교

이권호 중부대학교

이미림 호남대학교

이민아 강동대학교

이재민 광주보건대학교

이준호 대전대학교

이효정 광주대학교

정숙희 광주대학교

정은선 울산과학대학교

정지선 강동대학교

정진영 여수전남병원

조인희 호산대학교

조지연 유한대학교

조진영 중원대학교

진혜경 가야대학교

천혜경 백석문화대학교

최영실 경인여자대학교

최욱진 서정대학교

최창준 우석대학교

허금희 영남외국어대학교

홍승희 영진전문대학교

황경미 한영대학교

황유진 가천대학교

알기 쉬운 2판

인체생리학

2024년 3월 7일 2판 1쇄 발행
2025년 8월 10일 2판 3쇄 발행

감 수 조영욱 외
발 행 인 배영환 외
발 행 처 도서출판 의학교육
등록번호 제 2013-114 호
주 소 서울시 영등포구 영중로 138-1(영등포동 8가 80-2)
드림프라자 B 901호
Tel 02) 2637-4806, 4863 Fax 02) 2637-4807
홈페이지 www.medipub.co.kr
E - mail okpress1208@naver.com
정 가 45,000 원
I S B N 979-11-6127-176-7 93510